国医大师学术思想
及临证精华系列

国医大师
论治胃肠病

GUOYI DASHI
LUNZHI WEICHANGBING

李志更　汤尔群　冯岩　主编

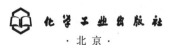
化学工业出版社
·北京·

内容简介

本书梳理总结了当代国医大师的临床学术思想、临证心得以及名方验方。内容包括国医大师医论和验案两部分。医论部分介绍了国医大师对中医诊治胃肠病的独到见解；验案部分总结了国医大师临床医案，从验案、诊断、治法、方药、复诊情况、医案分析、来源等方面依次展开介绍，详尽讲述国医大师的治病过程，读者可以从中学习体会名老中医的诊疗思路和临床经验。

本书适合中医医师、中医科研与教学人员阅读参考，也可供中医爱好者使用。

图书在版编目（CIP）数据

国医大师论治胃肠病 / 李志更，汤尔群，冯岩主编 .

北京：化学工业出版社，2025. 2. -- ISBN 978-7-122

-46970-0

Ⅰ. R256.3

中国国家版本馆 CIP 数据核字第 2025B9D609 号

责任编辑：陈燕杰　　　　　　　　文字编辑：翟　珂　张晓锦
责任校对：王鹏飞　　　　　　　　装帧设计：王晓宇

出版发行：化学工业出版社
　　　　　（北京市东城区青年湖南街 13 号　邮政编码 100011）
印　　装：河北延风印务有限公司
710mm×1000mm　1/16　印张 29³/₄　字数 455 千字
2025 年 5 月北京第 1 版第 1 次印刷

购书咨询：010-64518888　　　　　售后服务：010-64518899
网　　址：http://www.cip.com.cn
凡购买本书，如有缺损质量问题，本社销售中心负责调换。

定　　价：98.00 元

主 编 简 介

李志更

医学博士，中国中医科学院中医基础理论研究所治则治法与养生学研究室研究员，硕士研究生导师。中国中医科学院广安门医院西单门诊部主任医师，第六批全国老中医药专家学术经验传承人，中华中医药学会亚健康分会委员。曾参与研究多项国家级或院级科研项目，临床主治皮肤、脾胃、心脑血管、男科、妇科等多种疾病。

汤尔群

医学博士，毕业于北京中医药大学，中国中医科学院副研究员，副主任医师。世界中医药学会联合会经方专业委员会理事。中国民间中医医药研究开发协会生命健康专业委员会常务委员。临床擅长使用经方治疗多种内科杂病。

冯 岩

首都医科大学北京电力医院消化内科副主任医师。从事消化内科临床工作，擅长消化内科常见病、多发病及消化道大出血、重症胰腺炎、重症肝病、消化系统肿瘤等疑难危重病症的诊治及消化内镜操作。

本书编写委员会

主　编　李志更　汤尔群　冯　岩

副主编　岳利峰　马　培　吴　桐　甘大楠　王　琳
　　　　翟志光　吴　丹　芦红梅　康　雷　刘鑫雨

编　者　李志更　汤尔群　冯　岩　岳利峰　马　培
　　　　吴　桐　甘大楠　王　琳　翟志光　吴　丹
　　　　芦红梅　康　雷　刘鑫雨　刘金瑛　贾海骅
　　　　李玉波　任晓荣　任　婕　郑晨颖　齐　欣
　　　　张稚淳　王佩佩　刘　宇　陈小蓉　吴美玲
　　　　苗　苗　薛　凯　谭凯旋　张刘波　周宇馨
　　　　胡天时　付宏宇　贾岳津　吴柔燕　车轶文
　　　　孙淑艳　孙丽艳　张　杰　邢俊杰　侯月先
　　　　马　鑫　杜翠然　笪晓丽　康　庆　康　杰
　　　　杜　娟　杨印辉　赵久丽　张莹莹　陈晓珩
　　　　杨迎霞　于海容　韦　娜　陈琳琳　王金玉
　　　　张楠楠　杨　霞　吴　瑶　杨淑慧　边　清
　　　　李晨阳　庞晓宇　白云翼　金秋月　陈白雪
　　　　赵　玲　陈　恺　张　喆　王明阳　孙梅娜
　　　　张一新　程文佳　李　虹　孙　雨　丁鸿钏
　　　　张　华　卫景沛　张　宇　任　毅　赵子珺

序

中医药学能够数千年来承续不绝，不断创新发展，一代代苍生大医功不可没。从古代的扁鹊、淳于意、张仲景、华佗、孙思邈、刘完素、朱丹溪、李时珍、叶天士，到近现代的萧龙友、汪逢春、施今墨、孔伯华、蒲辅周、秦伯未、岳美中等名医大家，在不同的时代，都是中医药学发展进步的集大成者和重要推动者。他们通过大量的医疗活动、著书立说、授业解惑、形成流派，在继承前人的基础上进一步创新发扬，将中医药学不断推向新的高峰。

历史发展到今天，新中国成立后特别是改革开放以来，党中央、国务院高度重视中医药工作，中医药事业不断取得进步。成就来自当代广大中医药工作者的努力奋斗，国医大师就是杰出代表，他们具有德高望重、医术精湛、学术鲜明、成就突出的共同特点。他们以强烈的使命感和责任感，肩负起传承中医药血脉的历史重任，将中医药事业不断向前推进。大师们从医几十年，一直履行着一个医者"大医精诚，仁心仁术"的追求，为中医药事业而鞠躬尽瘁。

这些国医大师中有家学渊源者，有拜师传承者，有个人苦读者，有教学相长者，有先研经典而后付诸临床者，有先侍诊室而后探究医理者，虽殊途但同归，皆在学术与临床上成就卓著，名显于时于世。可谓是各由其路，各有所适也。

今天中医药事业的发展，归根结底要靠中医本身科学研究和临床实践的不断推进，不断深入。这不但要有明确的目标和坚定的信念，更要有脚踏实地、扎扎实实的工作态度。"桃李不言，下自成蹊"。国医大师是旗帜、是方向、是力量、是形象、是榜样，他们对于中国乃至全人类来说，都是一种宝贵资源。唐代医学家孙思邈在《大医精诚》篇中云："世有愚者，读方三年，便谓天下无病可治；及治病三年，乃知天下无方可用。故学者必须博极医源，精勤不倦，不得道听途说，而言医道已了，深自误哉！"有志于中医药事业的人士应当向这些国医大师学习，以"勤"为径、以"苦"为舟，努力向中医学文化高峰攀登，向中医学知识海洋进发，为促进中医药学术发展与提升临床服务能力而贡献一份力量。

"传承精华，守正创新"。为了使国医大师们的学术思想和临证经验能够广泛传播，促进中医药学术发展和提高中医人临证水平，中国中医科学院中医基础理论研究所李志更研究员团队以中医传承为己任，从国医大师们的个人养生思想、临证心得到名方验方，以及从心脑、脾胃、妇科、皮肤等各科病证的角度，全面梳理、提炼、归纳、总结当代国医大师之学术，历时数年，准备编写并出版"国医大师学术思想及临证精华系列"图书。该丛书引证资料丰富，编写符合时代要求，学术性、实用性俱佳，有利于读者领略国医大师的独特临证心悟，对中医临床、科研、教学人员均有较大参考价值。

在新时期，要振兴中医，要推进中医药事业科学健康持续地发展，需要培养和造就一批新名医、一批优秀的学科带头人，需要造就一代新人，需要一大批的人才，需要他们去披荆斩棘，去攻城克坚。"国医大师学术思想及临证精华系列"可谓是正逢其时，它有利于启迪后学，奖掖新秀，为后学者指路，为发奋者导航，必将为中医药学术在新时期的发展作出应有的贡献。金石之言须记取，既入宝山不空回。相信阅读本丛书的读者，一定会有所裨益。

国家卫生和计划生育委员会副主任

国家中医药管理局原局长

中华中医药学会原会长

中华中医药学会专家咨询委员会主任

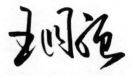

于北京

自 2009 年以来，我国共评选了四届国医大师，有一百余位中医药专家获得了国医大师的荣誉称号。国医大师是中医药领域中的名医名家，医德高尚，医术不凡，在中医药理论和疑难病诊治等领域多有较高造诣和创新，为中医药事业的继承与发展作出了重要贡献。

为了以国医大师为楷模，修德敬业，更进一步深入学习、研究、传承好国医大师治疗胃肠病的精湛医术，在临床中更好地发扬中医学的特色和优势，提高为全民健康服务的业务水平，我们怀着非常崇敬的心态，在查阅大量文献的基础上，组织编写了本书。全书内容包括国医大师医论和国医大师验案两大部分。其中，医论部分主要介绍了国医大师对中医诊治胃肠病的独到见解；验案部分主要来自目前已发表的国医大师的医案，以"验案、诊断、治法、方药、复诊情况、医案分析、来源"等 7 项内容依次排列，详尽阐述国医大师的治病过程，使读者可以从中了解名老中医高深的学术思想、独特的诊疗风格、丰富的临床经验，体会出中医药博大精深的学术价值。本书可供专业人士和广大中医爱好者参考使用。

感谢中国中医科学院中医基础理论研究所科研发展基金项目（KJ202012）、国家自然科学基金面上项目（82174046）、北京中医药大学基本科研业务费"揭榜挂帅"重点项目（2024-JYB-JBZD-010）、中国医学科学院医学与健康科技创新工程（2021-I2M-1-031）和中央本级重大增减支项目"名贵中药资源可持续利用能力建设项目"（2060302）的支持和资助，特在此表示感谢！

需要注意的是，国医大师的学术经验不宜盲目照搬，书中处方用药需在专业医师的指导下方可正确理解和运用。因读者自行使用处方所造成的医疗问题，本书编者不予负责。本书涉及的国医大师排名不分先后。

由于编写时间仓促以及编者水平有限，书中疏漏及不足之处在所难免，恳请广大读者批评指正！

编者　于北京

目录

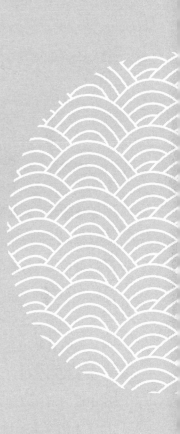

第一篇

国医大师医论

1　病因病机

主题1　脾胃病的病因，情志失调的先导作用尤其重要

解析　脾胃病的病因不外乎饮食失节、劳逸过度、情志内伤、外感时邪，这四种因素相互影响、综合作用而损伤脾胃，导致脾胃病变。但情志失调的先导作用尤其重要，现代临床许多消化系统疾病都与情志失调有关，被称为"心身疾病"，如功能性消化不良、肠易激综合征、胃食管反流病及慢性胃炎、消化性溃疡甚至肿瘤等均与情志失常有关。脾胃升降有序和协调统一，维持着人体气机调畅和五脏六腑功能的正常运行，机体宜阴阳平衡、阳升阴降。脾胃内伤主要因气机失调、升降失司，脾胃升降失常，纳运失司，清浊不分，相干于中而为病。故调和阴阳、去其偏盛、补其不足，使脾升胃降、气机调畅，乃治疗大法。调畅脾胃气机，是顺应阴阳的自然规律，其目的是使脾之清阳上升、胃之浊气下降，同时还应协调其他脏腑。另外，六腑以通为用，胃肠正常地受纳、吸收、传导和排泄，需要由"胃实而肠虚，肠实而胃虚"，虚实交替完成。各种原因作用于脾胃、大小肠，都可导致气机阻滞，使正常的虚实交替运动失常。气滞日久，可形成湿阻、食积、痰结、血瘀等复杂病变。胃肠病的疼痛胀满等都与气机不通有关。[刘初生．薛伯寿以四逆散治疗脾胃病经验总结 [J]．中国中医药信息杂志，2015，22（03）：113-114.]

主题 2　脾胃气机贵于畅行协调，斡旋有序

解析　脾胃同属中焦，互为表里。脾主运化、消化水谷并传输精微和水液，主升清、上输精微，喜燥而恶湿；胃主受纳、腐熟水谷，主通降、以降为和，喜润而恶燥。脾胃阴阳相合，燥湿相济，升降相因，纳运互助，共同完成饮食物的消化吸收及精微的输布过程，化生气血，以营养全身，故称脾胃为"气血化生之源""后天之本"。葛琳仪指出，中焦如沤，脾胃气机贵于畅行协调，斡旋有序，若升降失司，则脾失于运化、升清，胃的受纳、和降功能障碍，导致腹胀疼痛、便溏、食欲不振、嗳气、恶心、呕吐、呃逆等脾胃疾病常见症状的发生，因此葛琳仪治疗脾胃病时尤其重视脾胃气机的调畅。[郑栩良，张郜晨茜，张烁 . 葛琳仪治疗脾胃病经验浅述 [J]. 浙江中医杂志，2018（05）：318-319.]

主题 3　脾胃病患者多属"本虚标实，虚实夹杂"之证

解析　现代脾胃病患者多属"本虚标实，虚实夹杂"之证，其中本虚以脾胃气阴不足为主，标实则可分为气滞、湿阻、热蕴的不同。故在治疗上常以"正本清源，补虚泻实"为原则。并强调疼痛等脾胃病症状多与慢性炎症有关，结合辨病指出，除了本身热蕴之外，阴虚也可生内热，气滞、湿阻亦皆能化热，故在治疗时善以"清"法为要，贯穿始终，临床常用药如黄芩、蒲公英、石菖蒲等。并根据具体病情，灵活施治，治疗标实时以清为主，佐以补虚，而当病情缓解，正虚明显时以补养为主，辅以清利。[郑栩良，张郜晨茜，张烁 . 葛琳仪治疗脾胃病经验浅述 [J]. 浙江中医杂志，2018（05）：318-319.]

主题 4　脾胃生理功能强调"升降"，病理特性是
"食、水、气不调"

解析　中医脾胃病的范畴很广，可见于现代医学所有消化系统疾病，如反流性食管炎、慢性胃炎、消化道溃疡、胆囊炎、胆石症、胰腺炎、肝炎、结

肠炎等。临证之时，应掌握脾胃的生理功能、病理特性，以脾胃辨证为纲，坚持"同病异治，异病同治"的原则。脾胃的主要生理功能是"升清降浊"。"升清"也就是"脾主运化"，即脾能将饮食水谷化为水谷精微，并将之输于全身；"降浊"就是指胃腑主通降的功能，即胃腑有受纳、传输饮食水谷，并将变化后的浊物下传。脾升胃降的生理功能失调而导致的脾胃的病理特性是"食、水、气分解不开"，食浊郁滞，气机壅塞。从而出现呃逆、心下痞满、胃脘痛、呕恶、泛酸、嘈杂、反胃、腹胀、腹痛、便秘、腹泻等。[史学军. 李辅仁教授治疗脾胃疾病经验介绍 [J]. 中国医刊，1999（06）：48-49.]

主题 5　升降失常，气运不达为主是慢性胃病主要病机

解析　《临证指南医案·胃脘痛》曰："盖胃者汇也，乃冲繁要道，为患最易。"脾胃属中焦一脏一腑，胃主受纳，胃气主降，脾主升清阳，为气机升降之枢纽。患者素体脾虚，或因外感邪气、饮食不节、情志内伤，伤及脾胃，导致脾胃升清降浊功能失调而发病。气机升降失常出现痞满、胃胀等症状。脾胃功能失常可影响其他脏腑，其他脏腑有病也可影响脾胃，其中脾胃与肝胆的关系最为密切，肝随脾升，胆随胃降，生理上肝木疏土可助其运化，病理上肝气横逆可犯胃出现胸胁苦满、胃痛、嘈杂、泛酸、呃逆、嗳气等症。张志远认为，升降失常是慢性胃病的主要病机，并贯穿疾病始终。他还指出慢性胃病除升降失常为主要病机外，临床还兼见肝胃不和、饮食停滞、寒热错杂等病机。[王振，王润春，刘桂荣. 张志远治疗慢性胃病经验 [J]. 河南中医，2016，36（06）：970-972.]

主题 6　反流性食管炎的发生，多因体内湿热为患

解析　反流性食管炎的发生，多因体内湿热为患。若因脾胃受湿热之邪所困，则气机升降失调，下降的浊气下无出路，必将上逆于食管，出现反流、嗳气等气逆之症状。若湿热之邪上扰于心，则出现心烦、失眠等心火亢盛之征

象。杨春波认为湿热交蒸，难以速解，故反流性食管炎多缠绵难愈，病程较长。湿热日久，又易进一步损伤脾胃，导致脾胃虚弱，脾胃运化失健，出现胃脘胀闷不舒、纳差等表现。疾病后期，可因脾胃虚弱日久而导致肾虚。[郑榕，杨正宁，骆云丰，等. 国医大师杨春波辨治反流性食管炎的经验 [J]. 时珍国医国药，2021，32（02）：473-475.]

主题 7　反流性食管炎基本病机为脾胃升降失序，寒热错杂其中

解析　反流性食管炎的病位在食管，根本在脾胃，无论初始病因为何，寒热错杂是辨治本病的病机关键，尤其胃热脾寒为主。具体来说，反流性食管炎的病因，有外邪犯胃，脾胃运化之功受损造成胃腑通降功能失常，胃中水谷精微随势上冲食管，破胃口而出；或饮食不节，饮食积滞不化则脾胃纳运失常，气机升降无路则食糜被迫逆上；或脾气虚衰，无力运化水谷精微则出现呕吐，反酸等症状。脾胃位居中焦，二者基本功能看似对立，实则统一，协调完成对水谷精微的受纳、腐熟、消化、吸收与输布的过程，是人体气机升降的枢纽。脾主升清，胃主降浊，二者升降相因，故而气机通和。除了功能相辅相成，脾胃却也相互钳制；脾为太阴湿土，喜燥恶湿，借胃阳以运之而无寒湿困遏之弊，胃为阳明燥土，喜润恶燥，借脾阴以濡之而无燥热偏盛之厄。临床上反流性食管炎，多见寒热错杂、虚实互见等一些对立的病理因素杂糅之证，尤其以胃热脾寒常见，立法处方宜辛苦并用，平调寒热。[徐甜，樊姝宁，邓楠，等. 王庆国教授治疗反流性食管炎经验拾掇 [J]. 环球中医药，2019，12（08）：1223-1225.]

主题 8　慢性胃炎发病的前提和根本原因是脾胃亏虚

解析　引起慢性胃炎的病因可有以下三种：烦劳紧张，思虑过度，暗耗阳气，损伤阴液而致病；长期饮食失节，缺少调养，致使后天损伤而发病；先天不足，后天失养，大病失调所致。邓铁涛认为本病的病机是本虚标实，发病

的前提和根本原因是脾胃亏虚，脾亏虚于阳气，胃亏虚于阴液。本病之实，则多由虚损之后所继发，其实有三：瘀血阻络、痰湿凝聚及相火妄动。根据其病因病机，邓铁涛在治疗本病时，确定了以补脾气，养胃阴，为治疗之根本大法；同时佐以活络祛瘀、除湿化痰、清退虚热等法，力求治疗时做到标本兼顾。另外，邓老认为本病虽为本虚之证，然在健脾益气时，不可急于求成而骤投大温大补之厚剂，否则会阻滞胃气，郁而化火，反会灼伤胃阴。治疗时应处理好健脾益气与滋养胃阴的关系，组方时可选用太子参、山药、茯苓、炙甘草等补气之力平和的药物，徐徐补之，以免滞气助火。滋养胃阴时用药不可过于滋腻，可选用石斛、山药等滋阴而不碍胃之药，以免使脾气壅滞，不利于脾阳的恢复，反令胃阴不易化生。此外，在治本的同时亦不能忽视治标，有瘀血阻络者配以活血通络之品；阴虚火旺者可遵东垣治阴火之法，酌加川黄连、山栀子、黄柏等药；兼痰湿阻滞者可加扁豆、茯苓、薏苡仁等化湿去浊之品。[谢地，曹月红，刘凤斌. 国医大师邓铁涛治疗脾胃疾病学术思想探讨 [J]. 中医药学报，2014，42（03）：5-7.]

主题9　中焦气机升降失司乃慢性胃炎基本病机特点

解析　脾胃升降相因，中焦斡旋有序，脾运胃纳相助，升清通降相合，中焦气机乃畅，从而荣养四肢肌骸。若气运停滞不行，受纳运化失常，易发为胃脘痛、早饱、纳差等脾胃病证，即临床所见慢性胃炎。其多可责之饮食不节、情志失调、寒邪客胃、脾胃虚弱等多种病因，中焦气机升降失司乃基本病机特点。因此在治疗慢性胃炎时需遵循"正本清源，攻补兼施，柔法为要"的原则，以疏理中焦气机、健脾和胃消食为大法。一曰审症求因，标本同治，正脾胃之本，清病邪之源，于健脾助运的同时兼顾肺、肝、肾等脏；二曰辨证施治，攻邪以清利，补虚以温中，时时扶正，见邪方攻，对证施以清（邪热）、和（气机）、消（郁滞）、化（湿浊）等法；三曰理气在先，补益在后，以柔润之品轻疏，避补益留寇之嫌，以甘润防理气辛燥之弊，在疏通气机之余，方补益脾胃之虚，调理中焦，畅达周身。[余洁茹，孙磊涛，朱颖，等. 基于系统聚类分析葛琳仪辨治慢性胃炎经验 [J]. 浙江中医杂志，2017（10）：703-705.]

主题 10　慢性胃炎病机关乎胃脾肝胆

解析　胃炎病位虽在胃，而病机与脾、肝、胆的关系至为密切。胃以和降为顺，脾以健运为常，脾健则令精气敷布于全身，胃和则浊气转输于魄门。胃有病，必令脾无所输化；脾失健运，必致胃不能纳谷。一般胃炎初期，多表现为胃失和降，症见痛、胀并作；病久则波及于脾，脾之健运失职，症见神疲、纳呆及气血生化不足之虚象。反之，脾虚也会影响到胃的通降功能，最终形成脾胃皆病，虚实互见。肝胆与脾胃间属木土相克关系，肝胆主疏泄条达，与脾胃的升降功能密切相关。若肝气横逆，则木旺乘土；木郁不达，则中土壅滞；肝火亢炽，则迫灼胃阴；肝血不足，则胃失滋荣。胆与胃皆主降，《黄帝内经》有"邪在胆，逆在胃"之说，是指胆有邪可影响及胃。某些胆汁反流性胃炎会出现口苦、呕逆、泛酸诸症，大多因胆有郁热，胃气上逆而致。胃炎的发作或证情的进退，常与情志变动有关，其病机离不开气机郁结，肝胆失于疏泄，进而殃及脾胃的升降功能。[战文翔，孙雪萍，李红．裘沛然教授治疗慢性胃炎的经验 [J]．中华中医药学刊，2007（04）：662-663.]

主题 11　慢性胃炎与肝脾相关，"毒邪"贯穿疾病全程

解析　国医大师张学文认为慢性胃炎病位在胃，与肝脾相关，而饮食不节、邪毒内聚于胃则是发病的关键病因，毒邪存在于疾病各阶段。治疗上应辨证施治，主张明辨脏腑虚实，虚者补之，实者泻之，从根治之，灵活运用祛邪或扶正祛邪等治则，合理使用健脾、和胃、疏肝以调脏腑之虚实，配合温散、清热、除湿、消食、化瘀以解邪气之郁滞，"解毒"贯穿疾病治疗全程。[沈鸿婷，马洋，张惠云，等．国医大师张学文教授辨治慢性胃炎经验探析 [J]．中华中医药杂志，2017，32（04）：1570-1572.]

主题 12　小儿慢性胃炎病位主要在胃，
与肝、脾的关系极为密切

解析　小儿慢性胃炎病位主要在胃，与肝、脾的关系极为密切，治疗上

以调肝理脾，升降气机，消积导滞为大法。中医言肝主疏泄，调畅气机，协调脾胃升降，因此有助于食物的消化与吸收。肝与脾胃在生理上密切相关，病理上必然相互影响。如《血证论·脏腑病机论》言："木之性主于疏泄，食气入胃，全赖肝木气以疏泄之，而水谷乃化，设肝之清阳不升，则不能疏泄水谷，渗湿中满之证，在所不免。"同时脾与胃皆为中焦，表里相对，脾以升为健，以升清为主，胃以降为顺，降浊为要，两者密切合作，同为气血生化之源、后天之本。此外，脾失健运可导致胃纳不振，而胃气失和，也可导致脾运失常，而出现脾胃同病。故治疗本病当以调肝理脾、升降气机为上。另《幼幼集成·食积证治》有言："夫饮食之积，必用消导。消者，散其积也；导者，行其气也。脾虚不运则气不流行，气不流行则停滞而为积。"可见治疗本病还要以消积导滞为主。[赵丽莹，刘丰艳，王烈，等.王烈教授治疗小儿慢性胃炎验案[J].中国中西医结合儿科学，2015，7（03）：277-278.]

主题 13　慢性萎缩性胃炎的主要证候类型是以阴虚为主的气阴两虚证

解析　以阴虚为主的气阴两虚证为慢性萎缩性胃炎的主要证候类型，此外，亦多见气滞、血瘀、气虚、阳虚、湿阻、热郁等，呈现"虚实夹杂、本虚标实"的基本病机，临证当全面考虑寒热虚实，不可一概而论。慢性萎缩性胃炎患者多病情迁延难愈，胃部不适多易反复，主诉胃脘隐痛或脘腹痞闷不舒，食欲欠佳、纳食偏少或胃脘嘈杂、食欲尚可但纳食不多，或伴见嗳气、恶心、口干、咽干、大便不调、眠欠安等症；西医检查可见胃黏膜腺体减少，或有肠上皮化生、上皮内癌变，亦有患者同时伴有幽门螺杆菌感染或胃内游离酸减少等，与胃阴不足和气阴两虚证相吻合。而胃居中焦，受纳腐熟水谷，主通降、喜润恶燥。胃失通降，则以滞为患；久病入络，易见血瘀。同时胃与肝、脾密切相关，肝气犯胃或脾胃失和，又可导致胃气壅滞、胃气上逆；或脾胃升降失调、燥湿难济；或中焦郁而化热等气滞、湿阻、热郁之证。且慢性萎缩性胃炎患者病程较长，久病伤气，甚则伤阳，或治疗过程中清利过度、正气损伤，或患者素体虚弱、正气不足，都可出现气虚、阳虚，而形成虚实夹杂、寒热错杂之候，临床表现多样，特别是阴虚夹湿，以及中焦虚寒并见郁热之证，更需详细辨别。[苏泽琦，于春月，张文君，等.国医大师路志正治疗慢性萎缩性胃炎临证经验[J].现代中医临床，2017，24（03）：34-36.]

主题 14　萎缩性胃炎是因脾胃俱病而出现的寒热交错诱发的瘤痈

解析　李玉奇认为胃痈之为病，乃胃阳之气不得宣发而受遏抑，所谓胃阳遏抑亦可视为胃之表证，即寒气隔阳；胃的里证乃热聚于胃口，故萎缩性胃炎是因脾胃俱病而出现的寒热交错诱发的瘤痈。从现代医学的观点看，大多数中医的"痈"都与细菌和微生物感染有关。中医治疗痈的方法是"清热解毒"，而很多清热解毒的中药都具有抗菌和抗病毒的作用。李玉奇提出的"以痈论治"中医理论的核心是用"清热解毒"的方法治疗胃炎，常用大量的苦参、黄连、黄芩、蒲公英等，每每取得奇特的疗效。还应该强调的是，李玉奇虽然是传统中医出身，但是十分尊重西医，力主用科学方法研究和提高中医。自胃内窥镜发明后，多年来众多病例在借助胃内窥镜、活检病理，屡屡看到胃黏膜充血水肿呈花斑状，甚至还可伴有糜烂、出血、溃疡及胆汁反流等程度不等的病理改变。这种胃镜下所见与萎缩性胃炎热聚胃口，血腐肉败为痈十分吻合。李玉奇借鉴胃镜用于诊断，非但没有削弱中医四诊，相反反而促进四诊提高，尤其以舌诊突出。他独创"观舌识病"之长，通过放大镜观察患者舌象变化，就能准确地判断疾病的性质、轻重及预后转归，与胃镜、病理诊断相比，总符合率达90%以上，"观舌识病"，蜚声海内外。[张会永.从《脾胃论》发挥到萎缩性胃炎以痈论治学说——解读李玉奇教授脾胃病临床经验[J].中华中医药学刊，2007（02）：208-212.]

主题 15　慢性萎缩性胃炎伴异型增生的病机关键为浊毒内蕴

解析　古时先贤认为慢性萎缩性胃炎的发生主要与饮食失调、外邪侵袭、情志不畅以及邪盛入里等有关。李佃贵综合当代疾病的特点，结合社会、环境、人文等因素，创造性地提出浊毒致病论，认为饮食失节、情志不调、外毒入侵、劳倦虚损等原因，损伤脾胃，脾失运化，胃失通调，清阳不升，浊阴不降，湿浊留滞，郁而不解，积久化热，热壅血瘀，终成浊毒内蕴，浊毒贯穿于胃炎的全过程。浊毒既是本病发生的病理因素，又是本病发展的病理中介。浊毒相干，如油入面，难分难解，因此病程较长，病情易反复。[翟付平，王力普，李春蕾，等.李佃贵治疗慢性萎缩性胃炎伴异型增生的临床经验 [J]. 江苏中医药，2021，53（05）：22-24.]

主题 16　慢性萎缩性胃炎之病因病机有虚实两个方面

解析　慢性萎缩性胃炎属中医"胃痛""痞满""呕吐""呃逆"等范畴，临床上以胃脘痞满、胀闷不舒、食欲不振、呃逆嗳气、消瘦疲乏为主要症状。周信有认为其病因病机有虚实两个方面：虚者表现为素体不足，脾胃虚弱，或久病不愈，脾阳不足，寒从中生，或胃阴不足，胃络失养而痛；实者表现为寒邪客胃、饮食不节、情志失调而导致胃气阻滞，和降失司，食滞不化，痞满疼痛。实多是在脾胃气虚的基础上所形成的气滞、寒凝、血瘀，因而形成了虚实夹杂，本虚标实的病理特点。另外，在疾病的发展过程中，脾胃虚弱与气滞血瘀常常互为因果，交错出现，贯穿于整个疾病的始终。[童亚芳，周语平.周信有教授治疗慢性萎缩性胃炎经验介绍 [J].甘肃科技，2007（03）：207.]

主题 17　中虚气血不足是残胃炎的基本病机

解析　早期胃癌、胃十二指肠溃疡经久不愈或合并上消化道出血等疾患，经胃次全切除术后，不少患者仍有残胃炎性反应，发病率大约为 60%。由于胃大部切除后，失去正常的功能，胆汁、十二指肠液等容易反流入残胃腔，破坏胃黏膜的屏障作用，引起炎性反应等诸多症状。因为残胃容量较小，患者的饮食均不同程度减少，而且胃的磨化腐熟功能不足，气血生化之源亦减少，所以，中虚气血不足是本病的基本病机。加以气机不畅，升降失调，肝气郁结，横逆犯胃，胃气不降反升，故见呕恶、嗳噫、吞酸；脾气不升而反降，浊阴填塞中焦，故见脘痛痞胀，便溏不实。胆胃通降失常，肝之"余气"胆液可以上逆入胃，可见口苦，甚则泛吐苦黄液，胃镜下可见胃中有黄绿色胆汁潴留或反流入胃甚至食管中的征象。因此，肝失疏泄、胃失和降、胆液倒流也是本病的主要病机。手术损伤组织，脉络难免残留瘀血。留血为瘀，影响气化功能，导致气滞血瘀。气滞与血瘀又互为因果，使血瘀内结，不易骤化。有的患者术前就有血瘀，术后又添新瘀，故残胃炎性反应的病理因素中，血瘀也是其中之一。气虚、阳虚者，瘀得寒而尤凝。阴虚、郁热者，易致瘀热互结，并有可能因瘀热伤络，继病出血，复因离经之血内留，使血瘀更甚。总之，残胃炎的病机较为复杂，以虚为本，以实为标，血瘀、气滞、湿浊、食滞均易形成，升降平衡遭受障碍，因而诸症丛生，不易速愈。[时乐，郭尧嘉，单兆伟. 国医大师徐景藩论治残胃炎经验 [J]. 中国民间疗法，2015，23（12）：10-11.]

主题 18　复发性胃息肉以脾胃虚弱，正气亏虚为本，气滞、血瘀、痰凝、毒聚为标

解析　"息肉"之名首见于《灵枢·水胀》篇，寒气客于肠外，与卫气相搏，气不得荣，因有所系，瘀而内着，恶气乃起，息肉乃生。周学文认为胃息肉的病因病机大多为饮食伤胃、劳倦过度、七情内伤、药毒损胃、虫毒害胃等，脾胃受损，升降、运化、腐熟、受纳等功能失常，导致气滞、血瘀、痰凝、毒聚等交织为患，阻滞中焦胃脘，日久积聚而发生息肉。《素问·评热病论篇》认为，邪之所凑，其气必虚。《灵枢》曰："壮人无积，虚者有之。"脾胃为后天之本，气血生化之源，脾胃虚弱则气血生化不足，机体抵抗力下降而易患病。脾胃虚弱，中焦气机升降失司，气滞日久导致血行不畅而形成气滞血瘀，脾失健运，痰湿内生，瘀血痰浊互结，瘀血、痰浊积久郁而生毒，蕴于膜下而成息肉。故周学文认为复发性胃息肉以脾胃虚弱，正气亏虚为本，气滞、血瘀、痰凝、毒聚为标。病位在胃，与脾关系密切，涉及肝、肾。如肝气郁滞则横逆克脾犯胃，导致脾失健运，胃失和降；如肾阳不振，则温煦无力而脾胃

虚寒，升降失调。其中气滞、血瘀、痰凝、毒聚既是病理产物，又是继发的致病因素。［汤立东，白光 . 周学文治疗复发性胃息肉经验 [J]. 辽宁中医杂志，2020，47（08）：38-39.］

主题 19　胃息肉的形成为浊毒、痰、瘀、虚相互兼夹致病

解析　胃息肉是指胃黏膜表面长出的突起乳头状组织，本病多无明显临床症状，偶有上腹隐痛、腹胀等不适，少数可出现恶心、呕吐等。中医并无胃息肉的记载，常根据其临床症状归为"痞满""胃脘痛"等范畴。李佃贵根据现代人们的饮食嗜好及生活起居，认为胃息肉的形成为浊毒、痰、瘀、虚相互兼夹致病，其中浊毒贯穿疾病始终；认为外感六淫，情志不畅，嗜食肥甘，易使肺失宣降，肝失疏泄，脾失健运，水湿内生，日久浊凝，郁而不解，蕴积成热，热壅成毒，浊毒内结，阻滞中焦，气机壅塞，血瘀不行，痰瘀互结，胶着难解，久居胃腑，息肉乃成，初期其主要病机为浊毒内蕴，痰瘀互结，后期多为气血亏虚。［李维康，刘凯娟，李娜，等 . 李佃贵教授治疗胃息肉经验探讨 [J]. 天津中医药，2020，37（02）：176-178.］

主题 20　胃溃疡病位在胃，而病理多在肝

解析　现代医学认为，情志不遂、饮食失调等因素，可使胃黏膜分泌功能发生紊乱，胃酸和胃蛋白酶增多，局部黏膜抵抗力降低，而形成溃疡。胃溃疡属中医"胃脘痛"范畴，可分气滞、血瘀、湿热、虚寒、寒热错杂各型。但阮士怡在临床实践中发现，该病病位在胃，而病理多在肝，常由情志不遂，郁怒伤肝，肝失疏泄条达，胃失和降，滞涩而成溃疡病。正如《医学正传·胃脘痛》云："胃脘当心而痛……未有不由清痰食积郁于中，七情九气触于内之所致焉。"又如《临证指南医案·胃脘痛》中云："宿病冲气胃痛，今饱食动怒痛发，呕吐，是肝木侵犯胃土，浊气上踞，胀痛不休，逆乱不已……痛则不通。"［郭利平，张军平 . 治溃疡当重疏肝散瘀 [N]. 中国中医药报，2013-08-14（004）.］

主题 21　活动期胃溃疡多表现为毒热蕴胃

解析　胃溃疡是多病因疾病，外邪伤中、肝气犯胃、情致过极或药邪损伤等因素均可以诱发本病。本病病位在胃，与肝脾关系密切。其病机及病理演变可由气到血、由实转虚，也可寒热互化。胃主受纳腐熟水谷，脾胃同居中焦，脾主升，胃主降，为气机升降之枢纽。外邪伤中，或胆火、或情志犯脾夹胃，致脾胃气机升降失司，气机郁滞，邪气不解，日久则郁而化热，即病由毒起，热由毒化，日久成"毒热蕴胃证"。[周学文.胃溃疡活动期的中医证治[J].中华中医药学刊，2007（09）：1775-1776.]

主题 22　"以痈论治"胃溃疡

解析　胃溃疡是多病因疾病，外邪伤胃、肝火犯胃、饮食伤胃、情志抑郁和药物损害等因素都可以导致胃溃疡的发生。其病位在胃，并与肝、脾关系密切。丹溪云："内痈症，因饮食之毒，七情之火，相郁而成。"胃溃疡的基本病因病机演变规律为从气（滞）到血（瘀）、由实变虚，寒热互化。本病的病机以脾胃素虚为本，以"毒热"为标。胃溃疡病程缓慢，初病在气，病久入络，气血瘀滞，瘀久化热，热盛毒腐成痈。气能行血，胃气不通则胃之血脉亦不通，早期溃疡病为气血壅滞，中期病邪阳明热化，以毒热蕴胃、热盛肉腐为变，后期气血消耗，终以脾胃虚弱。[王玉涛，肖景东.周学文以痈论治胃溃疡及"毒热"病因病机研究[J].中医临床研究，2019，11（16）：55-57.]

主题 23　溃疡性结肠炎病机关键为湿热血瘀壅滞肠腑

解析　溃疡性结肠炎以脾虚为本，伤及肝肾，脾虚湿滞为其病理基础，病机关键为湿热血瘀壅滞肠腑。① 以脾为本。张景岳认为"泄泻之本，无不由于脾胃"。脾居中焦，为后天之本，气血生化之源。若脾运失健则湿浊内生，水谷内滞，清浊相混，共走肠间，而为泄泻。若湿邪内停，肠腑传导失司，气壅血瘀，肠络受损，则便下赤白脓血，状若"痢疾"。溃疡性结肠炎病程缠绵，久病脾虚，水湿内生，湿困中焦，复伤于脾，而致脾胃日虚，湿邪难化，迁延不愈。故脾虚湿滞是溃疡性结肠炎的病理基础。② 伤及肝肾。肝为刚脏，喜条达，主疏泄，有调畅气机功能；脾属土，其运化、升清功能有赖于肝之疏泄，固有"土得木而达"之说。若肝失条达，横逆犯脾，气机郁滞，则可使脾运失健，而致泄泻；或久泄脾虚，木郁土虚，而成脾虚肝郁之证。肾为先天之本，命门之火温煦脾胃、腐熟水谷。若年迈体弱，或久病之后，肾阳不足，命门火衰，无以温煦脾土，则脾失健运，水湿内停，下注肠间而致泄泻。部分患者可在脾虚基础上出现肝木乘脾、脾病及肾的病理变化，久则病机错杂，最终导致三脏同病。③ 兼夹湿热、瘀血。湿邪久蕴，易郁而化热，湿热灼伤肠络，则可出现便血。临床常表现出大便夹有黏液、脓血、口苦、舌红、苔黄腻、脉滑等肠腑湿热症状。部分患者兼有腹痛如刺似绞、舌质暗、舌下血络迂曲等血瘀征象，故湿热、血瘀是本病主要兼证。[戴路明 . 国医大师徐景藩治疗溃疡性结肠炎经验 [J]. 河南中医，2019，39（05）：677-681.]

主题 24　溃疡性结肠炎的发病与脾肾亏虚关系密切

解析　溃疡性结肠炎在中医古籍中并没有具体病名，常根据临床表现将其归属于痢疾、泄泻、下利范畴。王庆国认为本病的发生常与正气不足密切相关，其中以脾肾二脏亏虚最为关键。《素问·评热病论》云："邪之所凑，其气必虚。"《景岳全书》曰："泄泻之本，无不由于脾胃……以致脾胃受伤，则水反为湿，谷反为滞，精华之气不能输化，乃致合污下降而泻痢作矣。"脾为后天，位居中焦，具有运化水湿、升清降浊之功；肾为先天，主水之脏，调节体内津液输布与排泄。若脾肾二脏功能失调，运化水湿不能，体内水液代谢障碍，水湿下注于肠，发为此病。治疗当以固护正气、补益脾肾，"正气存内，邪不可干。"秦景明曰："夫治痢……但补脾补肾，乃是后来调理之法也。"临床强调辨证论治的同时，注重将病与证相结合，针对溃疡性结肠炎活动期的病变特点，认为本病的发生发展与湿热之邪、情志因素紧密相连。[雷超芳，翟昌明，马重阳，等 . 王庆国治疗溃疡性结肠炎活动期经验总结 [J]. 山东中医杂志，2019，38（09）：861-865.]

主题 25　脾阳亏损、湿热内盛是溃疡性结肠炎的主要病机

解析　一般认为，脾阳亏损、湿热内盛是溃疡性结肠炎的主要病机。腹泻、腹痛、喜温喜按，因脾虚所致。黏液脓血便因湿热蕴肠、化腐成脓所致。脾虚为本，湿热为标，正虚邪恋，以致脾胃升降失常，大肠传导失司，湿邪壅滞，与气血相搏，损伤肠络，化腐成脓。湿为阴邪，最伤阳气，阳气益虚，浊邪积益甚，终至病程缠绵，反复发作。部分患者兼有肾阳虚，先天禀赋不足，肾阳不能温煦，引起脾虚；腹泻日久，脾阳亏虚，也会伤及肾阳，出现恶寒肢冷等症状。王庆国认为，除了脾虚湿热以外，溃疡性结肠炎还与肝郁气滞、肝血不和关系密切，肝气不调，克伐脾土是其发病的重要因素。且本病与情志因素密切相关，生气或抑郁时容易诱发，均提示溃疡性结肠炎与肝气不调有关。总之，本病的病位在大肠，涉及脾、肝、肾，基本病机是脾虚为本，湿热为标，并兼有肝气失调和肾阳亏虚。[程发峰，王雪茜，刘敏，等 . 王庆国治疗溃疡性结肠炎经验 [J]. 中医杂志，2011，52（02）：166-167.]

主题 26　肠易激综合征基本病机为肝郁脾虚

解析　肠易激综合征基本病机为肝郁脾虚，与浊毒密切相关，脾胃虚弱是其病理基础。病因主要为饮食不节、起居失调、外邪侵袭、情志不调、禀赋不足等，致使肠胃受损、肝脾气机不畅，水湿运化失常，若内停中焦，蕴久则成浊，浊邪与气机凝滞，郁而化热，热甚酿毒，浊毒停宿肠道，致水谷精微不能转化吸收，或者滞留肠管，肠腑不通，大肠传导失司，致大便秘结难下；或者浊毒损害肠道分清泌浊之功，清浊不分而致泻；同时肝脾气机不畅，加之日久浊毒阻滞气机，不通则致痛，病久及肾，或者浊毒上蒙清窍碍于心神，伤于情志，加大其躯体不适感，致多个脏器功能失调。所以浊毒是致病关键，而"浊毒蕴结肠间"是本病反复发作，难以治愈的主要原因。[谷诺诺，王凯星，杨倩，等 . 李佃贵教授基于浊毒理论治疗肠易激综合征经验 [J]. 四川中医，2017，35（06）：3-5.]

主题 27　肠风内扰实为腹泻型肠易激综合征的发病之关键

解析　风与肝相应，风为木气，通于肝。外感风邪可导致腹痛、腹胀、肠鸣、泄泻等。从临床症状上看，腹泻型肠易激综合征患者多突然发病，发作迅速，出现腹痛、腹鸣，呈痉挛性、阵发性，痛势急迫，痛则欲便，便后即缓，或如常人，其机理主要是肠管痉挛、蠕动增强，水气在肠腔相搏所致，这样的发病过程和特点，与风性善行数变、风胜则动的致病特点有着高度的一致性。而此风非外感之风，实乃内风，为肠中之风扰动。从中医病机来看，则也有其内在基础。肝郁脾虚为本病的主要病机，肝郁则肝失条达之性，疏泄失职，肝气旺盛，朱丹溪云："气有余便是火。"说明肝气有余可化火化风，虽然临床上患者除腹痛、腹泻、肠鸣外，其肝火肝风之象不一定明显，但腹泻型肠易激综合征患者多数存在性格急躁、抑郁焦虑、失眠易怒的特征，均与肝之风火密切相关。再者，脾主肌肉，肠管有环形肌、纵形肌等，属土，同样由脾所主，脾虚则肌肉失于濡养，而见挛急，此即脾虚生风。现代医学认为肠易激综合征的发生与长期精神紧张导致肠道应激性增强有关，应激反应引起组织胺释放增多，刺激肠蠕动加快，甚至产生痉挛。[陆为民，徐丹华，周晓波，等．徐景藩教授论治腹泻型肠易激综合征的经验 [J]. 江苏中医药，2012，44（11）：1-3.]

主题 28　腹泻型肠易激综合征以正虚为本，与情绪相关

解析　腹泻型肠易激综合征发病多以脏气亏虚为主，脾胃虚弱为本。脾胃素虚或久病伤脾，运化功能失常，致使湿、痰、食等多种病理产物积聚，从而影响大肠传导功能，发为泄泻。王庆国论治腹泻型肠易激综合征多注重调补脾脏，恢复其运化之能，水湿自有出路，则肠道传导之职正常，泄能止矣。同时肝气不疏犯脾，则脾失于健运，升降失司，清浊不分，乃发泄泻，此肝木乘土。亦有土虚木乘，素有脾虚之人，恰逢恼怒忧思，肝木伤及脾土，不能运

化，则水湿下行肠道，发为泄泻。[雷超芳，翟昌明，马重阳，等 . 王庆国教授辨治腹泻型肠易激综合征经验 [J]. 西部中医药，2020，33（03）：62-65.]

主题 29　"脾胃外感"论治克罗恩病

解析　王琦从病因学角度提出"脾胃外感"论治克罗恩病，突出强调因外感六淫时邪、疫疠之气或饮食不洁而产生的消化系统疾病，其发病多具有明确外感史。"脾胃外感"理论中的"脾胃"涵盖整个消化系统及部分泌尿、免疫、运动等系统功能的范畴，狭义范围指西医消化系统疾病，如各种胃炎、肠炎、溃疡等，广义范围包括由脾胃疾病导致其他脏腑的疾病，如湿热邪毒蕴脾出现的口疮等；"外感"包括外邪是病因、外袭是途径、重视祛邪是治法三方面。脾胃主司受纳运化水谷，饮食不洁尤易伤脾害胃，导致脾、胃、肠道等气机阻滞、升降失常，形成湿阻、火郁、痰结、瘀血等病理产物，引起胃肠病变并累及他脏。[陈聪，李品，彭莉，等 . 国医大师王琦从"脾胃外感"论治克罗恩病验案一则 [J]. 环球中医药，2018，11（05）：720-721.]

主题 30　克罗恩病发热多可归为少阳枢转不利

解析　克罗恩病发热亦是虚、湿、气、瘀等病理因素相互作用的结果，病因病机虚实并见，寒热错杂。因于"实"者，乃湿邪、气郁、血瘀等壅遏气机，积热化火而发热；因于"虚"者，乃脾胃气衰，元气下陷，相火妄动而发热。是故少阳枢机不利，一则邪郁少阳，出与阳搏发热，入与阴争恶寒，可见寒热往来，发作有时；二则肝胆失疏，脏腑气机郁滞，胆经内寄相火，三焦相火布散不及，易与所滞气血相合，甲木上炎，化火生热；三则三焦水道失调，水液不得上输于肺而流塞于下焦，聚而化为湿浊，相合下焦肾间相火，酿湿生热；四则少阳病邪传入太阴，克伐脾土，致脾胃气虚，元气失养，下焦相火离位，阴火鸱张，故克罗恩病发热多可归为少阳枢转不利而致发热。[杨超宇，

徐素美，张烁．葛琳仪从少阳为枢论治克罗恩病发热 [J]. 浙江中医杂志，2021（06）：399.]

主题 31　饮食结构失调是导致小儿厌食的主要因素

解析　小儿厌食是小儿乳食厌恶的一种现象。临床所见的厌食症，有继发和原发之区别。前者主要见于许多疾病过程之中，是疾病某一阶段的症状之一，多随原发病治愈而消失；后者是以厌食为主的病证。一般厌食超过 2 周，即应诊为厌食症，并宜及时治疗。厌食的病因较为复杂，在众多病因中，王烈特别强调小儿饮食结构失调是导致本病的主要因素。中医认为，"甘伤胃，蔬养胃"。甘者，甜食也；蔬者，菜蔬水果也。在厌食症的病例中，多数患儿有长期嗜食甘甜、少进甚至不进蔬菜的习癖，多甘少蔬是引起胃气因抑而闭的主要成因。胃气抑闭，其功能不振，轻者见有食欲不振，重者则出现食纳减少，甚至拒食。患有厌食症的病儿，病程多比较长，病性从虚证居多，但有寒热之别。所以，辨证属虚寒和虚热居多。厌食虽为主证，但不同的病例，还可兼有不同的症候，如厌食伴有腹痛、脘满、大便兼夹未消化食物等。患厌食症的病儿，虽然所患之疾并非顽疾重症，但家人常为此忧虑。此虑有理，因厌食日久，致后天失养，导致体瘦，不仅会影响生长发育，而且因为正气不足还会导致疾病的发生而危害健康的体魄。[安笑然，李宏伟．王烈教授用开胃法治疗厌食症的经验 [J]. 吉林中医药，1992（02）：1-2.]

主题 32　久泻的病机主要在于脾虚湿盛

解析　胃为水谷之海，主受纳腐熟水谷；脾为胃行其津液，主运化水谷之精微。脾健胃和，则水谷腐熟，运化正常，气血生化有源，营养充沛，机体自然健康。若饮食不节，过食生冷及饮食不洁；或起居失宜，外感暑湿、寒湿之邪，则可损伤脾胃。脾胃伤，则水谷之精微不能运化输布，谷不腐熟而为滞，水失运化而为湿，水谷停滞，精微不能输化，升降失司，清浊不分，精微与糟粕并走大肠，混杂而下，即成泄泻。这一病因病机所形成的临床症状，多为急性泄泻。若急性泄泻失于及时治愈，脾胃功能未复；或用药过于寒凉，损伤脾胃之气，使脾胃阳气更虚；或因其他疾病导致脾胃素虚，复因饮食不节，则可导致泄泻反复发作，长期不愈，大便时溏时泄，即成慢性泄泻。[李郑生.国医大师李振华教授治疗久泻经验 [J].中医研究，2012，25（11）：50-52.]

主题33　腹泻多责之于脾肾阳虚，且与肝脏关系尤为密切

解析　腹泻是中医脾胃系统疾病中的常见病之一，其病位在肠道，病因多样，历代医家所持见解各不相同。刘志明认为，腹泻多责之于脾肾阳虚，且与肝脏关系尤为密切。久泻之人，脾胃本虚，肝气易盛，横逆犯脾，故治疗多从健脾温肾与平抑肝阳并进；除虚寒证外，尚有因湿热内盛，阻滞肠道所致者，故治疗宜清肠道湿热、调理气血为主。总以肝、脾、肾同调，辅以随症加减，疗效颇佳。[刘如秀，汪艳丽，刘志明.刘志明辨治慢性腹泻验案4则 [J].上海中医药杂志，2010，44（07）：19-20.]

主题34　脾胃湿热是慢性泄泻的重要病机

解析　在病机方面，杨春波倡"脾胃湿热"理论，认为"脾胃湿热"是慢性泄泻的重要病机，湿热留稽、脾肾不足、肝失疏泄是久泻缠绵难愈、易于复发的关键。① 湿热留稽：脾胃湿热为外感湿热、内伤饮食所致。外感湿热，循经入里，终归脾胃；内伤饮食或因脾胃素弱，致脾胃运化、升清降浊功能失调，"脾湿"与"胃热"并见，湿热相合，如油入面，胶结难解，故易留恋为患；又湿热兼具阴阳两性，可随体质从热化或寒化，甚则耗气、损阳、伤阴、亏血。② 脾肾不足：主要表现为脾胃气虚，肾中元阴元阳不足。日常饮食起居失宜，或久病失治、误治，或年老体弱，或素体禀赋不足等，均可致脾胃亏虚，甚则累及于肾，肾之阴阳虚损，如釜底无薪、釜中无水，致脾胃燥湿不济，纳运失司，水反为湿而谷反为滞，湿滞内停，脾胃升降失常，清浊不分，

水谷夹杂而下，发为久泻。③ 肝失疏泄：因社会生活节奏加快，患者受工作及生活压力影响，或肝气郁结，疏泄失职，或肝郁化火，肝气亢逆，表现为郁怒不发或急躁易怒，久则肝横逆犯脾，脾失健运，大肠传化失司而发为"痛泻"。若经久不治，脾虚日甚，气血化生不足，则肝血不足，肝气虚弱，升发无力，而发为气虚下陷之久泻。[何友成，杨正宁，黄铭涵，等 . 杨春波辨治慢性泄泻经验 [J]. 中国中医药信息杂志：1-4.]

主题 35　脾虚湿胜是导致泄泻的关键因素

解析　泄泻之因或由感受外邪，或由饮食所伤，或由情志失调，或由脾胃虚弱，或由肾阳不足而引起。"无湿不成泄"，王自立认为无论何种原因引起，脾虚湿胜都是导致本病的关键因素。泄泻之成，多责之于脾肾二脏。脾主运化，肾主闭藏。若脾虚失运，津聚成湿，下注肠道而为泻。日久及肾，命门火衰，无以燔土，土不制水，水饮直走大肠而为泄。故治泻之法，不离脾肾。[王煜，赵统秀，芦少敏 . 王自立主任医师治疗泄泻验案举隅 [J]. 西部中医药，2014，27（12）：28-30.]

主题 36　五脏六腑皆可致秘

解析　五脏六腑皆可致秘。但在五脏中，尤重脾胃功能在便秘的发生和治疗中的作用。脾胃居于中焦，主饮食精微的运化敷布，其精微者由脾气升散敷布，糟粕则承顺胃气之降由大肠经魄门排出体外，正常饮食物的消化和吸收依赖脾胃的这种升清降浊而正常进行，一旦脏腑功能失调，影响脾胃升降，则导致大肠的传导功能失常，而发生大便秘结或泄泻，反之便秘不通，又直接影响脾胃的升清降浊，出现头晕、呕恶、不思食等症状。因此，便秘的发生与脾胃的关系非常密切，但人是一个完整的统一体，脏腑之间的生理功能相互协调，彼此配合，共同维持人体的阴阳平衡，任何一脏的功能发生病理性改变，都会直接或间接影响到其他脏腑的生理功能，而导致脏腑功能的失常，而发生各种病症。便秘的发生也不例外，肺、肝、肾、心的功能失常都会影响到大肠的传导，从而导致便秘的发生。具体而言，从生理功能讲，肺与大肠相表里，大肠的传导依赖肺气的肃降，而肝气的调达，心血的濡润，肾精的充盛，也都直接关系着大肠正常的生理功能，其中，肾在生理上主司二便，因此肾的阴阳盛衰直接关系到二便的排泄是否正常。一旦这些脏腑的生理功能失常，则多影响到大肠正常的生理功能，而导致便秘。其中，肺、肝影响到大肠多为气机不利，心、肾影响到大肠多为阴血亏虚或阳虚失煦。另外，王绵之认为，老年人的便秘主要是由于脏腑的功能衰退，主要是肾的阴精和阳气亏耗，而致大肠失于阳气的温煦推动和阴津的濡养。[吴晓丹，杨勇，张林，等.王绵之教授治疗便秘经验总结[J].中医药信息，2010，27（05）：37-39.]

主题 37　肺失肃降则大便不下

解析　便秘一病与大肠之功能密切相关，许润三深究其理，以藏象学说中"肺与大肠相表里"为据遣方，从肺论治，用药思维体现了中医"治病求本"的特色。"肺合大肠，大肠者，传道之府。"阐述了肺与大肠互为相表里的关系。肺主宣发肃降，布散津液，濡润大肠助其传导之功，同时大肠腑气通畅，可助肺气之肃降，此二者升降相成，润燥相济。[刘宝琴.国医大师许润三妙用麻黄汤治疗杂病经验[J].中华中医药杂志，2021，36（03）：1414-1416.]

主题 38　功能性便秘应从浊毒立论治疗

解析　功能性便秘应从浊毒立论治疗。本病多由于饮食不节、情志不畅，体虚羸弱等导致肝失疏泄，脾失健运，肝脾失调，气机不畅，水湿停滞，日久郁而化浊成毒，浊毒阻于肠腑，糟粕不下，则发为便秘实证。浊毒蕴结日久亦可伤及阴液气血，阴伤及阳，发为便秘虚证。饮食不节，抑或偏嗜肥甘辛热之物，一则损伤脾胃，脾胃运化失常，内生湿邪，湿邪黏滞，则可见大便不畅感；再则肥甘辛热之物助湿生热，可见大便干结，若湿热之邪郁积日久，化浊成毒，除见大便干结难解，还可见舌苔黄厚腻，口气重，面色秽浊等浊毒内蕴之征象。情志不畅导致肝气横逆犯胃，脾胃气机失常影响大肠传导功能，抑或直接影响大肠传导功能导致便秘的发生。再者，湿热浊毒之邪停留日久伤阴，阴伤及阳，致使便秘的发生或便秘症状的持续，或反复发作。因此在临床治疗中以浊毒理论为纲领，具体运用泻热、化湿、理气、补虚等方法，并将化浊解毒通腑法贯穿始终，临床疗效甚佳。[贾苏杰，李佃贵，郭立芳，等.国医大师李佃贵治疗功能性便秘用药特点[J].中医学报，2020，35（08）：1697-1700.]

主题 39　便秘分为脾约证与大肠郁滞证两端

解析　李玉奇认为："便秘者，大便难矣。临床可见两证，或粪便干结，如羊屎状，或大便重滞，便而不爽，里急后重，虽能食而不得便，痛苦非常。"仲景谓："趺阳脉浮而涩……大便则坚，其脾为约，麻子仁丸主之。"由此而立脾约证，此仍为后世医家之向导，以补中升阳益气之法治之，疗效尤胜麻子仁丸。久秘之人，往往有久服泻药，滥用泻药之病史，虽得一时之畅，然峻泻的药物均为伤津耗液之品，愈服愈燥，使排便更加困难，不仅患者自己痛苦，也给治疗增加了难度。燥结伤阴，泻药耗气，久则造成气阴两伤之结局，故补中益气，润燥生津方为本病之根本治则。对于湿热蕴结，肠道传导失常之黏滞型便秘，应称之为大肠郁滞证，大肠郁滞之便秘，既有湿困，又有脾虚气化失司之表现，故治当健脾化湿，行气化滞，通里攻下，急则治标，缓则图本。三承气法临床应审慎应用，用之有时有度，切忌一见便秘即是通下，临床掌握适时而用药方为上工之治。[汤立东.李玉奇治疗便秘经验[J].世界中医药，2013（08）：932-934.]

主题 40　气机不畅，津亏肠燥是慢性便秘的基本病机

解析　肝之疏泄功能与脾胃升降功能异常，则腑气不通，气机不畅，大

肠传导失司导致便秘。肝藏血，主疏泄，体阴而用阳，肝疏泄太过，阴血必亏，阴血不足，大肠失于濡润，燥粪内结，无水行舟，艰涩难下；脾虚气血化生乏源，津血亏虚，肠道失于濡养，津亏肠燥；慢性便秘患者常滥用泻药，耗气伤津，愈发加重阴虚津亏肠燥证候；糟粕滞留肠道，日久津耗津枯，肠燥加重。[南晓红，王晞星.王晞星教授和法论治慢性便秘经验[J].中国继续医学教育，2015，7（21）：190-191.]

主题 41　便秘病现大肠，本在它脏

解析　便秘的基本病机为大肠传导功能失常，虽病位在大肠，却与脾胃、肝肾、肺等脏腑功能失调密切相关。"大肠者，传导之官，变化出焉。"脾与胃互为表里，与大肠血脉相通，脏腑相连，脾胃为气血生化之源，若中气亏虚，大肠必传导无力，所以便秘反映了中气不足的一面；同样，若肺气亏虚，肃降无力，也可发生便秘，或肺津不足，布散津液异常，大便亦可干涩难下；肝失疏泄，或肝木乘土，或土壅木郁，也可导致脾胃气机之枢异常，累及大肠，发生便秘；肾阴不足，便干难下；肾阳不足，失于温化，阴寒与结粪凝结于肠内出现便秘。王自立指出，便秘一证，不可轻视，更多地反映了人体气机病变及津液代谢异常的情况，更反映了脾胃、肝肾、肺的功能异常。[马义斌，王自立.王自立治疗便秘思想浅析[J].四川中医，2014，32（02）：15-16.]

主题 42　胃癌病机离不开脾胃虚弱、气阴两伤、
邪毒留恋

解析　脾为仓廪之官、气血生化之源，疾病的发生与脾胃密切相关。《脾胃论·脾胃盛衰论》载："百病皆由脾胃衰而生也。"同时指出："元气之充足，皆由脾胃之气无所伤，而后能滋养元气。若胃气之本弱，饮食自倍，则是脾胃之气既伤，而元气亦不能充，而诸病之所由生也。"可见消化系统疾病的发生尤其是胃癌的发病离不开脾胃气虚；另一方面，癌症日久耗伤人体精气，

进一步加重脾胃气虚。刘嘉湘认为癌症的发生离不开两方面的因素：一是机体无力抵御外邪，易受六淫邪毒的侵害；二是体内脏腑功能尤其是脾胃功能薄弱，随之产生气滞、血瘀、痰凝、毒聚等一系列病理变化。内外二因相结合，遂发为局部有形之积块并随正气的进一步耗伤而日见增大甚至转移。胃癌是常见的消化系统恶性肿瘤，其病机离不开脾胃虚弱、气阴两伤、邪毒留恋，三者相互影响互为因果，患者经手术化疗等治疗机体正气亏损进一步加重。[许婉，孙明瑜.国医大师刘嘉湘以益气养阴法治疗胃癌术后经验[J].上海中医药杂志，2020，54（12）：28-30.]

主题 43 "不和"是贯穿胃癌始终的主要病机

解析　胃癌的病因病机为饮食不节，嗜食膏脂厚味、油炸辛辣之品，导致食滞胃脘，胃失和降，湿浊痰饮内生；同时又恣饮冰镇酒水，损伤脾胃阳气，脾胃升降失司，清阳不升，浊阴不降；加之现代人们生活节奏快，精神压力大，郁怒难伸，肝郁气滞，气郁化火，肝火犯胃，由轻到重，逐步演变成气滞、瘀血、湿浊，瘀滞于胃，聚而成瘤，盘踞胃腑，最终导致寒热错杂于胃。王晞星指出"不和"是贯穿胃癌病程始终的主要病机，其主张"胃气以和为贵"，在治疗中以"调和"为主，运用半夏泻心汤调和寒热，调和脾、胃、肝，使胃气调和，脾胃健运，气血生化有源。[张晓男，赵妮妮，汪欣文.王晞星运用半夏泻心汤治疗胃癌经验[J].中国民间疗法，2021，29（16）：20-22.]

主题 44 脾虚胃弱、湿热浊瘀是大肠癌之基本病机

解析　癌毒是大肠癌发生发展的关键并贯穿病程始终，癌毒是在脏腑功能失调，气血阴阳紊乱的基础上产生的，癌毒产生后继续损害脏腑功能，耗伤气血阴阳，酿生痰浊瘀血等病理产物。大肠癌患者平素大多饮食失节，过食肥甘厚腻等易聚湿生痰之物，临床表现为早期血便，黏液脓血便，腹痛，腹部肿块，舌质红、苔黄腻，脉滑数等症，其病理性质多为湿热浊瘀互结之证。湿热

浊瘀内蕴兼杂癌毒贯穿病程始终以致肠腑传导失司，气不得畅则滞，血不得行则瘀，津不得布则凝，初发气结在经，久病血伤入络，耗伤气血，损伤中宫，生化乏源，以致标实本虚。又因患者就诊时大多为晚期术后化疗后，此时元气亏虚，脾胃亦伤，即脾胃气衰，元气不足，而下焦阴火独盛，肝脾清阳不升，湿热浊瘀难化，升清降浊乖乱，其病益甚。因实致虚，因虚成实，以致虚者更虚，实者更实。然其正虚邪实无疑，虚者固以脾虚胃弱为主，实者不外湿热浊瘀兼杂癌毒为要。[张锡磊，霍介格.国医大师周仲瑛从脾虚胃弱、湿热浊瘀论治大肠癌的经验 [J].江苏中医药，2018，50（01）：16-17.]

主题 45　大肠癌与脾胃关系密切，病机与"壅塞"有关

解析　六腑主传化水谷而不藏，六腑正常传化功能应处于"虚实"状态，即"胃实而肠虚""肠实而胃虚"，以通为用。大肠癌属古代中医文献中"脏毒""肠积"等范畴，病位在大肠。《素问·五脏别论篇》说："所谓五脏者，藏精气而不泻也，故满而不能实；六腑者，传化物而不藏，故实而不能满。"《灵枢·五变》谓："人之善病肠中积聚者……则胃肠恶，恶则邪气留止，积聚乃伤，肠胃之间，寒温不次，邪气稍至，蓄积留止，大聚乃起。"明代《外科正宗》云："夫脏毒者，醇酒厚味，勤劳辛苦，蕴毒流注肛门结成肿块。"周岱翰还认为大肠癌的发病多因饮食不节，过食肥甘厚味或饮食不洁之物，遂致湿热蕴蒸；或恣食生冷瓜果，中阳被遏，寒湿滞肠，均可致脾不健运；湿热蕴毒下迫大肠，热伤肠腑脉络，毒聚成痈而成大肠癌。大肠癌的病位在大肠，与脾胃关系密切，病机与"壅塞"有关，所以周岱翰论治大肠癌强调"六腑以通为用，以降为和"。[邬晓东，管艳.周岱翰治疗大肠癌的中医临证思路 [J].广州中医药大学学报，2015，32（02）：366-368.]

主题 46　正气虚弱是恶性肿瘤形成和发展的根本条件

解析　恶性肿瘤是人体正气虚损，特别是脾肾二脏虚损之后，外邪六

淫、不正之气乘虚而入，导致机体脏腑气血阴阳失调，出现气滞血瘀、痰湿结聚、热毒内蕴等病理变化，日久而成的有形积块。金代张元素提出："壮人无积，虚人则有之，脾胃怯弱，气血两衰，四时有感，皆能成积。"张景岳说："脾肾不足及虚弱失调之人，多有积聚之病。"《诸病源候论》说："积聚者，由阴阳不和，脏腑虚弱，受于风邪，搏于腑藏之气所为也。"可见，正气虚弱是恶性肿瘤形成和发展的根本条件，而正气一有亏虚，邪气凌盛突发，一经发作，正气衰退引避，则气滞、血瘀、痰湿、热毒等诸邪胶结阻恶，此般邪气，胶结黏滞，如入巢窠，似阴气聚而成形，阻塞脉络气血，进一步耗伤正气；如此恶性循环，正气暗耗，邪气侵居，终使有形之积聚，日渐长大，难以治愈。由此可见，正气亏虚不仅是肿瘤发生的病理基础，更是导致其病情不断进展、恶化的原始推动力。在治疗时，医者若能及时顾护正气，勿使虚衰，则可截断此恶性循环之链条，减缓甚至遏制肿瘤的进展，为疾病的治疗创造条件。[李娜，郝旭蕊，白海燕，等．国医大师李士懋治疗肿瘤学术经验总结 [J]．山东中医杂志，2020，39（04）：368-370.]

主题47 消化系统肿瘤病机虚实夹杂，复杂多变

解析 消化系统肿瘤病机可归为以下三点：① 脾胃虚弱，中焦失和：脾胃虚弱、运化失和、升降失司是本病发病的关键，肿瘤患者素体虚弱，加之手术创伤损伤脾胃，导致脾胃虚损，运化无力，升降失司，发为此病。② 情志郁结，肝失疏泄：临床中消化系统肿瘤术后患者往往多伴有情志郁结，导致肝失疏泄，木郁而乘土，使脾胃失和，升降失司。③ 内生诸邪，郁滞不解：患者体虚久病，运化无力，气血津液停滞，加之手术损伤，脉络不通，形成痰饮瘀血等病理产物，从而再次致病。葛琳仪认为三者皆是本病发病的重要病机，临证当从脾、肝入手，同时兼顾痰瘀等病理产物。[张涵．葛琳仪治疗消化系统肿瘤术后胃肠功能紊乱的特色经验 [J]．浙江中医药大学学报，2020（03）：252-254.]

2　辨证论治

主题48　胃肠病发病易、收效速、根除难

解析　胃肠病具有发病易、收效速、根除难的特点。脾胃互为表里，胃主受纳而脾主运化，脾主升而胃主降，二气平调，则谷化而能食。若脾虚胃实，或升降失常，则水谷不消，而见腹内胀满或泄，不能饮食。若饮食不节或不洁则胃病，胃既病则精神少而生大热，元气虚而阴火乘，脾亦无所享受，则脾亦病。若思虑过度、形体劳役则脾病，脾主四肢，脾既病则倦怠嗜卧，大便溏泄。脾病则胃不能独行津液，亦从而病。故胃肠病的治疗必脾胃同调。胃肠病往往与他脏相互影响和制约，所以吕景山在脾胃同调时，也十分注意调理他脏。胃肠虽病，仍需日进饮食，不得少息，且日常生活、周围环境、患者之情绪、睡眠等，无不影响到胃肠的运化，故吕景山在治疗上不全依赖药物，常嘱患者辅以适量运动，如气功、太极拳等，使气血运行得以通畅。患脾胃病虽久，若能调养将息适当亦可获痊愈。胃肠病之类型虽多，亦不外乎八纲辨证，临床所见，脾胃虚证，久病者常见虚寒。素患胃肠病者，喜温畏凉，常以温暖之物，熨敷中脘，则感舒适，即其证明。[文雅.吕景山老师学术思想和临床经验总结及应用施氏对药辨治慢性萎缩性胃炎的研究[D].北京中医药大学，2012.]

主题 49　治疗慢性胃肠病宜循序渐进，注重调摄，缓以图功

解析　吕景山治病既强调辨证论治的原则性，又注意具体用药的灵活性，绝不偏执成方，而是有是证，用是药。既能博采各家之说，又不附于某个流派。一个处方常由若干个小方化裁而来，温、清、消、补，适病而定。如久病于胃，或郁而化热，或渐变生寒，或寒热相混，而呈脘痞、呕吐、吞酸等症，然总以脾胃升降失司为机转。其常用中满分消丸、旋覆代赭汤、瓜蒌薤白散、丹参饮、半夏汤等方剂化裁以调气、降逆、解郁为主。在治疗慢性胃肠病主张循序渐进，注重调摄，缓以图功，反对峻补猛攻。其处方药味多，剂量小，药力缓，一般剂量3～10g，薏苡仁、山药等食药双兼之品用至30g，多数处方药味在15味以上，一般水煎服，慢性病多建议患者用丸药善后。吕景山注重调摄还体现在其方剂中常采用对药组合，如表里并用，寒温并用，一阴一阳，一气一血，一脏一腑；有相须，有相制，不一而足。如晚蚕沙与皂角子润肠通便，青皮与陈皮行气，木瓜与乌梅养胃阴，丹参与檀香调血行气，干姜与高良姜温中散寒，黄连与吴茱萸、黄连与干姜、黄芩与半夏的寒温并用等以和嘈杂。用之临床，每3～5剂药即见效，可谓得心应手。血见黑则止，吕景山不仅在出血时运用炭类药，在治疗泄泻时也常用炭药，认为其既可促进水分吸收，又可保护肠黏膜，如白术、苍术、山楂、干姜、生地黄、熟地黄、青皮、陈皮、仙鹤草等炒炭加减用之。他还认为凡炭药能中和胃酸，苦味药能消酸，治疗胃酸过多常用枳实炭、鸡内金炭等。[文雅，吕景山.吕景山治疗脾胃病用药经验举要[J].山西中医，2011，27（12）：8-9+11.]

主题 50　恢复"脾胃升降协调"是脾胃病治疗的核心和关键

解析　饮食不节，七情内伤，均会引起肝气横逆，乘克脾土；或脾气虚弱，脾失运化，宿食停滞，痰湿内阻，寒热错杂，瘀血内停等导致脾胃受损、气机阻滞。所以，疏肝理脾，健脾和胃，恢复"脾胃升降协调"是脾胃病治疗

的核心和关键。脾胃同居中焦，升清降浊，通达上下，为人体气机升降之枢纽。故"胃宜降则和""脾宜升则健""胃喜润恶燥，脾喜燥恶湿"。调理脾升胃降是治疗脾胃病的主要方法。张志远在调理升降基础上针对兼夹病机辅以疏泄郁气、和中养胃、寒热并用，疏补同开。结合临床经验，张志远组建治疗本病的经验方健化汤：枳壳、桔梗、姜半夏、黄连、干姜、砂仁、厚朴、赭石、苍术、吴茱萸、香附、木香、蒲公英、焦山楂、焦神曲、焦麦芽、焦槟榔。方中枳壳、桔梗等调理升降，达到升清降浊的功能；姜半夏、黄连、干姜三药寒热并调，黄连与干姜一升一降，一寒一温，使脾得温则升，胃得寒则降，通过寒热并调，助气机恢复正常；砂仁、苍术、厚朴三药健脾助运消除胀满；吴茱萸、香附、木香平肝理气；焦山楂、焦神曲、焦麦芽、焦槟榔和蒲公英健脾益胃消积、清热治其标。诸药合用，共奏健脾和胃，平肝益胃，枢转气机之功。
［王振，王润春，刘桂荣. 张志远治疗慢性胃病经验 [J]. 河南中医，2016，36（06）：970-972.］

主题 51　升、降、润、燥、消、补、清、化八字要领治疗脾胃病

解析　消化道疾病治法很多，归纳起来不外"升、降、润、燥、消、补、清、化"八字。① 升降。升清、降浊，升脾、降胃。升降是脾胃治疗学的重要理论与大法，降为基础、前提，没有降就无所谓升。降是胃肠正常蠕动的能力，降法内涵为降气和通腑，以和胃降气为基础。升主要是指吸收、运化水谷精微，通过血脉运及全身以供生理活动之需。升法的内涵为改善吸收功能，具体运用包括补气、升阳、敛液、举陷。② 润燥。润是滋涵濡养的意思，润泽消化道，滋养脾胃之阴。润法的内涵是保护食管、胃、肠道黏膜，适用于消化道疾病的干燥症候，养阴勿过于滋腻。燥法针对脾胃气虚、阳虚、运化无权，湿浊痰饮内停的症候，燥法具体运用又分燥脾湿与燥胃湿。③ 消补。消补兼施是脾胃病的治法特点。消指消除食滞，增强脾胃消化功能，亦指去除胃肠中的宿食，行气活血亦属消法。脾胃气虚、阳虚及阴虚者，宜补气、温阳、滋阴，皆为补法，故润法、升法中蕴含着补法的内容。补法的内涵是对胃肠道

黏膜病变的修复。④ 清化。清，即清热，其作用有四：一是调整胃肠的异常蠕动，二是抑制自主神经功能的亢进，三是作用于消化道的病原体，四是有利于消炎并促进溃疡、糜烂的修复、愈合，促进凝血机制。清热包括清胃、肠、肝经之热。化指化湿，适用于消化道湿浊内盛之证，化湿勿过于辛燥。化湿法的内涵：一是抑制胃肠道的异常分泌，二是减缓胃肠道的蠕动，三是促进胃肠道的吸收，四是消除胃肠道的多种病原体。[孙蓉.徐景藩升、降、润、燥、消、补、清、化八字要领治疗脾胃病 [J]. 实用中医内科杂志，2013，27（04）：2-3.]

主题 52 胃病分为三个阶段论治

解析 国医大师薛伯寿按人体虚实把胃病分为三个阶段。第一阶段，体质较好，虚证不明显者，表现为急躁易怒、口苦、胸闷、善太息、胁肋胀满、胃脘胀痛、脉弦细，以调肝为主，常配合以小柴胡汤调和肝胃。若痰热明显，按之心下疼痛者合用小陷胸汤；痛如针刺，痛有定处，伴口干不欲饮、唇舌紫暗者合用失笑散。第二阶段，胃病日久或体质偏虚多易土虚木乘，此时若要再一味疏肝会使脾气更虚，则当扶土抑木。脾胃互为表里，实则阳明，虚则太阴，虚证明显则以健脾益气为主，以小建中汤或六君子汤化裁。薛伯寿运用此二方很有讲究。小建中汤为桂枝汤类方，其补益之外，尚有解表之力，故用于中虚之证尚兼有恶风汗出或头痛等表证。若无表证纯为里虚证则以六君子汤为主。如寒热错杂、心下痞满者合用半夏泻心汤；如湿浊较重者合用平胃散；如过用寒凉或脾胃虚寒者合用吴茱萸汤或理中汤加减。第三阶段，素体阴分不足，或肝郁日久化火伤阴，或嗜食辛辣、过用温燥均可导致阴虚胃痛。阴虚且肝郁胃痛者，症见胃脘隐隐疼痛，嘈杂不安，口干欲饮，饥不能食，五心烦热，舌红少苔，或有裂纹或舌苔花剥，脉弦细数，此时虽有肝气郁结，不可过用香燥，当肝肾同治，滋水涵木。且肾为胃之关，滋阴补肾，养血柔肝，可使胃得濡养而和降，肝得滋养不至恣肆，常配伍一贯煎。但黄连则需减少用量，防止苦燥伤阴，吴茱萸一味多去而不用。若阴虚气滞较重者，多在前方的基础上合用百合乌药汤；若气滞重者合用金铃子散；若兼有乏力、纳差、腹胀者加太子参、山药、玉竹、石斛；若夜寐欠安者加炒酸枣仁、珍珠母。[蒲永文，李薇.薛伯寿从肝论治胃病经验 [J]. 中医杂志，2006（07）：495-496.]

主题 53　从"肝胆郁热，脾胃虚寒"论治消化系统疾病

解析　肝为刚脏，喜条达而恶郁滞，且体阴而用阳，临床多郁而易热；脾为阴土，喜燥而恶湿，其病多湿而易寒，故肝胆脾胃四者同病，按其临床转归常会出现寒热交集的病理表现，临症"肝胆郁热，脾胃虚寒"之寒热各居其位的状态更为显见，因此从治疗上当须顺应而治。徐经世鉴于患者临床症状，根据先哲四逆散合黄连温胆汤加味，制消化复宁汤，用于胆囊炎、胆石症、胆汁反流性胃炎等消化系统疾病，可谓得心应手。[郑勇飞，张莉，李永攀，等.徐经世"肝胆郁热，脾胃虚寒"学术经验举要 [J]. 中医药临床杂志，2012，24（08）：699-701.]

主题 54　辛开苦降、寒温并用治疗脾胃病肝郁脾虚诸症

解析　徐经世多年的临床经验发现，伴随现代生活物质条件丰富，肥甘厚腻、瓜果冷食已成寻常，人无节制而使脾胃受损而化湿、生寒；同时因生活工作节奏的加快，欲求不遂而成郁热，郁久则易化火而伤阴，故脾胃病整体病机向"脾胃虚寒，肝胆郁热"转化，因寒热各居其位，相互格拒，以致气机不畅，致诸症丛生。故辛开苦降、寒温并用之法是治疗"肝胆郁热，脾胃虚寒"病机的基本法则，佐金平木、调畅气机，正是契合该病机的良方。临床若按左金丸原方，则吴茱萸辛热之性过于燥烈，配伍黄连苦寒燥湿，两者伍之皆有伤阴之弊，而疏肝理气解郁之功略显不足，故古方用作丸剂，意在缓以图之，以免过伐肝胃之阴。临证若以与吴茱萸功效相似之红豆蔻易之，则辛热之性略减，更能疏肝理气，故而不仅有降逆止酸之用，尚有醒脾消食，宣导瘀浊之效，借助黄连，通降胆火，所以其功则胜于吴茱萸。因红豆蔻归脾、肺两经，与黄连相伍，具有佐金平木之意，两药相合，同样寒热相配，辛通苦降，平肝

泻木，泄肝和胃，条达气机而不伤阴，临床取用，已为徐经世常用之药。徐经世为此考证方书《本草纲目》中介绍红豆蔻，李东垣对脾胃病取红豆蔻为常用之品，认定其药之性为辛热芳香，能醒脾温肺，散寒燥湿，助运消化。针对临床实际，取用有效，故守原方之意，而更吴茱萸，名以"假左金"，乃意在如此。［张进军，刘怀珍，张莉，等.国医大师徐经世"假左金"理论探析[J].陕西中医药大学学报，2020，43（04）：43-44.］

主题 55 运脾胃、调脾胃、平和养护治疗脾胃病

解析 王自立经过多年临床观察发现唇旁四周与脾关系密切，黄色为脾的病色，主脾虚、湿证，由脾虚机体失养，或湿邪内蕴、脾失运化所致，提出"脾色环唇"特色辨证脾虚。通过望诊观察患者唇周颜色发黄的程度，并结合患者症状、体征、舌脉进行辨证诊断。治疗上补脾胃以运为补。主张根据脾的生理功能及病机特点调理脾胃，补运结合，不单纯施补以防滋腻，应从动态观念出发，以健脾助运、调整升降为要。脾以运为健、以运为补，确立了健脾促运、调畅气机的治疗原则，"以运为健，以运为补"来治疗，主张"健脾先运脾、运脾必调气"，创立了运脾汤。调脾胃，以衡为平和。"治中焦如衡，非平不安"（《温病条辨》）。王自立认为中焦脾胃位居中州，为气机升降之枢纽，脾胃健运则阳降阴升，天地交泰则气血冲和。临床治疗时，王自立遣方关注燥湿升降关系，重调衡中焦以至全身"平""衡"。护脾胃，以节为养护。不论是辨证立法、定方用药还是病后的调理，王自立在服药方法和日常调摄法上都注重顾护胃气，嘱咐患者避生冷寒凉之品，以糜粥调养以护胃气。同时应饮食有节、生活规律、按时进餐、七情有度。［罗向霞，康开彪，王煜，等.全国名中医王自立主任医师调护脾胃思想探析[J].西部中医药，2020，33（10）：57-58.］

主题 56 寒热并施，辛苦兼用治疗脾胃病

解析 治疗脾胃病关键在于准确把握脾胃的生理特性。脾为湿土，喜燥

而恶湿，多伤湿而气易陷，故需阳之运化。阳不足则运化不能，使湿太重，阳太过，运化亢进，湿不存则脾亦不存。损伤脾阳，出现食入不化，或食多而体瘦，或下利清谷等症。胃为燥土，其气主降，胃应燥下而就阴，阴不足则胃气不降，阴太过，胃无燥则不存。胃为阳土，易为邪火所伤，耗伤胃液，则口干，喜饮厌食，胃脘灼热，嘈杂而痛，大便燥结难解。基于脾胃功能特性，治脾胃病大法应为寒热并施，辛苦兼用，即辛开苦降，脾辛胃苦。王新陆临证擅长应用仲景之泻心诸方加减。[韩萍，周永红．王新陆教授治疗脾胃病经验介绍 [J].新中医，2008（07）：7.]

主题 57　"健脾先运脾、运脾必调气"指导治疗脾胃病

解析　"健脾先运脾、运脾必调气"的思想，是王自立治疗脾胃病的指导思想。脾主运化功能和脾胃升降功能失调与多种疾病的发生有着密切关系，治疗上以运为健、以运为补。脾气是脏腑之气，也是脾运化、升清、统血功能的动力，脾气健旺，则脾胃功能正常；脾气虚弱，则脾胃功能减退，而在临床实践中王自立发现，脾虚不运虽为虚证，但常可见"实"的现象。如脾虚不运出现的痰饮、湿阻、食积、气滞等一系列"实"的症状。因此，治疗上单纯考虑"补"，则会补而使之滞，犯"实实之戒"，而应该以运行脾气、调整升降为要。同时脾胃为人体气机升降的枢纽，气机的正常与否，不但影响着脾胃生理功能能否实现，而且也影响着人体生命活动的正常与否。[王煜．王自立主任医师学术思想撷萃 [J].西部中医药，2014，27（02）：47-50.]

主题 58　芳香化湿、淡渗利湿、健脾燥湿等方法
治疗湿热型反流性食管炎

解析　对于湿热引起的反流性食管炎等疾病，杨春波并不是一味地清热祛湿。杨春波认为湿性黏滞，单纯燥之药难除之，故须兼用芳香化湿、淡渗利湿、健脾燥湿等药物，从多方面祛除湿邪。此外，湿热之邪阻滞气机，易导致血瘀，正所谓"气畅则血行"，故清化湿热时，还需注意搭配行气、散瘀之

药。因此，杨春波施治时常辨证予经验方清化饮（茵陈、黄连、白豆蔻、赤芍、薏苡仁、白扁豆、茯苓等）加减，临床常获佳效。因湿热之邪含阴阳两性，既可上蒸以熏肺、扰心，亦可下注膀胱、肾，还可以旁达经络、肌肤、诸窍等。故其临床表现多样，临证应精准辨证，随证治之。对于脾胃亏虚，出现纳差、神疲乏力等症者，杨春波常予党参、白术、黄芪益气健脾；对于脾虚肝乘，出现脘腹胀满、呃气等肝气犯胃之证者，杨春波常予北柴胡、木香、厚朴等疏肝行气；对于患病日久，出现不寐、心悸等虚阳浮越之证者，杨春波常予黄精益肾填精，龙骨、牡蛎等潜降浮阳。由上可见，杨春波结合其临床经验，对反流性食管炎有其独特见解，临证中用药灵活变通，处方精简有效。[郑榕，杨正宁，骆云丰，等.国医大师杨春波辨治反流性食管炎的经验[J].时珍国医国药，2021，32（02）：473-475.]

主题 59　"理气调升降" 是胃食管反流病诊治的治疗原则

解析　对于胃食管反流病的诊治，徐景藩总结出 "理气调升降" 的治疗原则，升中有降，降中有升，升降得宜，对本病的治疗甚为重要。徐景藩将反流性食管炎辨为四型，分析其所用治法方药，大抵可分为以下四法。① 辛开苦降，寒温并用。反流性食管炎主因胃气上逆。徐景藩喜用陈皮、法半夏、黄连、枳壳、枳实、刀豆壳、厚朴、赭石等和降胃气。② 疏肝泄木，柔刚并济。肝为刚木，最易郁滞，郁而不散，久必化热，治当疏泄并举。徐景藩认为酸在五行属木，为肝之味，肝气久郁者，当用解郁合欢汤理气疏肝；郁久化热者，多配用左金丸。③ 肃降肺气，治节有序。因 "左强右弱" 是升降失调的根本，当 "清肃气道"，助肺气肃降，抵肝气上逆，恢复胃气息下行之常态。临证来看，反流性食管炎常合并呼吸道症状，故泻肝热、敛肝气不效之时，当肃降肺气以治之。食管虽是消化道，但位居胸中，病位可属上焦，徐景藩常配伍紫苏子、枇杷叶、苦杏仁、桑白皮降肺气，牛蒡子清肺热，木蝴蝶、挂金灯、金果榄利咽喉，上述用药不仅可使咽喉部症状得缓，亦可理肺，从而舒畅中焦气机。④ 制酸护膜，取性比类。胃中酸液，当随胃气下降为顺。泛酸虽多属热证，但临床也不乏气温骤降、受寒饮冷后泛酸者。因此勿拘泥于酸即是热之说。制酸多用海螵蛸、煅瓦楞子、浙贝母等。海螵蛸制酸作用较强,兼能止血,研成细末吞服效佳。煅瓦楞子虽制酸作用较逊,但适用于胃中郁热而多酸者,入汤剂时打碎先煎。徐景藩自创糊剂卧位服药法,对于有食管炎症、溃疡的患者,将药液浓煎,再掺入藕粉,文火加热,调成糊状卧服,使药物在食管部位多做停留,直接作用于食管黏膜。[赵旦娅,郁宏文,陆为民. 国医大师徐景藩从肺、胃、肝论治反流性食管炎经验 [J]. 中华中医药杂志,2021,36(05):2709-2711.]

主题60　泄肝和胃是治疗反流性食管炎肝胃郁热证的大法

解析　反流性食管炎肝胃郁热证乃由肝失疏泄,郁久化热,横逆犯胃,胃失和降,胃气上逆所致。症状主要包括:反酸、嗳气多,食物反流,呕吐,口干或兼口苦,舌质微红,脉象稍弦或细数。胃者以通为用,以降为和。故其治在肝胃,需解其郁,平其气,泄其热,使上逆者下行,中结者旁达。治法以清泄肝胃之热兼理气和胃降逆为主。方选左金丸合济生橘皮竹茹汤加减。药用:川黄连3g,吴茱萸2g,橘皮6g,竹茹10g,麦冬10g,法(姜)半夏10g,枇杷叶(布包)10g,茯苓15g,甘草3g,太子参15g。[岳胜利,陆为民. 徐景藩运用泄肝和胃方治疗反流性食管炎经验 [J]. 辽宁中医杂志,2016,43(03):476-478.]

主题61　由热主导的胃食管反流病,常以清利通滞为其治疗原则

解析　清利之法以治积热致吐酸。吐酸一词最早出现于《素问·至真要大论》,意指胃中酸水上泛,不咽下而吐出的病证,并指出病因为"诸呕吐酸,暴注下迫,皆属于热"。葛琳仪认为邪热内扰胃腑,胃火炽盛,蒸腾胃中浊气上冲,遂成胃气上逆而见烧心反酸。面对临床上由热主导的胃食管反流病,舌诊见舌红苔厚腻者,常以清利通滞为其治疗原则,在药对生白芍和佛手、玫瑰花和娑罗子、木香和枳壳健脾行气的基础上加用药对黄芩和蒲公英。黄芩和蒲

公英均性味苦寒，黄芩具清热燥湿、泻火解毒之功效，尤善清中上焦湿热，蒲公英有清热解毒、消肿散结、利湿通淋之功效，两药配伍加强清利通滞之功效。根据症状的轻重，热甚加用左金丸清泻肝胃；呕甚加治疗胃热呃逆的要药竹茹，行清热化痰、除烦止呕之功效，竹茹与川黄连配伍又有黄连橘皮竹茹汤之妙；反酸甚者，予海贝散加煅瓦楞子制酸止痛。[沈维，吴罕琦，叶芳旭，等．葛琳仪治疗胃食管反流病临床经验 [J]．浙江中西医结合杂志，2018（28）：523-532.]

主题 62　辛开苦降，寒热并进治疗反流性食管炎

解析　针对反流性食管炎脾胃气机升降失序，寒热错杂其中的病机特点，王庆国临床上以半夏泻心汤加减化裁，以期达到"辛开苦降理气机，寒热并进调阴阳"的整体目标。王庆国继承刘渡舟的临床经验和学术思想，认为此方不专为心下痞而设，但见寒热错杂之证，皆可灵活运用。本病的患者多见反酸、嘈杂、呕吐，严重者有胸骨后灼痛感，有些患者伴有胃脘部痞胀不适感、胃中灼热疼痛等胃炎的症状或是咽痛咳嗽等呼吸系统症状，除此之外，还可见神疲乏力，纳差泄泻，舌质淡或红，苔薄黄或黄白相间，脉滑或沉细。以辛温的半夏为君，能和胃降逆，配伍辛温的干姜，能辛温通阳温脾；又入苦寒的黄芩、黄连，清热降气和胃；佐以人参、甘草，甘温补中，助脾胃恢复运化之功，使得气机升降出入正常。全方寒温并用，辛开苦降，并辅佐甘温之药，故能清胃温脾，和解寒热，理顺脾胃气机，最终达到降逆之功，此恰好对应了反流性食管炎的基本病机。针对病情较重，疼痛较甚的患者，常以半夏泻心汤与百合乌药汤合方后加减化裁治疗，名之百合乌药泻心汤。其药物组成为：百合30g，乌药 10g，法半夏 15g，川黄连 10g，炒黄芩 10g，干姜 6g，甘草 15g，人参 10g，大枣 10g。[徐甜，樊姝宁，邓楠，等．王庆国教授治疗反流性食管炎经验拾掇 [J]．环球中医药，2019，12（08）：1223-1225.]

主题 63　清化之法以治湿浊致反酸

解析　《杂病源流犀烛》认为吐酸"皆由胃湿郁而生"。葛琳仪指出，脾居中央灌四旁，喜燥而恶湿，外感湿邪或脾虚不运而致痰湿困脾伐胃，中焦气机运行不畅，最终导致胃不降浊，逆而向上，遂成反酸。葛琳仪强调江南之地湿热夹杂，故常在药对黄芩和蒲公英清热的基础上加藿香、佩兰与紫苏梗等化湿理气药。藿香是芳香化湿之要药，对于治疗湿浊中阻所致的呕吐效果尤佳；佩兰具有芳香化湿，醒脾开胃之效，与藿香配伍使用加强化湿之效；紫苏梗为紫苏的干燥茎，具有行气宽中、和胃止呕之效。三药配伍使用，调理中焦湿浊气滞，有效缓解反酸所致的胸部不适。如湿浊之邪由脾阳虚而致气化不利，水液停聚中焦而成，则以温药和之。常用川厚朴配伍草果仁行燥湿温中行气之效，两者皆性辛温，具有燥湿温中之效，其中草果仁辛温燥烈，气浓味厚，燥湿温中之效尤佳。也可加用二陈汤中的君药姜半夏与臣药陈皮加强燥湿行气。[傅丹青，沈卉，夏涛涛，等．葛琳仪治疗脾胃病经验撷菁[J].浙江中医杂志，2019（01）：18-19.]

主题 64　清疏之法以治肝郁致反酸

解析　金·刘完素提出："酸者，肝木之味也，由火盛制金，不能平木，则肝木自甚，故为酸也，如饮食热则易于酸矣。"认为肝火犯胃可致酸。《临证备要·吞酸》曰："胃中泛酸，嘈杂有烧灼感，多因于肝气犯胃。"葛琳仪认为，五味之中，酸为肝木之味。肝主疏泄，喜条达而恶抑郁，若肝失疏泄，横逆犯胃，胃失和降，遂成反酸。在治疗肝胃不和所致的胃食管反流病时，葛琳仪提出以疏肝和胃为其治疗原则。在柴胡疏肝散的基础上加用玫瑰花、娑罗子和木香疏肝行气解郁，生白芍、佛手健脾理气和胃。肝经郁热时加用左金丸清肝泻火，降逆止呕，佐以当归、郁金活血养血。谨守"疏理中焦气机，健脾和胃"之大法。[傅丹青，沈卉，夏涛涛，等．葛琳仪治疗脾胃病经验撷菁[J].浙江中医杂志，2019（01）：18-19.]

主题65　清养之法以治脾虚致反酸

解析　胃者，五脏六腑之海也。水谷皆入于胃，五脏六腑皆禀气于胃。《素问》曰："胃者，五脏之本，六腑之大源也。"葛琳仪认为脾主运化，乃气血生化之源，为后天之根本，若饮食不节、情志不畅、劳累过度、久病等耗伤脾胃，致中焦纳运失司，清阳之气不得升化，浊阴之气不得沉降，出现烧心，嗳气反酸，口干口苦、呕吐等临床症状。在治疗由脾胃不足所致的胃食管反流病时，以补益脾胃为治疗原则。若脾气不足，运化无力，气机升降失调，而致胃气上逆，葛琳仪常在四君子汤的基础上加黄精补气健脾，炒扁豆健脾化湿；若有中气下陷的表现，则加黄芪配伍柴胡、升麻以升举阳气，其中黄芪为补益脾气之要药；若呕甚者加用旋覆花和赭石降逆止呕；若脾阳不足，加乌药温中行气止痛，豆蔻温中燥湿，阳虚甚者予川厚朴、草果仁温中燥湿行气。此外，面对临床不同的兼证，葛琳仪常随证加减。兼有不思饮食、饮食停滞，加焦神曲、焦山楂、炒谷芽、鸡内金等消食化积；兼有夜寐不佳，加首乌藤、炒酸枣仁、柏子仁等养心安神，珍珠母、煅磁石镇静安神；兼有大便干结，排便困难，加牛蒡子、柏子仁、苦杏仁等降气通腑；兼有胸闷不适，加紫苏梗、瓜蒌皮、瓜蒌仁、薤白等宽胸理气；兼有咽喉不适，咳嗽，加藏青果、前胡、桔梗等清热利咽。[傅丹青，沈卉，夏涛涛，等．葛琳仪治疗脾胃病经验撷菁[J]．浙江中医杂志，2019（01）：18-19.]

主题66　"四舒法"治疗贲门失弛缓症

解析　贲门失弛缓症多以心理和精神创伤为诱因，病程较长，情绪紧张或焦虑时病情加重。国医大师徐景藩根据经典理论研习及多年临床经验，提出贲门失弛缓，则胃隔不通，饮食难下，多由痰郁阻滞，气逆不降引起，辨属噎证，多采用开郁宣窍，和胃降逆之法治疗，创新性地提出"四舒法"：① 舒噎扩道、通腑降逆；② 疏肝理气、化痰开窍；③ 舒筋蠲痹、养阴生津；④ 舒畅情志、宁心安神，临床疗效显著。徐景藩认为情志因素对于贲门失弛缓症不可忽视，常嘱患者十二字金玉良言："饮食有节，起居有常，不妄作劳。"[谭唱，赵宇栋，陆为民，等．国医大师徐景藩论治贲门失弛缓症经验浅析 [J]. 中华中医药杂志，2019，34（11）：5170-5172.]

主题 67　慢性胃炎多属虚证，治在寒热，重在气机

解析　慢性胃炎临床辨证应分清虚实寒热，虚者表现为脾气（阳）虚；实者主要表现为气滞、湿热和血瘀，但病机演变复杂，各证往往相互转化兼杂，表现为虚实夹杂。患者素体脾胃虚弱，胃脘部怕凉、畏寒肢冷、常年腹泻便溏、病程日久均属虚寒之象，而烧灼感、反酸、舌红、苔黄属热象，且寒重于热，故而脾胃虚寒为本，虚热扰动中焦为标，证属寒热错杂，寒重于热。张伯礼指出，"看似简单的病证，往往应周全审辨寒热孰轻孰重"，本例为寒热错杂，用药时合寒热并用，重在温阳，治在气机。气机不一定都要治气，而是运转枢机，辛开苦降即是常用有效之法。[吕玲，熊可，昝树杰，等．从验案看张伯礼教授治疗胃痛思维和策略 [J]. 天津中医药，2018，35（04）：241-243.]

主题 68　诊治胃炎，宏观以辨证，微观以借鉴

解析　对中医学的临床和科研，张镜人主张采用宏观与微观相结合的方法。具体说就是宏观以辨证，微观以借鉴。中医学注重整体，辨证论治从整体出发，它凭借望、问、闻、切四诊的直观感觉和思维逻辑，力图透过现象去探求疾病的本质，并且把生理与病理变化的因素连锁到周围环境的影响，这种诊病方法，通称之为宏观辨证。宏观辨证确实有很大的优越性，然而有诸内者，未必尽形诸外，隐匿的、疑似的迹象，无法完全依靠宏观辨证洞悉一切。因此，对中医学的研究，特别是临床研究，尚需借鉴微观监测方法。这样做，一方面弥补了直观、宏观之不足；另一方面，可不断充实四诊内涵，提高病理对照及衡量治疗效果的客观指标，对整理研究，继承发扬中医学会开拓更广阔的领域。在诊治胃炎时，通过胃镜直观及病理组织活检的微观所见，了解胃黏膜病变情况，称它为"望诊"的延伸和发展，再结合中医辨证，就更加深了对

"病"和"症"的认识。如胃黏膜充血水肿，色泽或红，或红白相间，或黏膜糜烂，这是气滞热郁的表现；胃黏膜苍白，血管纹显露，属气虚血瘀的病理变化。这些都补充和深化了对慢性胃炎的病机认识，有助于辨证和治疗。[张亚声，陈怀红，徐国缨，等．张镜人教授诊治胃炎的思路与实践 [J]. 中国中西医结合消化杂志，2001（01）：40-41.]

主题 69　温通胃阳治疗慢性胃炎

解析　脾胃同居中州，脾主运化，胃主受纳，阴阳相配，升降既济。一旦为病，胃为阳土，法宜润降，脾属阴脏，治当温运，此乃常法。故既往诸多医家多重胃阴而忽视胃阳。然病变无穷，阳腑有阳伤之疾，阴脏有阴亏之虞，故有温胃阳之治，此乃变法。颜德馨在临床多宗《黄帝内经》之旨，如"五脏六腑皆分阴阳，独胃腑无阳乎？"故十分重视胃阳之作用，认为胃为水谷之海，以纳食消谷为职，凡饮食生冷，水湿内停，多伤胃阳。故凡见水谷积滞胃腑，阻遏不通而致反胃、恶心呕吐、泛酸诸症，多责之于胃阳不振、浊阴潜踞。用药非温而通者，不得复其阳，非通而走者，不能祛其寒，法当釜底加薪。颜德馨临床喜用附子、荜澄茄、荜茇、吴茱萸、公丁香、半夏、茯苓、枳壳、川厚朴等温通胃阳之品，取益火生土之意，坎阳鼓动，中宫大健，再予苍术、白术健脾扶正，胃之腐熟功能得复矣。[韩天雄，孔令越，邢斌，等．颜德馨运用温阳法治疗消化系统疾病的经验 [J]. 江苏中医药，2008（05）：24-26.]

主题 70　运用对药治疗慢性胃炎

解析　中医认为慢性胃炎多因饮食不节、劳倦过度、久病等导致脾胃虚弱，运化失职所致，临床表现为胃脘胀闷不适，甚或疼痛，睡眠不佳，情绪易激动，食欲不振，疲乏无力，打嗝反酸，夜间口渴口苦等症。周信有认为，该病责之于胃失受纳，脾失健运，失去正常的升降、纳运、燥湿功能。周信有常用对药之白术健脾主升，脾气升则运化有权，鸡内金消食主降，胃气降则收纳有功，如此相伍，正符合脾升胃降之特点；陈皮、砂仁相伍，陈皮长于燥湿健脾，砂仁善于化湿醒脾，一燥一化，正符脾喜刚燥，胃喜柔弱之意；半夏辛温、黄连苦降以调脾胃气机升降，寒热互用以和阴阳，体现出气味辛甘发散为阳，酸苦涌泄为阴的寒热配伍关系；脾胃为气血生化之源，气血运行不畅则为瘀，瘀则不通则痛，延胡索、白芷两者相须为用，不但脾胃气血充沛，而且使得气血顺利通达周身，共奏活血、行气以止痛效果。由此可见，周信有在脾胃病治疗中应用药对，符合脾胃升降、纳运、燥湿的生理关系，使得邪去而正安。[杨军，屈杰，陈丽名. 国医大师周信有运用对药治疗慢性胃炎 [J]. 中医学报，2021；36（01）：110.]

主题 71　治疗慢性胃炎时，补中益气，勿忘升清降浊

解析　慢性胃炎一般病程较长，反复发作，缠绵不愈，久则多伤中气，而致脾胃虚弱，临床常表现胃脘胀痛，喜按，神疲纳少，四肢倦怠乏力。何任认为应着重补益中气，调理脾胃以治本。脾胃共为后天之本，脾主升清，胃主降浊，脾以升为健，胃以降为顺，临证应注意顺应脾胃升降之性，治疗勿忘升清降浊，常以补中益气汤加黄芩、黄连为主，方中黄芪、党参、白术、炙甘草补中益气健脾，柴胡、升麻升清，黄芩、黄连降浊，全方共奏补中益气、升清降浊之功，临床应用常得显效。随症加减：泛吐清水加姜半夏 9g，泛酸加煅瓦楞子 12g，纳差加炒谷芽 30g，鸡内金 10g，便溏加苍术 15g，白扁豆 30g。[严祁旺. 何任治疗慢性胃炎经验 [J]. 山东中医药大学学报，2007（02）：129-130.]

主题 72　慢性胃炎病久中气虚弱，以健脾益胃为本

解析　慢性胃炎病程较长，经年逾月，反复发作，缠绵不愈，则多损伤中气，致脾胃虚弱。病情加重之时，虽然疼痛较剧，或伴见胃脘胀满、恶心呕

吐等形似实证的表现，但其根本在于脾胃虚弱，且每因饮食失调，情志不遂，冷暖失宜而发，虽因实而发但详细诊之则不难发现其本为虚。慢性胃炎病情急重之时，颜正华虽急则治标，以求尽快缓解症状，但也不忽视本虚这一根本原因，在症状得以缓解后或在治疗标病的同时，即着重补益中气，调理脾胃以治本。颜正华将脾胃虚弱大致分为脾胃气虚、脾胃阳虚、脾虚湿阻三类，分别予以健脾益气、温中健脾、健脾化湿而选用四君子汤、理中汤、参苓白术散加减化裁。[徐刚，常章富.颜正华教授治疗慢性胃炎的经验[J].北京中医药大学学报，1996（03）：24-25.]

主题 73　六位一体治疗慢性糜烂性胃炎

解析　慢性糜烂性胃炎病因以浊毒内蕴为主，滞、积、湿、瘀、毒为主要病理因素，日久可损伤脾胃，或因素体脾胃虚弱，故在临床治疗中形成了通滞、化积、祛湿、散瘀、解毒、补虚于"六位一体"的治疗网络，取得较好的临床疗效。诸法之间互相影响，互相促进。如疾病初起，脾胃运化功能尚充，应主以通滞、化积、祛湿的药物，截断浊、毒生成之源。脾胃居中焦，为气机升降枢纽，清阳自脾而升，浊阴自胃而降，气机和则脾胃升降协调，脾胃升降协调则邪气不可干。若病势沉重，诸症蜂起，应在治疗基础上重用散瘀、解毒、消痈之品，以直中病所，防止坏症丛生。在辨治过程中重视补虚，脾胃虚损者予以补益脾胃。临床见证中虚实夹杂多见，根据患者病情及虚实多少，辨证加减用药。[董环，王彦刚，张晓梅.从"六位一体"论治慢性糜烂性胃炎[J].中华中医药杂志，2018，33（10）：4454-4456.]

主题 74　反流性胃炎要大补元气

解析　反流性胃炎临床上多以胃脘灼痛，呕吐苦水、酸水为主要临床表现。李玉奇认为该病主要病因是中气亏虚，脾不能为胃行其津液，胃内压力降低，胆汁等碱性物质反流损坏胃黏膜屏障所致。治疗宜大补元气，健中和胃。药性宜碱宜温忌酸忌凉。常用药物：党参 30g，黄芪 30g，山药 24g，砂仁 6g，白蔻仁 6g，葛根 10g，柴胡 12g，小茴香 5g，炮姜 6g，苦参 10g，川楝子 15g，橘核 15g，黄连 4g。方中党参、黄芪、山药大补元气，健脾；砂仁、白蔻仁化湿温中，行气止痛；葛根、柴胡升清；小茴香、炮姜散寒止痛；柴胡、苦参、川楝子、橘核疏肝利胆，行气止痛；佐黄连清热和胃。诸药配伍，共取益气温胃健脾化瘀之效。[刘华珍，徐子亮 . 李玉奇教授辨治慢性胃病经验 [J]. 实用中医内科杂志，2004（04）：295.]

主题 75　寒热共治、并降调和治疗慢性萎缩性胃炎

解析　中医理论认为慢性萎缩性胃炎的发生与先天禀赋不足、情志不舒、饮食不节、过劳紧张等因素相关。饮食不节、饥饱过度或过度劳累、紧张内伤可致脾胃损伤，胃伤则停食不化、湿毒内蕴、升降失利、胃气上逆，故可见呃逆、腹胀、嗳气、纳差、便溏等症。过食厚味、辛辣、肥甘或因情志不舒、气郁生火而损伤胃阴，胃阴虚而生内热，胃热亢盛可致损伤胃津，导致口干、胃脘灼热疼痛、便干难解等症。久病则瘀、久病则虚，气虚血瘀，故胃脘痛处固定、反复不愈，舌暗或有瘀斑等反应。综上，本病多属本虚为基础，标实为症状，虚实寒热相互错杂交争。以脾虚、气虚为本，本病所有之临床症状为标，因此治疗应以泻实补虚、调和升降、寒热共治为主。脾胃相辅相成、燥湿相济，方可达成脾胃相得益彰之腐熟、运化、升降的生理功能。湿燥反客、偏盛为患形成了现代医学之反复难愈的萎缩性胃炎。该病患者呈现胃脘隐痛并喜暖恶寒，脘腹痞胀不舒并喜温喜按或胃中、食管灼热，泛酸、口辣、口苦，或纳差恶心、口淡，肠鸣便溏、倦怠乏力，舌质淡有齿痕或红有齿痕，苔薄黄或淡黄，或苔白而腻，脉沉细或滑。治宜理气和胃，施以辛开苦降，寒热并用之法，投以百合泻心汤随症加减。药用：百合、煅牡蛎各 30g，党参 20g，法半夏 15g，益智仁、乌药、黄芩、黄连、干姜、甘草、大枣各 10g。王庆国于临床中重用百合，用量常达 30g 以上，并佐以 10g 乌药，以乌药的辛温之气来纠正百合之滞重阴柔，两药相匹配，温凉辛润，两药共用能起到调畅脏腑

气机润而不滞，辛而不燥的作用，从而达到既可养阴和胃又可行气以止痛的效果，消补二法、寒温二性并用，达到气机畅、痞满消之目的。[孙明明，李聪，史林．王庆国教授对慢性萎缩性胃炎的治疗经验探析 [J]．陕西中医，2019，40（02）：260-263．]

主题 76　舒胃散治疗慢性萎缩性胃炎

解析　慢性萎缩性胃炎，在汤药治疗症情基本稳定后，即改用散剂，一则服用方便，患者易于接受，二则有利于药物充分吸收，用之得宜，效如桴鼓。一般轻则守服 2～3 个月可获根治，重则更要守服 6～9 个月亦能逆转治愈。朱良春所拟舒胃散药用生黄芪 120g，莪术、党参、山药、鸡内金、刺猬皮、生蒲黄、五灵脂、徐长卿、三七各 60g，炮穿山甲、玉蝴蝶、凤凰衣各 45g，甘草 30g。共碾极细末，每服 4g，每日 3 次饭前服用。阴虚者加北沙参、麦冬、生白芍；偏阳虚则加高良姜、炒苍术。[邱志济，朱建平，马璇卿．朱良春治疗萎缩性胃炎"对药"临床经验和特色 [J]．实用中医药杂志，2000（10）：35-36．]

主题 77　辛散苦泄、甘缓酸收之法治疗　慢性萎缩性胃炎

解析　辛散苦泄法是针对胃炎出现寒热互结、升降失司而设。本法以苦辛合用，寒热兼施，一阴一阳，一升一降，有开泄痞塞、解散寒热、调节升降、疏利脾胃气机的作用。选用的辛药有半夏、干姜、高良姜、桂枝、厚朴等，大凡气得寒而凝滞，得热则散行，故用辛药有开结散痞、温中散寒、通阳运滞之功，临证时根据证情轻重酌情选用。苦药常用黄芩、黄连、龙胆等。裘沛然认为，苦寒药不仅可降上逆之胃气，清泄胃中之蓄热，且有健胃之功。以龙胆为例，一般将其作为清泄肝胆之火药用，裘沛然认为其有清胃、健胃之良效。《医学衷中参西录》记载："龙胆草，味苦微酸，为胃家正药，其苦也，能降胃气，坚胃质；其酸也，能补胃中酸汁，消化饮食。凡胃热气逆，胃汁短

少，不能食者，服之可开胃进食。"胃为六腑之一，有传化物而不藏的生理功能，以通为补，苦以降逆，顺应了胃的生理特性。再者，与辛药配伍，既可制其寒，又有相反相成的作用。若再稍佐柴胡、小茴香、香附等疏理肝胆、调畅气机之品，则其功益彰。甘缓酸收法专为胃炎久病脾胃虚弱者而立。其中脾胃气虚者，用甘缓以建中，药用党参、黄芪、白术、茯苓、甘草、大枣等；胃阴不足者，用甘缓以化阴，药用乌梅、诃子、党参、玉竹、麦冬、甘草等。[王庆其，李孝刚，邹纯朴，等.裘沛然辨治慢性萎缩性胃炎经验 [J]. 安徽中医药大学学报，2017，36（01）：30-32.]

主题78　慢性萎缩性胃炎伴异型增生的治疗大法为化浊解毒

解析　慢性萎缩性胃炎伴异型增生的形成主要与浊毒、气滞、痰阻、血瘀、虚衰有关，其中浊毒贯穿疾病始终，治疗亦根据浊毒之浅深、病之新久、在气、在血，是否夹痰夹虚以及有无入络成积等情况辨证用药。李佃贵凭借多年临床经验，针对"浊毒内蕴"的主要病机，创化浊解毒治疗大法，与健脾和胃、理气消滞、化痰散结、通络化瘀等有机结合，使浊去毒化，清阳得升，浊阴得降，脾胃调和，气行滞消，痰化结散，络通瘀除，使得萎缩的腺体、肠上皮化生、异型增生得以逆转，形成了贯彻始终的基本治疗原则。临床应用得心应手，取效颇佳。其基本治疗方法有以下几类：清热燥湿祛浊毒、悦脾醒脾除浊毒、通利二便泄浊毒、行气活血散浊毒、以毒攻毒消浊毒。[翟付平，王力普，李春蕾，等.李佃贵治疗慢性萎缩性胃炎伴异型增生的临床经验 [J]. 江苏中医药，2021，53（05）：22-24.]

主题79　祛湿化浊、通络解毒治疗慢性萎缩性胃炎伴异型增生

解析　慢性萎缩性胃炎伴异型增生的发生发展过程中，气、血、津液运化失常，导致水、湿、浊、瘀等病理产物不断聚集、凝结，日积月累，毒害增

加，内损脾胃等脏腑。认为其病位在胃及胃络，与肝、脾有关，病因为素体脾胃虚弱、饮食不节、情志不调、劳倦过度、外邪干胃，病机以脾胃虚弱为本，浊气犯胃为标。治宜祛湿化浊，通络散毒。李佃贵在治疗慢性萎缩性胃炎伴异型增生时重在化浊解毒，意在给邪以出路，令"邪去病亦安"。古人指出"久病入络"，李佃贵深谙疾病日久，气血郁滞，浊毒邪气客于血络，指出治疗慢性萎缩性胃炎伴异型增生以化浊解毒为要，旨在使胃络得以濡养，萎缩的胃黏膜才得以修复。因虫类药物具有走窜搜剔的特性，破血行血、引药入经，在治疗久病顽疾方面，具有不可比拟的优势，并且具有用量小、易吸收、药源丰富等特点，临床有独特的性能和特殊的功效，叶天士称虫类药能"追拔沉混气血之邪"。另外，虫类药物还普遍有小毒，李佃贵取以毒攻毒法，能够有效逆转疾病。[郝旭蕊，李娜，白海燕，等.国医大师李佃贵运用虫类药治疗慢性萎缩性胃炎伴肠上皮化生经验[J].中华中医药杂志，2020，35（03）：1236-1239.]

主题80　通补兼施、标本兼顾、整体调节的慢性萎缩性胃炎治疗原则

解析　慢性萎缩性胃炎起病隐袭，病程冗长，或由浅表性胃炎转化而来，是一种慢性疾患。根据其发病规律、临床特征及病理特点，辨证总属本虚标实。同时患者临证表现多为胃脘痞满，疲乏无力，不思饮食，面色萎黄，病程较长等，故虚又以脾胃气虚为主。实多是在脾胃气虚之基础上形成痰瘀互结，食滞不化，终致痰、瘀、食互结，胶结难解。张锡纯曾谓："胃痛久而屡发，必有凝痰聚瘀。"此之谓也。是故气虚痰瘀食互结既是本病发病之关键病机，又是基础病机，应贯穿于本病发病之始终。基于以上认识，周信有在临床上，对本病的治疗提出了通补兼施、标本兼顾、整体调节的原则。强调遣方用药既要重点突出，又要兼顾全面，任何仅用一法的治疗都将有失于全面。周信有根据自己的临床经验，并结合现代药理的研究成果，反复筛选药物拟定了基本处方，以通治本病。方药组成：党参20g，炒白术9g，黄芪20g，陈皮9g，姜半夏9g，香附9g，砂仁9g，枳壳9g，焦三仙（焦山楂、焦神曲、焦麦芽）

各 9g，鸡内金 15g，炒白芍 20g，郁金 15g，莪术 20g，炙甘草 6g。脾胃虚寒证可配肉桂 6g，制附片 9g，干姜 9g。胃阴不足证可在基本之方基础上合沙参麦冬汤加减施治。[何建成. 周信有教授治疗萎缩性胃炎的经验 [J]. 北京中医药大学学报，1998（06）：42.]

主题 81　结合辨病论治，依慢性萎缩性胃炎病理特点选择用药

解析　慢性萎缩性胃炎其治宜从基础病机出发，结合本病病理特点而选择用药，方为上策。① 伴肠上皮化生或异型增生者：目前认为萎缩性胃炎若伴有肠上皮化生或异型增生者有癌变可能，因此积极治疗肠上皮化生或异型增生对提高本病疗效及防止恶化具有重要意义。周信有常加水蛭 9g，乌梢蛇 8g，赤芍 12g，桃仁 10g。② 胃黏膜粗糙不平，隆起结节或痘疹性胃炎者加炮穿山甲 9g，王不留行 15g。③ 伴有胃溃疡或十二指肠球部溃疡，或慢性浅表性胃炎者：世界卫生组织召开的胃癌专家会议曾指出，癌前期变化包括癌前期状态和癌前期病变，前者指一些胃癌的危险性明显增加的临床情况或疾病，如溃疡、慢性浅表性胃炎等。因此预防及阻断溃疡、慢性浅表性胃炎发展为萎缩性胃炎与防止萎缩性胃炎转变为胃癌同等重要。溃疡常加白及 10g，三七粉 4g（冲服）；慢性浅表性胃炎加薏苡仁 15g，连翘 12g，广木香 10g。④ 胃酸减少或无酸者：周信有认为，酸甘化阴，酸能生津，故胃酸减少者可酌加乌梅 9g，山楂 15g，木瓜 9g，麦冬 10g，天冬 10g，甘寒生津或酸甘化阴之品。若疗效仍不满意，可用反佐法来刺激胃酸之产生，可选用小量左金丸、海螵蛸、瓦楞子等制酸之品，常可收到满意效果。⑤ 胃黏膜充血肿胀、色红者，加蒲公英、黄芩、紫花地丁、白花蛇舌草等。⑥ 幽门螺杆菌（Hp）阳性者：近年来的研究发现，Hp 与本病的发生、发展乃至复发有非常密切的关系。在 1993 年国际胃肠病学会议上亦将此项指标作为评定本病疗效的重要指标之一，因此根除 Hp 颇具实际意义。常加蒲公英 12g，黄连 6g，大黄 6g 等。⑦ 伴胆汁反流者：胆汁反流可破坏或改变胃内环境，进而导致胃黏膜受损，加重本病，可加川楝子 10g，木香 7g，金钱草 9g，重用枳壳、郁金。[何建成. 周信有教授治疗萎

缩性胃炎的经验 [J]. 北京中医药大学学报, 1998 (06): 42.]

主题 82　复发性胃息肉辨证分为六型论治

解析　国医大师周学文在临床中将复发性胃息肉主要辨证分为六型：脾胃虚寒证、脾胃湿热证、肝胃气滞证、胃络瘀血证、肝郁脾虚证、气滞血瘀证。周学文根据病机，拟定健脾益气，行气化瘀，祛痰攻毒治疗原则，自拟基本方治疗：党参、黄芪、木香、陈皮、三棱、莪术、牡蛎、白僵蚕、白芥子、海浮石、瓦楞子、夏枯草、土茯苓。方中党参、黄芪健脾益气。脾胃虚寒者，加肉桂、干姜以温中；肝胃气滞者，加佛手、香橼、延胡索以疏肝理气和胃；脾胃湿热者，加苦参、黄连、黄芩以清热燥湿；胃络瘀血者，加三七粉、红花、丹参以活血化瘀；肝郁脾虚者加柴胡、厚朴、苍术、白术、茯苓以疏肝理气、健脾化湿；气滞血瘀者，加香附、郁金、甘松、乳香、没药以疏肝理气，活血化瘀。对于复发性增生性息肉及腺瘤性胃息肉，周学文主张加入龟甲，鳖甲以消息肉，因《神农本草经》云："（龟甲）破癥瘕。"《本草经疏》："（鳖甲）咸能软坚，辛能走散，故《本经》主癥瘕、坚积、寒热、去痞疾、息肉、阴蚀、痔核、恶肉。"临床疗效确凿。对于炎性息肉往往加入白蔹、三七粉、白及粉、海螵蛸以清热解毒消痈，制酸、护膜、敛疮、生肌，促进息肉消散。对于合并幽门螺杆菌感染的复发性胃息肉，周学文常常加入苦参、蒲公英，小剂量黄连及黄芩以清热解毒抗幽。[汤立东，白光. 周学文治疗复发性胃息肉经验 [J]. 辽宁中医杂志，2020，47 (08): 38-39.]

主题 83　胃下垂的治疗须从"气"字上入手，
贵在调升降之机

解析　在临床实践中，徐景藩发现胃下垂者中虚气滞者最多见，其次为肝胃不和，病理因素如痰湿、水饮、瘀血多由中虚而生，可加重胃下垂，上述因素均易致气行不畅，强调治疗须从"气"字上入手，贵在调升降之机，徐景藩云："脾胃之病，虚实寒热，宜燥宜润，固当详辨，其于升降二字，尤为重用。"宗叶氏之说，善用升降法调气机。升法为补气升阳和升阳举陷，常用药如黄芪、党参、白术、升麻等；降法乃降气，常选用枳壳、枳实、青皮、陈皮、佛手等理气之品。徐景藩谓升降之法虽不同，但二者结合，相辅相成，如胃降而脾得以升，阳升而胃气、胃体得充，胃用有源，胃腑得以营运通降功能，一可纠正胃下垂的病理因素，二可调节消化道动态平衡，流通三焦气化，影响新陈代谢和水液的转输，使胃下垂得愈。验之临床，徐景藩谓一般胃下垂患者，辨证治之即愈，久病胃下垂之人，其多气虚、气滞而易兼瘀血，治疗颇为棘手，此时当从"升降"二字上推敲，如胃下垂中虚气滞者选用党参、黄芪升以补气，配用枳壳、木香以理气降气，通补以调升降；中虚气陷兼气滞者以柴胡、升麻升举脾阳，配檀香或沉香以降胃气，脾胃同治以调升降；肝胃不和者，常用柴胡、香附降肝气之逆，配枳壳、佛手行胃气之滞，疏肝和胃以调升降，兼有瘀血者，可选用桔梗、牛膝行气化瘀以调升降。升降适当并用，升中寓降，降中有升，两者相伍，增加疗效。［刘子丹，郭尧嘉，何璠，等.国医大师徐景藩诊治胃下垂的经验撷萃 [J]. 中华中医药杂志，2014，29（02）：461-463.］

主题 84　一味苍术饮，乃治胃下垂之达药也

解析　朱良春治胃补虚，必兼宣化湿浊，如治胃下垂，每以辨病用药为主，自拟苍术饮，即一味炒苍术，每日 20g，滚开水冲泡，少量频饮代茶，配合"升阳举陷，疏肝解郁"组成基本方。对药 7 组如下：苍术、白术为对；炙黄芪、炒枳壳为对；升麻、苍术为对；升麻、柴胡为对；柴胡、炒白芍为对；茯苓、白术为对；陈皮、甘草为对。以此 14 味平淡药治胃下垂，临床随症稍于出入，历年来屡收殊效，治愈者甚众，一般治愈时间多在 2 个月左右，钡餐复查胃体回升到正常部位。朱良春谓，胃下垂病机较杂，有痰饮留伏而致者；有肝气久郁而致者；有湿浊弥漫而致者；有气血困顿而致者；有原气不足而致者；有风木不张而致者；有宗气不振而致者；有火不生土而致者；有金寒水冷而致者等。朱良春虽见证溯源，随证变法，但始终不变一味苍术饮宣化湿浊，数十年临床实践证明，胃下垂者连续服苍术饮，并无伤阴化燥之弊，乃因苍术

助脾散精，助脾敛精也，更妙在重药轻投之巧。[邱志济，朱建平，马璇卿．朱良春治疗胃下垂对药的临床经验 [J]．辽宁中医杂志，2000（10）：438-439.]

主题 85 "消""托""补"法引入胃溃疡活动期的治疗

解析 根据长期的临床观察，反复验证，周学文拟定"清热解毒、消腐生肌"之法，将中医外科"消""托""补"法引入本病的治疗。三法可有先后，也可融于一方。胃溃疡的治疗应在治疗其发病的关键环节，尤其是活动期：一要清热解毒，去腐生肌；二要护脾和胃，托毒生肌，将两者有机地结合在一起是促进溃疡愈合或成功治疗本病的关键。清热解毒可首选黄连，而紫花地丁、败酱草、地榆等也均可选择，其意在清热解毒理疮疡；护脾和胃首选黄芪，而沙棘、砂仁、白豆蔻亦可选，意在固护脾胃，托毒生肌。黄芪等既可健运中州，同护脾胃之气，又能正佐而托腐生肌，反佐黄连苦寒之品再伤其胃。要讲求药物处方配伍，同时还要注意药物剂量设计和药物的炮制方法。初起毒热偏盛，黄连、地榆、甘草均可生用，中后期黄连可姜炒，地榆亦当炒用，甘草当炙，瓦楞子当煅碎入药，白及用粉。[周学文．胃溃疡活动期的中医证治 [J]．中华中医药学刊，2007（09）：1775-1776.]

主题 86 芪连相伍治疗消化性溃疡

解析 周学文常以黄芪、黄连共为君药进行组方治疗消化性溃疡，佐以三七、蚕沙，活血止痛；浙贝母、海螵蛸、煅瓦楞子，清热散结，制酸止痛，收湿敛疮；配合白豆蔻、砂仁，健脾化湿，调理中焦壅滞气机；鸡内金、神曲、炒麦芽，消食导滞、健脾和胃。诸药相合，共奏消痞散结，温中健脾，和胃止痛之攻，治疗溃疡病。临证时，常常在辨证的基础上结合辨病用药。如胃脘胀满不适，可加苍术、厚朴、青皮、陈皮等增加胃动力，促进胃肠蠕动；若烧心、泛酸较重，可加白及、海螵蛸等抑酸；若疼痛明显，可酌加延胡索、川楝子等行气止痛；出血、糜烂较重，可加白蔹、三七，以止血，改善黏膜血流，改善微循环。脾胃为后天之本，对溃疡病的治疗要时时体现顾护胃气的思想，因此常配伍白术、茯苓、鸡内金、神曲、麦芽等，以健脾和胃、消食导滞。在临床实践中，基于此思想，以痈论治溃疡病取得了良好的疗效。[周天羽，杨关林．芪连相伍为用—国医大师周学文学术经验探析 [J]．中华中医药学刊，2021，39（07）：32-35.]

主题 87 "肤膜同位""肤药治膜"思想治疗胃肠痈脓性疾病

解析 在传承疡科"平衡阴阳，损有余，补不足，内外修治"的治疗特色及"膜病理论"的基础上，国医大师刘尚义提出"引疡入瘤，从膜论治，扶正祛邪"的创新性学术观点。刘尚义认为体腔脏器病变可将其黏膜翻过来，譬如将食管、胃肠、卵巢、子宫等脏器黏膜暴露在视野下，将其像肌肤一样对待，此谓"在内之膜，如在外之肤""肤膜同位""肤药治膜"，故体腔脏器的炎症、囊肿、肿瘤等均可按疡科理论进行治疗。刘尚义在治疗"痈脓性"疾病时常运用薏苡附子败酱散，三味药配伍，重用薏苡仁消痈肿，败酱草清热解毒排脓，附子温阳散寒止痛，体现其治疗"黏膜"性疾病的观点。在治疗胃溃疡方面，可用四妙勇安汤即金银花、当归、玄参加减治疗，一者以疡科用药四妙勇安汤清热和胃，二者以疡科用药的思路保护胃黏膜。刘尚义用药心得源于其"肤膜同位""肤药治膜"思想，虽是其外科治疗经验，但其认为溃疡也可属于疡科范畴，故可以运用此治疗思路，且在临床效果方面显著。针对胃病发生的病因采取相应治法方药，以达殊途同归之效。[李娟，杨柱，龙奉玺，等．国医大师刘尚义教授薏苡附子败酱散医案举隅 [J]．成都中医药大学学报，2017，40（4）：66-68.]

主题 88 "温清并用、补泻兼施"是溃疡性结肠炎的治疗原则

解析 溃疡性结肠炎活动期以黏液脓血便为典型临床表现，当按痢证论

治，应重视调气行血，即刘河间所谓"调气则后重自除，行血则便脓自愈"。症状逐渐缓解以后，当以益气健脾为大法，本病治疗的始终都应重视清热化湿。徐景藩根据溃疡性结肠炎病机是"脾虚湿热夹瘀，寒热错杂，肝、脾、肾同病"的观点，提出"温清并用、补泻兼施"的治疗原则，具体细化为："清"指应重视清热化湿；"温"指溃疡性结肠炎多病程缠绵，日久及肾，出现脾肾阳虚，当佐以温肾之法；"补"指脾虚失健为发病基础，当以健脾为本；"泻"指痢疾治疗应当因势利导，行气导滞。因血热、血瘀亦为溃疡性结肠炎两大病理因素，故在治疗中应将凉血、行瘀之法贯穿始终。溃疡性结肠炎病情进入缓解期后治当健脾温肾，同时配合抑肝、敛肝之法。就"抑肝"而言，寓有调节肠管神经兴奋与抑制的功能和抗过敏的作用，有利于缓解溃疡性结肠炎患者的腹痛。溃疡性结肠炎患者下利病久食少，肝脾不和而属于疏泄太过者占多，肝气疏泄不及者极少或较轻，既有疏泄太过，故应予敛柔治之，是谓"敛肝"。[郑凯，沈洪．国医大师徐景藩教授论治溃疡性结肠炎学术思想 [J]. 中华中医药杂志，2013，28（08）：2326-2328.]

主题 89　化浊解毒法分期治疗溃疡性结肠炎

解析　浊毒既是病理产物，也是致病因素，浊毒内蕴是其病机关键，贯穿疾病发展始终，因此治则在于化浊解毒。李佃贵提出，溃疡性结肠炎病情复杂多变，常虚实夹杂或虚实转化，因此在临床辨证治疗应明辨主要病机，分期论治，"急则治其标，缓则治其本"，以达标本同治，药到病除之效。溃疡性结肠炎在发作期，以浊毒证、实证为主，多表现为腹痛伴见发热、下利脓血、里急后重、口干口苦，舌红，苔黄腻或黄厚腻，脉滑数。此阶段治疗重在清热化浊解毒。缓解期以脾肾两虚为主，多因浊毒内蕴不解，日久耗气伤阴，导致脾肾两虚，因此健脾为要，补肾为需。若患者腹痛，以隐痛为主、喜温喜按，腹泻，大便次数及里急后重感较前明显减轻，便中可见少量黏液，兼见四肢怕冷，神疲乏力，舌淡红苔白腻，脉细滑，为脾胃虚弱证，用药当以健脾为主，选药多轻清补益之品。[李佃贵，杨倩，才艳茹，等．李佃贵教授中西医结合治

疗溃疡性结肠炎经验 [J]. 中国中西医结合消化杂志，2019，27（04）：244-246.]

主题90　溃疡性结肠炎从三型证治

解析　溃疡性结肠炎临床表明发病主要在脾胃，脾既可因虚而失运，使之大肠失涩而泻；也可因实而阻运，使之湿蕴热蒸下注大肠则大便呈黏液样，均属太阴之病症。胃因虚因实均难烂谷或失降，而出现纳呆或嗳气、呕吐，且可致热而动脾湿或出现发热，口渴，大便色黄或脓状等阳明之病症。而脾胃之变必碍气伤络或损气亏血，气失畅则腹胀、腹痛或里急后重，络瘀亦可腹痛，络伤血出则大便见血，这是实象；虚则有气血不足等征。所以调气血是伴随治疗始终，仅是偏气偏血、孰轻孰重之不同而已。因此杨春波临床定3个证型证治如下：① 湿热蕴肠证：自拟方清化肠饮，处方：仙鹤草、地榆炭、茵陈、黄连、白豆蔻、佩兰、薏苡仁、厚朴、白扁豆、赤芍。② 脾气虚弱证：方选参苓白术散加减，处方：党参、茯苓、炒白术、山药、白扁豆、莲子肉、砂仁、炙甘草、陈皮、赤芍、仙鹤草。③ 脾虚湿热证：自拟方健脾清化饮加减，处方：党参、茯苓、白术、赤芍、茵陈、黄连、厚朴、白豆蔻、仙鹤草、地榆炭。[王文荣. 杨春波主任治疗溃疡性结肠炎学术特点和经验总结 [J]. 福建中医药，2011，42（02）：20-21.]

主题91　溃疡性结肠炎治以清热凉血解毒之法，泻下瘀毒，去腐生新

解析　李玉奇曾曰："本病的病机本质为肠道湿热蕴毒，灼伤血络，成痈成脓，和血而下，故当治以清热凉血解毒之法，泻下瘀毒，去腐生新。《素问·病机气宜保命集》中的芍药汤，《伤寒论》中的白头翁汤均是治疗热毒血痢的经典方剂，临床中吾在两方基础上辨证加减，一应俱效。"[汤立东，王垂杰，王辉，等. 李玉奇治疗溃疡性结肠炎经验 [J]. 辽宁中医杂志，2013，40（02）：224-226.]

主题 92　治疗泄泻首先应审明病因，次辨寒热虚实，分别用药

解析　张灿玾教授治疗泄泻主张首先应审明病因，次辨寒热虚实，分别用药。其经验为：食物中毒致泻可解毒为主，用地浆水治疗；慢性泄泻当责脾肾，治当健脾止泻或温补脾肾之阳止泻，方以参苓白术散或合补肾阳之药加减用之；暑湿泄泻当祛暑化湿利水，以不换金正气散加减；湿热泄泻当清热厚肠止泻，方选葛根芩连汤加减。[李玉清，朱毓梅，张鹤鸣.张灿玾教授治疗泄泻经验[J].山东中医杂志，2013，32（01）：54-55.]

主题 93　从肝脾肾论治久泻

解析　泄泻多由肝脾肾三脏功能失调所致，故治疗以健脾为主，辅以抑肝、温肾之品。泄泻尤其是久泻，病久脾虚易生湿，故应加用化湿药。而风药多燥，燥能胜湿，取类比象而喻之为"风能胜湿"，故临证之时徐景藩常喜加用祛风药治疗久泻，疗效甚佳。徐景藩临床常用于治疗久泻的风药有羌活、防风、白芷、独活、升麻、柴胡、葛根等，常结合临床辨证，与健脾、温肾、抑肝等参合用之。徐景藩强调，风药多燥，既能胜湿，亦可伤阴，对于脾阴不足或肝肾阴虚者，不可过用或久用风药，若用之或可在风药中佐以白芍、乌梅、木瓜等敛阴之品，以防伤阴太过。[陈敏.徐景藩教授从肝脾肾论治久泻经验[J].中医学报，2016，31（01）：47-49.]

主题 94　腹泻从脾肾论治，温补命门

解析　张大宁治疗腹泻时，多从脾肾论治、从命门入手。他认为，中医将大多数慢性腹泻归于脾肾阳虚，尤其是肾命门火衰。人身之阳根于肾而资生于脾，肾阳恢复必赖中焦水谷精微的充实，只有恢复脾阳保其化源，肾阳方能得后天之充养，而有生化之机，并使已回之阳得以巩固，温补脾阳对急回肾阳有着十分重要的意义。肾阳虚怯，火不暖土，脾不运化，水失所制，则水

湿之邪愈逞其势。是故肾阳不足,则土德不及;土不制水,肾阳愈伐,水湿更甚,两者互为因果。在治疗上均当温补元阳,培土制水,以伐肾邪。同时,根据患者临床表现,将腹泻又称为肾泄、鸡鸣泻,主要是由于命门火衰、火不暖土、脾失健运所致。"鸡鸣至平旦,天之阴,阴中之阳也,故人亦应之。"脾肾阳虚,阳虚则生内寒,而五更正是阴气极盛,阳气萌发之际,阳气当至不至,阴气极而下行,命门火衰者应于此时,因阴寒内盛,命门之火不能上温脾土,脾阳不升而水谷下趋,故为泄泻。从脾肾论治的前提是患者必须有脾肾阳虚、命门火衰的征象。对于脾肾阳虚、命门火衰,判断依据为:脾肾虚弱,不进食;脾肾俱虚,泄泻不食,或饭食后常泄;一切脾肾俱虚,清晨作泻,或饮食少思,或食而不化,或作呕,或作泻,或久泻不止,脾经有湿,大便不实者;肾泻,脾泻;以舌淡苔白,脉沉迟无力为辨证要点。[樊威伟,张勉之,张大宁.国医大师张大宁教授治疗腹泻经验浅析[J].天津中医药,2021,38(05):577-580.]

主题 95　运用风药治疗便秘

解析　祛风之所以能通便在于"提壶揭盖":一方面,祛风可恢复肺通调水道的机能,使津液输布至大肠,肠道濡润;另一方面,肺主宣发肃降,祛风治肺使气机下行,助肠行便。徐景藩多用风药治疗疑难杂症,他常谓"治秘勿忘理肺",羌活、防风、独活等祛风之药能祛除外风,亦能祛肠中之"风"。在治疗风秘时,运用风药祛风宣肺,可起消风导浊之用,使清气升而浊气自降,久治不愈的便秘亦得良效。治腑不可忘治脏,风秘用风药即瘥,徐景藩常于辨证的基础上参用桔梗等风药以通秘结,喜用黄龙汤治疗阳明腑实、气血不足证,应用之时加用风药桔梗开宣肺气以祛风,风去则肠腑得以濡润,气顺则燥屎下行。徐景藩强调无水舟停,无风亦无力行舟,如若在舟上扬帆,则舟行更捷。大肠为腑,以通为用,风药辛散升浮,在"增水行舟"的基础上运用风药则可"扬帆鼓风",使肠腑气机通调、充沛,从而有利于大肠传导糟粕。[刘婷,孙月婷,卢海霞,等.国医大师徐景藩运用风药治疗便秘的经验[J].环球中医药,2021,14(04):658-660.]

主题 96　从肺论治便秘

解析　《灵枢·本输》云："肺合大肠，大肠者，传道之府。"阐述了肺与大肠互为相表里的关系。肺主宣发肃降，布散津液，濡润大肠助其传导之功，同时大肠腑气通畅，可助肺气之肃降，此二者升降相成，润燥相济。选用麻黄汤加减旨在通达肺气，方中苦杏仁有润肺下行之功效，可助降肺气、润肠通便，生白术、枳实健脾导滞，增强通便之功效。[刘宝琴.国医大师许润三妙用麻黄汤治疗杂病经验[J].中华中医药杂志，2021，36（03）：1414-1416.]

主题 97　临床凡见便秘者，均可用生白术治疗

解析　临床便秘患者，多数因便秘时日已久，乱投各种泻药而致大便无规律，脾胃功能紊乱，以脾虚气滞，阴液不足，不能正常排便者多见。王琦认为，脾居中州，亦属中气范畴。用白术健脾益气通便，既是"治病求本"，亦是"塞因塞用"之法。《灵枢·口问》曰："中气不足，溲便为之变。"便秘虽有冷秘、热秘、阳虚便秘、阴虚便秘、气虚便秘、血虚便秘之不同，临床凡见便秘者，均可用生白术治疗。此时白术用量宜大，常为30g以上，甚至达到120g方能奏效。临床若无兼证，单用一味生白术即可奏效。若为虚秘，临床症见便秘数年月，并无腹满、腹胀，形如常人，王琦常取生白术与枳壳2:1或3:1之比例，以白术补脾胃之弱，而后化其所伤，使攻伐不峻利矣。若为实秘，临床常见患者体型丰腴，腹部肥满胀闷，口气重，纳少纳不香，王琦将枳实或枳壳用量倍增于白术2~3倍，取其破气除痞，二药参合，一泻一补，一走一守，补而不滞、消不伤正，共奏健脾除满、通利大便之功。若便秘气虚明显者，还可酌加黄芪、太子参、党参；若腹胀气滞明显，可酌加木香、莱菔子。[郑璐玉，杨玲玲，王琦.王琦教授应用枳术丸治疗功能型便秘的经验探讨[J].中医药通报，2012，11（04）：17-19.]

主题 98　辨治便秘首分虚实，再辨寒热

解析　辨治便秘首分虚实，再辨寒热，气血。冷秘、热秘、气秘属实

证，阴阳气血不足所致的虚秘则属虚证。年轻气盛，腹胀腹痛，嗳气频作，面赤口臭，舌苔厚，多属实。年高体弱，或久病新产之后，粪质不干，欲便不出，便下无力，心悸气短，腰膝酸软，四肢不温，舌淡苔白，多属气虚；或大便干结，潮热盗汗，五心烦热，舌红少苔，脉细数，多属阴血不足；粪质干结，排出艰难，舌淡苔白滑，多属寒；粪质干燥坚硬，便下困难，肛门灼热，舌苔黄燥或垢腻，则属热。在湖南地区由于大多数人们的生活习惯多喜食辛辣刺激之物，如辣椒、花椒、胡椒等，故临床上热秘较为常见。

慢性便秘多是一种病证，急性便秘常是一个症状。在急性肺部疾病，如肺炎、肺气肿、肺心病急性发作时，以及肺癌患者常有大便燥结，同时伴胸满喘促，咳嗽痰多，黄稠痰，查舌质红，苔黄腻，脉滑数。此时辨证为痰热阻肺之热秘，可以根据肺与大肠相表里的理论，治以清肺化痰，通腑泻下，主方宜白承气汤。药用生石膏、生大黄（后下）、全瓜蒌、苦杏仁。便秘解除，腑气一通，则咳喘也自愈。此乃表里同治之法，亦为釜底抽薪法，临床上常取得意想不到的效果。

另外临床上见于有较严重的外伤史或手术史的患者以及不完全性肠梗阻患者，表现为大便秘结不解，胸腹胀痛、拒按，痛有定处。病变偏重于上腹部者，或有呃逆日久不止，或干呕，呕吐；病在少腹部者，少腹痛甚，甚至夜间发热，谵语烦渴等；舌质暗或紫暗，或有瘀斑，脉弦或沉实有力。辨证为瘀血便秘，治以活血化瘀，行气通便。主方用吴鞠通所创桃仁承气汤。[姚欣艳，刘朝圣，李点，等．熊继柏教授辨治便秘经验 [J]．中华中医药杂志，2015，30（11）：3990-3992.]

主题 99　便秘多属本虚标实

解析　便秘的病性可概括为寒、热、虚、实四个方面，但临床治疗上，只针对这四个方面，往往效果不好，且易于复发。王自立指出，这就是忽视了便秘本虚标实的特点，或只治标实，不治本虚的弊病。治便秘不等于简单地通便，对于便秘，本应实者宜攻，虚者当补，但不少患者脾胃虚极，反而表现出的标实的症状很突出，腹胀明显，施于峻泻，大便虽得一时之快，然相隔不久，便秘之症又重复出现，反复使用泻下之剂，邪暂去而正更伤，终致津亏肠腑失于温润，气血两虚，肠道运行无力，成为久秘。虚者更虚，实者难祛，病势缠绵，便秘之证，本虚标实，必须祛邪不忘扶正，标本兼顾。[马义斌，王自立．王自立治疗便秘思想浅析 [J]．四川中医，2014，32（02）：15-16.]

主题 100　消化道肿瘤的治疗宜重视脾胃，分期论治

解析　脾胃为后天之本，亦是气血生化之源。若胃气本弱，饮食自倍，感受他邪，则会导致机体气血阴阳失调，脏腑功能紊乱，即《脾胃论》曰："内伤脾胃，百病由生。"消化道肿瘤处在不同的阶段，表现出来的证候亦不一样。徐景藩认为消化道肿瘤可分为早、中、晚 3 期，早期主要表现为邪实，兼有正虚，临床进行治疗时，应始终贯穿祛邪为主、扶正为辅的基本思想，治以祛瘀解毒为主，通常选用川芎、当归、赤芍、延胡索、五灵脂，据证可酌加醋香附、三棱、莪术等，若兼胃阴不足者，可加牡丹皮、地榆等；若兼中虚者，可加党参、黄芪之类益气调中。中期患者机体经历过邪实攻伐，正气已虚，此时治疗的要点是健脾调营，兼治兼夹之证。中虚为主者，多见于术后或放化疗后，多施黄芪、炒白术、党参、茯苓、陈皮、炙甘草等，夹湿热者，选苍术、厚朴之类；兼气阴不足者，酌加麦冬、石斛、北沙参等；该病发展到晚期时，正虚邪恋，此时治疗更应以调理脾胃、顾护后天之本为主，选方以益气养阴为主，用药选太子参、黄芪、山药、白术、黄精、石斛之类。[屈芸，朱磊，左武琪，等．国医大师徐景藩治疗消化道肿瘤经验探要 [J]．中华中医药杂志，2021，36（02）：834-836.]

主题 101　消化系统肿瘤术后多内生诸邪、郁滞不解，拟豁痰化瘀

解析　消化系统肿瘤术后患者脾胃虚弱，运化失司，气血津液输布停滞，久则成痰，痰饮阻络，久则成瘀，同时痰湿困阻脾胃，可阻碍气机升降，瘀血阻络，气为血滞，不通则痛，进一步加重胃肠功能紊乱的症状。故葛琳仪

指出，痰、瘀等病理产物属于内生之邪，既是原有疾病的病理产物，又能再次致病，故术后胃肠功能紊乱的患者病机往往虚实夹杂，复杂多变，在临床治疗中需加以重视，并强调痰瘀同源，临证倡导"痰瘀同治"，常选用苍术、厚朴、紫苏梗、白豆蔻、砂仁、炒扁豆、旋覆花、石菖蒲等药燥湿化痰，当归、川芎、丹参、桃仁、红花等药活血祛瘀。[张涵，吴山，袁晓，等.葛琳仪教授治疗消化系统肿瘤术后胃肠功能紊乱的特色经验 [J].浙江中医药大学学报，2020（03）：252-254.]

主题 102　食管癌术后，从痰、气、瘀、虚、毒论治

解析　食管癌术后，从痰、气、瘀、虚、毒论治，始终以扶正祛邪为原则，祛邪重在化痰理气、活血化瘀、清热解毒等相互配伍合用，扶正以健脾和胃、益气养阴为主，针对病情分期、病机演变调整扶正与祛邪的主次，选药性多平和，注意顾护脾胃后天之气。脾胃虚弱、气阴不足，常选香砂六君子汤、沙参麦冬汤为主，补气与行气之品同用，共奏通补兼施之效；肝胃不和、湿热中阻，常选四逆散、二陈汤、左金丸、半夏厚朴汤等疏肝和胃、清化湿热。癌毒蕴结或癌毒走注者，一般选用解毒、化毒之品，而非攻毒之品，这有别于治疗颅内肿瘤等其他肿瘤。热毒选用白花蛇舌草、山慈菇、半枝莲；湿毒常用土茯苓、菝葜、石上柏、半边莲；痰毒常用法半夏、蜂房、夏枯草；瘀毒常用炙僵蚕、地龙、鬼箭羽、凌霄花等祛瘀解毒。[董筠.试析周仲瑛临证辨治食管癌术后经验 [J].辽宁中医杂志，2014，41（12）：2549-2551.]

主题 103　运用"五通法"治疗食管癌术后

解析　食管癌由血瘀、气郁、痰浊、癌毒等病理因素累及食管，通降失常，长期反复不愈而致。食管癌术后患者梗阻症状反复不除，临床应以"通"立法，采用通瘀止痛、通管护膜、通腑降浊、通窍理气、通积养正"五通法"进行治疗。① 通瘀止痛。针对食管癌术后病久疼痛之症，徐景藩善用"三

汤""三龙"，三汤分别为通幽汤、血府逐瘀汤和四物汤，三龙分别为龙葵、地龙和龙血竭。② 通管护膜。针对食管癌术后患者饮食难下的特点，徐景藩善用"三石"（鹅管石、赭石、石打穿）以通利扩张食管。③ 通腑降浊。徐景藩结合多年临证经验指出，噎膈之症属肺胃之病。噎在咽门，膈在贲门，贲门胃之上口，上连于咽，为水谷之道路，水谷之浊气，下达于大小肠，从便溺而消；若水谷之道路枯而狭窄，则噎膈既成。临床应鉴别枯槁之腑：会厌噎塞，食难下喉，槁在肺；食虽入喉，不能下膈，则槁在胃；始则尚能进食，继则入而还出，则肺胃均槁。徐景藩临床善用"三子"（牵牛子、急性子、王不留行籽）通腑降浊。④ 通窍理气。食管癌术后患者因食管部分切除致食管变细变短，纳谷之力明显下降，不欲饮食，口味不佳，徐景藩临床喜用石菖蒲与佩兰，芳香辛温开窍，醒脾化湿开胃。徐景藩指出在食管癌术后调治中配伍通窍醒脾药物很有必要，寓意柔中带刚，刚柔相济。⑤ 通积养正。食管癌术后患者噎膈已成，若出现食入则吐、小便频数、下肢水肿等症状，是阴阳俱衰之象，此时可服用冬虫夏草以扶助正气。对于老年食管癌术后患者，多血气渐衰、津液渐枯，于术后扶正固本之计，应药食同源，缓缓而治。对于病久不欲纳谷，可口服"五汁饮"（柏子仁汁、甜杏仁汁、黑芝麻汁、梨汁、藕汁）濡润护津，以调脾进食、生血顺气。［谭唱，赵宇栋，徐丹华. 徐景藩运用"五通法"论治食管癌术后经验 [J]. 中医杂志，2020，61（16）：1414-1416.］

主题 104 胃癌术后治疗总原则为抗癌解毒、扶正固本

解析 胃癌病机以癌毒内结为先，并贯穿始终，故治疗应以抗癌解毒为基本原则。而癌毒的产生是由于正气亏虚与脏腑功能失调所致，癌毒伤正后，最终使机体步入损途。国医大师周仲瑛教授认为：在癌病发展过程中，邪盛毒深常占据矛盾的主要方面，尤其是在癌毒既生，形成之后，其邪毒就以无敌之势主导了病情的发展。癌肿日增，正气日衰，最终导致机体衰竭死亡。具体治法分为：抗癌解毒、扶助正气、重视胃气、兼顾他证四个方面，并强调虽然抗

癌祛毒在治疗胃癌术后疾病中占主导作用，但临床尚应分清主次，做到攻邪兼顾扶正，补虚不忘祛邪。[周骏，赵智强，刘晓芬 . 周仲瑛教授论治胃癌术后的经验 [J]. 中医临床研究，2018，10（36）：1-3.]

主题 105　调治胃癌术后，扶正着重调理脾胃

解析　手术后的患者积已去，脾胃受损。多表现为气血两亏、脾胃不足。临床症状：面色苍白、神疲乏力、语低气短，胃纳不馨，舌淡苔薄，脉细弱。加之化疗对脾胃的损伤，因此，在这个阶段，中医临证时，应着重扶助正气，调理脾胃功能。张镜人常用太子参、炒白术、怀山药、香扁豆、制黄精、灵芝草等益气健中、调理脾胃。若兼见嗳气脘胀，加用香附、郁金、佛手、八月札等；兼见少腹胀满加瓜蒌；化疗后，患者常出现恶心、呕吐、纳差等脾失健运、胃失和降的症状，可用姜半夏、陈皮、炒竹茹、旋覆花、赭石等。脾胃为后天之本，气血生化之源。只有脾健胃和，患者才能纳馨寐安，正气得以恢复，抗病能力得以增加，生活质量得以提高。张镜人指出，此时组方应轻灵平和，不用大毒大攻之品，不用苦寒败胃之药，不用滋腻碍胃之剂，千万保护好脾胃功能。现代医学研究亦表明，健脾理气法能增强消化腺体的内外分泌功能，能增强小肠吸收功能，改善营养状况、精神、体力以及增强和提高患者的细胞免疫功能。[周萍，徐国缨，张存钧 . 张镜人调治胃癌术后的经验 [J]. 辽宁中医杂志，2003（09）：694-695.]

主题 106　直肠癌宜内外兼治

解析　癌症之治疗，若局限于内治，则内服之药难达病所，奏效缓慢。孙光荣临床主张内外兼施，采用适当外治法，使药物直接作用于病变处，以提高临床疗效。孙光荣常巧用动物药蛞蝓液保留灌肠以治疗直肠癌患者，其具体方法是：每日取鲜蛞蝓 10 条，捣碎，用纱布裹密，绞取液汁，用消毒后 50mL注射器（不用针头）吸取蛞蝓液 20～30mL 后，以石蜡油涂于注射器外缓缓

推入直肠至痛点为止，注后用药棉塞住肛门，保留 1～2h。该法配合前述攻补兼施的内服中药，内外合治，临床起效极快，且疗效巩固。[蔡铁如，佘建文.孙光荣研究员内外兼治直肠癌经验简析 [J]. 湖南中医药导报，2000（06）：9-10.]

主题 107　治疗大肠癌结合"下""举""敛"诸法

解析　由于"便秘""泄泻"是大肠癌常见的症状，刘嘉湘根据中医理论并结合长期的临床经验，在分型论治的基础上结合采用"下""举""敛"的方法，取得了很好的临床疗效。大肠癌可因湿毒蕴结于大肠而致便秘、泄泻、里急后重、腹胀腹痛等症状，根据"六腑以通为用"的理论，治疗宜用"下"法，即选用清热泻下、攻积导滞的生大黄、芒硝、枳实、瓜蒌仁等药物，达到荡涤湿热毒邪、清除宿滞瘀血、减轻局部炎症水肿的功效。大肠癌多由脾肾阳虚、中气下陷而致泄泻，对此可采用"举""敛"法。"举"法可选用益气升阳、温肾固脱的药物，如生黄芪、党参、白术、桔梗、升麻、补骨脂、益智仁、菟丝子等；"敛"法多选用具有收涩敛肠功效的药物，如乌梅、诃子、赤石脂、余禹粮等，以达到涩肠止泻的目的。[许婉，孙明瑜.国医大师刘嘉湘以益气养阴法治疗胃癌术后经验 [J]. 上海中医药杂志，2020，54（12）：28-30.]

主题 108　治疗大肠癌重视"六腑以通为用"

解析　六腑最重要的生理功能是"通"。肿瘤是正虚邪盛，虚实夹杂的全身性疾病。而晚期大肠癌临床多见饮食不下、腹痛腹胀、大便秘结等症，多由腑气不通所致，故强调"六腑以通为用，以降为和"的治疗方法。"急则治其标，缓则治其本"，如对腹痛滞下、脏毒脓血、肠道梗阻等治疗皆以"标急"为主，以"通利"为务，常以木香槟榔丸化裁治疗。另以解毒得生煎（大黄、黄柏、栀子、蒲公英、金银花、红花、苦参）直肠内滴注通降腑气，通利六腑，使糟粕得除，邪有出路。论治中注意从整体考虑，如大肠的传导功能会影响肺气的宣发肃降，大肠传导功能正常，人体的气机才能运行正常；反之，则会变生其他病症。另外，大肠癌因"蕴毒内结"或"毒聚肠胃"致腑气不通，而成"阳明腑实"或"热结旁流"之证，必先通降腑气，方可"急下存阴"而不伤正气。辨证均应谨记"六腑以通为用"的生理特点，贵在降气通腑，驱邪外出，进而调和全身的气机，使气机升降出入达到平衡态，从功能角度、变化角度把握生命规律。[邬晓东，管艳．周岱翰治疗大肠癌的中医临证思路 [J]．广州中医药大学学报，2015，32（02）：366-368.]

第二篇

国医大师验案

3 胃食管反流病

验案 戚某，女，61 岁。初诊日期：2018 年 10 月 30 日。患者烧心一个月余。剑突下灼热，餐后明显，过 20～30min 可有所缓解，无胃痛、胃胀，纳食可，餐后肠鸣，喜温食；便溏，睡眠可，平素性情易急躁；舌淡红、边齿痕、苔薄，脉沉小。胃镜（2018 年 5 月）：反流性食管炎（LA-A），浅表性胃炎伴灶性重度萎缩肠化；Hp 阴性。

诊断 西医诊断：反流性食管炎（A 级）。中医诊断：嘈杂，证属肝旺脾虚，上热下寒。

方药 柴胡桂枝干姜汤加味。处方：柴胡 10g，桂枝 10g，干姜 6g，黄芩 10g，炙甘草 10g，煅牡蛎 30g，天花粉 10g，黄连 6g，制吴茱萸 5g，炒枳实 10g，炒白术 15g，川芎 10g，醋香附 10g，沉香曲 6g，炒神曲 15g，炒苍术 10g。14 剂。每日 1 剂，水煎服。

复诊情况 二诊（11 月 15 日）：症状明显减轻，餐后胃脘灼热不适，偶有隐痛。上方加鸡内金 20g，厚朴 15g。患者上方服 14 剂后，诸症好转。

医案分析 患者脾虚失运，肝胆疏泄不畅，肝木乘犯脾土，致中焦气机不畅，郁而化热，故出现剑突下灼热，为上热之象；久病损伤脾阳，虚寒内生，清阳不升，故喜温食、便溏，此为下寒。

《证治汇补·吞酸》有言："大凡积滞中焦，久郁成热，则木从火化，因而做酸者，酸之热也；若客寒犯胃，顷刻成酸，本无郁热，因寒所化者，酸之寒也。"说明吞酸可呈现寒热错杂之象。肝气久郁属于肝旺，脾气虚、脾阳虚皆为脾虚，无论是肝木旺横逆脾土，抑或是脾土虚，为肝木所乘，均属于肝旺脾虚的范畴。柴胡桂枝干姜汤方中以柴胡、黄芩疏利肝胆、和解少阳，干姜、炙甘草温中健脾、温补脾阳，其中桂枝配干姜加强温中祛寒之功。少阳气郁，用牡蛎散结，但牡蛎生用咸寒，牡蛎煅用可去性取用，起到收敛固涩的作用，配天花粉有栝楼牡蛎散之意。天花粉归肺、胃经，功能清热生津，二者合用使热不上炎，津生热降。

左金丸多用于反流性食管炎的治疗。秦伯未认为："从效果研究，以吞酸嘈杂最为明显，其主要作用应在于胃。黄连本能苦降和胃，吴茱萸亦散胃气郁结，类似泻心汤的辛苦合用。"柴胡桂枝干姜汤，方中桂枝、干姜、制吴茱萸温通化饮以温下寒，柴胡、黄芩、黄连、天花粉清解少阳邪热以清上热，此为寒温并用、平调寒热之法。患者平素急躁易怒，肝气郁结于中，肝失疏泄，横逆犯脾，致气机斡旋失司，故应疏肝解郁，同时恢复中焦气机的升降为要，合越鞠丸行气解郁，调理气机。再加上炙甘草健脾补中，以复脾胃升降之用。

二诊时症状缓解，但餐后仍有胃脘灼热不适。餐后胃热多是因为胃的动力不行、排空障碍，属于实，可从食积论治。此时应加强消食降气之功，予守方加入鸡内金健胃消食，配伍厚朴行气消满，助胃排空，使气机调畅。

来源　黄千千，刘南阳，吴陈娟，等. 李振华辨治脾胃病上热下寒证经验[J]. 上海中医药杂志，2021，55（03）：31-34.

验案　栗某，男，58岁。2012年8月20日初诊。主诉：烧心一年余。烧心多在早晨十点出现，进食多或食凉后明显，偶头晕，疲劳后加重，尿不净、不利，易右胁不适，大便不成形。舌暗、苔白，脉沉弦拘。既往前列腺增生病史。

诊断　西医诊断：反流性食管炎。中医诊断：烧心，证属阳虚寒客胃肠。

治法　温阳散寒，燥湿行气。

方药　五积散加减。处方：麻黄6g，苍术7g，桔梗6g，白芷7g，川芎7g，当归12g，枳实8g，桂枝12g，炙甘草6g，厚朴9g，郁金10g，生姜2片，炮姜6g，陈皮6g，生黄芪12g，川木通6g，炮附片（先煎）12g。7剂，水煎服，日 1 剂。

复诊情况 2012 年 8 月 27 日二诊：患者称药后烧心诸证明显减轻，又诊脉仍沉弦拘，改苍术为 9g，去川木通。前后服药 20 余天，基本痊愈。

医案分析 "烧心"，是一种位于上腹部或下胸部的烧灼样的疼痛感，同时可伴有反酸，乃临床脾胃病患者常见症状，西医多认为是由于炎症或化学刺激作用于消化道黏膜而导致。烧心的中医病因有热、气、瘀、虚四种。热可分实热、湿热、虚热；气可分气滞、气逆；虚可有胃阴虚、肾阴虚等。总之未见有关于寒或寒湿引起烧心的说法。一般情况下，中医临床医师见到患者"烧心"的主诉，也多会认为是热证或气滞热郁化火。而此患者的突出特点为脉象沉弦拘，根据李士懋之脉法，脉沉主里，弦拘主寒邪闭郁。拘脉是李老独创的脉法，类似于紧脉，但较紧脉敛束之象更甚，诊脉时有种痉挛感觉，和紧脉一并归于"痉脉"，主寒邪闭郁经脉。本例患者以烧心为主症，病位在胃肠，故当属寒客胃肠，且可以脉象解释诸证：寒客胃肠，故导致脾土之清阳不升，戊土之胃火不降，郁于中土，"积阴之下必有伏阳"，故而心下烧灼；上午乃清阳上升时段，清阳该升不升则不能上充清窍，则上午多见且伴头晕；食多、食凉致使脾运不及，疲劳则脾阳馁弱，故症状加重。脾阳左升，胃土右降，气降不及，右胁郁而不适；寒闭中土，湿浊内生，注于膀胱水渠而小溲不利，渗于大肠谷道则便不成形。舌暗为阳运不畅之象，苔白为寒闭湿阻之征。弦乃气滞之证。故依脉为主断为寒客胃肠，夹湿，法宜温阳散寒、燥湿行气；方拟五积散加减。"烧心"不一定均为热证、气滞，寒证、寒湿证引起。本例即使是热证也是真寒假热证，属寒湿闭阻郁热内生，如究其真伪就必须凭脉。李老即是按照平脉辨证，以脉定证，以脉解证的原则，有效诊治貌似热证，实为寒证的"烧心"病例，且随访跟踪，疗效稳定，患者满意。

来源 于海.国医大师李士懋教授平脉辨证医案 2 则 [J]. 中国中医药现代远程教育，2015，13（19）：142-144.

验案 沈某，男，37 岁。胃脘部烧灼感，嗳气反酸明显，伴胃胀，纳寐尚可，大便 1 天 1 次，质干，舌稍红，苔薄白腻，脉滑数。

诊断 西医诊断：胃食管反流病。中医诊断：痞满，证属湿热中阻。

治法　清热化湿。

方药　生白芍 12g，佛手片 9g，娑罗子 12g，玫瑰花、广木香各 6g，枳壳 15g，黄芩 9g，蒲公英 15g，浙贝母 9g，煅瓦楞子 15g，海螵蛸 9g，川厚朴 12g，广藿香、佩兰、姜半夏、陈皮各 9g。嘱患者清淡饮食，忌辛辣油腻。

复诊情况　二诊，患者诉药后诸症好转，嗳气反酸发作频数减少，大便渐软，舌淡红，苔薄白腻，脉稍滑。原方去煅瓦楞子，加紫苏梗 12g。

三诊，患者诉药后上述症状好转，灼热感仍稍有，偶有嗳气反酸，大便调，舌淡红苔薄白，脉细，拟清养，即调养中焦，上方去黄芩、川厚朴、藿香、佩兰，加太子参 15g，炒白术、茯苓各 12g，人参叶、羊乳参各 15g，枸杞子、生玉竹各 12g。嘱清淡饮食。

四诊，患者诉药后较前稍有好转，舌淡苔薄白，脉细。上方去太子参、人参叶、羊乳参、枸杞子、玉竹，加乌药 15g，豆蔻 6g，黄芩、川楝子各 9g，继续巩固治疗 2 个月，症状控制尚可。

医案分析　"有湿热在胃上口，饮食入胃，被湿热郁遏，食不得化。"患者平素饮食不节制，故脾胃湿热内阻，治以清热化湿，方中黄芩、蒲公英行清热之效，广藿香、佩兰、姜半夏、陈皮行化湿之效。二诊时症状虽有缓解，但仍有湿热之象，继续予清热化湿，同时加紫苏梗宽中理气。三诊时药后症状明显改善，则予标本同治，去清热化湿四味药，予四君子汤加味，以达健脾补气养阴之功效，其中枸杞子配玉竹，养阴润燥生津。四诊时，继续攻补兼施，予乌药、豆蔻温中行气。本病例是因虚致实，本虚标实，宜正本清源，标本兼治，治法从清化转变为清养。

来源　沈维，吴罕琦，叶芳旭，等．葛琳仪治疗胃食管反流病临床经验[J]．浙江中西医结合杂志，2018，28（07）：523-524+532．

🍵 **验案**　夏某，女，35 岁。近来情志易怒，反酸嗳气，入夜尤甚，胸部烧灼感，口苦，胃脘部胀痛不适，每当情志变化时感头痛，大便 2 天 1 次，质硬，颗粒状，胃纳可，夜寐较差，舌淡苔薄白腻，脉弦数。

诊断　西医诊断：胃食管反流病。中医诊断：痞满，证属肝胃不和。

治法　疏肝解郁理气。

方药 生白芍、佛手片各12g，玫瑰花6g，娑罗子12g，广木香、枳壳、黄芩、蒲公英各9g，乌药15g，柴胡、郁金、香附各9g，煅瓦楞子15g，首乌藤12g，炒酸枣仁15g，柏子仁12g，牛蒡子15g。并嘱患者注意调节情绪。

复诊情况 二诊，患者诉药后白天嗳气反酸稍好转，夜间未见，情志易怒、口苦及夜寐较前好转，胸部灼烧感未见，大便2天1次，质软成形，舌淡红苔薄白，脉弦。患者肝郁之象明显好转，在疏肝解郁的基础上加以温中理气，原方去柴胡、郁金、煅瓦楞子，加豆蔻6g，桂枝9g。

三诊，患者诉白天仍偶有嗳气反酸，情志畅，夜寐可，大便1天1次，质软成形，舌淡苔薄白，脉细，继续原方出入巩固2周，诸症缓解。

医案分析 "气血冲和，万病不生，一有怫郁，诸病生焉。故人身诸病，多生于郁。"患者近来情志不畅，肝气不疏致肝胃不和，故治以疏肝理气。方中佛手片、玫瑰花、柴胡、郁金、香附均起疏肝解郁理气之功效，加用煅瓦楞子以制酸，标本兼顾。二诊时，患者诸症好转，遂减少疏肝理气之药，加豆蔻、桂枝温中行气。三诊时患者诸症缓解，继续以清疏兼清养治疗。

来源 沈维，吴罕琦，叶芳旭，等．葛琳仪治疗胃食管反流病临床经验[J]．浙江中西医结合杂志，2018，28（07）：523-524.

验案 汪某，女，43岁。有慢性胃炎、食管炎病史多年，胃痛，胸骨后灼热疼痛。断续来诊，多法调治历时二年，症状消失，病情稳定。今因感冒咳嗽，而使用大量抗菌类药物，静脉注射，以致复发。刻下胃脘及胸骨后灼热疼痛，脘痞，反酸，嗳气，口秽，纳少，便溏，脉沉缓，舌绛，苔淡黄略厚。据其脉证，属痰热中阻，以小陷胸汤加味治之七日，罔效。因思胸骨后痛，乃足少阳所主部位，故改投柴胡陷胸汤加减：柴胡10g，黄芩10g，法半夏10g，全瓜蒌10g，黄连10g，吴茱萸6g，海螵蛸15g，枳实25g，广木香10g，砂仁10g，延胡索15g，炒川楝子10g，郁金10g。治疗3周，症状基本消失，至今未发。柴胡温胆汤乃小柴胡汤与温胆汤之合方，有和解少阳，疏利枢机，分消三焦，清热化痰（湿）之效。

诊断 西医诊断：胃食管反流病。中医诊断：痞满，证属痰热中阻。

治法 清热化湿。

方药　柴胡陷胸汤加减：柴胡 10g，黄芩 10g，法半夏 10g，全瓜蒌 10g，黄连 10g，吴茱萸 6g，海螵蛸 15g，枳实 25g，广木香 10g，砂仁 10g，延胡索 15g，炒川楝子 10g，郁金 10g。

复诊情况　治疗 3 周，症状基本消失，至今未发。

医案分析　柴胡温胆汤乃小柴胡汤与温胆汤之合方，有和解少阳，疏利枢机，分消三焦，清热化痰（湿）之效。

来源　骆霖，梅国强．梅国强经方治疗脾胃病临证撮要 [J]．湖北中医杂志，2012，34（09）：23-24.

🍀 **验案**　李某，女，69 岁。1998 年 10 月 16 日初诊。患者胃脘部胀痛反复发作 10 年。经胃镜检查诊断为反流性食管炎、浅表性胃炎、十二指肠球炎。刻诊：胃脘部隐痛、刺痛，胸骨后灼热，恶心欲呕，口干喜温饮，嗳气纳少，大便偏干；舌质暗红、苔薄白，脉细弦。

诊断　西医诊断：反流性食管炎、浅表性胃炎、十二指肠球炎。中医诊断：胃痛，证属肝胃气逆。

治法　疏肝理气，降逆和胃。

方药　旋覆花 10g，赭石 30g，八月札 30g，法半夏 10g，竹茹 10g，石见穿 15g，九香虫 10g，丹参 30g，灵芝 30g，鸡内金 10g，炒麦芽 30g，甘草 10g。

复诊情况　服药 7 剂后，胃痛及胸骨后灼热感减轻，有泛酸感。上方加瓦楞子，再服 7 剂。药后症状已不明显，守方稍作调整以巩固疗效。

医案分析　此例为肝郁与胃气上逆、血瘀相兼为病，故在降逆和胃汤的基础上加九香虫、丹参活血化瘀，加灵芝宁心安神。

来源　周慎，刘芳．刘祖贻和胃五法治疗胃脘痛经验 [J]．上海中医药杂志，2008，461（06）：4-5.

🍀 **验案**　王某，男，34 岁。1997 年 3 月 3 日初诊。反流性胃炎 2 年。曾以制酸、促消化、增进括约肌张力等治疗，症状好转，但停药则加重。诊见：胃烧灼痛，食后有食物伴酸水逆上，打呃，胸胁胀闷，纳可，烧心，口不干，小便黄，大便干结，3～4 天 1 次，舌红、苔薄黄，脉滑弦。曾服香砂养胃丸、丹栀逍遥丸无效。

诊断　西医诊断：反流性胃炎。中医诊断：胃痛，呃逆，证属肝郁化热，腑气不通，胃浊上逆。

治法　清肝解郁，通腑泻浊。

方药　香附、蒺藜、枳壳、赤芍各10g，白芍20g，黄连5g，吴茱萸1.5g，炙甘草6g，决明子、瓜蒌各30g。7剂，每天1剂，水煎服。嘱忌生冷油腻、戒烟酒。

复诊情况　二诊：大便每天1次，呃逆、烧心及胃脘胀闷大减，仍有胃脘隐痛。上方去瓜蒌，加延胡索、佛手各10g。继服14剂，以巩固疗效。

医案分析　腑气相通，以降为和，通肠腑降胃气，事半功倍。颜正华教授认为反流现象是胃气夹肝胆浊气上逆所致。胃乃六腑之一，胃气上逆不仅与肝郁密切相关，与腑中浊气不降亦相关。治宜舒畅肝气，通降腑气。腑气通则胃气降，胃浊降则脾气升，中焦枢转得利，肝胃协调，诸症则消。反之，则影响脾脏升清，且横蹿致肝失疏泄。凡肝胃不和、脾胃不和或胆胃不和，均应在疏肝调气中辅以通腑降浊，使中焦气机顺畅，还胃受纳之功。颜正华教授治疗反流性胃炎伴便秘者，常用瓜蒌、决明子、当归、郁李仁、枳实、槟榔、大黄等，不囿于攻下或润下，辨证灵活用药，驱浊外出。

来源　张冰，孟庆雷，高承奇，等．颜正华教授治疗反流性胃炎-食管炎经验介绍[J]．新中医，2004，36（12）：7-8.

验案　王某，女，50岁。2019年10月18日初诊。患者反酸嗳气2年余，受凉后易反酸嗳气，呃逆频频，偶有呕吐黏涎，呕后则舒，纳寐可，大便基本正常，舌质淡，苔薄白，脉弦细，胃镜示：反流性食管炎，末端食管-贲门病变，慢性非萎缩性胃炎活动期。

诊断　西医诊断：反流性食管炎，末端食管-贲门病变，慢性非萎缩性胃炎活动期。中医诊断：呃逆，证属木乘土位，气机逆乱，痰浊内蕴。

治法　降逆和胃，化浊畅中。

方药　姜竹茹10g，枳壳15g，橘络20g，姜半夏12g，绿梅花20g，石见穿 15g，赭石 12g，炒川黄连 3g，红豆蔻 10g，蒲公英 20g，煨生姜 5g。10剂，水煎服，每日 1 剂，每服 200mL。

医案分析 患者症情寒热偏颇不显，主因气逆痰阻，顺降之法理当首选。方中诸药共奏降逆之功，但又要防降之过位，中气为陷，以生姜为反佐之用，但生姜辛温力胜，对胃体刺激性强，所以生姜煨制，正得此意，使得全方药性寒热不偏，中正平和，气机升降得复，肝胃各复其职。

来源 李娟，张莉，李永攀，等. 生姜炮制历史沿革及国医大师徐经世煨生姜应用医案举隅 [J]. 中医药临床杂志，2021，33（04）：620-623.

验案 王某，男，35 岁。初诊时间：2007 年 12 月 20 日。上腹及胸骨后隐痛不适伴嗳气、反酸 4 月余。每因受凉诱发或加重，口苦口干，曾作胃镜示反流性食管炎，服用西药治疗效不显，食眠一般，二便调，舌质红苔滑，脉弦细。

诊断 西医诊断：反流性食管炎。中医诊断：嗳气，证属肝胃不和，气机逆乱。

治法 扶土抑木，和胃调中。

方药 姜竹茹 10g，陈枳壳 12g，炒苍术 15g，广陈皮 10g，姜半夏 10g，炒川黄连 3g，川厚朴花 10g，海螵蛸（焙）15g，蒲公英 20g，石斛 15g，炒丹参 15g，白檀香 6g。

复诊情况 二诊：服上方月余，药后症减，停药后诸症再发。腹部隐痛消失，嗳气、泛酸亦大为减少，春节期间停服药 1 周，诸症亦未有反复，原方减海螵蛸、加煨生姜 6g。

医案分析 反流性食管炎属于中医"胃脘痛""反酸"等范畴，或因情志不舒，或因食用刺激性食物、烟酒过度，或因郁热内蕴，以使胃气上逆所致。故本案中施以黄连温胆汤加减，辛开苦降，和胃降逆，再添川厚朴花以开郁醒脾，石斛以柔养肝阴，炒丹参饮以理气通络止痛，又以海螵蛸（焙）一味制酸止痛，终以煨生姜合公英清肝暖胃。诸药合用，使逆气得降，肝气俱舒，郁热得清，胃气得和，疼痛得消，呕逆得止。

来源 郑勇飞，张莉，李永攀，等. 徐经世"肝胆郁热，脾胃虚寒"学术

经验举要 [J]. 中医药临床杂志，2012，24（08）：699-701.

验案 患者，男，57 岁。2019 年 5 月 12 日初诊。主诉：胃脘部胀满伴烧心、反酸 3 年，加重 1 个月。患者 3 年前因工作与同事发生争吵，情志不遂，过度忧虑，出现胃脘部胀闷，并伴有反酸、烧心症状，曾服药物治疗（具体不详），效果欠佳。1 个月前又因琐事与家人争吵，上述症状加重，为求系统治疗就诊于我院。现症：胃脘胀满，反酸、烧心、嘈杂、嗳气，胁肋部胀痛，口干苦，纳呆，偶有咳嗽、咳痰，腰部酸痛不适，大便不通，2 日 1 行，舌质红、苔黄厚腻，脉弦滑数。辅助检查：2018 年行电子胃镜检查示：慢性浅表性胃炎、反流性食管炎（LA-A）。

诊断 西医诊断：慢性浅表性胃炎、反流性食管炎。中医诊断：吐酸病，证属肝失疏泄，胃失和降，气郁化火。

治法 疏肝理气，和胃降逆，清泻郁火。

方药 柴胡、黄连、郁金、紫苏梗各 12g，吴茱萸 2g，香附、川楝子、浙贝母、瓦楞子、生地黄各 15g，黄芩、牡丹皮、清半夏各 9g，茯苓 20g，厚朴、苦杏仁各 10g。7 剂，每日 1 剂，水煎分早、晚饭后 2h 温服。嘱饮食清淡、少油，忌食辛辣、刺激之品，调畅情志。

复诊情况 二诊 2019 年 5 月 19 日：胃胀、反酸、烧心减轻，仍口干，嗳气，胁肋胀痛，夜寐欠安，食欲欠佳，大便 1 日 1 行，质可，舌质红、苔黄腻。在上方基础上去浙贝母、瓦楞子，加玉竹 15g，沙参 12g。继服 15 剂。

三诊 2019 年 6 月 3 日：胃脘胀满、烧心、反酸明显改善，口干苦消失，嗳气、胁肋胀痛已消失，情绪较之前明显好转，寐可，食欲不振，二便调，舌质红、苔薄黄。二诊方去浙贝母、瓦楞子、石斛、柴胡、黄芩、川楝子，加鸡内金 12g，继服 15 剂，此后又在三诊方的基础上加减治疗 2 个月，患者自诉已无明显不适症状。8 月 25 日复查电子胃镜显示：慢性浅表性胃炎，食管部未见炎性改变。

医案分析 李佃贵教授在治疗反流性食管炎时重在调治五脏，和胃降逆，旨在清解郁火，通调气机，使"邪去病自安"。该患者病程较长，三年前因情志不舒，致使肝气不升，胃气不降，气机郁滞故见胃脘胀满、胁肋胀痛、嗳气；久郁胃腑，化生郁热，故见反酸、烧心、口干苦，郁热不解，愈甚化火而形成反流性食管炎。初诊时患者胃脘胀满、反酸、烧心严重，"诸胀腹大、诸呕吐酸，皆属于热"，故予香附、郁金等清解郁热、疏理气机，浙贝母、瓦楞子、牡丹皮清热制酸，口干苦为肝火犯胃，予黄连、吴茱萸取左金丸之意凉肝和胃，川楝子、柴胡、黄芩助其清少阳邪火之功，清半夏、茯苓健运中焦，厚朴行气消胀，苦杏仁清肺降气、润肠大便，生地黄滋补肾阴。二诊患者烧心、反酸症状减轻，故去浙贝母、瓦楞子，口干明显考虑胃阴耗伤，遂加玉竹、沙参以养胃阴。三诊时诸症均减，气郁已解，火热已除，故去清热泻火、制酸之浙贝母、瓦楞子、石斛、柴胡、黄芩、川楝子，又因患者食欲欠佳，故予鸡内金以消食开胃。随后连续加减服药 2 个月，反流消失，炎症渐退，效果理想。

来源　刘凯娟，李维康，王力普，等．李佃贵从"五脏"论治难治性反流性食管炎经验 [J].陕西中医，2020，41（08）：1144-1147.

验案　患者，男，40 岁。2013 年 9 月 11 日初诊。主诉：反酸、烧心一年余。现病史：患者一年前因喜食辛辣之物，出现渐进性反酸、胸骨后烧灼感，偶感胃脘部胀闷不舒，行胃镜检查，示：反流性食管炎 A 级。在此期间曾服用奥美拉唑、多潘立酮等药物，服药后反酸等症状有所缓解，但停药后易复发。辰下：反酸，胸骨后烧灼感，时时欲呕，偶感胃脘胀闷，知饥纳可，心烦失眠，大便日行一次，质地干硬，小便正常。舌淡红、苔黄腻少干，脉细缓。

诊断　西医诊断：反流性食管炎。中医诊断：食管瘅，证属脾胃湿热，热扰心神，胃失和降。

治法　清化湿热，重镇安神，降逆和胃。

方药　茵陈 10g，生白扁豆 12g，黄连 3g，生薏苡仁 15g，茯苓 15g，厚朴 6g，佩兰叶 9g，白豆蔻 4.5g，赤芍 10g，龙骨 15g，牡蛎 15g，琥珀 4.5g，半夏 10g，干竹茹 10g，瓜蒌 30g。21 剂，水煎服，日 1 剂。

复诊情况　二诊：2013 年 10 月 8 日，服上方 21 剂药后反酸、胸骨后灼烧感有所缓解，仍感胃脘胀闷不舒，效不更方，续连服 14 剂，并配合中成药复方陈香胃片理气除胀。同时嘱其禁忌辛、辣等滋腻之品。一个月后随访，反酸、胸骨后灼烧感、胃胀闷皆消，纳寐尚可。

医案分析 该患者喜食辛辣之物，导致湿热内蕴脾胃，中焦气机升降失调，气逆于上，则见反酸、胸骨后烧灼感，时时欲呕；气机阻滞，则出现胃脘胀闷不舒；湿热上扰心神，故心烦失眠；大便干结，口干苦，舌淡红，苔黄腻少干皆为湿热之征。杨春波从其证，治以清化湿热为主，兼以重镇安神、降逆和胃，方拟清化饮加减。茵陈、生白扁豆、佩兰叶、白豆蔻、生薏苡仁清化湿热，厚朴行气除满，赤芍活血通络，琥珀、龙牡重镇安神，半夏、干竹茹降逆止呕，茯苓健脾安神，瓜蒌润肠通便。复诊时，患者反酸、胸骨烧灼感有所缓解，表明湿热渐化，但胃脘仍胀闷不舒，考虑脾胃运化功能尚未恢复，食物停滞脾胃，导致中焦气机阻滞。故续予上方清化饮加减以清化湿热，湿热得化，脾胃才能纳运正常。同时，配合复方陈香胃片中成药理气消胀，并嘱咐患者注意饮食禁忌。

来源 郑榕，杨正宁，骆云丰，等. 国医大师杨春波辨治反流性食管炎的经验 [J]. 时珍国医国药，2021，32（02）：473-475.

验案 患者，女，63岁。2014年4月12日初诊。主诉：反复胸骨后烧灼样疼痛10年余，再发1个月。现病史：患者10年前无明显诱因出现胸骨后灼烧样疼痛，偶有反酸，于外院行电子胃镜检查提示反流性食管炎，10年间断服用抑酸药治疗，症状稍有改善但易反复。1个月前胸骨后烧灼样疼痛再发。辰下：胸骨后烧灼感，泛酸，胸闷不舒，口干苦，纳差，寐差，梦多，活动后心慌，大便干，2日一行，夜尿2次。形瘦，舌淡暗，苔薄黄，脉细迟。

诊断 西医诊断：反流性食管炎。中医诊断：食管瘅，证属脾虚气滞，湿热瘀阻。

治法 健脾理气，清化散瘀，兼安神通便。

方药 党参15g，生白术10g，生黄芪9g，茯苓15g，黄连3g，枳壳9g，砂仁4.5g，茵陈10g，半夏9g，瓜蒌30g，鸡血藤12g，赤芍9g，龙骨9g，牡蛎9g，琥珀4.5g。7剂，水煎服，日1剂。

复诊情况 二诊 2014 年 4 月 19 日：胸骨后烧灼感明显减轻，偶泛酸，时感头晕，口干微苦，周身烘热汗出，知饥纳可，大便干硬难排，夜尿 4 次，夜寐欠佳，梦多。舌质淡红，苔少根腻，脉细缓。四诊合参，证属肾虚阳浮，痰瘀互结。治以补肾潜阳，化痰散瘀，兼润肠通便。处方：黄精 15g，龙骨 9g，牡蛎 9g，琥珀 4.5g，怀牛膝 9g，茯苓 15g，半夏 9g，赤芍 10g，生白术 12g，大黄 4.5g，火麻仁 20g，枳壳 9g，炙甘草 3g。21 剂，水煎服，日 1 剂。

三诊 2014 年 5 月 10 日：诸症减轻，大便日一行，质软，夜寐安。予复方陈香胃片、麻仁丸巩固治疗。

医案分析 该患者已有反流性食管炎 10 年病史，其病位虽在食管，但其本仍在脾胃。因病程较长，脾胃渐虚，纳运不及，故见纳差，疲乏；脾失健运，聚湿日久化热，循肺经而上，故见胸骨后灼烧样疼痛，泛酸，胸闷不舒；湿热上扰心神，心神浮越，可见寐差，梦多；舌淡暗，苔薄黄，脉细迟均为脾虚气滞、湿热瘀阻之征象。故治以健脾理气，清化散瘀通便为主。方中党参、生白术、生黄芪、茯苓健脾益气，砂仁醒脾和胃，枳壳宽中行气，赤芍、鸡血藤活血化瘀，茵陈、黄连清泄里热，半夏、瓜蒌通便散结，并予龙骨、牡蛎、琥珀重镇安神。二诊时，患者烧灼感明显减轻，知饥纳可，提示治疗后脾虚改善，肝气疏泄正常，瘀热已除。此时出现周身烘热汗出、夜尿频等肾虚阳浮症状，故当前治疗应注重补肾填精、重镇潜阳，予上方去党参、生黄芪，加黄精、怀牛膝，续予龙骨、牡蛎潜镇浮阳；瘀热已除，故去鸡血藤、黄连、茵陈；患者现已无诉胸闷不适，故予去瓜蒌；大便较前难排，予火麻仁、白术及少量大黄加强润肠通便。三诊时，患者诸症减轻，为防止疾病复发，故予复方陈香胃片、麻仁丸巩固治疗。

来源 郑榕，杨正宁，骆云丰，等.国医大师杨春波辨治反流性食管炎的经验 [J]. 时珍国医国药，2021，32（02）：473-475.

验案 患者，男，44 岁。2019 年 4 月 1 日初诊。主诉：反酸 8 年余，再发 1 周。现病史：患者 8 年前无明显诱因出现反酸、嗳气，偶感胸骨后烧灼感，曾在外院行胃镜检查，胃镜报告：反流性食管炎 A 级，食管黏膜粗糙，齿状线上方见一索状糜烂灶，小于 0.5cm。期间间断服用抑酸药，症状稍有改善，但近 1 周来服用抑酸药后症状未见缓解，遂来寻求中医治疗。辰下：反酸，胸骨后烧灼感，口干，不欲饮，神疲乏力，食后易饱，夜寐 3～5h，多梦，大便偏干硬，2～3 日一行，小便淡黄，舌暗红，苔薄黄腻干，脉沉细弦。

诊断 西医诊断：反流性食管炎。中医诊断：食管瘅，证属脾虚湿热夹瘀，热扰心神。

治法 健脾清化，散瘀安神。

方药 绞股蓝 15g，生黄芪 10g，茵陈 10g，白扁豆 12g，茯苓 15g，砂仁 4.5g，黄连 3g，丹参 10g，赤芍 10g，枳壳 10g，龙骨 10g，牡蛎 10g，琥珀 6g，炙甘草 3g。14 剂，水煎服，日 1 剂。

复诊情况 二诊 2019 年 4 月 15 日：药后症缓，效不更方，连服 14 剂。

三诊 2019 年 6 月 2 日：3 天前饮酒后反酸，胸骨后烧灼感再发，疲惫乏力，四肢酸楚，心烦失眠，睡 4～5h，口干喜饮，大便干硬，2 日一行，小便色黄，舌质暗红，苔薄黄腻，脉细缓。主证属：脾胃湿热夹瘀。治以理脾清化，散瘀安神。处方：茵陈 10g，黄连 3g，白扁豆 12g，佩兰 10g，白豆蔻 10g，茯苓 15g，枳壳 10g，丹参 10g，赤芍 10g，琥珀 6g，合欢皮 15g，葛花 10g，炙甘草 3g。14 剂，水煎服，日 1 剂。同时嘱患者禁饮酒、禁食辛辣食物。

医案分析 该患者反流性食管炎长达 8 年之久，脾胃逐渐亏虚。脾胃亏虚，脾胃纳谷、运化、升清、降浊功能失调，故出现反酸，食后易饱；脾胃亏虚，气血生化不足，故见神疲乏力；脾失健运，易聚湿生热，湿热上蒸，可出现胸骨后灼烧感；湿热扰心，心神浮越，故患者少眠多梦；舌暗红，苔薄黄腻干，脉沉细弦均为脾虚湿热夹瘀之征象。因患者脾胃亏虚症状较显，湿热尚轻，故治疗以健脾益气为主，佐以清热化湿、重镇安神。予绞股蓝、生黄芪健脾益气；砂仁醒脾和胃；黄连、茵陈、白扁豆清热化湿，寓清化饮之意，枳壳行气宽中，赤芍、丹参散瘀舒络，龙骨、牡蛎、琥珀重镇安神。二诊时，患者症状缓解，效不更方，续予上方服用。三诊时，患者因饮酒后，反酸，胸骨后灼烧感再发，因酒易蕴湿生热，故证属脾胃湿热，方拟清化饮加减。方中茵陈、白扁豆、佩兰、白豆蔻、黄连清化湿热，茯苓健脾利水，葛花解酒醒脾；因患者心烦失眠，故予重镇之琥珀合轻清之合欢皮以安神。

来源　郑榕，杨正宁，骆云丰，等. 国医大师杨春波辨治反流性食管炎的经验 [J]. 时珍国医国药，2021，32（02）：473-475.

验案　患者，51 岁。2002 年 12 月 6 日初诊。主诉：泛酸 1 年，加重 2 个月。患者 1 年前出现泛酸，间断服用抗酸药物后可缓。2 个月前泛酸加重，有胃脘部灼热感，嗳气频多，饮食减少，二便尚调，舌质红，舌苔薄白，脉细弦。2002 年 11 月胃镜提示：反流性食管炎。

诊断　西医诊断：反流性食管炎。中医诊断：吐酸，证属肝胃郁热，胃失和降。

治法　泻肝清热，和胃降气。

方药　陈皮 10g，橘络 6g，法半夏 10g，茯苓 15g，黄连 3g，赭石 15g，刀豆壳 20g，浙贝母 10g，青皮 6g，佛手 10g，木蝴蝶 6g，麦冬 15g，鸡内金 10g，建曲 15g。7 剂，日 1 剂，早晚饭后温服。

复诊情况　二诊：患者服用上方后，泛酸改善不著，自觉口酸，胃脘部灼热感较前好转，嗳气稍缓，胸脘痞胀不适，二便尚调，咽干，舌脉如前。上方加白芍 15g，枇杷叶 15g，苦杏仁 10g，桑叶 15g，煅瓦楞子 30g。14 剂，日 1 剂，早晚饭后温服。

三诊：患者泛酸明显好转，胃部灼热感、嗳气、咽干消失，胸脘无痞胀感，食欲转佳，舌质淡红，苔薄白，脉细。继守二诊方 14 剂。后随访，未再复发。

医案分析　患者患有反流性食管炎，徐景藩先以陈皮、法半夏、茯苓、黄连、赭石、刀豆壳和降胃气，青皮、佛手疏肝和胃，木蝴蝶利咽降肺气，橘络宣通食管，鸡内金、建曲消食以促胃肠动力，浙贝母制酸亦走上焦肺以化痰利咽，察患者舌质红，脉细弦，虽有肝郁但亦有阴伤化热倾向，合麦冬养阴益胃。二诊时诸症改善不显，又增咽干、胸脘痞胀不适等症状，首次方药，肃降肺气利咽力弱，故加枇杷叶、苦杏仁、桑叶肃降肺气，再加煅瓦楞子增强制酸之效，白芍养阴益胃，与黄连配伍又可酸苦涌泻肝热。三诊时，患者诸症明显减轻，可继守二诊方，巩固治疗。如此降胃气、清肝热、利肺气、和胃液四法合用，又辨证施以消食、养阴之法，疾病向愈。

来源 赵旦娅，郁宏文，陆为民. 国医大师徐景藩从肺、胃、肝论治反流性食管炎经验 [J]. 中华中医药杂志，2021，36（05）：2709-2711.

✍ 验案 患者，男，67 岁。2011 年 4 月 6 日初诊。因反复胸骨后烧灼感 10 天至门诊就诊，查胃镜见：食管中下段黏膜呈条状、长度 0.5～1cm，片状糜烂；胃窦黏膜红白相间，以白相为主，黏膜充血；幽门螺杆菌（-）。刻诊：患者胸骨后有烧灼感，上腹部嘈杂痞胀，口干而苦有异味，饮食减少，神倦乏力，症状时轻时重，与情志有关，二便尚调，舌干红苔薄，脉细弦。

诊断 西医诊断：反流性食管炎、慢性萎缩性胃炎。中医诊断：胃痞，证属胃中有热，肝胃不和，阴虚失养。

治法 理气开郁，养胃清热。

方药 合欢花 10g，郁金 10g，制香附 10g，白芍 15g，麦冬 15g，玉竹 15g，石斛 10g，黄连 3g，仙鹤草 15g，生甘草 3g。14 剂，日 1 剂，2 次煎分 4 次服，宗《金匮要略》"日三夜一服"。

复诊情况 二诊 2011 年 4 月 20 日：患者进食及口干明显改善，烧心感仍存，原方加浙贝母 10g，并嘱其少食多餐，调畅情绪，续服 14 剂，煎服法同前。

三诊 2011 年 5 月 4 日：诸症好转，治守原方，随诊半年，症状未复发。

医案分析 患者老年男性，查胃镜示食管下端黏膜炎症、反流性食管炎、慢性萎缩性胃炎。患者素体阴气不足，可与情绪或体质有关，舌象为证。胸骨后方反流烧心反复，病于食管，实乃胃食管病变，口干苦有异味示胃中有热，故辨为阴虚失养、肝胃不和。徐老药选合欢花、郁金、制香附、白芍。合欢花与合欢皮同出于一物，两药均可以解郁安神，但合欢花侧重于理气开胃，另郁金与香附行气和中，白芍养肝柔肝，诸药合用量优力宏。徐景藩选用麦冬、玉竹、石斛取益胃汤之意，三药同用，共起益气养阴、补虚扶正之功。对于胃食管同病，尤有萎缩性胃炎的患者，徐老喜用黄连与仙鹤草，黄连清热解毒，仙鹤草既能健胃补虚，又能清热化瘀，故在辨证基础上可加用此药。患者二诊因烧心感仍在，方加浙贝母，浙贝母清胃热，凉而不苦，兼能治酸；三诊后诸症好转，生活质量得以提高。

来源 谭唱，宁丽琴，徐丹华. 国医大师徐景藩论治反流性食管炎经验[J]. 中华中医药杂志，2021，36（03）：1412-1414.

验案 涂某，女，41 岁。初诊日期：2003 年 2 月 27 日。主诉：胸骨后烧灼感半年。病史：患者半年前出现胸骨后烧灼感，伴有泛酸，常于情志抑郁时出现或加重。偶有恶心欲吐。纳少，大便正常。曾查胃镜示：食管炎、慢性胃炎。查体：全腹软，压痛（–）。舌苔燥腻，黄白相间。

诊断 西医诊断：反流性食管炎。中医诊断：反酸，证属肝郁化热，湿浊中阻。

治法 疏肝清热祛湿。

方药 橘皮竹茹汤加减。黄连 2g，法半夏 10g，厚朴 10g，麦冬 10g，枇杷叶（布包）10g，橘皮、橘络各 6g，竹茹 10g，枳壳 10g，白芍 15g，蒺藜 10g，生麦芽 30g，佛手 10g，合欢花 10g，绿梅花 10g，百合 20g。1 天 1 剂，分 2 次煎服。

复诊情况 二诊：服药 4 剂后反酸及胸骨后烧灼感均有减轻，14 剂服毕前症均有显著减轻，唯纳少仍有，原方加炙鸡内金 10g，炒麦芽 30g，黄连改 1.5g，去法半夏、竹茹。续服 15 剂，后患者食欲改善，精神好转，症状皆平。后门诊随访两月，偶有反复，连续上方服药 3～5 天即可缓解。

医案分析 本例患者症状常由情志触发，人之情志变化与肝最为相关，七情内伤则致肝失疏泄，不得条达，肝木犯于阳明燥土，肝胃之气郁结，郁久化热，致使灼烧感、反酸等症得生，甚则出现恶心欲吐。徐景藩首诊考虑患者病苦胸痛，兼情志不遂，以橘皮竹茹汤加橘络以通络止痛，加生麦芽、合欢花、百合疏肝解郁，用白芍柔肝。二诊时患者诸证平，故去法半夏、竹茹，减量黄连虑其过燥，恐益伤胃阴。惟纳食欠佳，加炙鸡内金，炒麦芽以和胃消食，助其运化。药证相投，故可取效。

来源 岳胜利，陆为民. 徐景藩运用泄肝和胃方治疗反流性食管炎经验[J]. 辽宁中医杂志，2016，43（03）：476-478.

验案 患者，女，35 岁，2006 年 3 月 20 日初诊。主诉：胃脘痞胀隐痛伴泛酸 2 年。现病史：患者 2 年前出现胃脘痞胀隐痛，嘈杂似饥，烧心，泛酸，咽中不适，大便 2 日一行。2005 年 11 月 22 日于省人民医院查胃镜示：食管裂孔疝，反流性食管炎，胃溃疡，胃窦隆起性病变，慢性胃炎。患者自服奥美拉唑已 3 月余，症状未改善。现月经量减少，劳后头痛，头昏，巅顶跳痛，易饥，上脘压痛，惯久坐，性情急躁。舌苔薄腻微黄，舌尖微红，脉细弦。

诊断 西医诊断：反流性食管炎。中医诊断：反酸，证属肝胃不和。

治法 清肝泻火，和胃降逆。

方药 青皮、陈皮各 6g，浙贝母 10g，黄连 2g，半夏 10g，重楼 10g，木蝴蝶 5g，刀豆壳 20g，鹅管石 15g，厚朴花 6g，莱菔缨 15g，白芍 15g，甘草 3g，紫苏梗 10g，香附 10g。

复诊情况 二诊：药后诸症改善，有痰咳出，量较多，知饥，食欲尚可，舌淡红，苔薄白，脉细弦。治参原法。原方加桔梗 5g，枳壳 6g，去厚朴花。

三诊：药后症状渐除，上方巩固治疗 2 月余，病情得安。

医案分析 患者情志不畅，肝气郁滞，日久化火伤阴，耗损胃阴，致食管失于濡润。且肝木横逆犯胃，使胃腑和降失常，故见胃中嘈杂、烧心、泛酸、咽中不适等。初诊以化肝煎化裁，以解肝气郁结，清肝火而平胃气。二诊时患者痰饮渐生，徐景藩以桔梗、枳壳利气消痰，正如《医学心悟·医门八法》云："当其邪气初动，所积未坚，则先消之而后和之。"

来源 潘玥，陆为民，蔡佳卉.徐景藩运用降、和、消三法治疗反流性食管炎 [J].山东中医药大学学报，2019，43（05）：486-489.

验案 患者，女，37 岁，灌云人。初诊日期：2005 年 5 月 26 日。主诉：胸咽不适 3 年余，加重伴泛酸 2 个月。病史：患者起病已 3 年，胸咽不适，胃脘痞胀，时有嗳气，无泛酸，无恶心呕吐，无腹痛腹泻。2 年来体重减轻 7.5kg，经来胸乳胀痛，经常头痛，心悸，时有早搏，2003 年及 2004 年 2 次胃镜检查为浅表性胃炎，疣状改变，患者未予重视。近 2 个月来患者自觉症状加重，食后胸骨后疼痛，嗳气泛酸，口干口苦，2005 年 3 月 16

日于连云港第一人民医院胃镜检查示胆汁反流性胃炎（胃窦散在斑片状充血及糜烂，幽门开放，胆汁反流入胃，黏液糊黄、量多）、反流性食管炎，食管中下段有纵行条状糜烂，腹部 B 超示胆囊壁毛糙增厚。现患者嗳气泛酸时作，自觉口干口苦，进食后症状明显，胸骨后疼痛，胃脘痞胀，无恶心呕吐，无腹痛腹泻，纳食可，大便干结，小便尚调，夜寐欠安。舌尖红，苔薄白而干，中有裂纹，脉细。

诊断　西医诊断：反流性食管炎。中医诊断：胃痞，证属气滞郁热伤阴，肺胃失宣。

治法　清热养阴，理气和胃。

方药　青皮、陈皮各 6g，白芍 15g，黄连 2g，法半夏 6g，木蝴蝶 5g，鹅管石 15g，重楼 10g，刀豆壳 20g，柿蒂 10g，麦冬 15g，绿梅花 10g，枇杷叶 15g，苦杏仁 10g，百合 20g。1 天 1 剂，分 2 次煎服。

复诊情况　二诊：患者诉口干改善，未见泛酸，时有嗳气，胸脘隐痛，食后尤甚，右下腹时有结瘕，大便不畅，曾行痔疾手术，苔薄白，脉细弦，拟再疏和利咽。处方：紫苏梗 10g，香附 10g，黄连 2g，半夏 10g，白芍 15g，甘草 3g，佛手 10g，鸡内金 10g，刀豆壳 15g，麦芽 30g，百合 20g，丝瓜络 10g。续服 14 剂，半月过后，诸证皆除，停药后历经月余而颇安。

医案分析　本案患者中年女性，徐景藩组方有化肝煎之意，化肝煎是《景岳全书》所录的一首临床有效处方，主治怒气伤肝，因气逆动火，致烦热胁痛，胀满动血等证。方中用青皮长于破气开郁散结，陈皮长于理气化痰运脾，二者合用，共奏疏肝理气解郁之功；白芍养阴柔肝，既制气药之燥性，又缓筋脉之挛急。患者咽喉不利，徐老擅用木蝴蝶利咽开音，常与麦冬相配。鹅管石可宣通食管，能治胸膈痞闷。柿蒂、刀豆壳可和胃降逆。患者女性，情志素有不畅，绿梅花为理气佳药，理气而不伤阴。用苦杏仁、枇杷叶开宣肺气，有肺胃同治之意。患者服药半月，疗效颇佳，续以加强疏肝和胃之功，兼以利咽，症状得以缓解。

来源　韩莉，陆为民 . 徐景藩疏肝清热法治疗反流性食管炎肝胃郁热证的

经验 [J]. 中医药导报，2016，22（03）：20-22.

🍃 **验案** 唐某，女，44 岁。2006 年 5 月 10 日初诊。主诉：呕吐、腹泻间作 3 月余。现病史：患者今年 1 月底因进食不新鲜食物出现呕吐、腹泻，经输液治疗好转。2 月初患者因有特发性血小板减少性紫癜住院治疗，期间曾出现腹泻、腹痛、呕吐等。于 3 月 3 日出院，出院后仍呕吐，吐则腹泻。3 月 28 日胃镜示：反流性食管炎，慢性胃炎。现诊见：患者时有呕吐，昨日起又腹泻，日行 10 余次，为稀水样便，无黏液及脓血，有白色黏膜样物，昨晚患者呕吐数次，为胃内容物，甚则胆汁。舌淡红、苔薄白，脉细弦小数。

诊断 西医诊断：反流性食管炎。中医诊断：呕吐，证属脾胃不和。

治法 和胃降逆，健脾胜湿。

方药 姜半夏 12g，陈皮 10g，茯苓 20g，焦白术 15g，泽泻 20g，炒防风 10g，藿香 15g，车前子 15g，焦神曲 20g，荷叶 10g，黄连 2g，炮姜炭 10g。

复诊情况 5 月 24 日患者反馈呕吐已止，肛门时有便意而无大便。

医案分析 患者吐泻兼作，病程反复，大便稀溏，说明湿困脾胃，中焦气机升降失常，脾失升清，胃失和降。此时当降逆和胃，燥湿健脾。以小半夏汤为主方，加用泽泻、焦白术组成泽泻汤治疗眩晕、呕吐，并加藿香和胃化湿、燥湿醒脾，加炒防风以风药燥湿，并选用车前子、黄连、茯苓等健脾燥湿以祛湿邪。

来源 潘玥，陆为民，蔡佳卉 . 徐景藩运用芳香化湿药治疗脾胃病 [J]. 吉林中医药，2019，39（09）：1146-1149.

🍃 **验案** 患者，女，56 岁，主因反酸反复发作 3 年就诊，症见：胃脘反酸，口干、口苦，四肢发胀，夜间痛烦影响睡眠，心慌气短，纳、眠差，大便干燥，3～4 天便 1 次，小便少，舌质红嫩，舌体有细小裂纹，舌苔薄白，脉细滑。

诊断 西医诊断：反流性食管炎。中医诊断：吐酸，证属阳虚湿阻。

治法 温阳除湿，清润通降。

方药 生黄芪 15g，桔梗 10g，柴胡 12g，桑枝 30g，麦冬 10g，玉竹 12g，白芍 12g，炒薏苡仁 30g，炒白扁豆 12g，生麦芽 30g，生谷芽 30g，郁金 12g，火麻仁 15g，生白术 15g。

医案分析 脾属阴脏，其性主升，其升清全赖于阳气的蒸腾，湿为阴邪，易阻碍阳气之上升，故脾喜燥勿湿；胃为阳腑，其性主降，其降浊全赖阴液的滋润，燥为阳邪，易伤阴液，阻碍胃气的降浊，故胃喜润而恶燥。脾以燥为用，胃以润为通，润燥相济，相互为用，脾胃相合，才能纳化正常。若润燥不济，升降失调，脾胃的运化之机失司，五脏失常，则百病由生。故脾病治宜温补升阳燥湿，胃病治须清润通降，但应知脾恶湿，治胃不宜过于润降，过则伤脾；胃恶燥，治脾不宜过于刚燥，过则伤胃。

来源 冯玲 . 路志正教授调理脾胃法的润燥思想 [J]. 中华中医药杂志，2010，25（12）：2210-2213.

验案 患者，男性，27 岁。2019 年 3 月 20 日初诊。主诉：大便次数多、粥样大便 8 年余。患者 8 年前因受寒后大便次数多，每日 5～6 次，呈粥样便，便时伴有小腹坠胀，便后小腹坠胀感缓解。同时，每于餐后排便，晨起五更泻；易外感风寒，外感后腹泻症状加重；腹部冷感，食冷、受寒后腹泻症状、腹部冷感加重；纳谷不馨，平素完谷不化；体重下降，2018 年体重由 75kg 减至 60kg；夜尿可，夜寐欠安，舌淡暗苔腻、黄白相间、边有齿痕，脉沉细。为进一步明确原因，2019 年 4 月 17 日行肠镜示：直肠炎。2019 年 6 月 5 日胃镜示：反流性食管炎（LA-B 级），慢性浅表性胃炎。近日患者上述症状加重，为系统治疗前来就诊，舌淡，苔薄白，脉沉迟无力。

诊断 西医诊断：反流性食管炎（LA-B 级），慢性浅表性胃炎，直肠炎。中医诊断：腹泻，证属脾肾阳虚，命门火衰。

治法 补肾健脾，温补命门，固涩止泻。

方药 四神丸和补中益气汤加减。处方：黄芪 30g，补骨脂 10g，吴茱萸 5g，煨肉豆蔻 10g，五味子 15g，五倍子 20g，肉桂 10g，炮姜 10g，太子参 10g，石斛 10g，砂仁 10g，诃子肉 20g，煅牡蛎 20g，升麻 5g，炒白术 10g，茯苓 10g，炒鸡内金 10g，黄连 5g，莲子心 10g，炙甘草 10g，山药 10g，三七 10g。14 剂，水煎服，每日 1 剂，每日早、晚两次温服，每次 300mL。

复诊情况 二诊 2019 年 4 月 19 日：大便成形，每日两次，偶有小腹坠胀感，腹部冷感明显减轻，仍有不消化食物，腰酸减轻，夜寐差，舌淡苔腻、边有齿痕，脉沉。处方以初诊方黄芪加至 40g，加酸枣仁 10g。14 剂，水煎服，每日 1 剂，每日早、晚两次温服，每次 300mL。

医案分析 该患者以大便次数多、不成形为主症就诊，属于中医"腹泻"范畴。病机为脾肾阳虚、命门火衰，治疗以补肾健脾、温补命门、固涩止泻。方中以大剂量黄芪为君药，大补元气，补中益气，升阳固表。张大宁教授认为黄芪是一味五脏均补，尤以补肾、脾、肺、心气为主的"圣药"；炒白术、太子参、山药、炙甘草、砂仁补气健脾为臣，与黄芪合用，增强补益中气之功；补骨脂、吴茱萸温肾暖脾；肉桂、炮姜补火助阳，引火归原；煨肉豆蔻、煅牡蛎、五味子、五倍子、诃子肉收敛固涩、涩肠止泻共为佐药；升麻升阳举陷止泻；鸡内金消食和胃；石斛益气养阴；针对失眠，张大宁教授常用黄连、莲子心配伍，以达到清心泻火、养心安神目的；三七活血化瘀，张教授据此常用活血化瘀之品，共为使药。二诊时考虑患者夜寐差，加用酸枣仁增强养心安神之力。

来源 樊威伟，张勉之，张大宁．国医大师张大宁教授治疗腹泻经验浅析 [J]．天津中医药，2021，38（05）：577-580.

验案 患者，女，90 岁。2016 年 4 月 6 日初诊。患者自述胃脘部不适伴反酸烧心多年，进食后背部灼热，口干、口苦，多梦眠差，尿频，大便黏腻不爽，舌红苔黄腻，脉常。胃镜显示反流性食管炎、慢性浅表性胃炎。

诊断 西医诊断：反流性食管炎。中医辨证属肝郁化热，胃失和降。

治法 清肝泻热，和胃降逆。

方药 小柴胡汤合半夏泻心汤加减。处方：柴胡 8g，炒黄芩 10g，法半夏 10g，党参 10g，川黄连 10g，干姜 10g，炙甘草 10g，大枣 10g，百合 30g，乌药 10g，当归 10g，白芍 10g，益智仁 10g，煅牡蛎 10g，紫苏梗 10g，焦神曲 10g，茵陈 20g，凤尾草 30g，首乌藤 40g，连翘 30g，龙胆 10g，柏子仁 30g。7 剂，水煎服，每日 1 剂，分温日二服。

复诊情况 2016 年 4 月 20 日二诊：患者服药后效果明显，胃中及后背烧灼感明显减轻，偶有反酸。遵前方，稍作加减，继服 14 剂。

医案分析 反流性食管炎是现代医学的病名，是吸烟、过度饮酒等原因引起的慢性消化道疾病，典型症状为烧心、反酸，多数患者还经常伴有嗳气、呃逆等症状，病情复杂，缠绵难愈。中医学古籍中虽无病名记载，但根据患者的具体临床表现，可参照中医"呕吐""吞酸""嘈杂"等病名进行辨治。反流性食管炎与脾胃、肝胆等脏腑密切相关。王庆国认为本病多因情志不畅或者其他原因造成肝失疏泄，气机郁结不畅，肝气横逆犯胃导致食管气机阻塞，中焦气机失常。胃失和降，故清气不升，浊气不降，邪气留恋，寒热互结，而出现反酸、烧心等症。胃液的分泌和功能正常发挥与肝的疏泄功能相关。此病病位在食管，但属胃所主，与肝、胆功能息息相关，临证时应整体论治。王庆国强调在具体辨证的同时要注意病机演变。此患者口干、口苦，大便黏腻、舌红苔黄腻，一派气机已经郁滞化热，寒热错杂，气机升降失调的征象。所以选用小柴胡汤合半夏泻心汤加减，疏泄肝胆，平调寒热，和胃降逆。胃喜润恶燥，合用百合乌药汤以甘凉清润，行气止痛；患者反酸胃痛，酌情加煅牡蛎制酸止痛；眠差梦多，加首乌藤、柏子仁养心安神，当归、白芍一方面养血柔肝，亦可滋养肝血以安神；茵陈、凤尾草、龙胆、连翘清泻肝胆湿热，紫苏梗理气、舒郁、止痛；益智仁、乌药拟缩泉丸之意，温肾固涩治尿频；考虑患者年迈，脾胃消化功能偏弱，酌加焦神曲消食化积，健脾和胃，同时促进药物的吸收。处方以小柴胡汤随症加减，使寒散热清，胃气安和，通降功能恢复正常，诸症悉平。

来源 刘姝伶，程发峰，马重阳，等. 王庆国教授运用小柴胡汤加减治疗消化系统疾病验案三则 [J]. 环球中医药，2019，12（11）：1710-1712.

验案 患者，男，57 岁。2001 年 11 月 26 日初诊。主诉：反酸烧心伴胃部不适反复发作十年，加重一周。患者十年来经常出现胃脘部隐痛或冷痛、烧心，消瘦，面色萎黄，纳呆恶心，喜温喜按，寐差，入睡困难，半夜易醒，自觉乏力、疲惫不堪，心理压力较大。曾在西医建议下服用艾司奥美拉唑镁肠溶片、铝碳酸镁片、莫沙必利、多潘立酮及阿莫西林等药，有一定效果，但停药即犯。舌质淡，苔黄白相兼，脉沉细。胃镜示：反流性食管炎、糜烂性食管炎、食管下段鳞状上皮组织增生。

诊断　西医诊断：反流性食管炎，糜烂性食管炎。中医辨证属寒热错杂。

治法　寒热同调，辛开苦降，理气和胃。

方药　百合乌药泻心汤加减。处方：百合 10g，乌药 6g，法半夏 15g，川黄连 10g，炒黄芩 8g，生晒参 10g，炙甘草 15g，大枣 10g，干姜 6g，益智仁 10g，煅牡蛎 15g，蒲公英 10g，丹参 15g，柴胡 6g，桂枝 4g，砂仁 5g。14剂，日 1 剂。

复诊情况　二诊：服药后胃痛、烧心等症状明显缓解，纳可，寐佳，体重上升。后患者又陆续自行服用该方，2011 年 5 月经山东省立医院复查胃镜，未见食管下端鳞状上皮组织增生。

医案分析　本案患者的病机为脾胃气机升降失序，寒热错杂其中，又患者久病造成肝郁气滞，肝气不舒则影响胃之降浊，出现胃脘部疼痛不适，食欲不振，纳呆恶心，反酸烧心等表现，此即为"肝胃不和"的典型症状。患者又兼有喜温喜按，疲乏气短，舌苔黄白相兼。本患为典型的寒热错杂之证，契合百合乌药泻心汤临床应用之核心要点。百合乌药泻心汤即是王庆国运用辛开苦降法治疗反流性食管炎之代表方剂，方中百合补中益气，和胃润肺，乌药理气温胃，二者合用使得胃体安康；法半夏、干姜味辛善行善散，达到"辛甘升地气"之效果；炒黄芩、川黄连，味苦能泄能降，与半夏、干姜构成辛开苦降法之核心药对；生晒参、炙甘草、大枣味甘补中焦并能缓急止痛；益智仁温脾胃固中气，砂仁化湿开胃，温脾止泻；煅牡蛎专以制酸止痛；蒲公英清热泻火以清胃中实火；丹参增强止痛之功；桂枝调和阴阳；柴胡疏肝解郁针对肝郁不舒而设。以上诸药共奏寒热同调，苦辛并进之功，恰对患者之病本，故疗效显著。

来源　徐甜，樊姝宁，邓楠，等．王庆国教授治疗反流性食管炎经验拾掇[J]．环球中医药，2019，12（08）：1223-1225.

4 贲门失弛缓症

验案 患者，女，50岁，因家庭纠纷而起病。初觉食下不顺，继则噎膈梗阻，每日只进食二两主食，多食则反胃吐出，进流食稍好，但亦不甚通畅。经医院检查排除食管癌，诊断为贲门失弛缓症。中西医多方治疗无明显效果。患者精神抑郁，自觉胸胁胀满不舒，每进食则胸骨下部烧灼感明显，小便短赤，大便秘结，1周1行，舌质红、苔白而干，脉沉细数。

诊断 西医诊断：食管贲门失弛缓症。中医诊断：膈证，证属肝郁化火，耗伤气阴。

治法 益气养阴，镇逆疏郁。

方药 石斛、北沙参、当归、郁李仁各20g，生地黄、熟地黄、清半夏、枳实、佛手、知母、桃仁、麦冬各15g，太子参（或人参5g）、生赭石各30g，甘草10g，夏枯草30g，生栀子15g。嘱徐徐进药少量服之，防止用量过大导致呕吐。

复诊情况 初服药吐出约一半，继续服后吐出少量药，连服1剂半，渐觉吞咽通畅，能进少量食物。前方加大黄7g，服后大便通畅，2日1行，进固体食物仍有梗阻，但程度较前明显减轻。患者先后5次复诊，共服药40余剂，进食基本如常人，遇情志刺激仍偶觉胁胀腹满，但未再发生噎膈呕吐，后停药观察。随访年余，病情稳定。

医案分析 对于食管贲门失弛缓症，张琪教授临床治疗按中医膈证论治，辨证属气阴两亏，津液不足。气虚无以斡旋，贲门弛张节律失常；阴亏液伤，饮食入口难于下行，大便燥结；舌红脉细为气阴两亏之候。参考张锡纯之参赭培气汤和东垣通幽汤。

来源　孙元莹，吴深涛，姜德友，等．张琪诊治疑难脾胃病经验5则[J]．山西中医，2008（02）：6.

验案　患者，女，46岁。因剑突下满闷不适4年余，加重1年，于2011年5月6日初诊，时查上消化道钡餐示：食管中下段扩张，贲门失弛缓。时咯吐白色泡沫样黏液，进干食困难，阻塞感明显，夜间食物反流，畏寒怕冷。钡餐X线检查示：食管扩张，食管蠕动减弱，食管末端狭窄呈鸟嘴状。病理检查排除恶性病变。刻下：胸脘痞闷不适，下咽如噎，常进半流食，口中冷，吐涎沫、黏液，夜间有食物反流，形体畏寒，舌淡红，苔白腻，脉弦。

诊断　西医诊断：贲门失弛缓症。中医诊断：噎证，证属心肝气郁，胃窍不利。

治法　开郁宣窍，和胃降逆。

方药　石菖蒲10g，远志6g，合欢皮、合欢花各15g，广郁金10g，制香附10g，百合30g，急性子5g，鹅管石30g，煅赭石30g，刀豆壳30g，陈皮10g，法半夏10g，黄连2g，干姜10g，木蝴蝶6g，降香5g。14剂，嘱其1剂药煎煮4次，温润以后分次口服，少食多餐，调畅情绪。

复诊情况　二诊：患者吞咽不利，夜间食物反流，并咯吐白沫黏痰，身倦乏力畏寒，舌苔薄白，脉象细弦，诊断食管中下段扩张，贲门失弛缓症，病属癥症，证属心肝气郁，胃窍不利，气逆不降。先投开郁宣窍，和胃降逆之药，症状已有改善，治参原法。方选石菖蒲5g，合欢皮、合欢花各10g，广郁金10g，制香附10g，木蝴蝶6g，煅赭石30g，刀豆壳30g，炙鸡内金10g，陈皮10g，法半夏10g，川黄连2g，干姜6g，鹅管石20g，当归10g，北沙参15g，苦杏仁10g，煎服方法同前。随诊半年，未再复发。

医案分析　贲门紧缩失去正常的弛缓，则胃窍不通，饮食难下。患者初诊时气郁痰阻之象明显，拟用石菖蒲、远志，石菖蒲辛温通九窍，为痰郁之君药，"痰郁者，菖蒲为君"，远志通心神、安神志，两药合用以安神化痰开窍；合欢皮、合欢花、郁金、香附、百合舒畅开郁；急性子通利；鹅管石重抑镇逆，扩张食管；煅赭石、刀豆壳加强镇逆之功；黄连、法半夏、干姜苦辛通降，降胃之逆气；木蝴蝶利咽开音疏肝，降香行气活血。诸药同用，以宣通开窍，缓解贲门痉挛，利食消积，噎证自除之功。患者二诊时，诸症好转，但其咯吐白沫黏痰、食物反流之症仍存，此仍属胃失和降、肺失宣疏之证，加以北沙参、苦杏仁以宣利肺气，开通腑窍，脾胃自健，气机自调则蠕动恢复，饮食能入，诸症自除。徐景藩认为贲门失迟缓症虽由精神神经因素引起，但久病不愈给患者生理和心理上造成巨大压力，诊时常安慰以调畅患者情志，消除患者恐惧情绪，以期改善患者症状，提高患者生活质量。

来源　谭唱，赵宇栋，陆为民，等．国医大师徐景藩论治贲门失弛缓症经验浅析 [J]．中华中医药杂志，2019，34（11）：5170-5172．

5 慢性胃炎

5.1 慢性浅表性胃炎

验案 周某,男,54岁。1998年6月17日初诊。患者胃痛反复发作2年。胃镜检查诊断为慢性浅表性胃炎、十二指肠球炎。刻诊:胃脘隐痛,时腹胀且冷,口不干苦,纳食少,大便溏;舌质淡、苔白,脉沉细兼弦。

诊断 西医诊断:慢性浅表性胃炎、十二指肠球炎。中医诊断:胃痛,证属脾虚寒滞。

治法 健脾益气,温中和胃。

方药 黄芪30g,党参12g,八月札30g,乌药10g,高良姜7g,瓦楞子15g,薏苡仁30g,鸡内金10g,炒麦芽30g,甘草7g。

复诊情况 服药7剂,胃痛稍减,大便次数减少,精神转佳。上方去瓦楞子、鸡内金,加延胡索、海螵蛸。又服7剂后,胃痛已少,但腹中仍有冷感,上方加肉桂以巩固疗效。

医案分析 此例为脾虚与寒滞相兼为病,故用黄芪、党参、甘草健脾益气,乌药、高良姜温中散寒,八月札理气,瓦楞子制酸,鸡内金、麦芽消食助运,薏苡仁缓急利湿。全方共奏健脾益气、温中和胃之效,药证相符,故效如桴鼓。

来源　周慎，刘芳 . 刘祖贻和胃五法治疗胃脘痛经验 [J]. 上海中医药杂志，2008，461（06）：4-5.

验案　何某，女，56 岁。患呃逆半年余。半年前无明显诱因出现呃逆，查电子胃镜示：慢性浅表性胃炎伴胆汁反流。经多方治疗，效果不佳。现见呃逆连声、声短而频、冲逆而出，下满闷、按压不痛，伴反酸、恶心、纳差、大便稀、舌红、苔薄黄微腻、脉弦细滑。

诊断　西医诊断：慢性浅表性胃炎伴胆汁反流，顽固性呃逆。中医诊断：呃逆，证属脾胃升降失常，寒热错杂于中焦。

治法　和中消痞，降逆止呃。

方药　半夏泻心汤加减。药用：姜半夏 12 克，黄连 12 克，黄芩 10 克，干姜 6 克，党参 15 克，瓜蒌 15 克，陈皮 12 克，竹茹 9 克，生石膏 20 克，鸡内金 15 克，枳实 12 克，广木香 9 克，丁香 10 克，柿蒂 15 克。水煎服，1 日 1 剂。

复诊情况　二诊：药进 1 剂，呃逆明显改善，5 剂后，呃逆基本不作，14 剂呃逆已止。

医案分析　顽固性呃逆患者症状，多反复发作或持续不止。其病机多为病邪久留不去，致脾胃升降失调，清气不升，浊气滞留，寒热错杂，互结于中焦，以辛开苦降、寒热并用之半夏泻心汤可收到较好的效果。方中芩连之苦寒降泄以除其热；姜夏之辛温以开其结而散其寒；参草甘温益气，以补其虚，使清气得以上升，浊气顺利下降，则呃逆自止。

来源　娄莹莹，李刚，张金丽，等 . 李佃贵经方治疗顽固性呃逆 [N]. 中国中医药报，2017-06-23（005）.

验案　患者，男性，67 岁。1994 年 1 月 19 日初诊。胃脘隐痛反复发作 2 年余，当地医院胃镜检查，诊为慢性浅表性胃炎。服多种胃药均无显效，症状渐之加重。空腹隐痛尤为明显，口干咽燥，舌红中裂，脉弦细。

诊断　西医诊断：慢性浅表性胃炎。中医诊断：胃痛，阴虚证。

治法　滋阴疏肝。

方药　一贯煎加减：北沙参 15g，麦冬 15g，当归 12g，生地黄 15g，枸杞子 15g，白芍 15g，炙甘草 9g，蒲公英 15g。21 剂，水煎服，每日 1 剂。

复诊情况　服上方 21 剂后诸症消失。续服 1 个月，疗效巩固，未再发。

医案分析　阴虚胃痛临床并不少见，若治以香燥理气常无显效。患者隐痛饥时为甚，口咽干，舌红中裂，此症属郁热伤津，胃阴亏虚。方以一贯煎养阴和胃，佐白芍、甘草酸甘化阴缓急止痛；辅以蒲公英清热和胃。因患者阴虚明显，而无气滞之象故减去川楝子等理气之品。

来源　林友宝，孙洁，沈淑华，等."以通为用"治胃痛——国医大师何任辨治胃痛经验琐谈 [J]. 中国中医急症，2015，24（8）：1386-1388.

验案　患者，男性，54 岁。2006 年 4 月 27 日初诊。患慢性浅表性胃炎 12 年，胃镜示慢性浅表性胃炎伴胃窦部糜烂，近来间歇性胃脘胀痛 4 个月，痛处不固定，时有恶心，饭后疼痛加重，情绪不好时疼痛亦加重，舌淡，苔白腻，脉弦。

诊断　西医诊断：慢性浅表性胃炎。中医诊断：胃痛，气滞证。

治法　调肝理气。

方药　自拟脘腹蠲痛汤加减：延胡索 20g，白芍 20g，生甘草 10g，川楝子 10g，蒲公英 30g，沉香曲 10g，乌药 10g，制香附 10g，海螵蛸 10g，郁金 10g，炙刺猬皮 15g，九香虫 6g，玉米须 30g。煎服，每日 1 剂。

复诊情况　服上方有效，续服。前后共服 45 剂，胃镜示糜烂消失，至今未有疼痛复发。

医案分析　患者胃痛，痛处不固定、随情绪波动、脉弦，显系气滞胃痛。气滞湿阻，胃气上逆，故见恶心。然患者患病日久，恐其"久病入络"，故脘腹蠲痛汤中重用延胡索、白芍，并加郁金、炙刺猬皮、九香虫等活血止痛之品，诸药共奏气血共调，通则不痛之意。

来源　林友宝，孙洁，沈淑华，等."以通为用"治胃痛——国医大师何任辨治胃痛经验琐谈 [J]. 中国中医急症，2015，24（8）：1386-1388.

验案　患者，女，30 岁，干部。1986 年 10 月 18 日入院。胃脘胀痛 5 年余，经服中药行气疏利之品效不显，于是加强行气之力，胀痛更甚，初病时食后加重，现不食亦胀。1985 年 5 月作胃镜诊断为浅表性胃炎。现症：

脘腹满闷胀满，胀甚于痛，以午后傍晚为甚，口淡黏腻，纳差食少，食后不化，形体消瘦，倦怠乏力，面色萎黄，舌质胖淡有齿痕，苔厚腻，脉濡缓稍弦。

诊断 西医诊断：慢性浅表性胃炎。中医诊断：胃脘痛，证属脾胃气虚，气滞湿阻。

治法 健脾补中，行气化湿。

方药 香砂六君子汤加味。方药组成：党参 15g，白术 10g，茯苓 15g，半夏 10g，陈皮 12g，木香 10g，砂仁 10g，枳壳 10g，神曲 12g，佩兰 10g，川厚朴 10g，炙甘草 3g。每日一剂，水煎服。

复诊情况 用药一周后，胃脘满闷胀痛略减，稍思饮食。半月后，胀痛减轻，已不满闷，口不黏腻，腻苔渐退，饮食增加。以后在此方基础上适当增减。2 个月后，胀痛基本消失，饮食正常，即使稍多饮食，亦不作胀。形体渐感有力，复查胃镜提示，胃黏膜正常。

医案分析 观其脉证，不难看出，此病乃本虚标实之证，脾胃气虚是其本，气滞湿阻为其标。前医辨证失之精心，误以气滞为其根，只知一味服用行气疏利之药以治其滞，效不显，复倍用行气之品以攻其疾。其结果事与愿违，病未向愈，却中气消残，使之越治越重。李振华脉证合参，审证求因，诊为此乃脾胃气虚，气滞湿阻，胃气不和之证。治宜健脾补中、行气化湿、和胃降逆、开结除痞。故李老采取标本同治以奏其功。

来源 高尚社. 国医大师李振华教授治疗慢性胃炎验案赏析 [J]. 中国中医药现代远程教育，2013，11（17）：6-8.

验案 刘某，女，38 岁。2010 年 7 月 9 日首诊。浅表性胃炎，怕冷，胃脘胀痛一年半，水泻，反复发作。舌淡苔少，脉细。

诊断 西医诊断：慢性浅表性胃炎。中医诊断：胃痛，证属脾胃阳虚，升降失常。

治法 温阳健脾，理气和胃止痛。

方药 生晒参 15g，生北黄芪 10g，炒白术 10g，炒六曲 15g，海螵蛸 12g，西砂仁 4g，藿香叶 10g，老紫苏梗 6g，怀山药 10g，延胡索 10g，葫芦壳 6g，高良姜 6g，广橘络 6g，鸡内金 6g。7 剂，水煎内服，每日 2 次。

复诊情况 二诊 2010 年 8 月 20 日：服前方后胃痛已止。大便略稀，头晕，憋闷，舌淡苔少，脉细。处方：西洋参 10g，生北黄芪 10g，紫丹参 5g，海螵蛸 12g，西砂仁 4g，荜澄茄 4g，炒六曲 15g，广藿香 6g，老紫苏梗 6g，川郁金 10g，制首乌 15g，明天麻 10g，鸡内金 6g，浮小麦 15g，高良姜 6g。7 剂，水煎内服，每日 2 次。

三诊 2010 年 8 月 27 日：胃痛、腹泻已止，舌淡苔少，脉细。处方：西洋参 15g，生北黄芪 10g，紫丹参 7g，炒白术 10g，炒六曲 15g，海螵蛸 12g，西砂仁 4g，高良姜 6g，大腹皮 10g，车前子 10g，淮山药 10g，煨诃子 10g，葫芦壳 5g。7 剂，水煎内服，每日 2 次。

医案分析 胃脘痛在辨证上，首要分清缓急、虚实、寒热及在气、在血。同时若合并吐血、便血等急性并发症，则为本病较严重的转归；若反复发作，甚至大量吐血或便血，病情更为严重，临床应该积极抢救，根据不同的原因，及时予以止血、以断其流；若气随血脱，当务之急则在于益气摄血而固脱。胃痛患者，除药物治疗外，饮食的宜忌，精神调摄也很重要。本例患者，以胃冷痛为特征，伴有腹泻，病程长且反复，脾胃阳虚，升降失常之象显。孙光荣教授温阳健脾、和胃降逆并举，以恢复脾胃的升降、纳化功能。

来源 杨建宇，李彦知，张文娟，等. 中医大师孙光荣教授中和医派诊疗胃肠病学术经验点滴 [J]. 中国中医药现代远程教育，2011，9（14）：129-133.

🍂 **验案** 田某，女，66 岁。2004 年 3 月 9 日初诊。胃痛胃胀 3 年，加重 6 个月，6 个月前做胃镜示：慢性浅表性胃炎，伴中度肠上皮化生。经中西医治疗效不显，前来求诊。现胃痛、胃胀，泛酸烧心，面色晦暗，长期失眠，心情抑郁不舒，纳少厌油腻，怕吃生冷，口干，大便干，舌红苔薄黄少津，脉沉细关弦。

诊断 西医诊断：慢性浅表性胃炎。中医诊断：胃痛，证属肝火犯胃，脾胃阴虚。

治法 养阴益胃，清肝止痛。

方药 沙参 15g，麦冬 15g，黄精 12g，生地黄 15g，枸杞子 10g，当归

10g，白芍 18g，枳壳 10g，黄连 5g，川楝子 8g，延胡索 12g，川贝母 8g，炒酸枣仁 18g，珍珠母 15g，蒲公英 12g。7 剂。

复诊情况 二诊：药后胃痛泛酸明显减轻，心情好转，睡眠改善，余症如前，仍守上方再进。该患者前后治疗近 1 年，以一贯煎为主，兼肝气郁结时合四逆散，纳呆厌油较重时合保和丸，气阴两虚时加太子参、党参。1 年后胃镜复查中度肠上皮化生消失。

医案分析 肠上皮化生通常称为癌前病变，为胃病较重者。该患者表现为典型的阴虚肝郁症状，经薛伯寿教授以一贯煎化裁，症状改善，守方 1 年，而得以从病理上解除癌前病变。

来源 蒲永文，李薇. 薛伯寿从肝论治胃病经验 [J]. 中医杂志，2006（07）：495-496.

验案 王某，女，42 岁。初诊：2012 年 11 月 2 日。主诉：胃脘部隐痛时作 10 个月余，时泛酸，喜蜷卧，怕冷喜暖，大便成形，食欲尚可，平时易情绪不悦，失眠多梦。既往史：胆囊炎病史。2012 年 3 月 27 日北京某医院胃镜诊断：慢性浅表性胃炎伴有胆汁反流，非萎缩性胃炎，幽门螺杆菌阳性，Hp（+）。查体：舌质嫩红，苔薄白，脉沉细缓滑。

诊断 西医诊断：慢性浅表性胃炎。中医诊断：便秘，证属肝胃不和，脾胃虚寒。

治法 疏肝和胃，温运中州。

方药 黄芪建中汤合逍遥散加减。处方：炙黄芪 20g，生白芍 12g，桂枝 6g，炙甘草 6g，大枣 3 个，党参 10g，香附 10g，炒白术 10g，茯苓 12g，当归 10g，北柴胡 6g，半夏曲 10g，炒麦芽 15g，炒谷芽 15g，玫瑰花 6g，郁金 9g，鸡内金 10g。水煎服，1 天 1 剂，12 剂。

复诊情况 二诊 2012 年 11 月 16 日：前方服用 12 剂药后，睡眠有改善，胃中泛酸减轻，食欲尚可。仍胃脘部隐痛时作。近日情绪不悦。查体：舌质嫩红，薄白苔，脉沉弦细。辨证：肝胃不和。治法：疏肝和胃。方药和肝汤加减。处方：大枣 3 个，太子参 15g，香附 10g，炒白术 10g，茯苓 15g，当归 12g，北柴胡 6g，半夏曲 10g，生麦芽 15g，炒谷芽 15g，玫瑰花 6g，牡丹皮 10g，鸡内金 10g，炙甘草 6g，百合 15g，海螵蛸 20g。水煎服，1 天 1 剂，14 剂。

三诊 2012 年 12 月 18 日：服用上方后，自觉舒畅无不适，入睡卧位，偶左肋胀隐痛，矢气后缓解，无泛酸，食欲可，大便调。末次月经 2012 年 12 月 12 日，月经量可，无血块。查体：舌质嫩红，边有齿痕，薄白苔舌中少苔，脉沉细缓滑。辨证：肝胃不和。治疗：疏肝和胃。继续上方巩固疗效。

医案分析　患者胃脘部隐痛时作 10 个月余，时泛酸，喜蜷卧，怕冷喜暖，大便成形，食欲尚可，平时易情绪不悦，失眠多梦。舌质嫩红，苔薄白，脉沉细缓滑。四诊合参辨证为脾胃虚寒，肝胃不和。给予黄芪建中汤和逍遥散化裁治疗。炙黄芪建中温中补气，和里缓急。又因患者肝郁气滞，故用逍遥散疏肝解郁，健脾和胃。方中北柴胡疏肝解郁，当归、生白芍养血柔肝。炒白术、茯苓健脾去湿，使运化有权，气血化生有源，炙甘草益气补中，调和诸药。香附、郁金、玫瑰花疏肝理气，行气解郁，活血止痛。炒麦芽、炒谷芽、鸡内金运脾消食和胃。二诊患者无畏寒症状，仍胃脘部隐痛时作，情绪不悦，舌质嫩红，薄白苔，脉沉弦细。四诊合参辨证为肝胃不和。治法：疏肝和胃。方药给予和肝汤化裁治疗。以疏肝解郁，理气和中为主要治疗目的，加用海螵蛸制酸止痛。经过治疗后患者自觉舒畅无不适，脾升胃降功能恢复正常。

来源　于彦. 方和谦教授"和"法学术思想探悉（附 2 例解析）[J]. 中国社区医师，2015，31（08）：74-75.

验案　患者，女，57 岁，河北晋州人。2015 年 6 月 1 日初诊。胃部不适 2 年，不能食生、冷、硬等食物（包括面条、水），近 1 年只食小米粥，胃痛时伴头痛，阵发性一过性晕厥，寐差，凌晨 1~2 点入睡，3~4 点醒，反复口腔溃疡，便干 2 日一行，易怒，乳胀，精力好，身体消瘦。2014 年 12 月、2015 年 1 月在石家庄和平医院胃镜检查示慢性浅表性胃炎。左脉沉弱，右脉弦无力，舌红苔薄。

诊断　西医诊断：慢性浅表性胃炎。中医诊断：胃痛，证属肝郁乘脾。

治法　疏肝健脾。

方药　逍遥散加减。处方：当归 15g，党参 10g，生白术 10g，白芍 10g，柴胡 9g，清半夏 10g，肉桂 5g，茯苓 15g，炙甘草 7g。7 剂，水煎服。

复诊情况 二诊 2015 年 6 月 8 日：药后便已调，日 1 行，寐好转，12 点入睡，梦多，4 点多醒，胃痛减，已能进食面条，无乳胀，头已不痛。现头沉，重如裹，咽后食管烧灼感 2 日，胸闷热，面热，善太息，背沉痛酸。脉沉弦缓减，舌中白苔。方药：乌梅丸加减。乌梅 10g，黄柏 6g，干姜 7g，细辛 7g，当归 12g，肉桂 7g，党参 10g，制附子（先煎）1g，黄连 10g，川椒 6g。7 剂，水煎服。

三诊 2015 年 6 月 15 日：睡眠改善，胃痛减轻，咽部灼热感，记忆力减退，头痛头沉，耳鸣如蝉鸣，烘热，善太息，背沉痛酸，大便正常。右脉沉弦滑数，左脉弦滑减。方药：牡丹皮 10g，栀子 12g，当归 12g，生黄芪 15g，柴胡 10g，茯苓 15g，白术 10g，炒鸡内金 15g，白芍 15g，山药 15g，焦三仙各 10g，炙甘草 10g。7 剂，水煎服。

医案分析 中医讲究辨证论治，望闻问切，四诊合参。李士懋尤以重视脉诊，强调脉诊在疾病的诊断中所占权重为 50%～90%，起着决定性的作用。并常以脉解证，以脉解舌。此患者主诉较多，而脉为左沉弱、右弦无力，李老认为皆以肝郁乘脾所致，故予逍遥散治之。平时临证时我们通常是"效不更方"，临床要根据实际判断，收效而脉未变者必不更方，虽获效而脉已变者当根据脉象，结合其他三诊而更方治之。李老认为若脉变则方亦变，二诊时患者脉为沉弦缓减，以乌梅丸调之。

来源 徐文江，乔子剑.国医大师李士懋教授应用经方案例选 [C].中国中医药研究促进会仲景医学分会，2016：93-95.

验案 刘某，男，43 岁。平时喜饮酒与浓茶，2016 年 5 月来诊。反复胃脘胀痛 7 年，得食尤甚，胃镜检查示慢性浅表性胃炎。近来症状加重，不思饮食，甚则恶心，自觉口苦口腻，大便不畅，夜寐不安，舌质偏红、苔黄厚腻。

诊断 西医诊断：慢性浅表性胃炎，高血压。中医诊断：胃痛，证属湿热中阻。

治法 清热化湿，理气止痛。

方药 平胃散加减。川厚朴、苍术、藿香、佩兰、茯苓各 12g，蒲公英、

炒白芍各 15g，石菖蒲、黄芩、草果、姜半夏、姜竹茹、佛手片、川楝子各
9g，陈皮 6g。并嘱忌辛辣刺激，戒烟酒茶食。

复诊情况　半月后复诊，胃脘胀痛明显好转，余症减轻，原方加减再服
半月，诸症基本消除。

医案分析　喜烟好酒饮茶之人，湿热内蕴，脾胃损伤，运化失司，气机
阻塞，故胃脘胀痛，得食尤甚；运化不利，升降失常，因而不思饮食，恶心，
大便不畅；口苦口腻，苔黄厚腻，乃内有湿热之象。葛琳仪认为"胃为阳土，
脾湿及胃，从热而化，湿热内蕴，酿成诸症"，中焦之为病，强调脾为湿土，
喜燥恶湿，宜升则健；胃为燥土，喜润恶燥，宜降则和。本例湿热中阻，故治
拟清热化湿和中之法，并取辛开苦降之泻心汤意，灵活化裁。脾气之转输，湿
邪之运化，皆赖于气之运行，故方中重用行气诸药而收功。

来源　郑栩良，张邻晨茜，张烁. 葛琳仪治疗脾胃病经验浅述 [J]. 浙江中
医杂志，2018，53（05）：318-319.

验案　患者，女，46 岁。2017 年 4 月 7 日以间断性胃脘部疼痛不适
20 年加重 1 周为主诉前来就诊。患者胃痛已 20 余年，查胃镜诊断为慢性
浅表性胃炎。先后于多家医院治疗，服用中西药调理，症状时轻时重。现
胃脘疼痛，伴反酸，恶心，纳呆，夜休可，时口苦。大便时干时稀，2～3
日一行，小便调。舌淡苔白，脉沉弱。

诊断　西医诊断：慢性浅表性胃炎。中医诊断：胃脘痛，证属脾胃虚弱。

治法　健脾益气，调中和胃。

方药　香砂六君子汤加减。药用：广木香 6g，砂仁 6g，姜半夏 10g，陈
皮 10g，茯苓 12g，白术 10g，党参 12g，甘草 6g，焦三仙（焦山楂、焦神曲、
焦麦芽）各 15g，延胡索 12g，香附 12g，灵芝 12g，煅瓦楞子 15g，浙贝母
10g，栀子 10g，柴胡 6g，郁金 12g。10 剂，水煎服，日 1 剂。

复诊情况　二诊：胃痛、反酸等症减轻，上方去柴胡，加黄连 6g，再
服 15 剂，诸证基本消失，大便也基本正常。

医案分析　该患者胃脘疼痛，时轻时重，持续 20 余年，诊断为胃脘痛。
久病、纳呆、大便时干时稀，舌淡苔白，脉沉弱，均为脾胃虚弱之象。张教授

用香砂六君子汤加减，该方平和、理气、健脾、和胃，切合病机。常广木香与香附相须为用增强行气作用。另外，该患者有口苦等少阳症状，加入香附、柴胡、郁金疏肝理气。久病必虚、久病多瘀，故加入灵芝益气血、安心神、健脾胃，一药多效。张学文教授强调脾胃虚弱患者一般病程较长，体质较弱，日常应注意饮食调理，不可劳累，戒除烟酒，少食辛辣肥腻及生冷之食物，必要时可结合药膳进行调养，不仅可使脾胃功能强健，亦可促进病情恢复。

来源　白海侠，张学文，李军.国医大师张学文辨治胃痛经验 [J].中华中医药杂志，2019，34（04）：1492-1495.

验案　患者，男，28 岁。1994 年 12 月 5 日初诊。有慢性浅表性胃炎病史 1 年，近因工作繁忙，自觉胃脘部胀闷不适半月余，曾在单位医务室就诊，服仲景胃灵片后，胃脘胀闷减轻，但突觉中脘嘈杂似饥，难受异常，以致半夜醒来索食，持续 3～4 天。来诊时诉嘈杂之象时有出现，伴晨间口微苦，口干不欲饮，心烦易怒，大小便正常，舌红、苔腻黄白相兼，脉弦滑。

诊断　西医诊断：慢性浅表性胃炎。中医诊断：胃痞，证属肝胃不和，痰热郁遏。

治法　疏肝和胃，清化痰浊。

方药　川黄连 5g，吴茱萸、法半夏、陈皮、香附、淡竹茹、炒枳实各10g，蒲公英 20g，芦根 30g，茯苓 15g，生甘草 6g。5 剂，水煎服，日 1 剂。

复诊情况　药后脘部嘈杂似饥消失，余症明显改善，守方再进 5 剂，嘱其隔日 1 剂以善后。

医案分析　嘈杂一证，原因颇多，本案由肝热犯胃所致，故以左金丸合温胆汤加味治疗而获愈。

来源　万文蓉.洪广祥运用温胆汤验案举隅 [J].新中医，1996（9）：2-3.

验案　刘某，男，30 岁。1998 年 3 月 13 日就诊。患者胃脘疼痛反复3 年，复作 2 个月。1 年前曾因十二指肠球部溃疡并出血而住院。胃镜检查诊断为慢性浅表性胃炎、多发性十二指肠球部溃疡。刻诊：胃脘胀满疼痛，进食后尤甚，嗳气频繁，不吐酸，大便调；舌质红、苔黄厚，脉细滑略数。

诊断 西医诊断：慢性浅表性胃炎。中医诊断：胃痛，证属肝郁痰滞。

治法 疏肝解郁，化痰和胃。

方药 柴胡10g，炒枳壳10g，白芍12g，法半夏10g，竹茹10g，陈皮10g，蒲公英15g，酒制川楝子10g，炒莱菔子6g，炙甘草6g。

复诊情况 服药7剂后，胃脘痛胀减轻，嗳气减少。上方加麦芽30g，继进14剂，诸症基本消失。

医案分析 此例乃肝郁与痰热相兼为病，故在化痰和胃汤的基础上加蒲公英清解郁热，加莱菔子理气降逆。

来源 周慎，刘芳.刘祖贻和胃五法治疗胃脘痛经验[J].上海中医药杂志，2008，461（6）：4-5.

验案 周某，男，45岁。1998年6月12日初诊。患者胃脘部胀痛反复发作3年。经胃镜检查诊断为胃溃疡、慢性浅表性胃炎。刻诊：胃脘部胀痛，饥饿时明显，偶见夜间痛醒，稍有灼热感，时嗳气，纳差乏味，口不苦，大便偏干；舌质淡红、苔薄白，脉弦。

诊断 西医诊断：慢性浅表性胃炎。中医诊断：胃痛，证属肝气犯胃。

治法 疏肝解郁，理气和胃。

方药 柴胡10g，酒白芍12g，八月札30g，海螵蛸10g，蒲公英30g，青木香6g，乌药10g，酒制川楝子10g，薏苡仁30g，炒麦芽30g，甘草10g。

复诊情况 服药7剂后，胃痛及灼热感减轻。继续以上方调理巩固。前后服药1个月，半年后随访，胃痛未复发。

医案分析 此例为肝郁与郁热相兼为病，故在解郁和胃汤的基础上加蒲公英清解郁热，加海螵蛸制酸止痛。

来源 周慎，刘芳.刘祖贻和胃五法治疗胃脘痛经验[J].上海中医药杂志，2008，461（6）：4-5.

验案 患者，男，43岁。初诊：2007年5月10日。2006年5月胃镜显示：慢性浅表性胃炎，伴糜烂。去年复查胃镜提示：胃溃疡，浅表性胃炎。近日来因饮食不当而觉胃痛加重，伴烧心，反酸，口麻，两臂酸痛，大便不成形，饮食不适则症状加重，畏寒，胃脘发凉，舌紫暗，苔白腻，脉濡。

诊断 西医诊断：慢性浅表性胃炎。中医诊断：胃痛，证属脾虚气滞。

治法 补中健脾，燥湿理气。

方药 炙黄芪 15g，党参 15g，炒白术 12g，茯苓 30g，陈皮 10g，木香 6g，当归 6g，炮姜 4g，升麻 3g，枳壳 6g，佛手 6g，砂仁（后下）6g，煅瓦楞子（先下）30g。水煎服，每日 1 剂，7 剂。

复诊情况 二诊：前方服 7 剂，症状微轻，口干，肛门下坠，便化验：黏液Ⅱ，不消化食物Ⅲ。大便不成形，1 日 2 次，舌红、苔厚黄腻。方药：黄连 4g，党参 15g，炒白术 12g，茯苓 30g，陈皮 10g，木香 6g，佛手 6g，炮姜 4g，升麻 3g，枳壳 6g，砂仁（后下）6g，煅瓦楞子（先下）30g。水煎服，7 剂。

三诊：前方服 7 剂，中脘胀痛略轻，肛门有下坠感，怕冷，受寒则大便次数增多，烧心，吐酸。方药：生黄芪 18g，党参 15g，炒白术 12g，茯苓 30g，陈皮 10g，甘松 6g，炮姜 6g，木香 6g，黄连 3g，升麻 3g，枳壳 10g，炒神曲 12g，炙甘草 6g，佛手 6g，砂仁（后下）6g，煅瓦楞子（先下）30g。水煎服，每日 1 剂，7 剂。

四诊：前方服 7 剂，仍反酸、烧心，受凉则腹痛便稀，肛门有下坠感，舌体胖质暗、苔黄薄腻。方药：黄连 3g，吴茱萸 1.5g，炒白芍 15g，炒防风 6g，陈皮 10g，炒白术 10g，香附 10g，紫苏梗 10g，甘松 6g，佛手 6g，煅瓦楞子（先下）30g，海螵蛸（先下）15g。水煎服，每日 1 剂，7 剂。

医案分析 本例患者病程深久，久病多虚，大便溏薄，而饮食不耐寒热为中气虚弱之象。胃脘冷痛，反酸为中焦虚寒，气机阻滞所致。故本病属脾虚气滞，治疗当补中健脾，燥湿理气。故方中用党参补脾气；陈皮健脾行气；茯苓渗湿健脾；木香、枳壳、甘松行气止痛；当归活血止痛；佛手理气和中；砂仁化湿行气；升麻清热解毒；黄连清热燥湿；黄连和吴茱萸组成的左金丸清肝泻火，降逆止呕；炮姜温经止血；白术炒用可以使燥湿力缓和更能补脾；甘草炙用可以增强补脾和胃作用。

来源　刘民胜．颜正华教授治疗慢性胃炎临证用药探赜 [J]. 中华中医药杂志，2011，26（04）：723-725.

🐝 验案　患者，女，37 岁。初诊：2007 年 6 月 4 日。既往有浅表性胃炎，Hp 阳性。从 5 月 8 日开始胃痛，胃脘不舒，喜按，口干，恶心，呕吐，不能进食，大便 5 天未有，月经正常，近半月食欲不佳，水滑苔，脉弦细。

诊断　西医诊断：慢性浅表性胃炎。中医诊断：胃痛，证属脾虚湿困。

治法　渗湿健脾，降逆止呕。

方药　藿香 10g，法半夏 12g，茯苓 30g，生姜 10g，枳实 10g，枳壳 10g，吴茱萸 2g，炒白芍 18g，紫苏梗 10g，香附 10g，陈皮 10g，当归 12g，竹茹 10g，佛手 6g，煅瓦楞子（先下）30g。水煎服，每日 1 剂，7 剂。

复诊情况　二诊：前方服 4 剂时，恶心呕吐止，能进食少量，大便近 2 天行 1 次，食后胃痛胀，背痛，口干口臭，舌淡红、苔微黄薄，脉弦细。方药：佩兰 10g，清半夏 12g，黄连 3g，吴茱萸 1.5g，炒白芍 15g，紫苏叶 5g，紫苏梗 10g，香附 10g，陈皮 10g，当归 10g，佛手 6g，神曲 12g，炒麦芽 15g，炒谷芽 15g，甘草 6g，煅瓦楞子（先下）30g。水煎服，每日 1 剂，7 剂。

三诊：前方服 4 剂时，胃已不痛，胃脘仍不舒，恶心欲吐，月经应至未至，大便稀，日 2 次，舌苔水滑，脉弦细。方药：佩兰 10g，清半夏 10g，陈皮 10g，茯苓 30g，紫苏梗 10g，香附 10g，神曲 12g，丹参 15g，佛手 6g，益母草 20g，乌药 6g，砂仁（后下）6g，煅瓦楞子（先下）15g。水煎服，每日 1 剂，7 剂。

医案分析　本例患者初始以呕恶不能饮食为主，故立方以醒脾理气，降逆止呕为主，服方症减，故从二诊始侧重理气止痛，消食导滞，以解其胃脘疼痛。本病属脾虚湿困，治疗当渗湿健脾，降逆止呕。故方中以紫苏梗、枳壳行气而止痛；香附理气而止痛；吴茱萸散寒止痛；陈皮健脾行气；当归活血止痛；佛手理气和中；煅瓦楞子制酸止痛；藿香化湿止呕；竹茹清热止呕；后根据病情变化加减，佩兰化湿止呕；黄连和吴茱萸组成的左金丸清肝泻火，降逆止呕；紫苏叶行气宽中；益母草活血调经；麦芽炒后性偏温而气香，具有行气消食作用；谷芽炒后可以增强健脾消食作用。

来源 刘民胜 . 颜正华教授治疗慢性胃炎临证用药探赜 [J]. 中华中医药杂志，2011，26（04）：723-725.

验案 患者，女，42 岁。初诊时间：2006 年 5 月 20 日。患者 3 个月前突发胃痛，以胀痛感为显，遇劳累或紧张时痛感加剧。兼见烧心感，嗳气，纳差。胃脘部喜温喜按，并伴有自汗，身热，疲劳，多梦易醒等症。二便正常。舌质暗红，苔薄黄腻，脉弦滑。西医诊断为慢性浅表性胃炎。既往有咽炎病史，现正在月经期。

诊断 西医诊断：慢性浅表性胃炎。中医诊断：胃痛，证属肝胃不和，气滞不疏。

治法 疏肝理气和胃。

方药 紫苏梗 10g，香附 10g，陈皮 10g，旋覆花（包煎）10g，煅瓦楞子（先下）30g，丹参 20g，当归 6g，砂仁（后下）5g，生龙骨、生牡蛎各（先下）30g，炒酸枣仁 20g，木蝴蝶 5g，绿萼梅 6g，佛手 6g，益母草 15g，茺蔚子 12g。7 剂。

复诊情况 二诊 2006 年 5 月 27 日：患者诉服药后胃痛、烧心感明显减轻，胃胀、嗳气、疲劳感亦好转。近一周，频感咽干、胸闷、心慌、气短。自述 2 年前曾患频发室性早搏。经仔细辨证，颜教授认为患者刻下症结为久病气血虚弱，故在原方疏肝理气和胃之基础上，增用党参、白芍以补气养血，加玄参以清热凉血利咽。具体处方如下：党参 12g，玄参 12g，白芍 15g，紫苏梗 10g，香附 10g，陈皮 10g，旋覆花（包煎）10g，煅瓦楞子（先下）30g，丹参 20g，当归 6g，砂仁（后下）5g，生龙骨、生牡蛎各（先下）30g，炒酸枣仁 20g，木蝴蝶 5g，绿萼梅 6g，佛手 6g。14 剂。

三诊 2006 年 6 月 10 日：患者诉服上剂后，诸症减轻，胸闷、心慌、气短明显好转。然因患者近 1 周来饮食不节，进食樱桃 3 次，食后胃痛复作，隐隐作痛，饭后痛甚，嗳气，有轻微烧心感，纳多则胸脘不适，仍觉咽干，咽痒。舌红少苔，脉弦细滑。颜教授仍效初诊处方遣药，并加神曲以消食强健脾胃。具体处方如下：紫苏梗 10g，香附 10g，陈皮 10g，旋覆花（包煎）10g，煅瓦楞子（先下）30g，白芍 15g，生龙骨、生牡蛎各（先下）30g，炒酸枣仁 20g，当归6g，丹参20g，绿萼梅6g，木蝴蝶5g，神曲12g，佛手6g。7剂。患者服药后诸症显著缓解，随访半年，胃痛未再复发。

医案分析　本案患者证属肝郁不舒，胃失和降，治以疏肝和胃。颜正华教授治胃脘胀痛证属肝郁不舒者多用香苏饮加味，方由紫苏梗、香附、陈皮、白芍等组成；伴呃逆、嗳气者加旋覆花，有郁热者加延胡索、川楝子，脾虚者加党参、黄芪、白术、茯苓、薏苡仁，兼吞酸者加煅瓦楞子，病久有瘀者加丹参，纳呆者加焦三仙、麦芽、谷芽。此外，颜正华教授善用绿萼梅、佛手为佐药以增强疏肝理气止痛之功。颜正华教授三诊均用香苏饮加味，并根据患者刻诉灵活加减变化，如针对患者眠差，用生龙骨、生牡蛎、炒酸枣仁安神；针对患者舌苔黄腻且纳差，加砂仁化湿行气；针对患者舌质暗且在经期，加丹参以活血调经。再者，凡女性患者带经期，颜教授每在方中加用益母草和益母草子（茺蔚子）或单用益母草调经。如方中活血药较多，颜教授每嘱患者经期停药，待经期过后再服药。

来源　吴嘉瑞，张冰. 颜正华胃脘痛治验举隅 [J]. 中华中医药杂志，2009，24（12）：1594-1596.

验案　张某，男，25岁。1995年12月29日初诊。主诉：胃脘部胀闷1个月，加重10天。患者1个月前因生气后感到胃脘撑胀，此后逐渐连及两胁肋部，曾经西医院诊为慢性浅表性胃炎，服消炎药及香砂养胃丸后收效甚微。症状逐渐加重，胃脘饱胀不适，两胁肋胀痛，泛酸，纳差，嗳气，咽痛而干，急躁易怒，大便干结，2日一行，小便调，睡眠可，面红，舌红、苔薄白而干，脉细而小数。

诊断　西医诊断：慢性浅表性胃炎。中医诊断：胃胀，证属肝郁气滞，横逆犯脾。

治法　疏肝解郁，理气和中。

方药　蒺藜、香附、郁金、赤芍、连翘各10g，炒枳壳、紫苏梗、佛手、绿萼梅、炒神曲各6g，砂仁（后下）5g，生姜3片。7剂，水煎服，日1剂。

复诊情况　二诊：服上药至第5剂，病症大减，脘部无不适，胁肋无明显胀痛，食欲减，二便调，情绪稳定，故嘱其停药，以防理气过之而伤正。

医案分析　颜正华临床用药遣方，颇有特色。如疏肝解郁，颜老较常应用的药物有：蒺藜、柴胡、香附、薄荷、青皮、郁金、佛手、香橼、川楝子、绿萼梅等。这些药物皆入肝经，解肝郁、理肝气，然其性能、功效、应用却同中有异。疏肝解郁，颜老一般不用柴胡，谓其性偏凉，且疏肝之力较猛，若用之不当易耗气伤气。只有肝气郁结较重较久或肝郁有化热之象时才选用。古人又有柴胡能劫阴之说，故有阴伤之征如舌红少苔时多避而不用或少量并合以养阴之品。对于一般肝气郁结之证，颜老喜用蒺藜，以其辛散苦泄，理气疏肝较柴胡缓慢温和，无耗气伤阴之弊，又无升阳之害，因此适应证较柴胡广泛，凡肝气郁结热象不显或兼有寒象者多用之。青皮疏肝破气作用迅猛，肝郁气滞胸胁胀痛较甚或气滞血瘀肝脾肿大者用之，因其辛苦温，故肝郁兼寒者用之甚当，如颜老治寒滞肝脉之寒疝，多以其配荔枝核、橘核、小茴香。然因其性峻烈、沉降下行，虽能疏肝胆破气滞，亦多不常用。香附性平，味辛能散、微苦能降、微甘能和、芳香走窜，是疏肝理气之良药，故凡肝郁气滞所引起的胸胁胀痛、月经不调、经行腹痛诸病，多用香附。一般疏肝多用制香附，若肝气郁结兼有表证则用生香附，因其既能疏肝又能透表。薄荷辛凉入肺肝二经，能疏通肝经气滞、疏散上焦风热，故颜老多用治肝气郁结兼有头痛目赤或咽喉肿痛者。佛手、香橼性味相近，功效相似，皆为芳香辛散之品，长于疏肝和胃、行气止痛，用于肝郁气滞、肝胃不和所致胁肋胀痛、脘腹痞闷、呕吐食少等症，两药或合用或单用，但颜老常用佛手代香橼。绿萼梅芳香性平，力缓而无伤阴耗气之弊，颜老多用于肝胃不和之证。

来源　徐刚，张冰．颜正华教授疏肝法经验介绍 [J]. 新中医，1997，29（12）：7-8.

验案　江某，女，40 岁。2002 年 5 月 15 日初诊。胃脘部闷胀，时痛引右胁，不知饥，纳差，嗳气频作，口苦干喜温饮，寐差多梦，性急易怒，小便淡黄，大便偏软，月经正常，舌尖红，质淡红暗，苔黄腻，脉细弦缓。胃镜：慢性浅表性胃炎。病理：胃窦大弯活动性，重度，Hp（+）。

诊断　西医诊断：慢性浅表性胃炎。中医诊断：胃痞，证属湿热肝郁，胃失和降，上扰心神。

治法　清热祛湿，疏肝和胃，佐以安神。

方药　杨氏清化胃饮合四逆散加减：茵陈蒿 10g，佩兰 10g，半夏 10g，柴胡 6g，赤芍 10g，白扁豆 10g，茯苓 15g，合欢皮 10g，麦芽 15g，谷芽 15g，薏苡仁 15g，厚朴 6g，琥珀 4.5g，白豆蔻 4.5g，黄连 3g。每日 1 剂，水煎服，配服保和丸 6g，每日 2 次，餐前温开水送服。7 剂。

复诊情况　二诊：药后胃脘仅纳后闷胀，嗳气已平，知饥欲食，寐好时梦，小便淡黄，大便成形，舌质淡红，苔薄黄腻，脉细弦缓。守上方，去半夏、麦芽、谷芽、合欢皮，琥珀改为 3g，茯苓 10g，保和丸易胃乐宁，每次 1 片，每日 3 次，餐前温开水送服。14 剂。

三诊：因伤冷食，胃脘胀痛，嗳气又作，知饥纳可，寐安，苔见黄腻，脉细弦缓。方以清化胃饮加味：茵陈蒿 9g，半夏 9g，藿香 9g，厚朴 9g，赤芍 9g，黄连 3g，白豆蔻 4.5g，薏苡仁 12g。10 剂。胃乐宁续药。

四诊：诸症悉除，知饥纳可，舌质淡红，苔转薄黄根少腻，脉细缓。胃镜复查：轻度浅表性胃炎，Hp（–）。改以健脾清化，理气舒络为法，选参苓白术散加减调理善后。

医案分析　慢性浅表性胃炎伴 Hp 感染，呈脾胃湿热、肝郁气逆为主证，杨老以理脾清化、疏肝和胃为主论治，用杨氏清化胃饮加减。方中茵陈蒿、白扁豆、黄连、薏苡仁、白豆蔻、佩兰清热祛湿；柴胡、厚朴、赤芍疏肝理气舒络；继以健脾清热为主善后。共治 45 日，病显轻，症悉除。本案证属湿热肝郁，胃失和降，上扰心神。用杨氏清化胃饮为主加减治疗，历经 4 个月而获愈。

来源　吴宽裕，刘宏，乐云丰. 杨春波老中医诊治脾胃湿热证的特点 [J]. 福建中医学院学报，2007（05）：11-13.

🍃**验案**　患者，女，60 岁。2005 年 1 月 20 日初诊。主诉：右上腹隐痛间作 10 年余，时及后背。患者 10 年来右上腹隐痛频作，时及后背，伴有胃脘痞胀，时有口苦泛酸嘈杂。2002 年，电子胃镜示：胃平滑肌瘤（0.9cm×0.9cm），慢性浅表型胃炎。2004 年复查，电子胃镜示：慢性浅表性胃炎，胃壁间质瘤。2005 年腹部 B 超：胆结石（最大 1.7cm×1.7cm），肝囊肿（0.9cm×0.8cm）。患者平素急躁易怒，善郁忧伤，诸症于情绪不畅时尤为明显。刻诊：右上腹隐痛频作，痛如针刺，时及后背，口干欲饮，偶有泛酸嘈杂，夜寐欠安，舌质红，苔薄黄，脉弦细。

诊断 西医诊断：慢性浅表性胃炎。中医诊断：胃痛，证属胆胃同病。

治法 理气行瘀，清化湿热。

方药 醋柴胡 6g，炒枳壳 10g，炒白芍 15g，甘草 3g，合欢花、合欢皮各 10g，佛手 10g，当归 10g，鸡内金 10g，海金沙 15g，薏苡仁 30g，延胡索 10g，王不留行 6g，路路通 10g，神曲 15g。7 剂，每日一剂，水煎服，早晚分服。

复诊情况 二诊：腹痛明显改善，口苦口干，苔脉如前，原法出入加减。兼清泄肝胆湿热，加桑叶 10g，牡丹皮 10g，服药 7 剂。患者诸症缓解，心情亦转佳，嘱其以后隔日 1 剂，小剂量巩固疗效。

医案分析 胆胃同病临床甚为常见。而其病机总属胆胃不和、气机上逆，致中州升降失常。针对此类病证，徐景藩老师主张应从疏和入手。故首以柴胡、枳壳、白芍、甘草相伍，取四逆散之意，方中柴胡既能疏肝解郁，又能透邪升阳，与枳壳相配，一升一降，疏和散结，同时佐以合欢皮、合欢花，为解郁合欢汤。临床上遇胸闷不畅，嗳气不遂，情怀抑郁者，徐老师常两方合用，既可疏泄郁滞之气，调和胃气，又能宁心安神助眠。因情志久郁，"气有余便是火"故辅以薏苡仁、海金沙、鸡内金清泄肝胆湿热，兼以排石，以复胆木疏泄之职。患者病逾十载，久病入络，故佐以王不留行、路路通、延胡索活血通利。二诊时诉腹痛较前明显缓解，仍有口干口苦，良由肝胆湿热蕴蒸，胆汁上逆，故加桑叶、牡丹皮清泄肝胆余热。全方思路清晰，组方严谨，故临床收获良效。

来源 马靖，陆为民.国医大师徐景藩运用开泄法治疗慢性胃炎的经验[J].中华中医药杂志，2021，36（01）：197-200.

验案 患者，女，30 岁。因胃脘间断性胀满疼痛 1 个月来我科就诊。就诊时患者自觉胃脘胀满疼痛，进食后腹胀加重，自觉倦怠乏力，大便干结，舌苔黄腻，脉滑数，胃镜提示：慢性浅表性胃炎伴糜烂。

诊断 西医诊断：慢性浅表性胃炎。中医诊断：胃痛，证属湿热蕴阻中焦。

治法 清热化湿。

方药 藿香 15g，佩兰 15g，苦杏仁 9g，薏苡仁 30g，砂仁（后下）6g，黄连 3g，制半夏 6g，全瓜蒌 9g，蒲公英 15g，枳壳 15g，枳实 15g，泽泻 15g，甘草 6g。

复诊情况 二诊：服药 2 周后黄腻苔减退，但仍觉胃脘不适，痞塞感，纳差，食后腹胀，口干，大便干结，舌红，苔薄，脉数。辨证为脾阴不足，失于健运，治以养阴益气健脾，处方：太子参 15g，北沙参 15g，玉竹 15g，白扁豆 15g，香橼皮 15g，山药 30g，莲子 15g，薏苡仁 15g，石斛 15g，芡实 15g，鸡内金 9g，焦三仙（焦山楂、焦神曲、焦麦芽）各 9g，甘草 3g。

三诊：服药 1 周，胃脘痞塞感消除，纳食渐增，食后无明显不适，后以养阴益气为法，加减调理月余而愈。

医案分析 路志正指出，随着人们生活水平的提高，饮食结构的改变，肥甘厚味摄入的增多，湿热中阻的胃病患者临床较为多见。湿热之邪，耗气伤津，又可导致脾阴受损，运化失常，湿热与阴虚并存，而出现诸多的临床表现。但是由于医者拘于成见，仅从清热利湿入手，即使兼顾阴虚也多从胃阴虚着手，而忽略脾阴不足，因此治疗过程中往往不能取得佳效。本患者初诊以邪实为主要表现，邪实去则阴虚之象渐著，故二诊改从养阴益气入手，选用太子参、石斛、玉竹、山药、白扁豆、芡实等甘淡之品滋补脾阴，一周而见功。

来源 阮亦，周生花，周计春，等．从脾阴析国医大师路志正教授"顾润燥"思想 [J].中华中医药杂志，2014，29（04）：1115-1117.

验案 谭某，女，59 岁。于 2002 年 7 月 15 日初诊。患者胃脘胀痛半年余，经 CT 诊断为慢性胰腺炎；胃镜诊断为浅表性胃炎，食管憩室。伴厌食，口干口苦，四肢沉重无力，舌苔白厚腻，脉滑数。

诊断 西医诊断：浅表性胃炎，食管憩室。中医诊断：胃痛，证属脾胃湿热。

治法 清热化湿，理气和胃。

方药 苍术 20g，川厚朴 15g，陈皮 15g，黄芩 15g，枳实 15g，柴胡 15g，郁金 15g，半夏 15g，延胡索 15g，白芍 15g，黄连 10g，炙甘草 15g。

复诊情况　二诊 7 月 22 日：胀痛减轻，苔仍厚，脉已不数，反酸。上方去黄连，加海螵蛸 15g，砂仁 15g。

三诊 7 月 29 日：诸证大减，舌苔转薄，上方去苍术，调理月余，症状消失。

医案分析　由于本例饮食不节，致湿热阻滞于脾胃，故见胃脘胀痛；湿热阻遏气机，脾胃运化失常，故厌食；湿热熏蒸，故口干口苦；湿性重浊黏腻，湿注肢体，则四肢沉重无力。此系脾胃湿热之证，湿重而热轻者。方中苍术为君药，以其味苦性燥，善除湿运脾；川厚朴为臣，行气化湿，消胀除满；佐以陈皮、枳实理气化滞；黄连、黄芩清热燥湿；半夏燥湿降逆和胃；延胡索理气活血止痛；柴胡疏肝解郁；白芍柔肝止痛，与枳实、甘草配伍乃四逆散之意。全方共奏清热化湿、理气止痛之功。二诊中，脉已不数，说明热已除，苔仍厚，则表明湿邪仍在，上方去黄连，恐过寒则有冰伏湿遏之虞；加海螵蛸制酸止痛，砂仁芳香醒脾化湿，增加化湿之力。三诊中，诸证大减，苔转薄，湿邪已消，故去苍术。

来源　李冀，闫忠红. 段富津教授治疗胃脘痛的经验 [J]. 福建中医药，2007（02）：20-22.

验案　周某，女，32 岁。2003 年 4 月 8 日初诊。胃脘疼痛一年有余，现胃痛每因情志变化而加重，时发时止，并伴有右胁胀痛，急躁易怒，口苦颊赤，面颊部有红色丘疹，大便秘结，舌质略暗，脉沉弦。西医诊断为慢性浅表性胃炎。

诊断　西医诊断：慢性浅表性胃炎。中医诊断：胃痛，证属肝气郁滞，胃失和降。

治法　疏肝泄热，活血止痛。

方药　川楝子 15g，延胡索 15g，香附 20g，川芎 15g，枳壳 15g，酒白芍 15g，莱菔子 15g，青皮 15g，牡丹皮 20g，炙甘草 15g。7 剂，每日 1 剂，水煎服。嘱患者要调节情志。

复诊情况　服 7 剂后，胃脘胀痛明显好转，大便已通。后以原方减青皮又服 14 剂，基本痊愈。

医案分析　此患者因平素急躁易怒，情志不舒，而肝气郁结不得疏泄而化火，横逆犯胃而作痛。胁肋为肝经循行之路，肝气郁滞，则右胁胀痛。面颊为足阳明胃经循行所过之处，由于气滞血瘀，所以生丘疹，郁而化火，故疹多色红。气机郁滞，腑气不通，大肠传导失常，糟粕不得下行，因而大便秘结。虽有血瘀，但由于病在气分而血瘀不甚，故舌质略暗。病在里而属肝主痛，故见脉沉弦。病系肝气郁滞，郁而化火，胃失和降，不通则痛，治宜疏肝泄热，活血止痛。方中川楝子、延胡索二药配伍疏肝行气，清泄肝火而利条达；活血行气，祛除郁滞而擅止痛。香附为气中之血药，以助疏肝理气止痛；枳壳长于宽中行气，除胀畅膈；青皮疏肝理气，消积化滞。川芎行气活血，白芍柔肝止痛，二者相伍，既适肝之用，又养肝之体，疏肝而不劫阴，养血以利疏肝。莱菔子消食除胀满，下气通肠腑，与行气之品相伍，导滞通下，使大便通畅；亦利于火热之邪下行。牡丹皮清热凉血，活血散瘀，以除面部红丘疹。炙甘草调和诸药，顾护胃气，与白芍相合，缓急止痛。全方合而共奏疏肝泄热，活血止痛之功。方对证因，故服药后明显好转。继续服用时，恐青皮破气力猛，故而减之。

来源　赵雪莹，李冀．段富津教授运用金铃子散辨治胃脘痛验案举隅 [J]．中医药信息，2011，28（03）：28-29.

验案　赖某，男，53 岁。2009 年 10 月 23 日初诊。主诉：食纳少 5 年余。症状：食纳少伴肠鸣，稍食则腹胀、腹泻易疲劳，口黏、口苦，夜寐差，小便黄，大便稀，舌红苔白腻，脉细弦。胃镜显示：浅表性胃炎。

诊断　西医诊断：浅表性胃炎。中医诊断：脾胃气虚，湿热夹杂。

治法　益胃升阳，清热除湿。

方药　升阳益胃汤加味。黄芪 10g，法半夏 6g，人参 6g，炙甘草 3g，独活 3g，防风 6g，白芍 6g，羌活 6g，橘皮 6g，茯苓 6g，柴胡 6g，泽泻 3g，白术 3g，黄连 3g，首乌藤 3g。用方 15 剂。

复诊情况　二诊 2009 年 11 月 13 日：服上药后诸症稍减。刻时：食纳少较前好转，饮水后肠鸣，偶有腹泻，夜寐较前改善，口黏，小便正常，舌红，苔稍黄腻，脉细弦。处方：守方加桂枝 10g，共 20 剂。

　　三诊 2009 年 12 月 27 日：诉服上药后食纳增加，夜寐可，腹泻减，腹胀减，疲劳减，稍口黏，小便稍黄，舌淡苔薄黄，脉细弦。守方再服 15 剂，诸症消失。

医案分析　该患者食纳少 5 年，胃失水谷之物所养，故胃气亏虚，胃阳不足；患者稍食则腹胀、腹泻，根据《素问·阴阳应象大论》："清气在下，则生飧泄，浊气在上，则生膜胀。"可知该患者脾虚气陷，清阳不升，气机下陷；患者肠鸣、腹泻，根据《灵枢·口问》："中气不足，溲便为之变，肠为之苦鸣。"故知患者脾胃之气虚弱，中气不足；口黏、舌苔白腻，此为湿邪内蕴。小便黄则为有热。故本病病性为本虚标实，病位在脾胃，本虚为脾胃气虚，标实为有湿热之邪。法当益胃升阳，清热除湿。方选升阳益胃汤，因患者夜寐差，故加首乌藤养血安神。二诊时患者有饮水后肠鸣，此为"水走肠间，沥沥有声"其病机为脾阳虚弱，水谷不化饮留于胃肠，故加桂枝，合茯苓、白术、炙甘草为苓桂术甘汤以温阳化饮。因患者食纳少 5 年，胃气虚弱，故全方中药药量均为小剂量，意在药轻以减轻对胃的刺激。

　　来源　黄乙真，伍建光 . 伍炳彩运用升阳益胃汤验案举隅 [J]. 实用中西医结合临床，2018，18（01）：116-117.

🔖**验案**　患者，女，67 岁。2006 年 12 月 9 日初诊。腹胀满闷 1 年，左脘部明显，不痛，饭后尤甚，嗳气，纳食少，大便干燥不畅，1～2 日一行，入睡难，多梦，晨起口干，舌暗、舌下青紫，苔薄微黄，脉沉弦。

诊断　西医诊断：浅表性胃炎。中医诊断：痞满，证属肝郁气滞，胃失和降。

治法　疏肝和胃，消痞除胀。

方药　柴胡 10g，香附 10g，郁金 12g，枳壳 6g，青皮、陈皮各 8g，川芎 6g，赤芍、白芍各 12g，旋覆花 10g，牡蛎（先煎）30g，玄参 12g，全瓜蒌 30g，炒酸枣仁 30g，丹参 20g，佛手 6g，焦三仙（焦山楂、焦神曲、焦麦芽）各 15g，绿萼梅 6g，决明子 30g。7 剂，水煎服，每日 1 剂。

复诊情况　二诊 2006 年 12 月 16 日：患者腹胀明显减轻，大便较前畅快，仍纳少，嗳气，口干，失眠。现时常咳嗽，咯痰。上方去川芎、全瓜蒌、佛手、焦三仙、绿萼梅，加当归 12g，香橼皮 10g，乌药 10g，百合 15g，浙贝母 10g。继服 7 剂。

三诊 2006 年 12 月 23 日：患者大便通畅，腹胀显著减轻，嗳气、纳少、失眠均好转，咳嗽、咯痰亦减轻。上方去决明子，继服 10 剂后诸症大消。

医案分析 本案患者满闷腹胀、嗳气、脉弦且舌下青紫，证属肝郁气滞兼瘀血之象，故治以疏肝和胃，消痞除胀。颜教授以柴胡疏肝散加减，方中柴胡疏肝解郁为君药；香附疏肝理气，川芎、郁金行气活血而止痛，三药合用助柴胡疏解肝经郁滞，增强行气止痛之功，共为臣药；陈皮、青皮、枳壳、佛手、绿萼梅理气行滞，牡蛎、玄参消痞散结，丹参、焦三仙活血消滞，旋覆花和胃降气，全瓜蒌、决明子润肠通便，以上诸药或增强君药和臣药的作用，或针对兼症治疗，共为佐药。

来源 吴嘉瑞，张冰.颜正华辨治痞满经验探析 [J].中国中医药信息杂志，2012，19（10）：86-87.

验案 张某，男，11 岁。因反复呕吐伴腹痛半年于 2002 年 4 月 25 日入院。患儿平素饮食不节，近半年来每于食后十多分钟或 1 个小时后发生呕吐，为胃内容物，每日少则 4～5 次，多则十余次，伴上腹部疼痛，或隐隐或剧烈作痛，呈阵发性，时嗳气，泛酸。曾在某儿童医院行胃镜示：① 食管炎 II°；② 慢性浅表性胃炎；③ 十二指肠球炎。^{13}C 呼气试验阴性。治疗予奥美拉唑镁肠溶片抑酸，L-谷氨酰胺呱仑酸钠保护胃黏膜，多潘立酮促胃肠动力，服用 3 个月后症状缓解不明显。为进一步系统诊治，遂收入院，入院时呕吐 2 次，为胃内所食之物，阵发性上腹部隐痛，间或嗳气、泛酸，口干，无口苦，纳寐可，二便调，舌淡苔白稍厚，脉弦。查面白少华，腹软，上腹部剑突下轻度压痛，无反跳痛，肠鸣音正常。实验室检查：乙肝两对半 HBsAb（＋）。肝胆脾 B 超正常。

诊断 西医诊断：慢性浅表性胃炎，反流性食管炎。中医诊断：呕吐，证属肝郁脾虚。

治法 疏肝理气，益气健脾。

方药 旋覆花（包煎）6g，竹茹 10g，黄连 3g，生姜 3 片，广木香（后下）6g，太子参 15g，白术 15g，大枣 3 枚，赭石（先煎）30g，茯苓 15g，素馨花 10g，法半夏 10g，田七花 6g。每日 1 剂，水煎分 2 次服。

复诊情况　服用 2 剂后，患儿呕吐次数减少，每晚平卧时呕吐 1~2 次，时伴胃脘部隐痛，舌淡苔薄黄，脉沉。胃镜复查示：轻度红斑渗出性胃窦炎，贲门口 - 食管末端呈炎症改变。邓老认为，少年为纯阳之体，肝气郁久化热，遂上方去白术、法半夏等温燥之品，加柴胡 8g、黄芩 8g 清胃中之热，加白芍 12g 缓急止痛。服用 4 剂后，患儿已无呕吐，仅偶有恶心感，上腹部仍隐隐作痛，继服 5 剂后无呕吐及腹痛，5 月 5 日出院。随访至今 4 个月，患儿饮食正常，无呕吐及腹痛。

医案分析　胃居中焦，主受纳腐熟水谷，其气以降为顺。胃气之和降，有赖于脾气的升清运化以及肝气的疏泄条达。此患儿饮食不节，时暴饮暴食，温凉失宜，又过食肥甘、辛辣，伤胃滞脾，食滞内停，胃失和降，胃气上逆，发生呕吐。病久情志不畅，肝气郁结，横逆克脾，脾失运化，胃失和降，气逆于上，故致呕吐。如《景岳全书·呕吐》有云："气逆作呕者，多因郁怒致动肝气，胃受肝郁，所以作呕。"治疗当在审因论治的基础上，祛邪施以疏肝理气、化痰之法，扶正施以益气、健脾之法，辅以和胃降逆之品，则邪去正复，胃气自和，呕吐自止。

来源　张忠德，李叶，张北平，等 . 邓铁涛教授调治慢性胃炎验案 [J]. 吉林中医药，2004（1）：45.

验案　张某，男，48 岁。2008 年 11 月 16 日初诊。主诉：胃脘隐痛 2 月余。患者 2 个月前因进食水果致胃脘疼痛，查胃镜示：慢性浅表性胃炎。经对症治疗后胃脘剧痛消失，但时作隐痛，得食痛减，空腹痛显，食少纳呆，喜进热食，偶有呃逆，无反酸，二便调。舌体胖，舌质淡，苔薄白，脉象沉细。

诊断　西医诊断：慢性浅表性胃炎。中医诊断：胃脘痛，证属脾胃虚寒。

治法　温中散寒，和胃止痛。

方药　黄芪建中汤加减。处方：黄芪 30g，桂枝 10g，白芍 10g，炙甘草 10g，生姜 10 片，大枣 3 枚，石菖蒲 15g，麦芽 15g，枳壳 10g，仙鹤草 30g。

水煎分服，1 天 1 剂。

复诊情况 2008 年 11 月 21 日二诊：服药 4 剂，胃胀消失，疼痛明显减轻，纳食增加，但肠鸣作响，仍不能进食水果，二便调，舌体胖，舌质淡，苔薄白，脉沉细。上方去生姜，加干姜 10g，小茴香 15g。7 剂，1 天 1 剂，水煎分服。

2008 年 12 月 1 日三诊：药后胃痛未发作，无胃脘胀满，食纳增加，二便调，原方继服 7 剂。

医案分析 患者饮食不节，进食生冷，伤及脾胃，脾阳不足，胃失温养，"不荣则痛"，脾胃虚寒，空腹则痛，食后缓解，因胃得阳助可抗邪，喜温喜按，因寒得温而散，"寒淫于内，治以甘热"，故王自立以温中散寒之剂，方以黄芪建中汤化裁治之。

来源 王煜，赵统秀. 王自立主任医师治疗胃脘痛验案举隅 [J]. 西部中医药，2014，27（11）：50-52.

🦐 **验案** 患者，女，54 岁。2016 年 5 月 7 日初诊。主诉：胃脘胀痛一年余。刻下症：心下痞痛，时有烧灼感，口气重，纳差，大便溏。舌质淡，苔腻，脉浮取弦，按之滑。胃镜显示：浅表性胃炎伴有糜烂。^{14}C 呼气试验示：Hp（-）。

诊断 西医诊断：慢性浅表性胃炎。中医诊断：胃脘痛，证属中焦脾胃寒热错杂。

治法 燮理中焦。

方药 加味半夏泻心汤。处方：百合 30g，乌药 10g，法半夏 15g，黄连 10g，炒黄芩 10g，党参 15g，炙甘草 15g，大枣 10g，益智仁 10g，炒牡蛎 15g，焦神曲 10g，茯苓 10g，生姜 5 片，大枣 3 枚。7 剂，水煎，日 1 剂，分 2 次饭后温服。

复诊情况 2016 年 5 月 14 日二诊：药后诸症减，心下痞已消，唯胃部偶有刺痛感。吹空调则感胃凉，需用手按护，得温方舒，舌脉同前。前方加干姜 10g，砂仁 5g，桔梗 10g。14 剂，煎服法同前。后以此法调治月余收尾。

医案分析 本案患者既有烧灼感、口气重、脉滑的热象，又有纳差、大便溏、舌质淡的寒象，为典型脾胃虚、寒热错杂之心下痞痛，故王庆国以加味半夏泻心汤治疗。初诊时患者以热证为主，故以生姜易干姜，加焦神曲、茯苓健脾和胃。二诊时患者热邪得化，寒象即现，故加干姜、砂仁以温中。桔梗主胸胁痛如刀刺，故王庆国取其以散胃脘邪气以止痛。黄芩需用酒炒是王庆国特殊的用药经验，以防其过燥伤阴。此外，若考虑患者的经济因素，可以党参加量以易人参，验之疗效亦可，但脾胃亏虚重者仍需用人参。

来源　翟昌明，鲁放，马重阳，等．王庆国治疗胃脘病三法 [J]．中华中医药杂志，2020，35（01）：189-192．

验案　患者，男，52 岁。2017 年 10 月 22 日初诊。主诉：胃痞痛多年。患者自诉胃脘胀痛多年，痛时连及肝区，饭后或着急后加重。刻下症：胃脘时胀痛，唇炎，身恶寒，夏日亦衣长衫，足底有韭叶大小面积自觉寒冷，大便不成形。舌质淡嫩，苔黄白腻，脉滑尺弱。

诊断　西医诊断：慢性浅表性胃炎。中医诊断：胃脘痛，证属肝郁脾寒，肾阳亏虚。

治法　疏肝暖脾，温肾潜阳。

方药　柴胡桂枝汤加减。处方：柴胡 10g，炒黄芩 10g，法半夏 10g，桂枝 10g，炒白芍 10g，干姜 15g，黄芪 20g，炙甘草 15g，大枣 10g，木香 8g，制附片 15g，熟地黄 25g，龟甲 10g，黄柏 8g，当归 15g，肉苁蓉 10g。14 剂，水煎，日 1 剂，分 2 次饭后温服。

复诊情况　2017 年 11 月 5 日二诊：腹胀减轻，但心下及两胁仍感有气走窜，窜至心下则胀，下午 5 时半胀重，无呃逆吐酸，心下怕冷，唇干唇裂，足底凉减未愈，二便常。舌质淡偏红，苔薄黄白略干，脉滑利有力。前方柴胡加至 18g，半夏加至 20g；加高良姜 10g，炙香附 10g，吴茱萸 10g。21 剂，煎服法同前。后仍以此法加减化裁。

医案分析　本案患者为肝郁脾寒之证，食入不化则脾胃壅，情志过激则肝气郁，故饭后或着急后加重。结合身恶寒、足冷、尺弱的表现，患者亦有肾阳亏虚的一面。故王庆国以柴胡桂枝汤调肝温脾，加木香助理气，加黄芪、当归，合桂枝汤即取归芪建中汤之意以助温中。王庆国认为此证出现的唇炎为虚火上灼所致，故加制附子、熟地黄、龟甲、黄柏、肉苁蓉，为化用引火汤及潜阳封髓丹法，在温养肾火的基础上引火归元。药证相符，故二诊症减。效不更方，加高良姜、炙香附、吴茱萸等药以增辛通温养之力。

来源　翟昌明，鲁放，马重阳，等．王庆国治疗胃脘病三法 [J]. 中华中医药杂志，2020，35（01）：189-192.

验案　患者，男，30岁。2015年8月6日初诊。主诉：心下痞满3年。刻下症：心下痞满，乏力，入睡困难，多梦，口干，腰部酸冷，便溏，日1～2次。舌淡有齿痕，苔水滑，脉来滑数尺脉弱，寸关按之无。

诊断　西医诊断：慢性浅表性胃炎。中医诊断：胃脘病，证属脾胃虚，阴火上冲。

治法　养脾胃，泻阴火。

方药　泻阴火补脾胃升阳汤加减。处方：生黄芪25g，党参10g，炒白术10g，茯苓20g，山药15g，黄连10g，黄柏6g，黄芩6g，柴胡5g，升麻5g，法半夏10g，益智仁10g，菟丝子10g，巴戟天10g，苍术10g，陈皮10g，灶心土（包煎）30g。14剂，水煎，日1剂，分2次饭后温服。

复诊情况　2015年8月20日二诊：痞胀减，身力增，口干较前好转，仍失眠，腰冷，大便不成形。舌质淡，脉沉取弱。前方加首乌藤50g，干姜25g，制附片10g。14剂，煎服法同前。

2015年9月5日三诊：诸症减，多食或过劳后仍胃胀，喜暖食暖水。上方去灶心土，首乌藤减为30g。5剂，共为细末，泛为水丸，每次10g，每日2次。

医案分析　本案患者即为脾胃亏虚，化生阴火，不同的是此阴火除停于脾胃，造成口干之外，还扰动心神，造成失眠。此外，患者还兼有腹泻、腰酸困垂的脾肾阳虚症状，故王庆国方选泻阴火补脾胃升阳汤，加黄连以清心火，合六君子汤以增加健脾之力，加益智仁、灶心土、菟丝子、巴戟天以温阳脾肾。二诊时患者诸症减，效不更方，加首乌藤安神助眠，加干姜、制附子温脾肾，亦取肾着汤之义。三诊为治疗收尾阶段，故以此方制丸缓图，以求固本。王庆国在治疗慢性病证收尾阶段，患者需长期服药时，常会将汤剂改为丸剂，一来可以节约药材，减轻患者的经济负担；二来可方便患者服药，增加患者的依从性，从而取得更好的疗效。

来源　翟昌明，鲁放，马重阳，等. 王庆国治疗胃脘病三法 [J]. 中华中医药杂志，2020，35（01）：189-192.

验案　患者，女，53 岁。2017 年 11 月 5 日初诊。患者胃胀，反酸、烧心多年，口干、口苦，五心烦热，情绪焦虑抑郁，舌象正常，脉弦。B 超显示：慢性浅表性胃炎伴胆汁反流。既往乳腺癌术后，子宫切除后肠粘连。

诊断　西医诊断：慢性浅表性胃炎。中医辨证属肝郁化火，横逆犯胃，肝胃不和。

治法　清肝泻火，疏肝解郁，行气和胃。

方药　小柴胡汤加减。处方：柴胡 10g，炒黄芩 10g，法半夏 15g，党参 15g，炙甘草 15g，黄连 15g，干姜 15g，煅龙骨 15g，煅牡蛎 15g，王不留行 10g，橘叶 10g，茯苓 30g，熟地黄 30g，制附片（先煎）9g，黄精 20g，柏子仁 30g。14 剂，水煎服，每日 1 剂，分温日二服。

复诊情况　2017 年 11 月 19 日二诊：胃胀反酸的症状已明显减轻，其余诸症均有缓解。前方稍作改动，继服 14 剂。

医案分析　慢性胃炎是临床常见病、多发病，在各种类型胃病中居于首位，其中慢性浅表性胃炎是其常见类型。中医学并无慢性胃炎的名称，根据临床症状，可将其归于中医"痞满""胃脘痛"等范畴，其发生与脾、胃、肝三脏密切相关。本案中，患者口干、口苦，情绪焦虑抑郁，脉弦，皆是肝胆郁结化火所致；胃胀是为土虚木乘，疏泄不利，中焦气机不畅，胃气壅滞所致；肝（胆）火旺横逆犯胃则反酸、烧心，故王庆国用小柴胡汤加减治疗。小柴胡为基础方主入肝胆经，清肝泄热，疏达气机；加干姜、黄连拟半夏泻心汤，平调寒热、散结除痞；加茯苓、橘叶取六君子之意，益气健脾；加煅龙骨、煅牡蛎制酸止痛；考虑患者为乳腺癌术后，适当加入王不留行活血通经，加熟地黄、黄精、制附片补助阴阳。全方虽治在肝胆，又旁顾脾胃，既可使枢机畅通，脾胃安和，还可使三焦疏达，内外宣通。脾胃属土，主升降，肝胆属木，主疏泄，肝胆与脾胃运化水谷的功能息息相关。王庆国亦受此思想影响，临证治疗脾胃病时常不忘治肝胆，以清肝和胃和疏肝健脾为基本大法，对伴有口苦等少阳病症状者，王师则以小柴胡汤与半夏泻心汤和剂治疗，以使肝脾胃同调。

来源　刘姝伶，程发峰，马重阳，等．王庆国教授运用小柴胡汤加减治疗消化系统疾病验案三则 [J]．环球中医药，2019，12（11）：1710-1712．

验案　患者，男，38 岁。2017 年 8 月 3 日初诊。主诉：间断胃胀，泛酸 2 年。2 年前由于饮酒、不规律饮食出现胃胀、泛酸，曾长期服用抑酸药（具体用药不详），于天津武清中医院就诊，考虑浅表性胃炎并治疗。2017 年 8 月 2 日再次就诊于武清中医院，查胃镜示：慢性浅表性胃炎（Ⅱ级）。为求系统治疗，来张伯礼门诊就诊。现症：胃胀时作、泛酸，胃脘部疼痛间作，畏寒，遇寒则绞痛，伴有排便感，偶胃脘烧灼感，进食辛辣刺激食物加重，平时畏寒肢冷，情绪易急躁，纳可，寐欠安，小便调，大便溏稀，每日 3～4 次。舌红，苔薄黄，脉细缓。既往史：高血压 4 年，血压最高 150/90mmHg（1mmHg=0.133kPa，下同），口服氯沙坦钾氢氯噻嗪 0.5 片，每天 1 次，血压控制在 125/80mmHg；10 年及 20 年前曾有急性胆囊炎发作病史；30 年前曾患甲型肝炎。家族史：其父亲及祖父均患高血压、糖尿病。过敏史：否认药物、食物及接触物过敏史。个人史：吸烟 20 年，每日 20 支；饮酒 18 年，偶饮半斤白酒，已戒酒 2 年。

诊断　西医诊断：慢性浅表性胃炎。中医辨证属寒热错杂，寒重于热。

治法　健脾益胃。

方药　四君子汤合吴茱萸汤加减。处方：党参 15g，茯苓 15g，白术 15g，当归 12g，沙参 15g，半夏 15g，砂仁 15g，紫苏梗 20g，黄连 12g，吴茱萸 6g，煅瓦楞子 20g，小茴香 12g，淫羊藿 15g，干姜 12g，郁金 15g，甘草 6g。10 剂，每剂 3 煎，合并煎煮液，两日 1 剂，每日 2 次。

复诊情况　2017 年 8 月 22 日二诊，现症：患者诉药后症状较前明显缓解。胃脘部疼痛未作，现仍见胃脘部怕凉，偶胃胀，泛酸，情绪急躁，余无明显不适。纳可，寐欠安，入睡困难，大便每日 1～2 次，不成形，小便调。舌红苔黄，脉细缓。前方去当归、沙参、甘草，干姜 12g 改 15g，加石斛 15g，萆薢 20g，酸枣仁 30g，首乌藤 30g，合欢花 12g。处方：党参 15g，茯苓 15g，白术 15g，石斛 15g，萆薢 20g，半夏 15g，砂仁 15g，紫苏梗 20g，黄连 12g，吴茱萸 6g，煅瓦楞子 20g，小茴香 12g，干姜 15g，淫羊藿 15g，郁金 15g，酸枣仁 30g，首乌藤 30g，合欢花 12g。10 剂，每剂 3 煎，合并煎煮液，两日 1 剂，每日 2 次。

2017 年 9 月 19 日三诊，现症：患者诉药后胃胀及胃脘部怕凉较前明显缓解，仍偶见泛酸，烧灼感，但症状较前明显减轻，口干口苦，口淡无味，倦怠乏力。另：自述服汤药期间自行停服降压药物，但血压平稳，约 115/70mmHg。纳可，寐欠安，大便每日 1 次，不成形，小便调。舌淡红苔根部黄，脉细缓。前方去酸枣仁，半夏 15g 改 12g，加山药 15g，珍珠母 20g。处方：党参 15g，茯苓 15g，白术 15g，石斛 15g，萆薢 20g，半夏 12g，砂仁 15g，紫苏梗 20g，黄连 12g，吴茱萸 6g，煅瓦楞子 12g，小茴香 12g，干姜 15g，淫羊藿 15g，郁金 15g，山药 15g，首乌藤 30g，合欢花 12g，珍珠母 20g，10 剂，每剂三煎，合并煎煮液，两日 1 剂，每日 2 次。1 个月后随访，患者自诉服药后诸症平稳，未见明显复发。

医案分析 本病患者为青年男性，初诊症见胃胀、泛酸、胃脘畏寒，遇寒则绞痛，伴有排便感，胃脘部疼痛间作，畏寒肢冷，便溏，提示脾胃虚寒，中阳不足。然而泛酸，烧灼感，舌红，苔薄黄，属于热象，故辨之为寒热错杂之证，且寒重于热。患者素体脾胃虚弱，加之饮酒，饮食失节损伤脾胃，致使脾胃运化失常，中焦气机壅滞，不通则痛，因而胃胀，胃痛；脾阳不足，虚寒内生，胃失温养，故而见胃脘怕凉，遇寒绞痛，腹泻便溏等症；"酸者肝木之味也"脾胃虚弱，肝气以强凌弱犯胃，郁而化火，因而泛酸、烧灼感、情绪急躁等症；脾虚不运，心神失养，神不安舍，故而入睡困难。治疗以健脾益胃为主，方以四君子汤合吴茱萸汤化裁。方中党参、茯苓、白术、甘草法取"四君子汤"之义，益气健脾和胃，加用沙参、石斛润胃清热，益胃生津；吴茱萸，味辛苦而性热，归肝、脾、胃、肾经，温中补虚，加半夏助其和胃降逆，黄连苦寒泻火降下，辛开苦降，调畅中焦气机，使脾升胃降，痞胀自除；佐以小茴香、干姜温阳散寒；煅瓦楞子、砂仁和胃消痞，散结止痛。张伯礼认为胃病久病及脾，脾病日久及肾，故治疗中加用淫羊藿，辛甘燥烈，温补肾阳，益肾健脾，事半功倍。二诊药后，诸症减轻，胃脘部疼痛未作，守方继服。患者舌苔由薄黄转黄，有湿欲化热之象，去当归、沙参、甘草补益之品；加用石斛益胃生津，清热；加萆薢升清降浊；酸枣仁、首乌藤、合欢花养心安神。三诊药后，诸症较前明显减轻，但见口淡无味，倦怠乏力，此为典型脾胃虚弱之象，故而继予益气健脾之法，加用山药，健脾固肠。珍珠母重镇安神替换酸味重之酸枣仁，待中焦气机条畅，脾胃健运，寐自安。

来源　吕玲，熊可，昝树杰，等 . 从验案看张伯礼教授治疗胃痛思维和策略 [J]. 天津中医药，2018，35（04）：241-243.

5.2　慢性糜烂性胃炎

验案　戴某，男，34 岁。初诊：2007 年 2 月 1 日。体力劳动，不避寒暑，饮食冷热不均，日久脾胃受损，气机失调，胃脘痛胀，嗳气吞酸，食少，便燥，胃镜检查提示：糜烂性胃窦炎伴 Hp 感染。视其面容暗黑有泽，舌红苔黄，脉现细弦。

诊断　西医诊断：糜烂性胃炎。中医诊断：胃痛，嗳气，证属木贼土虚，胃失和降，痛久络伤。

治法　扶土抑木，降逆和胃。

方药　姜竹茹 10 克，生苍术 15 克，陈枳壳 12 克，广橘络 20 克，姜半夏 10 克，绿梅花 20 克，川厚朴花 10 克，海螵蛸 15 克，蒲公英 20 克，赭石 12 克，炒丹参 15 克，白檀香 6 克。10 剂。

复诊情况　二诊 2 月 12 日：药进旬日，症状悉减，余无不适，故不更弦为宜，要求连服 20 剂再诊。

三诊 3 月 9 日：经诊两次，投药 30 剂，诸症均减，胃镜复查：胃窦黏膜未见明显糜烂，蠕动柔顺，幽门圆形、开闭良好，Hp 为阴性。可见病已转好，继以和胃调中之剂再服半月，若无不适之感，即可停药观察。时隔年余，并无不适，生活如常。

医案分析　先生析之机因，病初在气，进而则出现气滞血瘀，病虽在胃或由肝所及，或脾失健运，湿邪阻滞等所致。治宜理气和络，和胃调中，但要理气而不破气，燥湿而不伤阴，活血而不动气，调经而不伤络，故提出"平衡升降""双向调节"的治疗方法，收效良多。本例证属脾胃不和，湿邪阻滞，肝气横逆之候，首当理气，故取生苍术、广橘络、姜半夏，而配炒丹参、白檀香、乌贼骨理气活血，和络止痛；药用赭石以降逆和胃，此理在"降"，因胃痛以降则和，所以赭石质重性降，用于肝气犯胃最宜，同时起到保护胃黏膜屏障的作用，灵活应用，虚实皆可。先生还提出 Hp 感染乃由脾虚内湿、湿邪阻滞、胃气不和所致，治宜健脾燥湿，清化湿热，降逆和胃，使脾升胃降，和煦肝木则可起到杀菌的作用。

来源 陶永，卓思源，王化猛，等. 徐经世教授治疗脾胃病验案举隅 [J]. 中医药通报，2008，7（06）：51-52.

验案 高某，女，57 岁。浅表性糜烂性胃炎病史。目前胃脘不适，头昏目胀，脉缓，苔白厚。据其舌苔主症，知为痰热内蕴，胃失和降，又手足少阳经皆上头，皆与耳目相关，今湿热熏蒸于上，故出现头昏目胀之症。

诊断 西医诊断：浅表性糜烂性胃炎。中医诊断：痞满，证属痰热中阻。

治法 调畅枢机，清化痰热。

方药 柴胡陷胸汤加减：柴胡 10g，黄芩 10g，法半夏 10g，陈皮 10g，茯苓 30g，枳实 25g，吴茱萸 6g，黄连 10g，海螵蛸 15g，当归 10g，川芎 10g，白芍 10g，钩藤 30g，天麻 10g，木贼草 10g，密蒙花 10g。每日 1 剂，共服两周，诸症消失。

复诊情况 每日 1 剂，共服两周，诸症消失。

医案分析 "少阴病，四逆，其人或咳，或悸，或小便不利，或腹中痛，或泄利下重者，四逆散主之。"本方原为伤寒"阳郁厥逆"证而设，然肝失疏泄，脾气被困，清阳不达四末亦可见手足不温。故此方亦可透邪解郁，疏肝理脾。梅国强老师谓：肝属木，性喜调达，职司疏泄；脾属土，主运化水谷精微，而奉养周身。在正常状态下，因肝木之疏泄条达，气机舒展，则脾土得以运化不休，必无贼邪之患。若肝气郁结，即成病气，最易克害脾土，因之运化失常，水湿停聚，为肝脾不和之病。

来源　骆霖，梅国强.梅国强经方治疗脾胃病临证撮要[J].湖北中医杂志，2012，34（09）：23-24.

验案　某男，43岁。1990年因见柏油样大便，拟诊上消化道出血。后作 X 线钡餐摄片，示胃小弯浅表性糜烂。服西药后效不显。近一年来胃脘作胀，频频嗳气，劳累后胃痛隐隐，进食后稍缓解，舌苔薄腻，脉弦滑。

诊断　西医诊断：胃小弯浅表性糜烂。中医诊断：便血，证属肝胃不和，升降失调。

治法　疏肝和胃，辛开苦降。

方药　高良姜12g，制香附12g，党参30g，生甘草24g，制半夏12g，川黄连12g，牡蛎30g，当归15g，川楝子10g，延胡索18g，小茴香12g，佛手4.5g。

复诊情况　上方加减，连续服用4个月后症状基本消失，偶在疲劳后稍有嗳气之类。后改用香砂六君子汤加减善后。同年12月经 X 线钡餐复查，胃小弯糜烂点消失，胃窦部轻度充血，余均正常。

医案分析　观此脉证，可以看出其病机为肝胃不和，脾胃虚弱，寒热错杂，气机不畅，升降失调。该患者素有胃疾，胃气虚弱可知，虚易生寒，此病性为脾胃虚寒证。病机关键为肝郁脾虚，胃土虚寒。由此产生诸多变证，一则土壅木郁，肝气失于条达，气机不畅，脾胃气滞，痞塞不通则见胃脘胀满，隐隐作痛；二则肝郁脾虚，运化失职，水湿不布，浊阴上泛，故见舌苔白腻；三则肝郁易于化火，肝火可灼伤胃络，耗损胃阴。该患者虚、寒、热、湿、郁五因夹杂，以虚寒为主，寒热错杂，互结于中，属本虚标实之证。治宜温中祛寒，行气止痛，和胃降逆，开结除痞。故裘老采用了温中祛寒，行气止痛；疏肝泄热，行气止痛；和胃降逆，开解除痞；补虚扶正，顾护胃气之法以调治。

来源　高尚社.国医大师裘沛然教授治疗慢性胃炎验案赏析[J].中国中医药现代远程教育，2013，11（20）：14-17.

验案　患者，男，46岁。2016年4月15日就诊。主诉：间断胃脘疼痛7年余，加重伴烧心反酸2周。2016年4月12日于省三甲医院查电子胃镜示：慢性非萎缩性胃炎伴糜烂。病理示：（胃底咬检）黏膜组织慢性炎症，轻度肠上皮化生及腺体增生。现由于过食辛辣油腻之物后出现胃脘疼痛，伴烧心、反酸，纳可，寐可，小便偏黄，大便黏腻不爽，每日 2～3 次，量少。舌暗红，苔薄黄腻而干，脉滑数。

诊断　西医诊断：慢性非萎缩性胃炎伴糜烂。中医诊断：胃脘痛，证属浊毒内蕴。

治法　清热利湿，化浊解毒。

方药　茵陈 15g，黄芩 12g，黄连 12g，竹茹 9g，清半夏 9g，香附 15g，柴胡 15g，紫苏梗 12g，枳实 15g，厚朴 12g，延胡索 15g，白芷 10g，生石膏 30g，海螵蛸 15g，瓦楞子 30g，浙贝母 15g，生薏苡仁 30g。日 1 剂，水煎服，每日 2 次。

复诊情况　二诊：服药 2 周后，患者胃脘疼痛减轻，偶有烧心、反酸，口干。遂守原方，随症加减，继服 6 个月，不适症状基本消除，食辛辣油腻之后偶有胃脘不适，余无明显不适。

2016 年 10 月 14 日复查电子胃镜示：慢性非萎缩性胃炎。病理示：（胃底咬检）黏膜轻度慢性炎症。患者症状及胃镜检查均明显好转。

医案分析　本案患者过食辛辣油腻之物后出现胃脘疼痛，伴烧心反酸，小便偏黄，大便黏腻不爽，舌暗红苔黄腻，脉滑数，均为典型的脾胃湿热，浊毒内蕴的表现。故药用黄芩、黄连等清热利湿，化浊解毒之品。以茵陈、黄芩、黄连为君药，清热利湿解毒；清半夏、竹茹、枳实、厚朴理气化痰，柴胡、香附、紫苏梗疏肝理气共为臣药；延胡索、白芷活血止痛，生石膏、浙贝母、海螵蛸、瓦楞子抑酸止痛，共为佐药；生薏苡仁健脾祛湿为使药。

来源　董环、王彦刚、张晓梅 . 从"六位一体"论治慢性糜烂性胃炎 [J]. 中华中医药杂志，2018，33（10）：4454-4456.

验案　患者，女，30 岁。2017 年 5 月 19 日初诊。间断胃胀伴烧心、反酸 1 年，加重 1 周。曾于外院查电子胃镜示胃窦黏膜粗糙，可见点片状充血糜烂，未透见黏膜下血管。胃窦活检示黏膜慢性炎症。诊断为慢性非萎缩性胃炎伴糜烂。刻下：胃胀，烧心，反酸，急躁易怒，面色晦暗，纳可，寐欠安（多梦，易醒），大便黏，舌暗红，苔黄腻，脉弦滑。

诊断 西医诊断：慢性非萎缩性胃炎伴糜烂。中医诊断：胃痞，证属浊毒内蕴，湿热中阻。

治法 化浊解毒，清热利湿。

方药 化浊解毒汤化裁：茵陈20g，黄芩12g，黄连12g，陈皮9g，竹茹9g，清半夏9g，柴胡15g，香附15g，紫苏梗12g，青皮15g，石菖蒲15g，郁金12g，薏苡仁30g，败酱草30g，枳实15g，厚朴15g，香橼15g，佛手15g，首乌藤15g，合欢皮15g，浙贝母15g，海螵蛸15g，焦槟榔15g。7剂，每日1剂，水煎、分早晚温服。

复诊情况 二诊2017年5月26日：烧心、反酸好转，时有嗳气，寐欠安，大便黏好转，舌苔前部变薄、中根部黄腻。守方去败酱草，加龙齿（先煎）20g。继服7剂。

三诊2017年6月2日：诸症好转，舌暗红，苔中根部薄黄腻。守方减紫苏梗为9g，并随证加减服3个月善后。

医案分析 本案患者为青年女性，平素易急好怒，肝气横逆犯胃，胃失和降，故见胃胀、烧心、反酸；肝病传脾，脾失运化，脾不升清，浊气在上则面色晦暗；胃失和降，脾失运化，日久酿生浊毒，脾不运化水湿，湿停水滞，郁而生热，湿热熏蒸致胃黏膜糜烂、大便黏腻、舌苔黄腻。方中茵陈、黄芩、黄连、石菖蒲、郁金化浊解毒为君；薏苡仁、败酱草除湿利浊，柴胡、香附、青皮、陈皮、紫苏梗、香橼、佛手、枳实、厚朴疏肝解郁，行气除胀为臣；竹茹、清半夏清热除痰，降逆止呕，浙贝母、海螵蛸抑酸止痛，合欢皮、首乌藤养血安神，焦槟榔行气利水，共为佐使。全方共奏化浊解毒，清热利湿之功。二诊时，患者睡眠改善不明显，故加龙齿重镇安神。三诊时，患者胃胀、嗳气均较前好转，故减紫苏梗用量。

来源 周平平，王彦刚，集川原，等.国医大师李佃贵以化浊解毒方治疗慢性糜烂性胃炎经验[J].中国中医药信息杂志，2020，27（01）：103-105.

验案 患者，男，18岁。就诊时间：2018年8月18日。主诉：胃脘胀满5年余，加重10天。患者5年前因饮食不节后出现胃脘胀满不适，未予规范化系统治疗。10 天前因情绪不畅后胃脘胀满加重。在我院查胃镜示慢性非萎缩性胃炎伴糜烂，病理示：（胃窦）少许黏膜轻度慢性炎症，间质水肿伴肌组织增生，腺体轻度肠上皮化生。现症见：胃脘胀满、堵闷，伴有反酸，嗳气，口中泛酸，口腔溃疡反复发作，无明显规律性，纳一般，大便平素黏腻不爽，日行 1～2 次，小便可。舌红，苔薄黄腻，脉滑。

诊断　西医诊断：慢性非萎缩性胃炎伴糜烂，复发性口疮。中医诊断：胃胀，证属浊毒内蕴。

治法　化浊解毒，兼以生肌敛疮。

方药　藿香 12g，黄连 15g，茵陈 15g，蒲公英 12g，茯苓 15g，白术 9g，瓜蒌 15g，厚朴 6g，枳实 12g，冬凌草 12g，儿茶 9g，生地黄 12g，青黛 3g，牡丹皮 6g，海螵蛸 15g，浙贝母 10g，升麻 6g，当归 12g，怀牛膝 9g。日 1 剂。

复诊情况　二诊：1 周后胃脘症状明显减轻，口腔溃疡逐渐消退。效不更方，原方加减口服 1 个月后，胃脘胀满、堵闷不明显，口腔溃疡消失。

医案分析　口腔溃疡有阴阳之别，有虚火、实火之分。浊毒内蕴脾胃，阻滞中焦气机，气机不畅，故见胃脘胀满，气上逆则见嗳气等症状。浊毒循经，上蒸于口，可见唇口糜烂、溃疡。李教授以化浊解毒法治疗慢性胃炎，清热化浊解毒，浊去毒散，同时对于口腔溃疡也起到了意想不到的效果。李教授应用儿茶、青黛治疗口腔溃疡，屡试不爽。儿茶在《本草纲目》记载："清上膈热，化痰生津。涂金疮、一切诸疮，生肌定痛，止血收湿。"《医学入门》言儿茶"消血、治一切疮毒"；青黛有清热解毒凉血作用，《要药分剂》记载："除热解毒，兼能凉血。"二者配合使用，治疗口腔溃疡疗效显著。

来源　娄莹莹，冯玉彦，霍永利，等.基于异病同治探讨李佃贵教授从浊毒治疗慢性胃炎兼次症经验 [J]. 中国中西医结合消化杂志，2020，28（05）：395-397.

验案　魏某，女，44 岁。2018 年 5 月 3 日初诊。刻下症见：中上腹部胀满疼痛，易饥饿，饥饿时全身乏力，头晕，嗳气，无烧心反酸，无口干口苦，纳寐可，二便调，舌紫暗，苔黄腻，脉弦滑。曾于 3 个月前于本院

（河北省中医院）做电子胃镜检查，结果显示：慢性非萎缩性胃炎伴糜烂。于胃窦部取活检，病理检查报告：黏膜轻度慢性炎症，间质水肿，腺体重度肠上皮化生。^{14}C 尿素呼气试验幽门螺杆菌阴性。

诊断 西医诊断：慢性非萎缩性胃炎伴糜烂，腺体重度肠上皮化生。中医诊断：胃脘痛，证属肝郁脾虚，浊毒内蕴。

治法 化浊解毒，祛瘀生新，理气和胃。

方药 百合 15g，乌药 9g，当归 12g，川芎 9g，白芍 30g，白术 9g，茯苓、鸡内金、豆蔻各 15g，三七粉（冲服）2g，半枝莲、半边莲、白花蛇舌草、茵陈各 15g，黄芩、黄连、苦参各 12g，板蓝根、鸡骨草各 15g，绞股蓝、黄药子、藿香各 12g，延胡索、白芷、蒲公英、丹参、砂仁各 15g，广木香 9g，香附、紫苏梗、川厚朴、枳实、佛手各 15g，全蝎 9g，蜈蚣 3 条。15 剂，日 1 剂，水煎取汁 400mL，早晚 2 次服。

复诊情况 二诊 2018 年 5 月 18 日：患者诉药后胃脘部胀满疼痛较前减轻，近日大便不成形，日行 2～3 次，舌质暗，苔中后部黄腻，脉弦滑。李老调整用药，于原方减黄芩、苦参、板蓝根、鸡骨草、绞股蓝、黄药子、半边莲，加生蒲黄（包煎）9g，醋五灵脂 15g。21 剂，煎服法同前。

三诊 2018 年 6 月 14 日：药后患者诉仍有胃胀，饥饿时胃部隐痛，头晕明显好转，嗳气减少，舌红苔根部黄腻，脉弦滑。李老继续调整处方，加黄芩、苦参各 12g，板蓝根、鸡骨草各 15g，绞股蓝、黄药子各 12g，半边莲、甘松各 15g，半夏 9g，去生蒲黄、蒲公英、百合、乌药、白术、茯苓、鸡内金、豆蔻、三七粉。30 剂，煎服法同前。

四诊 2018 年 7 月 16 日：药后患者胃脘部隐痛减轻，午饭后胀满，晨起偶有烧心反酸，大便不成形，日 1 次。舌红苔薄黄腻，脉弦滑。李老在前方基础上去藿香、半夏、绞股蓝、鸡骨草、黄药子，加柴胡 12g，蒲公英 15g，生蒲黄 9g。21 剂，煎服法同前。

该患者坚持中药加减治疗将近 1 年，期间症状反反复复，或因饮食不当加重，或因情绪不佳加重，或因操劳过度加重，但总体病情是在持续缓慢地逐渐减轻、好转。

2019 年 4 月 1 日患者再次来诊，诉胃脘隐痛、胀满基本消失，纳寐可，二便调，舌红，苔根部黄腻，脉弦滑。并于当日查胃镜：慢性非萎缩性胃炎。活检病理（胃窦）：黏膜轻度慢性炎症，腺体轻度肠上皮化生。

医案分析 本例患者为胃黏膜腺体重度肠上皮化生，患者中年女性，家庭、工作、子女教育、赡养老人等方面压力大，以致患者肝气不疏，气郁于内，脾胃不得肝之疏泄条达而致脾胃气滞，脾不升清，运化失职，胃不降浊，受纳腐熟无能，故出现腹满胀痛、全身乏力、头晕等症状。脾胃气滞日久胃经胃络血行不畅，气滞血瘀于胃，胃经胃络失于气血津液的荣养干枯而萎，重者代之以肠腑腺体化生。李佃贵根据浊毒理论及本例病因病机立法处方遣药，以化浊解毒为大法，辅以理气、养肝疏肝、活血、滋阴、消食，用药较为全面，气血、阴阳、寒热、升降、邪正盛衰皆有顾及，但对于有重度肠上皮化生及异型增生的患者，防癌抗癌中药、有毒虫类药贯穿于整个治疗过程，以期从根本上截断或逆转胃癌前状态，而不是仅仅着眼于用理气清热类药改善患者的不适症状。对于伴有糜烂的患者，清热燥湿解毒类药物起到了重要作用。

来源 张伊萌，敦泽，郭立芳，等.李佃贵国医大师应用化浊解毒法治疗胃癌前状态常用药物组合初探[J].河北中医药学报，2019，34（05）：1-6.

验案 党某，男，29岁。2017年10月8日初诊。患者因思虑过度出现食后胃脘胀满半年余，消瘦甚，神疲乏力，面色无华，纳呆，夜寐可，大便溏，1～2日一行，舌淡胖、边有齿痕，苔白腻，脉细弱。查胃镜示：糜烂性胃炎。

诊断 西医诊断：糜烂性胃炎。中医诊断：胃痞，证属脾气虚弱，湿阻痞结。

治法 健脾化湿，理气消痞。

方药 运脾汤加减。处方：党参15g，炒白术15g，茯苓10g，佛手15g，炒麦芽10g，石菖蒲10g，毛细辛10g，醋莪术15g，炙甘草10g。8剂，1日1剂，水煎分服。

复诊情况 2017年10月19日二诊：胃脘胀满明显减轻，食纳增加，仍消瘦，大便偏溏，1～2日一行，舌淡胖、边有齿痕，苔白偏腻，脉细。药已对症，继用原方加减，炒白术加至20g，茯苓加至20g，以增强健脾益气、淡渗利湿之功；炒麦芽加至15g，以增强健胃消食之功。继服21剂。

2017年11月10日三诊：稍有胃脘胀满，食纳已恢复正常，体重再未下降，大便好转，但仍不成形，1日一行。上方炒白术加至40g，党参加至30g，以增强健脾益气之功。继服20剂。

2017年12月1日四诊：患者已无不适，食纳可，大便成形，1日一行。为巩固疗效，上方党参加至40g，加炒薏苡仁40g，以增强健脾渗湿之功。继服20剂，以善其后。

医案分析 《证治汇补·痞满》云："大抵心下痞闷，必是脾胃受亏，浊气夹痰，不能运化为患。"本例患者因思虑过度，内伤脾胃，脾胃气机升降失司，不能运化，痰湿内聚，发为痞满。治宜健脾化湿，理气消痞，予运脾汤加减。方中党参、炒白术、炙甘草健脾益气以治其本；茯苓、石菖蒲和胃化湿，佛手、毛细辛理气化湿，炒麦芽健胃消食，醋莪术破气消胀、消食化积，共治其标。盖痞满之证，多虚实兼夹，若能权衡轻重，标本兼顾，灵活施治，则获良效。

来源 王韶康，王煜，田苗.王自立教授根据"脾胃升降"理论采用运脾汤治疗胃痞经验[J].甘肃中医药大学学报，2018，35（03）：20-23.

验案 任某，男，47岁。2013年11月12日初诊。主诉：胃脘痛伴胀满12年余，加重1周。患者诉长期户外作业，冒风淋雨，饥饱无常，饮食不定时。胃脘部胀满疼痛12年余，病情迁延反复，伴烧灼感。渴不欲饮，口苦、口臭、口中黏腻而无味，纳呆，寐可，大便黏腻不爽，小便色黄，面垢。胃镜示：慢性糜烂性胃炎；舌淡胖、苔黄厚腻，脉滑数无力。

诊断 西医诊断：慢性糜烂性胃炎。中医诊断：胃脘痛，证属湿阻中焦。

治法 健运脾胃，化湿行气。

方药 藿朴夏苓汤加减。处方：藿香10g，厚朴15g，半夏10g，茯苓10g，枳壳15g，陈皮10g，麦芽15g，炙甘草5g，生姜3片。1天1剂，水煎分服。

复诊情况 2013年6月14日二诊：患者诉3剂后胃脘痛愈，仍胀满不适，口渴欲饮，纳食增加；7剂后胃脘胀满不适感除，精神见好，夜寐明显好转。大便每天 1 次，仍伴有不尽感，小便色清。王自立将厚朴加至 20g，茯苓加至 15g，枳壳加至 30g，加苍术 10g；嘱继服 6 剂，以巩固疗效。

医案分析 "诸湿肿满，皆属于脾。"王自立强调，脾为湿土之脏，湿邪外侵，同气相求，最易犯脾胃。因此脾气健旺，才能水津四布，脾既可以生湿，湿又可以困脾；临床上，王自立对脾生湿，湿困脾的病证一般运脾与祛湿同治，所谓："治湿不治脾，非其治也。"王自立认为："补脾不如健脾，健脾不如运脾。"因此在治疗此类病证时，王自立除以白术、茯苓、枳壳、麦芽等健运脾胃外，更以藿朴夏苓汤化裁宣畅肺气以清水之上源，上源得清，下源得通，湿邪自除。本案患者长期饮食不定时，饥饱无常，损伤脾胃，使其运化失常，内湿自生；其病机为外湿侵袭，内湿自生，湿邪阻滞中焦，气化不利，津液不行，出现胃脘胀满疼痛，兼见舌淡胖、苔黄厚腻。王自立运用本法芳香辟秽，祛胃中之湿浊，导湿下行以为出路，湿去气通，布津于外，诸症自愈。

来源　赵统秀，王煜，王自立. 王自立主任医师运用藿朴夏苓汤化裁验案举隅 [J]. 西部中医药，2014，27（09）：32-34.

5.3 Hp 相关性胃炎

验案 患者，女，45 岁。初诊时间：2010 年 4 月 20 日。经常性嗳气，胃脘刺痛，饱胀感 3～4 年，纳食一般，口不干，偶有剑突下烧灼感，夜间胃脘刺痛较白日为甚，眠差，二便如常，脉细，舌暗淡，苔薄黄，平素遇寒则胃脘发凉、疼痛；2009 年 11 月 12 日胃镜示慢性浅表性胃炎伴隆起糜烂，曾行射频治疗；2010 年 4 月 14 日 ^{14}C 呼气试验：Hp（+）。月经量偏多，月经期间易外感。

诊断 西医诊断：慢性浅表性胃炎伴隆起糜烂，Hp 相关性胃炎。中医诊断：胃痛，证属木乘土位，湿热中蕴。

治法 扶土抑木，化浊畅中。

方药 姜竹茹 10g，枳壳 15g，陈皮 10g，姜半夏 12g，绿梅花 20g，炒川黄连 3g，蒲公英 20g，川厚朴花 10g，甘松 10g，炒丹参 15g，檀香 6g。

10 剂。

复诊情况 二诊：进前药经常性嗳气、饱胀等症好转，仍有胃脘刺痛感，饥饿时偶有烧灼感，纳食有增，遇寒则胃脘发凉、疼痛，舌淡暗，苔薄黄，脉细微弦。拟守原方出入为用：姜竹茹 10g，枳壳 15g，陈皮 10g，姜半夏 12g，绿梅花 20g，海螵蛸 15g，川厚朴花 10g，炒川黄连 3g，木香 6g，炒丹参 15g，檀香 6g。10 剂。

三诊：服前方诸症缓解，停药后仍有烧灼感，空腹明显，剑突下自觉痉挛不舒，难以缓解，眠差，纳食一般，大便成形，1 天 1 次，舌暗红，苔薄黄，脉弦细。按其症情，治法不更，药稍增删，继以图之：姜竹茹 10g，陈枳壳 12g，苍术 15g，陈皮 10g，绿梅花 20g，佩兰梗 10g，川黄连 3g，石斛 15g，炒丹参 15g，红豆蔻 10g，酸枣仁 25g，檀香 6g。10 剂。

四诊：诸症悉减，考之入冬之际，拟方为膏，继服月余而善其后。后来告之，复查结果满意。

医案分析 胃脘痛是内科常见病之一，也是以中药治疗最多而疗效较好的一类疾病。徐经世认为，此病初在气，进而则出现木郁土虚，湿热蕴结，治宜扶土抑木，化浊畅中。但要注意掌握理气而不破气、燥湿而不伤阴的治疗原则，施于临床，收效良多。本例证属脾胃不和，湿邪阻滞，肝气横逆之候。脾病善胀，首当理气，故用苍术、陈皮、姜半夏以理之；而配炒丹参、檀香、乌贼骨理气活血，和络止痛。

来源 张国梁，李艳，李永攀，等. 徐经世"调节内环法"治疗 Hp 相关性胃炎思路初探 [J]. 中医药临床杂志，2012，24（10）：925-927.

🍵**验案** 患者，女，34 岁。初诊时间：2011 年 3 月 24 日。右上腹及中脘部位疼痛一年余，多食及油腻餐后加重，胃镜示：浅表胃炎，Hp（+）。抗感染治疗后减轻，受凉后易腹泻。B 超示胆囊炎、胆囊结石。眠差多梦，倦怠乏力，尿频，带下色黄，量中等，舌暗淡，苔薄黄，脉细。

诊断 西医诊断：浅表胃炎，Hp 相关性胃炎。中医诊断：胃痛，证属肝胆失疏，气机逆乱。

治法 调气和中。

方药 姜竹茹 10g，枳壳 15g，柴胡 10g，陈皮 10g，杭白芍 20g，苍术 15g，防风 10g，延胡索 15g，车前草 15g，合欢皮 30g，炒谷芽 25g。7 剂。

复诊情况 二诊：前方药服后上腹胃脘疼痛减轻，昨晚因劳累及休息差后再发疼痛，眠差，多梦，月经量多，夹血块，首日来潮腹痛，腰酸，大便 1～2 天 1 次，不干，舌淡红，苔薄白。证析如前，拟守原方出入为用：姜竹茹 10g，陈枳壳 15g，陈皮 10g，柴胡 10g，杭白芍 20g，延胡索 15g，贯众炭 15g，败酱草 20g，蒲公英 15g，杜仲 20g，合欢皮 30g，谷芽 25g。连服 10 剂。视整体修复情况有见好转，嘱其以饮食调之，不药观察。

医案分析 "若胃气之本弱，饮食自倍，则脾胃之气既伤，而元气亦不能充，而诸病之所由生也。"现代人们生活条件优越，饮食习惯和结构发生很大变化，或暴饮暴食，宿食停胃，聚湿化热；或嗜食肥甘，醇酒炙腻之品，酿湿生热；或贪凉饮冷，日久郁而化热，皆可致湿热蕴结于脾胃，影响脾胃气机升降及运化功能。案中清热解毒药蒲公英具有明显的抑制 Hp 的作用；车前草利水道，除湿痹，引邪外出。方取苍术与枳壳同伍则谓之枳术丸，为除菌消痞之剂。方用延胡索配杭白芍，具有解除平滑肌痉挛、改善血液循环的作用，有助于萎缩细胞及病变黏膜的修复。因此，治疗中在清热燥湿的同时，适当运用活血化瘀药并佐以理气、养阴、扶正，其效可期。

来源 张国梁，李艳，李永攀，等 . 徐经世"调节内环法"治疗 Hp 相关性胃炎思路初探 [J]. 中医药临床杂志，2012，24（10）：925-927.

验案 患者，女，63 岁。初诊时间：2011 年 4 月 12 日。胃脘发胀，嗳气，泛酸，纳食有减；2010 年 6 月在南京行胃镜示：慢性浅表萎缩性胃炎，Hp（++），肠皮化生。曾在我院脾胃科多次住院，曾检查提示：多发腔隙性梗塞，脑萎缩。眠差，易醒，醒后难以入睡，二便正常，舌暗，苔厚浊腻微黄，脉细弦，平素易焦虑。

诊断 西医诊断：慢性浅表萎缩性胃炎，肠皮化生，Hp 相关性胃炎。中医诊断：胃胀，证属肝郁不达，郁热内蕴，气机逆乱，胃失和降。

治法 补血养阴，行气，活血止痛。

方药 姜竹茹 10g，枳壳 15g，橘络 20g，姜半夏 12g，绿梅花 20g，炒川黄连 3g，川厚朴花 12g，红豆蔻 10g，炒诃子 15g，酸枣仁 30g，谷芽 25g。10 剂，水煎服，日 1 剂。

复诊情况　二诊：病史同前，因自觉服药效果良好，故连服多剂未更方。时近 1 年，复查胃镜示：慢性萎缩性胃炎伴糜烂，Hp（−）。夜间口干，舌淡暗，苔薄黄，脉细。故遵症情，继以调肝理脾，降逆和胃为治。药用姜竹茹 10g，陈枳壳 15g，橘络 20g，清半夏 12g，绿梅花 20g，石斛 15g，乌梅 10g，炒川黄连 3g，杭白芍 30g，炒丹参 15g，甘草 5g。10 剂。

医案分析　七情内伤而致肝郁不达，郁热内蕴，气机逆乱，胃失和降，以致诸症骤起，症情错杂，图治拟需注意两条，第一药物治疗，第二精神调节，但关键又在于情志，要做自我调节，用药方可取效。本案以姜竹茹清胆和胃，石斛柔养胃阴，取黄连以辛开苦降、和胃降逆，绿梅花、川厚朴花疏肝理气，又以炒丹参活血化瘀、理气止痛，终以乌梅一味制酸止痛并假借左金之意，取红豆蔻散寒燥湿、醒脾和胃。辛通苦降，抑制肝水，正是寒温相配，则呕逆吐酸可止。诸药合用，使逆气得降，肝气俱舒，从而使湿热得清，胃气得和，疼痛得消，呕逆得止，内环平衡。

来源　张国梁，李艳，李永攀，等. 徐经世"调节内环法"治疗 Hp 相关性胃炎思路初探 [J]. 中医药临床杂志，2012，24（10）：925-927.

🦃 **验案**　患者，男，68 岁。初诊时间：2011 年 11 月 3 日。胃脘烧灼不适感 15 年，腹胀，嗳气，泛酸，反流，时有头晕，视物旋转，大便 1 天 2～3 次，形态正常，夜眠欠安，胃镜（2011 年 10 月 28 日检）示：十二指肠球部溃疡，贲门炎，慢性浅表性胃炎（活动期），Hp（+）。舌质暗，苔根部微黄腻，脉弦。

诊断　西医诊断：十二指肠球部溃疡，贲门炎，慢性浅表性胃炎（活动期），Hp 相关性胃炎。中医诊断：胃痛，证属木贼土虚，胃失和降，病久络伤。

治法　降逆和胃，调和中州。

方药　姜竹茹 10g，橘络 20g，清半夏 12g，绿梅花 20g，炒川黄连 3g，炒诃子 15g，赭石 12g，酸枣仁 25g，天麻 15g，蒲公英 20g，薏苡仁 30g。10

剂，水煎服，日 1 剂。

复诊情况　二诊：药进 1 周，诸症悉减，偶尔出现头昏，故守原方稍做加减，以善其后。后复查 Hp 示为阴性，故可停药观察。并嘱其自我精神调节，注意饮食，可获痊愈。

医案分析　本案患者病久体虚，肝气横犯，胃失和降，故而出现嗳气、泛酸、头晕等诸多气行不畅之象，方中姜竹茹、清半夏降逆和胃以止呕，绿梅花疏肝解郁、开胃生津。方中取炒川黄连、蒲公英、薏苡仁相依为用，对清利湿热具有特异之功，非他药不可相比，而对清除 Hp 更有明显的作用。天麻润而不燥，主入肝经，长于平肝息风，凡肝风内动、头目眩晕之症，不论虚实，均为要药；赭石平肝潜阳，和胃降逆，二者一升一降，调节中州平衡。方取姜竹茹尚有深的含义，认为能调和诸药，功过甘草，又可起到治疗性作用，可谓有益无弊，一举两得。并以绿梅花芳香化浊、醒脾和胃，配橘络以理气而健脾，健脾当须理气。可见全方用药，实为多方位合一，有机组合，具有联合取效的作用，并体现了温燥有度、苦寒适宜、寒不犯中、温不助热的用药特点，从而使脾得健，祛湿除热，杀灭 Hp，即可防止死灰复燃。徐经世提出饮食将理脾胃之法，嘱患者用大米与糯米一起煮稀饭，必将事半功倍。

来源　张国梁，李艳，李永攀，等 . 徐经世"调节内环法"治疗 Hp 相关性胃炎思路初探 [J]. 中医药临床杂志，2012，24（10）：925-927.

＜ 5.4　胆汁反流性胃炎 ＞

验案　患者，男，64 岁。因诊治痔疮出血发现患有直肠癌，行手术治疗，并化疗 6 个疗程（具体方案不详），出现胃痛，胆汁反流，嗳气，进食加重，偶有反酸，胸骨后隐痛，并向背部放射，发病来体重减轻 10kg。年轻时在军营患胃病（具体不详），未正规治疗。刻下：食欲不振，口干欲饮水，胃脘及右胁下隐痛，偶及背部，食后尤甚，大便时干时溏，舌质暗苔薄黏腻，脉弦细。2011 年 6 月 29 日胃镜示：慢性食管炎，胆汁反流性胃炎。

诊断　西医诊断：胆汁反流性胃炎。中医诊断：胃痛，证属气滞血瘀，胃气不振。

治法 养胃醒胃，理气行瘀。

方药 麦冬 20g，石斛 15g，芍药 15g，甘草 5g，陈皮 15g，佩兰 15g，鸡内金 15g，冬瓜子 30g，薏苡仁 30g，石菖蒲 10g，益智仁 10g，炒当归 10g，三棱 10g，五灵脂 10g，制香附 10g，谷芽、麦芽各 30g。

医案分析 徐景藩讲关于脾病的治疗原则亦不外乎"虚则补之，实则泻之"，《素问·脏气法时论》早有"脾苦湿，急食苦以燥之……脾欲缓，急食甘以缓之，用苦泻之，甘补之"等理论，故常用健脾益气法和理气醒脾法，前者适用于脾气虚证候，后者适用于气、食及湿滞胃脘；方用平胃散，不换金正气散等。该患者大便时干时溏，黑丑有通便作用故不用，菖蒲有醒脾开窍之功。

来源 齐晓霞，鲍建国.国医大师徐景藩诊治脾胃病案赏析 [J].内蒙古中医药，2013，32（03）：74-75.

验案 周某，女，68 岁。门诊时间：2005 年 8 月 9 日。嗳气、吞酸已有 10 多年，时轻时重。曾经检查拟诊胆汁反流性胃炎，选用多方治疗，病情不稳，遂来延余诊治。宿有冠心病和脂肪肝病史，形体虚弱，诊脉细弦而右大于左，舌质暗淡，苔黄。

诊断 西医诊断：胆汁反流性胃炎。中医诊断：嗳气，证属木乘土位，气机横逆。

治法 降逆和胃，转顺气机。

方药 姜竹茹 10g，陈枳壳 12g，云茯神 20g，广陈皮 10g，姜半夏 12g，炒川黄连 3g，红豆蔻 10g，赭石 15g，明天麻 15g，炒丹参 15g，白檀香 6g。10 剂。

复诊情况 二诊 2007 年 7 月 23 日：患者第 2 次到来为孙子治疗，并告 2 年前给其开方 10 剂中药就治好了她的吞酸病，至今未发。

医案分析 吞酸一症，河间主热，东垣主寒，虽一言其因，一言其化，但主要仍因寒则阳气不舒，气不舒则郁而为热，热则为酸，所以酸者尽是木气郁甚，熏蒸湿土而成。脾胃升降与肝胆有直接关系，所以治疗吞酸拟用镇逆和胃，转顺气机之剂较为切体。方取黄连温胆以清化痰热，并以红豆蔻散寒燥湿、醒脾和胃，佐炒川黄连以辛通苦降，抑制肝木，而赭石与白檀香同伍则可行气降逆，使胆胃和谐而收功。

来源　郑勇飞，张莉，李永攀，等. 徐经世"肝胆郁热，脾胃虚寒"学术经验举要 [J]. 中医药临床杂志，2012，24（08）：699-701.

验案　周某，女，57 岁。2007 年 7 月 26 日初诊。患者嗳气吞酸已有 10 多年，时轻时重，伴右胁隐痛、乏力。曾经胃镜检查提示胆汁反流性胃炎，视其形体瘦弱，有冠心病和脂肪肝病史，诊脉细弦而右大于左，舌暗淡苔薄黄。

诊断　西医诊断：胆汁反流性胃炎，脂肪肝，冠心病。中医诊断：嗳气，证属肝郁日久，木乘土位，气机横逆。

治法　滋肝敛酸，降逆和胃，转顺气机。

方药　姜竹茹 10 克，陈枳壳 12 克，茯神 20 克，石斛 15 克，北沙参 20 克，炒川黄连 3 克，姜半夏 12 克，炒诃子 15 克，炒白芍 20 克，赭石 15 克，炒丹参 15 克，白檀香 6 克。10 剂。

复诊情况　药到病除，随诊至今未再复发，堪为奇效。

医案分析　吞酸一症，河间认为主热，东垣认为主寒。徐经世认为该病由肝郁日久、肝阴亏虚、肝气横逆犯胃所致，且合并胃失通降，胆随胃降的机能失权，遂出现胆汁反流。脾胃升降与肝胆有直接关系，所以治疗此例吞酸拟用滋肝敛酸，镇逆和胃，转顺气机之剂较为切体。方用一贯煎和温胆汤之意以滋肝敛酸、降逆和胃、转顺气机，并佐炒川黄连以辛通苦降，抑制肝木，而赭石与白檀香同伍则可行气降逆，使胆胃和谐，则收全功。

来源　卓思源. 以酸治酸法运用体会 [N]. 中国中医药报，2009-12-28（004）.

验案　患者，女，68 岁。于 2005 年 8 月 9 日初诊。患者嗳气吞酸已有 10 多年，时轻时重，曾经检查拟诊为胆汁反流性胃炎，迭用多方症情不稳，故来门诊求于中医治疗。视其形体虚满，素有冠心病和脂肪肝病史，舌暗淡苔薄，诊脉略弦而右大于左。

诊断　西医诊断：胆汁反流性胃炎。中医诊断：吞酸，证属木乘土位，气机横逆。

治法 降逆和胃，转顺气机。

方药 姜竹茹 10g，陈枳壳 12g，茯神 20g，陈皮 10g，姜半夏 12g，炒黄连 3g，红豆蔻 10g，赭石 15g，明天麻 15g，炒丹参 15g，白檀香 6g。

复诊情况 二诊 2007 年 7 月 23 日：前来诉及 2 年前为其开了 10 剂中药，治愈吞酸病，至今未发。

医案分析 徐经世临证用药，辨证精准，药少力专，每方不过 11～12 味，所用药物亦皆普通常用之品，但却能屡起沉疴。如用黄连温胆汤加酸枣仁、远志、合欢皮、石斛、淮小麦、琥珀治疗心悸、不寐等；加天麻、煨葛根、白菊、五味子、柴胡梗、赭石治疗高血压、颈椎病等引起之眩晕；加延胡索、蒲公英、郁金、丹参、檀香治疗急慢性胃炎、溃疡病等属肝胃不和、痰热内扰者；加大黄、芒硝、全瓜蒌，用治温热病、急性胰腺炎、习惯性便秘属热结肠腑、痰火内盛者；加用三子养亲合葶苈汤治疗顽固性哮喘等。

来源 侯浩彬，陶永. 徐经世运用黄连温胆汤治疗疑难杂症的经验 [J]. 世界中医药，2008（05）：280-281.

🌀**验案** 王某，男，59 岁。2013 年 6 月 30 日初诊。主诉：胃脘部痞满，反酸 3 个月。现症：胸胁及胃脘部痞闷灼热、窜胀疼痛，时时泛吐酸水，伴见心烦易怒，口苦咽干，大便干燥，舌质红，苔黄腻，脉弦细数。既往吸烟、饮酒史 8 年，胃镜检查结果显示：胃食管反流病，胃窦息肉。病理示：胃黏膜慢性炎症，局部腺上皮伴肠上皮化生Ⅰ级。

诊断 西医诊断：胆汁反流性胃炎。中医诊断：痞满，证属湿热中阻，浊毒内蕴。

治法 清热利湿，化浊解毒。

方药 藿香 12g，佩兰 12g，荷叶 15g，砂仁 15g，紫豆蔻 15g，滑石 30g，广木香 9g，炒莱菔子 15g。水煎服，日 1 剂，分两次口服，连服 7 剂。

复诊情况 二诊 2013 年 7 月 7 日：服上方 7 剂后诸症明显好转，仍有咽干、大便干，舌质红，苔薄黄腻，脉弦细数。原方去荷叶、紫豆蔻、炒莱菔子，再服 7 剂。

三诊 2013 年 7 月 14 日：胸胁及胃脘部灼热、疼痛痊愈，咽干好转。药用：加用桔梗、麦冬、玄参。嘱其继续坚持服药，并注意饮食起居的调护。继服 3 个月，诸症消失，随访 1 年病情稳定。

医案分析 治疗胃食管反流病总原则是化浊解毒，清降和胃，扶正祛邪。李佃贵指出在人体正气不足、功能下降时，自然物质在人体内部发生的变化叫"浊毒化"；中医经过辨证论治，促使病理产物在人体内部重新被利用的过程，是一个"化浊毒"的过程。

来源 张红磊，李占彪，张红霞，等 . 李佃贵从"浊毒"论治胃食管反流病经验 [J]. 内蒙古中医药，2018，37（08）：48.

验案 楚某，女，39 岁。2015 年 9 月 21 日初诊。主诉胃脘胀满伴口苦、口干 6 个月，加重 10 天。患者素来情志抑郁，6 个月前由于情志不顺，而致胃脘胀满、口苦、口干。10 天前因劳累加重，故来门诊就治。现症见胃脘胀满，口苦，口干，纳可，寐可，大便先干后稀，日行 1 次，小便调，舌暗红、苔黄、厚腻，脉弦滑。河北省中医院消化内镜示：胆汁反流性胃炎伴糜烂。

诊断 西医诊断：胆汁反流性胃炎。中医诊断：胃胀，证属浊毒内蕴，肝胃不和。

治法 化浊解毒，疏肝和胃。

方药 藿香 15 克，佩兰 15 克，柴胡 15 克，黄连 15 克，黄芩 12 克，佛手 15 克，香橼 15 克，茯苓 15 克，香附 15 克，川芎 12 克，青皮 9 克，陈皮 9 克。每日 1 剂，水煎取汁 400mL，分早晚 2 次温服。

复诊情况 二诊：胃脘胀满明显减轻，口干、口苦减轻，大便调，质可，日行 1 次。舌暗红苔黄腻，脉弦滑。此为肝胃不和得减，但仍有浊毒之邪蕴于中焦。故上方去香橼、佛手，加紫豆蔻 15 克。14 剂。

三诊：胃脘胀满症状消失，口苦得缓，口干明显，大便调，舌红苔薄黄腻，脉滑。示患者浊毒内蕴、肝胃不和症状基本得以缓解，但仍有浊毒余邪阻滞于中焦，前方加砂仁 15 克。后门诊调方 2 个月，未见复发。

医案分析 胆汁反流性胃炎属中医"胃脘痛""嘈杂""呕吐""胆瘅"

等范畴。患者常因情志失调、脾胃虚弱、饮食不节等，引起脾失健运、肝脾不调，以致浊毒内生、蕴结中焦、胆气上逆，而见胆汁反流于胃。病位在中焦脾胃，与肝胆关系密切。据此，李佃贵以化浊解毒、疏肝和胃为治则用药。方中藿香、佩兰味辛，性微温，归脾、胃经，化浊和胃，祛暑止呕。黄连苦、寒，泄胃热。茯苓甘、淡，利水渗湿，引浊毒之邪从小便出。柴胡苦、平，有疏肝开郁、升举阳气之效；黄芩苦、寒，能化浊解毒，清热泻火。柴胡与黄芩为伍，升清降浊，清少阳之邪热。既调达肝胆气机，又可清泄少阳浊毒。佛手、香橼，性辛、苦、酸，温，归肝、脾、肺经，共具疏肝理气、和胃安中之功。香附性味辛、微苦、甘，功能疏肝解郁、行气止痛；伍行气开郁、活血止痛之川芎，功用倍增。青皮、陈皮均为理气要药。青皮，其色青气烈，沉而降，入肝胆气分；陈皮，浮而升，入脾肺气分。古人谓"青皮如人当年少，英烈之气方刚；陈皮如年至老成，则急躁之性已化"，二药配伍行气力强而峻急，药到病除。二诊中，患者肝胃不和得减，却仍有浊毒之邪蕴于中焦，故去香橼、佛手疏肝和胃之品，加紫豆蔻以化浊行气。三诊中，患者诸症得缓，但舌脉象依然提示浊毒欲邪阻滞于中焦，故加砂仁，辅以紫豆蔻，化浊安中。

来源　徐伟超，刘小发，吴佳欣.李佃贵验案选析（三）[N].中国中医药报，2017-06-12（005）.

🦀 **验案**　张某，女，30岁。2013年10月14日初诊。主诉：间断胃脘隐痛一年余，加重1周。患者于1年前无明显诱因出现胃疼，伴右胁及后背不适，偶有嗳气。于1个月前在石家庄市某医院查电子胃镜示：慢性非萎缩性胃炎（胆汁反流型）。病理诊断：胃窦大弯及小弯，黏膜中度慢性炎症。患者未予重视，后病情时有反复，自服元胡止痛片等药物，效果欠佳，遂来门诊就诊。现主症：胃脘胀痛，夜间尤甚，伴反酸、嗳气，并见右胁及后背不适，面部痤疮。纳呆，寐欠安，多梦，大便不成形，便质黏，每天一行。舌暗红、苔薄黄稍腻，脉弦滑。

诊断　西医诊断：胆汁反流性胃炎。中医诊断：胃脘痛，证属肝胃不和，浊毒内蕴。

治法　养肝和胃，化浊解毒。

方药 醋香附、醋青皮、柴胡、茵陈、金钱草、石菖蒲、炒莱菔子、鸡内金、延胡索各15g，黄芩、黄连、紫苏梗、竹茹、郁金、知母、白芷各12g，黄柏、焦麦芽、焦山楂、焦神曲各10g，清半夏、川牛膝各9g，甘草6g。

复诊情况 二诊：2周后，诸症好转。仍时有胃脘胀痛，牵及两胁及右肩背，偶嗳气，晨起口干口苦。纳稍增，夜寐欠安，大便不成形，便质黏，每天一行，尿黄。舌暗红、苔薄黄腻，脉弦细滑。守原方去郁金、石菖蒲，加赤芍、紫花地丁、地骨皮各15g，牡丹皮12g，龙胆10g。

三诊：1个月后，服药后胃脘、后背疼及反酸减轻，面部痤疮较前好转，月经延迟5天，夹有血块。纳一般，寐欠安，易醒，大便偏稀，每天一行。舌暗红、苔薄黄腻，脉弦细滑。守原方去金钱草，加紫草、浙贝母各15g。

四诊：继服1个月后症状基本消失，饥饿时疼痛明显，偶有反酸、嗳气，月经延迟，经血色暗，手脚冰凉。纳可，夜寐可，大便时干时稀，每天一行。舌暗红、苔薄黄。守原方加瓜蒌、桑白皮各15g。嘱患者坚持用药。于2014年6月21日复查电子胃镜，示：慢性浅表性胃炎。嘱患者继续口服中药，随访4个月，症状未复发。

医案分析 本例病程较短，患者因情志不畅、饮食不节致肝郁气滞，肝气横逆犯脾，脾胃运化失司，湿浊内生，故症见胃脘部疼痛，嗳气，口干口苦，纳呆，大便不成形，便质黏，苔薄黄稍腻，脉弦滑等浊毒内蕴之证。肝胃气郁，气郁日久致血瘀，胃络瘀阻，故症见手脚冰凉，月经延迟等瘀血内阻，气血不通之证。治疗以养肝和胃，化浊解毒为主，配合行气活血止痛。方中用茵陈、黄芩、黄连化浊解毒，醋香附、紫苏梗、醋青皮、柴胡疏肝理气，共为君药；以黄柏、金钱草、竹茹、清半夏、郁金、石菖蒲、知母为臣药，加强清热利湿之功；佐以川牛膝引火下行；延胡索、白芷理气，活血，止痛；焦麦芽、焦山楂、焦神曲、炒莱菔子、鸡内金健脾消食；甘草调和诸药。后根据患者病情变化，适时加减方药。如：月经延迟，经血夹有血块，加用赤芍、紫花地丁、紫草等以活血化瘀。本病在治疗的同时，还应配合个人生活方式的调整，如加强体育锻炼、饮食规律、起居有节等。

来源 田雪娇，王彦刚. 李佃贵教授浊毒学说论治胆汁反流性胃炎经验介绍[J]. 新中医，2016，48（05）：230-232.

验案 患者，男，76岁。初诊时间：2006年8月28日。患者3个月前，始感胃脘胀痛。刻下痛感加重，口干，口苦，纳差，困倦乏力，恶心，呕吐吞酸，有烧心感。大便干，三日一行，小便正常。舌质暗、苔厚微黄腻、舌下青紫，脉弦滑。

诊断 西医诊断：胆汁反流性胃炎。中医诊断：胃痛，证属胃热郁结，气滞中焦。

治法 疏肝泄热，理气和肾。

方药 黄连4g，吴茱萸1.5g，白芍18g，当归6g，丹参20g，香附10g，陈皮10g，炒神曲12g，炒麦芽、炒谷芽各15g，砂仁（后下）5g，全瓜蒌30g，决明子30g，绿萼梅6g，佛手6g，生甘草5g。7剂。

复诊情况 二诊2006年9月4日：患者诉，服药后胃痛、恶心、呕吐吞酸等症明显改善，二便调，但仍感纳呆，眠差。舌质暗、苔厚微黄腻、舌下青紫，脉弦滑。颜教授治以补气健脾，活血安神。具体处方：党参10g，生白术12g，茯苓30g，陈皮10g，砂仁（后下）5g，神曲12g，生麦芽、生谷芽各15g，赤芍、白芍各12g，丹参20g，生龙骨、生牡蛎各30g，炒酸枣仁20g，泽泻12g，乌药6g，黄连1.5g，绿萼梅6g。14剂。服药后胃脘痛症状消失，随访3个月未复发。

医案分析 本案患者胃脘热痛，兼见呕吐吞酸、烧心感，辨证属肝热郁结犯胃。针对本案气滞兼有血瘀的特点，颜正华教授在选用香附、陈皮、砂仁、绿萼梅、佛手等疏肝理气药的同时，辅以丹参、白芍、当归活血养血，以达气行血畅，通则不痛之效。针对胃脘痛兼有呕吐吞酸者，颜正华教授善用左金丸加减，但不拘原方6:1的用量比例，而多为2:1或3:1或灵活配比，其中吴茱萸用量多为1~1.5g，黄连用量多为3~6g，如本案用量为黄连4g，吴茱萸1.5g。若胃脘痛兼有呕吐吞酸属寒热错杂者，颜教授每随寒热变化灵活增减黄连、吴茱萸的用量，热较甚者，多用黄连，少用吴茱萸；寒多热少者，多用吴茱萸，少用黄连；寒热相当者，则二者等量，如此每奏奇效。

颜正华教授临证颇为重视患者兼症的治疗。本案中，针对患者便秘之症，用全瓜蒌、决明子以润肠通便；针对患者纳差之症，选炒神曲、炒麦芽、炒谷芽以消食增纳；针对舌下青紫，选用丹参以活血祛瘀，通络止痛；使患者全身得以综合调理，而助疾病痊愈。本案二诊时，颜教授考虑患者已年逾古稀，恐久病正气已虚，故在原方基础上加用党参、白术、茯苓以补中益气健脾，并针对患者失眠之兼症，加用炒酸枣仁、生龙骨、生牡蛎以定心安神；同时，加泽泻以助利湿之功，加乌药以增行气之力；如此继服14剂后效甚显著。

来源　吴嘉瑞，张冰. 颜正华胃脘痛治验举隅[J]. 中华中医药杂志，2009，24（12）：1594-1596.

验案　张某，女，60岁。2005年3月9日胃镜查见萎缩性胃炎，肠上皮化生（++），胆汁反流，幽门螺杆菌阴性。现证胸脘痞胀不适，时有灼热感，口苦而干，大便2日1行，舌暗红少苔，脉细弦。

诊断　西医诊断：胆汁反流性胃炎。中医诊断：胃痛，证属胃阴不足，气滞郁热。

治法　养胃理气泄热。

方药　麦冬15g，白芍15g，甘草5g，木蝴蝶6g，橘皮络16g，黄连1.5g，刀豆壳30g，竹茹10g，鸡内金10g，佛手10g，石见穿15g，谷芽30g，麦芽30g，薏苡仁30g，蒺藜12g。

复诊情况　二诊：胸脘痞闷灼热感已改善，口干，夜间尤甚，大便通畅，舌微红，苔少，久病性情急躁，经常头昏，夜寐欠佳，有动脉硬化。治参原法再进。处方：麦冬15g，石斛10g，白芍10g，甘草3g，蒺藜12g，木蝴蝶6g，鸡内金10g，佛手10g，合欢皮10g，麦芽30g，仙鹤草15g，建曲15g，刀豆壳20g。

医案分析　本病胃镜示慢性萎缩性胃炎伴肠上皮化生，胆汁反流，有胸骨后烧灼感、胸闷，可能还有胃食管反流。患者久病心情急躁，肝气郁滞，疏泄失职，气郁化热，木横克土，故胸脘痞胀、有灼热感、口苦，胃热阴伤，津不上承则口干，舌红少苔、脉细乃胃阴不足之症。所以辨证为胃阴不足，气滞郁热，拟以养胃理气泄热。方中用麦冬、白芍养阴柔肝敛肝，橘皮络、蒺藜、佛手、合欢皮、木蝴蝶疏肝理气，黄连清肝胃郁热，鸡内金、建曲、麦芽消食助运，刀豆壳、竹茹和胃降逆，石见穿活血化瘀。加入仙鹤草治疗萎缩性胃炎。

来源　叶柏.徐景藩教授治疗胆汁反流性胃炎经验[J].南京中医药大学学报，2006，22（05）：318-319.

验案　张某，女，52岁。于2005年3月10日就诊。胃中素觉有热，口苦不欲食，口干不欲饮月余，近日又因恼怒伤肝致使症状加重。现胃脘疼痛，痛势急迫，有灼热感，反酸嘈杂，口干口苦，烦躁易怒，胸闷胁胀，大便秘结，小便黄赤，舌红苔黄，脉弦数。胃镜检查诊断为胆汁反流性胃炎。

诊断　西医诊断：胆汁反流性胃炎。中医诊断：胃痛，证属肝气郁结，胃失和降。

治法　疏肝泄热，活血止痛。

方药　川楝子15g，延胡索15g，郁金15g，川芎15g，半夏15g，枳实15g，黄芩10g，黄连15g，吴茱萸10g，酒白芍15g，炙甘草15g。7剂，每日1剂，水煎服。

复诊情况　3月17日复诊，服上方7剂后，诸症大减，继服7剂，症状消失。

医案分析　肝主疏泄而藏血，性喜条达。若肝气郁结，气有余则为火，日久化火犯胃，故胃脘灼热；气机不利，血行不畅，不通则痛，亦可见胃脘疼痛。肝胃郁热，逆而上冲，故烦躁易怒，泛酸嘈杂；肝胆互为表里，肝热夹胆火上乘，故见口干、口苦；肝胆经脉循行循胸布胁，故胸闷胁胀；二便秘涩、舌红苔黄为火热之象，脉见弦数，乃肝胃郁热之征。病乃肝气郁结，疏泄不利，横逆犯胃，胃失和降所致。治宜疏肝泄热，活血止痛。方选金铃子散加味。方中川楝子味苦性寒，疏肝行气，清泄肝火而止痛。延胡索行气活血，擅长止痛，《本草纲目》记载："能行血之气滞，气中血滞，故专主一身上下诸痛。"两药合用，能疏肝泄热，又可行气活血止痛。川芎，为血中之气药，合郁金以增活血行气止痛之功；半夏、枳实和胃降逆止呕。黄芩、黄连清热，胃以通降为和顺，对于肝郁化火所生之热，泄热即所谓通。吴茱萸辛热，以制约黄连、黄芩之寒，防其攻伐太过。吴茱萸、黄连配伍，寒热并用，辛开苦降，正可以治因肝气犯胃所致之泛酸。酒白芍柔肝缓急止痛，使疏肝活血而不劫肝阴；炙甘草和中缓急，调和诸药。全方合而共奏疏肝泄热，活血止痛之功。

来源　赵雪莹，李冀. 段富津教授运用金铃子散辨治胃脘痛验案举隅 [J]. 中医药信息，2011，28（03）：28-29.

验案　马某，女，49 岁。2013 年 6 月 10 日初诊。长期饮食不规律，2 年前开始自觉胃脘部胀疼，灼热，食后腹胀，口苦，曾服用多潘立酮、奥美拉唑等症状无好转，3 个月前做胃镜检查为：胆汁反流性胃炎，慢性浅表性胃炎。刻诊：口苦，胃脘部胀疼，灼热，食后腹胀，舌红，苔黄腻，脉弦。

诊断　西医诊断：胆汁反流性胃炎。中医诊断：胃脘痛，证属少阳郁热，胃气不降。

治法　和解少阳，通下里热。

方药　大柴胡汤合旋覆代赭石汤加减。处方：柴胡 10g，黄芩 10g，白芍 10g，法半夏 10g，生大黄（后下）5g，枳实 10g，赭石 20g，竹茹 10g，蒲公英 15g。

复诊情况　二诊：服用 3 剂后口苦及胃胀减轻，10 剂后症状基本消失。

医案分析　大柴胡汤治疗少阳与阳明合病，王自立认为，胆汁反流性胃炎符合少阳枢机不利、胆气上逆的病机，现代该方常用于胆囊炎、胰腺炎等急腹症的治疗。方中柴胡、白芍、枳实疏肝解郁清热，法半夏配赭石和胃降逆，柴胡与黄芩合用和解少阳，生大黄配蒲公英利胆汁下行，竹茹和胃止呕。大柴胡汤与旋覆代赭石汤合用实现了利胆与降胃的有机结合。

来源　卢永锋. 王自立主任医师应用经方验案举隅 [J]. 国医论坛，2014，29（02）：20-21.

5.5　慢性萎缩性胃炎

验案　王某，女，50 岁。1998 年 12 月 18 日就诊。患者胃脘隐痛反复发作 2 个月。胃镜检查诊断为萎缩性胃炎。刻诊：胃脘隐痛，有时泛吐酸水，脘中有堵塞感，口咽干燥明显，纳食尚可，大便干；舌质红、苔少，脉细。

诊断 西医诊断：萎缩性胃炎。中医诊断：胃痛，证属阴虚气滞。

治法 养阴和胃。

方药 生地黄15g，麦冬12g，玄参10g，沙参12g，石斛10g，蒲公英15g，酒制川楝子10g，佛手10g，枳壳10g，瓦楞子15g，炙甘草3g。

复诊情况 服药7剂后，胃脘隐痛稍减，大便转软。上方加九香虫，继进14剂，诸症基本消失。

医案分析 此例乃阴虚与郁热、气滞相兼为病，故在养阴和胃汤的基础上加枳壳理气宽中，加玄参清热通便，加瓦楞子制酸止痛。

来源 周慎，刘芳.刘祖贻和胃五法治疗胃脘痛经验[J].上海中医药杂志，2008，461（6）：4-5.

验案 患者，女，63岁。慢性萎缩性胃炎多年。胃镜检查示：胃窦小弯侧糜烂，黏膜肿胀，充血，诊为慢性萎缩性胃炎伴糜烂；病理示：重度慢性活动性萎缩性胃炎伴不典型增生。刻下症见：胃脘灼痛，痛有定处，按之不舒，食后为甚。舌紫苔黄腻，脉弦细。

诊断 西医诊断：慢性萎缩性胃炎伴糜烂。中医诊断：胃痛，证属气郁血瘀，化热伤阴。

治法 理气化瘀，清热养阴。

方药 丹参12g，檀香2.4g，砂仁2.4g，百合9g，乌药6g，生麦芽30g，川楝子9g，延胡索9g，蒲公英10g，姜山栀6g。6剂。

复诊情况 二诊自诉服药3天后灼痛显减，服药6天脘痛即瘥，纳食渐馨，依前法再进。

医案分析 女性胃脘痛，因肝郁气滞日久，化瘀伤阴，痛处固定；因有郁滞实邪，故按之不舒，食后痛甚。方剂选用《时方歌括》中的百合汤养阴止痛，丹参饮理气化瘀，《素问病机气宜保命集》中的金铃子散行气止痛，蒲公英、姜山栀泄久瘀所化之热邪，生麦芽疏肝行气、消食健脾，具有治肝远脾之妙。本病例选方用药体现了颜德馨教授传承孟河医家特色，善用轻清之法，选用经典小方，使用小剂量的药物力挽沉疴，轻清灵动，具有四两拨千斤之效。

来源　李颖，李桃桃，颜新．颜德馨教授脾胃学说思想探析 [J]．浙江中医药大学学报，2015，39（8）：598-601．

🔖 **验案**　徐某，男，64 岁。2002 年 6 月 21 日初诊。胃脘胀满 3 年余，近 3 个月加重，晨起胃中嘈杂，有饥饿感，平素胃脘痞满，矢气则减轻，进固体食物及冷凉之品胃脘痞满加重，伴口干、口苦，大便先干后黏腻不爽，尿黄，面色晦暗而黄，神疲乏力，舌质红而暗，苔白厚腻少津，脉弦滑数。胃镜检查示：胃黏膜苍白，不典型增生，胃腺体萎缩，胃底糜烂，诊为慢性萎缩性胃炎。

诊断　西医诊断：慢性萎缩性胃炎。中医诊断：痞满，证属脾湿胃热。

治法　清胃热，温运脾湿。

方药　生地黄 10g，黄芩 15g，黄连 10g，茵陈 15g，麦冬 15g，石斛 15g，砂仁 15g，公丁香 7g，干姜 7g，厚朴 15g，枳实 10g，姜黄 15g，紫苏 15g，半夏 15g，陈皮 15g，草果仁 10g，白豆蔻 15g，八月札 10g，鸡内金 15g，神曲 15g，麦芽 30g，山楂 15g，甘草 10g。

复诊情况　煎服 7 剂症状减轻，仍有胃脘痞满而热，尿黄，大便质稀。继服 14 剂，诸症减轻，但不能饮生冷，前方加桃仁 15g，三棱 15g，莪术 10g。继服 14 剂，后症状基本消失，偶有胃脘胀满、饥而不欲食，上方加石斛 20g，沙参 20g，再进 14 剂，饮食同常人而痊愈。

医案分析　慢性萎缩性胃炎是临床常见病，被世界卫生组织列为胃癌癌前病之一，目前，尚缺乏满意的疗法。中医多属痞满、胃痛、胃痞范畴，病位在脾胃。或因饮食不节，恣食生冷，或受寒邪侵犯中焦致脾寒，脾主运化水湿，脾寒则湿聚清阳不升，胃热则浊邪失于和降，湿热蕴结而生本症。张琪教授根据舌脉症辨证为脾湿胃热，湿热中阻，治疗以寒湿并用，清胃热温运脾阳为法则。

其中，生地黄、黄芩、黄连、茵陈苦寒清泄胃热。胃热清则气降而下行；胃热久则耗伤胃阴，用麦冬、石斛甘寒生津养胃阴；砂仁、公丁香、干姜、紫苏、白豆蔻、草果仁芳香辛散化湿，温运脾阳醒脾气，脾湿除则恢复其运化升

第二篇

清之功能；脾胃为气机升降之枢纽，湿热中阻，气机阻滞则生中满，加厚朴、枳实、姜黄、八月札以行气开郁除满；半夏、陈皮健脾燥湿，以助脾运；神曲、山楂、鸡内金、麦芽健脾消食，以助脾胃运化之功能；甘草调和诸药。考虑发病时间较久，"久病多瘀"，故加桃仁、三棱、莪术以疏肝活血消癥；麦冬、石斛加量，加沙参以生津养胃之功。本法寒温并用，苦寒不伤胃，温燥不伤阴，配伍得当。

来源　李淑菊，张玉梅.张琪教授治疗疑难杂症经验撷菁[J].中医药学刊，2004（05）：785.

验案　患者，女，52岁。患慢性萎缩性胃炎11年，胃镜报告黏膜广泛萎缩、固有腺体明显减少，中西医多方治疗无明显效果，终年胃脘隐痛，嘈杂，似饥而不欲食，体弱消瘦。舌体瘦，中部有裂纹，质红，苔薄白而干，脉沉细而无力。

诊断　西医诊断：慢性萎缩性胃炎。中医诊断：胃脘痛，证属胃阴不足。

治法　滋阴养胃，理气止痛缓急。

方药　生地黄、白芍各20g，公丁香5g，陈皮、枳壳、厚朴、石斛、麦冬、甘草各15g，天花粉、麦芽、焦山楂各20g，砂仁15g。

复诊情况　服药14剂，胃脘明显舒适，食欲有所增加。再服35剂，诸症消失。又坚持服药半年余，胃镜报告正常，遂停药观察。

医案分析　张琪教授发现，治疗萎缩性胃炎要善于循序渐进，症状消失后，还应该坚持服药，直到胃镜（病理）检查恢复正常，否则病尚未愈，每易复发。

来源　孙元莹，吴深涛，姜德友，等.张琪诊治疑难脾胃病经验5则[J].山西中医，2008（02）：6.

验案　张某，男，52岁。1993年3月4日初诊。患者于一次酗酒后，感胃脘胀满疼痛，曾服保和丸等中药调理而症状缓解。此后每于饮食失节后感胃脘痞满，于1992年9月在兰州某医院作胃钡透诊断为慢性胃炎，纤维胃镜检查，报告为：胃窦部黏膜：慢性萎缩性胃炎，中度，活动期；Hp（+）。患者辗转多处，服用多种中西药物而罔效。经人介绍求治于周教授。

症见：胃脘痞满，偶有隐痛，嗳气，疲乏无力，纳谷不馨，无口苦、泛酸、大便稀溏，小便尚可，面色萎黄，舌淡偏暗，苔白，中见薄腻，脉弦细。

诊断　西医诊断：慢性萎缩性胃炎。中医诊断：胃痞，证属气虚，痰瘀食互结。

治法　健脾益气，消食化痰，活血化瘀。

方药　党参 20g，炒白术 9g，黄芪 20g，陈皮 9g，姜半夏 9g，香附 9g，砂仁 9g，枳壳 9g，焦三仙各 9g，鸡内金 15g，炒白芍 20g，郁金 15g，莪术 20g，炙甘草 6g，赤芍 6g，蒲公英 6g。

复诊情况　二诊 1993 年 6 月 10 日，服药 3 个月痞满渐失，纳食亦可，诸症均减。药已中的，效不更方。以上方炼蜜为丸，续服 2 个月。

三诊 1993 年 8 月 25 日：患者诸症均失，复查胃镜报告为：胃窦部黏膜：慢性浅表性胃炎，轻度；Hp（−）。嘱患者续服蜜丸 3 个月，以固疗效。随访 3 年，未见复发。

医案分析　对于萎缩性胃炎来说，临床表现多种多样，但主要表现为胃脘痞满不舒，病位在于胃脘，病机为气机失司。周教授认为可以定位为"胃痞"。辨证总属本虚标实，治疗重视整体调节。

来源　何建成．周信有教授治疗萎缩性胃炎的经验 [J]．北京中医药大学学报，1998（06）：42.

验案　王某，女，67 岁。2006 年 3 月 6 日初诊。胃脘部隐痛、灼热一年，加重一个月。症见：体瘦神疲、乏力，面色萎黄，食欲不振，反酸，舌淡少苔，脉弦细。2006 年 2 月 24 日胃镜检查诊断为萎缩性胃炎伴增生，胆汁反流；2006 年 2 月 28 日病理活检：慢性萎缩性胃炎（中至重度）伴肠上皮化生（中度），腺体囊性扩张。

诊断　西医诊断：慢性萎缩性胃炎（中至重度）伴肠上皮化生（中度），腺体囊性扩张。中医诊断：胃痞，证属脾胃虚损，气滞络阻。

治法　健脾益胃，理气通络。

方药　益胃平萎汤加减：党参 20g，炒白术 9g，黄芪 20g，陈皮 9g，半夏 9g，枳实 20g，厚朴 9g，砂仁 9g，干姜 6g，黄连 9g，鸡内金 15g，海螵蛸

30g，炒白芍 20g，延胡索 20g，莪术 15g，甘草 9g，茵陈 20g，板蓝根 20g，制附片 9g。水煎服，每日 1 剂，早晚饭后 1h 服；参漆粉，每日一包，早晚饭后 1h 温水冲服。

复诊情况 服药 1 个月，患者胃脘隐痛、灼热、反酸明显减轻，精神状态好转，但诉偶感胃凉。前方加肉桂 6g，继服药半年，症状明显改善，胃镜示：慢性浅表性胃炎。嘱其继续服药以巩固疗效。

医案分析 周信有教授认为慢性萎缩性胃炎的病机主要表现为气虚、气滞、寒凝、血瘀。因此治疗上以健脾、益气、理气、祛瘀、温中为主，调气法和活血法并用，益胃平萎汤为周老制订出的治疗慢性萎缩性胃炎的基本方。

来源 童亚芳，周语平. 周信有教授治疗慢性萎缩性胃炎经验介绍 [J]. 甘肃科技，2007（03）：207.

验案 李某，男，70 岁。于 1986 年 12 月 16 日初诊。患者 10 余年前患饮食不振，胃脘疼痛，心烦失眠，喜食酸，胃感灼热，消化力差，不思饮食，大便偏干，脉弦细无力，舌质嫩红，苔白少津。西药未见疗效，胃镜检查：慢性萎缩性胃炎。

诊断 西医诊断：慢性萎缩性胃炎。中医诊断：胃痛，证属胃阴不足，久病入络，中焦郁热。

治法 养阴和胃，化瘀通络。

方药 养胃通络汤加减（经验方）：北沙参 15 克，石斛 10 克，白术 10 克，炒山楂 10 克，当归 10 克，白芍 15 克，茯苓 15 克，郁金 10 克，佩兰 10 克，代代花 5 克，乌梅 5 克，女贞子 10 克，黄精 10 克。7 剂，水煎服。

复诊情况 二诊：原方再守 21 剂。诸症无恙，自诉胃灼热消失，脘痛减轻，食欲好转，嘱隔日服药一剂调理。2 个月恢复健康。

医案分析 脾胃为后天之本，肾为先天之本，又为诸阴液之本，后天之脾胃赖先天元肾得以生化，而先天之肾，亦赖后天之脾胃得以荣养，今肾阴不足，不能相济于胃，胃失和降，所致胃阴虚损而变生诸证，故不可独养胃之阴。养胃通络汤之用意，在于女贞子、黄精以补肾益阴，胃阴尤得以养，升降正常则诸证无恙。此方为治疗胃肾阴虚所致之胃灼热，喜饮酸物，脘痛咽干之慢性萎缩性胃炎、浅表性胃炎等证有特效。

来源 刘毅，李世华．李辅仁治疗老年病经验 [M]．北京：中国中医药出版社，1994.

验案 贺某，男，69 岁。初诊于 2012 年 12 月 4 日：慢性萎缩性胃炎多年，伴中度肠上皮化生，十二指肠球部溃疡，此前曾有胃出血 3 次。诊见：胃脘部发凉，口气秽浊，食欲尚可，眠差梦多，晨起眼睑水肿，矢气少，大便溏薄，日 1 次，小便正常。望之面部满布褐斑，唇暗，舌体中，质暗，苔薄腻微黄，脉缓中带有涩滞之象。2012 年 9 月 11 日胃镜示：（胃窦）中度慢性萎缩性胃炎，颈腺增生中度，中度肠上皮化生，间质淋巴组织增生。

诊断 西医诊断：慢性萎缩性胃炎，中度肠上皮化生。中医诊断：胃病，证属脾阳亏虚，肝胃不和。

治法 温中健脾，疏肝和胃。

方药 拟理中汤化裁，处方：炒薏苡仁、茯苓各 30g，太子参、炒苍术、石见穿、怀牛膝各 15g，砂仁（后下）、木香（后下）各 10g，炒苦杏仁 9g，炮姜 8g，炒白术、泽泻、半夏曲、藿香梗（后下）、紫苏梗、八月札、炒枳实、当归、赤芍各 12g，炙甘草 6g，28 剂。

复诊情况 二诊：药后睡眠改善，口气秽浊、胃脘发凉减轻，晨起面睑水肿，便溏，日 1 次，舌脉如前。少见效机，脾阳略复，水湿停滞现象突显，守法酌加运脾化湿之品。处方：生黄芪、炙黄芪、桂白芍（桂白芍是桂枝拌炒白芍，为三芝堂自己炮制的中药饮片）、炒枳实、石见穿、炒苍术各 15g，炒白术、藿香梗（后下）、紫苏梗（后下）、当归、泽泻、建曲各 12g，茯苓、炒薏苡仁、炒谷芽、炒麦芽各 30g，炮姜、炙甘草、木香（后下）各 8g，砂仁（后下）、郁金各 10g，炒苦杏仁 9g。水煎服，28 剂。

三诊：药后胃脘发凉进一步减轻，大便前段成形，后段仍溏，日 1 次，纳可，寐安，晨起眼睑水肿。舌质暗、苔白微腻，脉沉细小弦。药后脾阳来复，虽气机渐展，但脉仍见小弦之象，易藿香梗、紫苏梗为茵陈，旨在疏肝解郁，利湿清热。处方：五指毛桃、炒薏苡仁、茯苓各 30g，炒山药、炒枳实、石见穿各15g，西洋参（先煎）、木香（后下）、郁金各10g，炒苦杏仁9g，炒白术、建曲、炒山楂、炒神曲、炒麦芽、茵陈各12g，炮姜、砂仁、炙甘草各8g。水煎服，28剂。

四诊：药后胃脘发凉渐失，纳眠可，大便已成形，日1次，精神状态转佳，面色转润，仍晨起眼睑水肿。舌体中，舌质稍暗，苔薄白，脉沉细。分析：病情进一步好转。舌质稍暗，血络运行不畅，酌加活血行气和血络之品。处方：五指毛桃、茯苓、炒薏苡仁、生谷芽、生麦芽各30g，炒山药、炒枳实、石见穿各15g，西洋参（先煎）、郁金、炙甘草各10g，炒白术、醋延胡索、半夏曲、建曲各12g，炮姜、砂仁8g，炒苦杏仁9g。水煎服，28剂。

五诊：胃凉、晨起眼睑水肿渐失。诊见：口中偶有异味，纳眠可，大便成形略软，日1次。面色较前明亮，脉渐和缓。胃镜复查：肠上皮化生现象明显改善。病理：（胃窦）轻度浅表性慢性胃炎。食管刷片找霉菌：阳性。诊断：真菌性食管炎；十二指肠霜斑样溃疡；慢性萎缩性胃炎伴糜烂。病理见霉菌阳性、霜斑样溃疡等湿热熏蒸症状。酌加桃仁、苦杏仁活血行气，半夏、黄连辛开苦降，黄连、乌梅配伍仿连梅汤之意以清热燥湿解毒。处方：五指毛桃、茯苓各30g，石见穿、炒苍术、莲子肉、炒山药各15g，干姜、砂仁（后下）、木香（后下）、西洋参（先煎）、乌梅各10g，炒白术、半夏曲、炒山楂、炒神曲、炒麦芽各12g，炒桃仁、炒苦杏仁各9g，黄连8g，炙甘草6g。生姜1片，大枣2枚为引。水煎服，14剂。半年后随访，疗效稳定，大便成形。复查胃镜：肠上皮化生现象基本消失。

医案分析　患者年龄已近古稀，多年胃病，萎缩性胃炎伴有中度肠化，有胃出血病史3次，见有胃凉、便溏，晨起眼睑虚浮之症，且面色、唇舌皆暗，辨证属中焦虚寒，失于温运，致使水湿不化，凝涩呈浊，瘀滞日久，影响气血运行，已呈现恶化之象。路教授认为，患者虽有胃出血，但也不要被西医诊断吓到，急以温中固本、化湿浊、和血络之法。而乃处以理中汤、参苓白术汤加味，温运中焦，黄芪、五指毛桃、茯苓、莲子、山药等健脾益气；茯苓、薏苡仁、茵陈、郁金清化湿浊，淡渗祛湿；半夏曲、炒山楂、炒神曲、炒麦芽、建曲、谷芽等导滞祛湿，其中生谷芽、生麦芽升发清阳，疏肝助脾运；脾统血，肝藏血，慢性脾胃病日久往往影响脾络、肝络，患者已见肠化生之气血壅滞，湿浊毒瘀阻滞现象，方中先后加入当归、赤芍、郁金、石见穿、延胡索、桃仁、炒苦杏仁等入血分，和血络，行瘀滞，此类药物药性平和柔润，有行血之功，无燥血伤阴之弊。又见肝之病，当先实脾，脾虚土湿则肝木被郁，木气不达，反来侮土，故见脾胃病，不忘疏肝、柔肝、护肝，务在先安未受邪之地。诸药合用，温运脾土，疏肝和胃，清化湿浊，恢复升降之枢轴功能，依法加减化裁数月，复查胃镜，肠化生现象基本消失。

来源　石瑞舫，路志正. 路志正教授以温法治疗脾胃病经验介绍 [J]. 新中医，2014，46（11）：28-31.

验案　王某，男，42岁。间断胃脘胀痛2年、加重1个月。患者平素工作压力较大、饮食不规律，2年前始见胃脘胀痛，程度较轻，未就诊治疗。1个月前自觉胃脘胀痛加重，2周前于某医院行胃镜检查示慢性萎缩性胃炎、Hp（－）；病理回报胃窦黏膜轻 - 中度肠上皮化生。刻下症见：胃脘胀痛，餐后尤甚，纳呆，早饱明显，兼见嗳气，偶见胃脘部灼热感，无反酸、烧心、恶心、呕吐等症。大便2～3日1行，便溏，质偏黏，时有排便不尽感及排便不畅感，小便调。眠安。口干不欲饮，日饮水量1500mL；时有自汗；头昏沉。舌质淡红，边有齿痕、中间数个浅裂，苔薄白少津；脉细小数。

诊断　西医诊断：慢性萎缩性胃炎。中医诊断：胃痛，证属胃气阴两虚。

治法　养胃阴，益脾气，升清以降浊。

方药　太子参15g，怀山药12g，生白术12g，炒白扁豆12g，石斛12g，天花粉6g（包煎），乌梅9g，葛根9g，佛手15g，香橼15g，绿萼梅12g，甘松12g，草豆蔻12g，川楝子（打碎）10g，炒麦芽15g，炒谷芽15g，炙甘草6g。连服3个月。

复诊情况　患者服药后胃脘胀满、疼痛的症状明显改善，胃内灼热感减轻，嗳气减少，大便较前成形，且排便畅快，口干和自汗症状也有所缓解，服药3个月，停药后又遵医嘱饮食、起居调摄生活，1年后复查胃镜，未再提示肠上皮化生。

医案分析　本方由参苓白术散合沙参麦冬汤化裁而来，其中太子参、怀山药、生白术、炒白扁豆，补益且性平；佛手、香橼、绿萼梅、甘松，调理中焦气机，且温而不热、香而不燥；石斛、天花粉甘凉以养胃阴；乌梅酸甘化阴养胃生津；葛根一味鼓舞胃气；在众多调气药中草豆蔻偏于香燥，但入于大队甘凉药物中恰又起到刚柔相济的作用，又由于其芳香健脾、开郁行气，配合其他药物取动静结合之意。全方胃脾同调，药味搭配精巧，体现了路志正临证诊病圆机活法，用药清轻灵动的诊病特色。

来源　苏泽琦，于春月，张文君，等.国医大师路志正治疗慢性萎缩性胃炎临证经验 [J].现代中医临床，2017，24（03）：34-36.

验案　患者，男，62岁。患者3年来常感胃脘胀痛，食后尤甚，得嗳则舒，初起未予重视，渐致反复发作，遂于2003年9月26日行胃镜检查示：胃窦小弯前壁慢性中度萎缩性胃炎伴中度肠上皮化生及轻中度异型增生。虽经中西医多方治疗，见效甚微，情绪低落，心情焦虑，慕名来诊。现症：胃脘隐痛且胀，痛时伴灼热感，嘈杂，口干饮水多，食少神倦，夜眠不佳，大便日行一次，溏而不实。诊查：形瘦神疲，舌质红苔薄净，脉细。中脘轻度压痛。

诊断　西医诊断：萎缩性胃炎。中医诊断：胃痛，证属胃阴不足，阴虚生热，胃失濡润。

治法　养胃清热，理气散结。

方药　麦冬15g，北沙参10g，川石斛10g，炙鸡内金10g，白芍15g，乌梅10g，炙甘草5g，石见穿15g，木蝴蝶6g，炒枳壳10g，白残花10g，佛手片10g，白花蛇舌草15g，生薏苡仁30g。每日一剂，分二次煎服。

复诊情况　药后胃脘痞胀隐痛减轻，饮食稍增，口干、胃中灼热感亦减轻。徐老在原方基础上加减治疗，特别是在上方加入炒山药15g，炒白术15g，以健脾助运。叠进三个月后，诸症均已消失。为巩固疗效，又坚持每天用生薏苡仁50g，麦冬10g，陈皮3g，煎水代茶服用三个月，患者于2004年6月30日复查胃镜示轻度浅表性胃炎，随访二年未复发。

医案分析　本例萎缩性胃炎证属胃阴不足，脾之气阴亦虚兼郁热气滞。在治疗上，吾师采用酸敛与甘缓化阴之法，使养阴而不滋腻，生津而不碍胃。

药用北沙参、麦冬、川石斛等甘凉养阴生津清热，并与白芍、乌梅、炙甘草等甘酸相合，养阴敛气，气阴兼顾，且柔肝制木，缓急止痛；炒枳壳、佛手片理气而不伤阴；木蝴蝶理气护膜；白残花理气泄热，炙鸡内金健胃消积，对胃腑之疾常可配用，增强其腐熟水谷之功能；石见穿苦辛、平，清热而无苦寒之弊，且能醒胃助食，理气通降；白花蛇舌草有清热解毒、抗癌之功，属辨病治疗；生薏苡仁散结消癥，对异型增生、胃息肉等疾病有良效，同时亦有抗癌防癌之功。二诊时加用炒白术、炒山药以助健运，顾护脾胃，而能长期治疗。此外，徐老认为治疗过程中应重视心理疏导，消除患者的"恐癌"心理，方有利于康复。

来源　陆为民，徐丹华．国医大师徐景藩治疗慢性萎缩性胃炎胃阴不足证的经验[J]．时珍国医国药，2014，25（09）：2263-2264．

验案　患者，女，48岁。1989年5月16日初诊。主诉：胃脘部隐痛2年余，加重3个月。病史：患者2年前出现胃脘部隐痛，痞胀不适，食后加重，嗳气则舒，与情志变化有关，患者及家属未予重视。近3个月来，患者胃脘部隐痛明显，持续不能缓解，昼轻夜重，嗳气频多，得嗳则舒，稍多食则症状尤甚，性情易躁，口干口苦。半年前及1个月前行胃镜检查示：慢性萎缩性胃炎，肠上皮化生。经服用多种中西药治疗后效果不著，症状未见明显缓解。刻下：患者胃脘部隐痛，自觉痞胀，昼轻夜重，持续不能缓解，疼痛拒按，嗳气则舒，饱餐后及情志不畅时加重，纳食一般。诊查：舌质偏暗，苔薄白，脉弦涩。腹平软，右上腹按之隐痛，无反跳痛及肌紧张，肝脾无肿大。

诊断　西医诊断：慢性萎缩性胃炎伴肠上皮化生。中医诊断：胃痛，证属气滞血瘀。

治法　疏肝理气，化瘀止痛。

方药　紫苏梗10g，制香附10g，炒枳壳10g，炒白芍15g，炒陈皮6g，佛手片10g，绿萼梅10g，蒺藜10g，生麦芽30g，郁金10g，五灵脂6g。7剂，每日1剂，2次煎服。

复诊情况　二诊：服药后，患者胃脘隐痛明显减轻、偶觉痞胀、嗳气少作，续服 14 剂，胃脘隐痛不显、痞胀消失、嗳气少发。后隔日服 1 剂，原方略事加减，调治半年，症状均消失。于 1989 年 12 月 20 日复查胃镜示：慢性浅表性胃炎（轻度）。随访 1 年，诸症未发。

医案分析 本例属慢性胃脘痛的典型案例，患者更年期女性，长期胃脘隐痛，得嗳则舒，饱餐后及情志不畅时加重，结合舌暗红，苔薄白，脉弦涩，四诊合参，辨证当属气滞血瘀证。肝郁气滞、血瘀内停，治当疏肝理气、活血化瘀止痛。徐教授认为，胃病治用疏肝，紫苏梗优于柴胡，且本例病位仅局限于胃脘而未及两胁，故选用紫苏梗易柴胡。配以蒺藜、生麦芽，二者均有疏肝之功，加上佛手、绿萼梅，使疏肝而不耗气、理气而不伤阴。本例患者胃脘隐痛持续不能缓解，昼轻夜重，疼痛拒按，舌偏暗，脉弦涩，均属瘀血内停之象，故在方中加入郁金、五灵脂二药，增强化瘀止痛之功，方能标本兼治。

来源 吉跃进，李红晓，陆为民. 国医大师徐景藩从血瘀论治慢性胃脘痛经验 [J]. 中华中医药杂志，2020，35（01）：179-182.

✿验案 患者，女，63 岁。2003 年 3 月 15 日初诊。主诉：胃脘痞胀、疼痛间作 10 年。患者 10 年前出现胃脘痞胀、隐痛，逐渐加重，多方诊治效果不显。近来上症加重，胃脘疼痛、胀满甚行，嗳气，时有恶心，口干、口苦，慕名就诊。刻下症见：胃脘胀痛、痞满，食后尤甚，时恶心、嗳气，得嗳稍减，纳谷不香，大便 2 日一行、不黑，伴腰痛，舌质暗，舌尖偏红，唇紫，苔薄白少津，脉细。腹诊中脘部压痛。查胃镜示：慢性萎缩性胃炎（+++），肠上皮化生，不典型增生。

诊断 西医诊断：慢性萎缩性胃炎伴肠上皮化生。中医诊断：胃痛，证属胃阴不足，气滞血瘀。

治法 养胃理气行瘀。

方药 麦冬 15g，石斛 10g，枳壳 10g，香附 10g，佛手 10g，炙鸡内金 10g，五灵脂 6g，绿萼梅 10g，厚朴花 10g，白芍 15g，炙甘草 3g，桑寄生 10g，茯苓 15g，莪术 10g，焦建曲 12g。14 剂，每日 1 剂，早晚分 2 次服。

复诊情况 二诊：服药后胃脘疼痛、胀满症状逐渐缓解，无恶心，嗳气减，口干、口苦亦减轻、徐老在上方基础上随症加减，胀痛明显加陈香橼

10g，紫苏梗 10g；纳不佳，加谷芽、麦芽各 30g；时苔薄腻加薏苡仁 20～30g；化瘀药择用石见穿 15g，丹参 10g，郁金 10g 等。间断用药近 2 年，患者饮食如常，体重增加，胃脘压痛不显，于 2005 年 12 月 14 日复查胃镜慢性萎缩性胃炎（++）。

医案分析 患者中老年女性，胃脘疼痛，经久频发，脾胃功能失调，升降失职，气机不畅，郁而化火，耗伤脾胃之阴，气郁、阴虚等多种因素夹杂久而成瘀，并互为因果，逐渐加重。药用麦冬、石斛、茯苓甘凉为主，滋阴健脾以养胃；枳壳、香附、佛手、绿萼梅、厚朴花升清降浊，疏肝理气以和胃；白芍、炙甘草酸甘化阴、缓急止痛；五灵脂甘温性平，行瘀定痛，兼能理气、通经和络；莪术行气活血，消积止痛，"胃痛兼血瘀而痞胀，用之有效"；石见穿辛苦而平，清热行瘀而无苦寒之弊，常用于治疗萎缩性胃炎伴肠上皮化生或不典型增生；丹参活血化瘀止痛，因其性微寒，恐碍脾胃运化，当注意用量、不宜久用；薏苡仁健脾益胃除湿，徐老常用于胃阴不足而夹湿或见不典型增生时；炙鸡内金、焦建曲、谷芽、麦芽消食化积，以助健运；桑寄生助筋骨，益血脉，缓腰痛。全方消补兼施，刚柔兼配，升降相得，理气不伤阴，养胃而不滋腻，使郁热渐除，阴液渐复，气血渐畅。

来源 姜婷，马靖，陆为民．国医大师徐景藩从瘀论治脾胃病经验 [J]. 中华中医药杂志，2020，35（09）：4436-4438.

验案 吴某，女，50 岁。患者 5 年前因情绪不畅出现上腹隐痛，经多院诊治，病情反复。近 2 个月来患者脘痛又作，空腹、食后皆痛，痛位于心下及偏左之处，不时发作，伴痞塞感，嗳气则舒，嗳气不遂则加重，纳谷不香，大便稀溏，每日 1～2 次。末次月经：2016 年 6 月 21 日，量少，色暗淡，经期感到烘热、心烦。2016 年 8 月 26 日胃镜检查提示：中度慢性萎缩性胃炎伴低级别上皮内瘤变，灶性浅表糜烂。幽门螺杆菌（–）。患者精神紧张，有恐惧心理。诊查：腹平软，上脘偏左按之隐痛，肝脾肋下扪及肿大，舌暗红，苔薄白，脉小弦。

诊断 西医诊断：慢性萎缩性胃炎。中医诊断：胃痛，证属肝胃不和。

治法 疏肝和胃，佐以化瘀。

方药 炒白芍、生麦芽、炒莱菔英各15g，紫苏梗、制香附、炒枳壳、鸡内金、佛手、赤芍、绿萼梅各10g，陈皮、川芎、五灵脂（包）各6g，炙甘草5g。每日1剂，分煎2次，早晚饭后口服。

复诊情况 二诊：服药7剂，诉上腹隐痛未再发作，痞塞感减轻，夜间偶有汗出，舌微红，苔薄白，大便较前转实。患者处于围绝经期，有胃阴亏虚之象，治以养胃调冲。处方：百合30g，茯苓、炒白芍、麦冬、莱菔英、石见穿各15g，紫苏梗、制香附、炒枳壳、鸡内金、佛手、绿萼梅、小胡麻、丝瓜络各10g，陈皮6g，炙甘草5g。上方再服半个月，诸症皆平，此后以原方加减巩固半年，随访诸症未发，复查胃镜示：轻度慢性萎缩性胃炎。

医案分析 《临证指南医案》云："肝为起病之源，胃为传病之所。"患者适处围绝经期，加之工作紧张，情志失和，肝失疏泄，横逆犯胃，发为脘痛，日久入络，病情反复，难以速愈。故初诊以疏肝和胃为主，佐以行气化瘀，使气血流通，通则不痛。《黄帝内经》云："年过四十，阴气自半。"患者素体胃阴不足，兼肝胃气滞日久，气郁化热，胃阴更伤，故夜间偶有汗出，舌微红。二诊以后，疼痛改善，治以健脾养胃理气而愈。此外，配合心理疏导，消除患者恐惧情绪，使其心绪平和，以利于本病康复。

来源 胡婷，陆为民. 徐景藩论治围绝经期慢性胃脘痛经验[J]. 安徽中医药大学学报，2018，37（03）：32-34.

验案 患者，男，67岁。2005年2月28日初诊。主诉：胃脘痞胀不适4年。现病史：病起4年，主症胃脘痞胀不适，得矢气则舒，无嗳气，口干，便溏不实，不嗜烟酒，舌偏红，苔燥腻、黄白相兼，脉细弦。2004年12月，外院胃镜检查见慢性萎缩性胃炎伴糜烂；2005年1月26日，上海瑞金医院肠镜检查结果显示全结肠无明显异常。

诊断 西医诊断：慢性萎缩性胃炎。中医诊断：胃痞，证属湿热内阻。

治法 清热化湿，理气和中。

方药 黄连2g，厚朴10g，焦白术10g，枳壳10g，鸡内金10g，佛手10g，茯苓15g，藿香10g，仙鹤草15g，炒防风6g，白芍15g，焦建曲15g，甘草 3g。日 1 剂，水煎服，每日 2 次。

复诊情况 二诊：服用上方后诸症改善，腹中喜暖畏寒，矢气多，大便日行 1 次，质溏稍转实，苔燥腻稍化，化而未净，治以原法。处方：藿香 10g，黄连 2g，厚朴 10g，高良姜 3g，炒防风 6g，白芍 15g，鸡内金 10g，绿梅花 10g，焦白术 10g，炒枳壳 10g，茯苓 15g，甘草 3g，建曲 15g，炒薏苡仁 30g。日 1 剂，水煎服，每日 2 次。

三诊：苔根微黄白腻，舌暗红，脉细弦。经治以来，脘痞、便溏诸症改善，饮食尚可，治以原法出入。

医案分析 该患者舌偏红，苔燥腻、黄白相兼，辨证属湿热内阻。湿热之邪阻滞中焦，致脾胃运化乏力，气机停滞。故徐老用黄连配伍厚朴，以黄连清湿热，厚朴散湿结，共清中焦之湿热，调畅气机。

来源 潘玥，陆为民．徐景藩运用含厚朴药对治疗脾胃病经验 [J]．中国中医药图书情报杂志，2019，43（02）：61-63．

验案 陈某，男，57 岁。2006 年 11 月 20 日初诊。患者胃脘隐痛，嗳气，脘腹胀满痞塞，纳呆，上腹部有压痛，排便黏腻不爽，舌暗红、苔黄厚腻，脉弦细滑。胃镜示：慢性萎缩性胃炎。病理示：胃窦黏膜慢性炎症，中度腺性肠上皮化生，轻度异型增生。

诊断 西医诊断：慢性萎缩性胃炎，胃癌前病变。中医诊断：痞满，证属浊毒内蕴，气血瘀滞。

治法 活浊解毒，活血止痛。

方药 蒲黄（包）9g，五灵脂 15g，延胡索 12g，全蝎 9g，厚朴 15g，香附（打）15g，白芍 30g，砂仁（后下）12g，白花蛇舌草 15g，茵陈 15g，黄芩 12g，黄连 12g，苦参 15g，黄药子 15g，半枝莲 15g，半边莲 15g，绞股蓝 12g，三七粉（冲）2g。常法煎服。14 剂。

复诊情况 二诊：患者服药后胃脘隐痛、嗳气均减轻，脘腹胀满痞塞感较前好转，食欲增强。后仍遵前法，适时依症、脉、舌调整处方。继服 9 个月后，复查胃镜示：慢性浅表性胃炎。病理示：胃黏膜慢性炎症，原有肠上皮化生及异型增生消失。

医案分析 本例患者为萎缩性胃炎伴中度腺性肠上皮化生、轻度异型增生，根据其主要症状及排便黏腻不爽、舌暗红、苔黄厚腻、脉弦细滑，中医辨证为浊毒内蕴、气血瘀滞。以化浊解毒为治疗大法，方中茵陈、砂仁化浊；黄芩、黄连、苦参、黄药子解毒；蒲黄、五灵脂、延胡索、三七粉活血化瘀；白花蛇舌草、半枝莲、半边莲防癌抗癌；全蝎攻毒散结。诸药合用可使浊化毒除，气行血畅，积除郁解，痰消火散，恢复脾升胃降之生理。脾气上升，胃之津液得下，胃气和调，胃得津液阴血润养，萎缩之腺体可缓慢恢复正常。另需注意的是，本病的治疗，饮食调理极为重要，忌食辛辣刺激性食物，戒酒忌烟。故一定嘱咐患者密切配合，戒绝烟酒，方能保证治疗达到预期效果。

来源 杜艳茹，张纨，李佃贵. 李佃贵治疗胃癌前病变经验举要 [J]. 江苏中医药，2010，42（01）：15-16.

验案 郭某，男，43岁。2015年2月12日初诊。患者主因胃脘胀满疼痛1年，加重伴烧心2个月就诊。2014年12月28日在河南省某医院做胃镜示：慢性萎缩性胃炎。病理示：胃窦重度慢性萎缩性胃炎，局部腺体腺瘤性增生。有肿瘤家族史。刻诊：胃脘胀满隐痛，右上腹隐痛不适，嗳气，烧心，口干，纳可，寐欠安，大便日1次，黏滞不爽，不成形，小便调，舌质暗红，舌苔黄根部厚腻，脉弦滑。

诊断 西医诊断：慢性萎缩性胃炎。中医诊断：胃痛，证属浊毒壅盛。

治法 泄浊攻毒，散结通络。

方药 白花蛇舌草15g，半枝莲15g，半边莲15g，茵陈15g，黄芩12g，黄连12g，苦参12g，板蓝根15g，鸡骨草15g，绞股蓝12g，藿香15g，佩兰12g，大腹皮15g，柴胡15g，竹茹9g，清半夏9g，厚朴15g，枳实15g，全蝎9g，蜈蚣2条。日1剂，水煎2次取汁300mL，分早、晚2次温服。服7剂。嘱患者忌食生冷、辛辣、油腻之品，调畅情志。

复诊情况 二诊2015年2月20日：患者诉胃脘胀满、烧心症状减轻，仍有胃脘隐痛不适，时伴嗳气，偶烧心，纳可，夜寐尚安，大便稍黏，舌暗红，苔薄黄腻，脉弦滑。于初诊方基础上加香附15g，柿蒂12g，姜黄9g。服15剂。

三诊 2015 年 3 月 9 日：患者仍感饭后嗳气，食物反流，余症减轻，舌红苔黄，脉弦滑。二诊方去佩兰，加旋覆花 15g，赭石 30g，甘松 9g，木香 9g，延胡索 15g。

2015 年 12 月 18 日连续治疗 10 个月，复查胃镜示：慢性胃炎。

医案分析 此例患者既有慢性萎缩性胃炎的典型症状，又有浊毒证的特征。李佃贵教授认为，慢性萎缩性胃炎浊毒证的治疗以化浊解毒为要，浊毒祛则气机畅，脾胃运，清阳升，浊阴降，气血生化有源，胃络得以濡养，萎缩的胃黏膜得以修复。白花蛇舌草清热解毒利湿；半枝莲、半边莲清热解毒，散瘀止血，利尿消肿；三药合用可加强清热利湿解毒之功。茵陈、黄芩、黄连、苦参、板蓝根、鸡骨草六药合用，清热利湿之功尤著，佐以绞股蓝散结消肿。藿香、佩兰芳香化浊毒；柴胡、大腹皮、厚朴、枳实行气散结，消积导滞，以除积滞内阻，畅通腑气；半夏、竹茹燥湿化浊，和中健胃，降逆止呕；全蝎、蜈蚣以毒攻毒，通络止痛。

来源 杜艳茹，檀书庭，徐伟超，等.李佃贵教授应用浊毒理论治疗慢性萎缩性胃炎临床经验 [J].河北中医，2017，39（05）：645-648.

验案 患者，男，48 岁。2011 年 5 月 16 日初诊。主诉：间断胃脘堵闷、隐痛 3 年，加重伴烧心、泛酸 1 个月。诊见：胃脘痞闷、隐痛，饭后尤甚，伴有泛酸烧心，时有嗳气，病情每因情志欠佳而加重，口腔溃疡反复发作，口干口苦，心烦易怒，不思饮食，入睡困难，大便质黏偏干，排便不爽，2～3 日一行，舌暗红苔黄腻，脉弦滑数。胃镜示：慢性萎缩性胃窦炎伴胆汁反流。病理示：胃角、胃窦中度慢性萎缩性胃炎伴重度肠上皮化生，部分呈息肉样增生，肠上皮不典型增生Ⅰ～Ⅱ级。

诊断 西医诊断：慢性萎缩性胃炎伴胆汁反流（重度肠上皮化生，Ⅰ～Ⅱ级不典型增生）。中医诊断：痞满，证属浊毒内蕴，肝胃不和。

治法 化浊解毒，疏肝理气和胃。

方药 藿香 15g，佩兰 15g，滑石 15g，茵陈 15g，黄连 9g，龙胆 15g，砂仁 12g，枳实 15g，厚朴 15g，当归 15g，白芍 25g，郁金 15g，柴胡 12g，延胡索 15g，合欢花 15g，海螵蛸 20g，瓦楞子 20g，全蝎 9g，蜈蚣 2 条。日 1

剂，水煎取汁 400mL，分早晚两次温服，连服 21 剂。

复诊情况 二诊：胃脘痞闷、嗳气有所减轻，隐痛及烧心改善不显著，仍口干，口腔溃疡面减小，胃纳增，夜寐转好，大便偏稀，排出通畅，舌红苔薄黄腻，脉弦滑。原方去滑石、龙胆，加鸡内金 15g，香附 15g，乌梅 12g，继服两周，并嘱患者调情志，节饮食。

三诊：胃脘痞闷较前明显减轻，隐痛及烧心缓解，口腔溃疡已愈，胃纳可，夜寐安，情绪可，大便质可，日一行，舌苔较前变薄，病情明显减轻。继上方去海螵蛸、瓦楞子，加三七粉 3g，紫苏 15g，川芎 12g，继服两周。之后患者每两周复诊一次，前后共服药 1 年余。于 2012 年 9 月复查胃镜示：慢性非萎缩性胃炎。病理活检示：胃黏膜慢性炎症，原有肠上皮化生、异型增生消失，病告痊愈。随访至今，未见复发。

医案分析 情志内伤，肝气郁结，肝失疏泄，横逆犯胃，胃失和降，气机阻滞则病发痞满、胁痛。患者肝郁气结，急躁易怒，病情每因情绪波动而变化；肝郁日久，导致木旺克土，脾失健运，胃失和降，清阳不升，浊邪内停，浊郁化热，久积成毒。浊毒进一步影响脾胃气机升降，浊毒郁阻胃络，终致胃体失于润养，腺体萎缩，随之产生肠上皮化生、异型增生等病理变化。湿热中阻、浊毒内蕴日久，胃失受纳，脾失运化，胃气壅滞，不通则痛，故见胃脘痞满、疼痛、不思饮食，病症反复发作，迁延难愈；肝气犯胃，胃气不降反上逆可见反酸、烧心、嗳气；清阳不升，浊阴不降，上扰清窍可出现头晕；浊毒循胃经上泛，浸渍口腔黏膜，最终形成口腔溃疡；浊毒内蕴，导致肝胃不和，"胃不和则卧不安"而成失眠；热盛耗伤津液，湿热下注大肠，故大便质干，黏滞不爽；舌暗红，苔黄厚腻，脉弦滑，均为浊毒内蕴之象。李老师认为治疗慢性萎缩性胃炎浊毒内蕴证，徒清热解毒则湿浊不去，但化浊利湿则热邪不除，故在治疗中应化浊、解毒并用，并注重疏肝和胃之法。方中茵陈、黄连、全蝎、蜈蚣清热利湿解毒，现代药理研究表明全蝎、蜈蚣有较强的抗肿瘤作用；藿香、佩兰、滑石、砂仁芳香运脾，化湿祛浊，理气和胃，脾升胃降功能恢复，气机升降出入恢复正常，湿浊得化；当归、白芍、香附、柴胡疏肝理气，调畅气机；合欢花解郁安神，调节情志，不仅擅疗脾胃郁热蕴结导致的气机失常、升降不利引发的郁结胸闷之疾，亦擅治虚烦不眠、健忘多梦之症，《四川中药志》言其"能合心志，开胃理气，解郁，治心虚失眠"；海螵蛸、瓦楞子清胃制酸止痛；三七粉活血祛瘀生新，现代药理研究三七增加黏膜血流量，修复黏膜损伤。全方共奏化浊解毒、疏肝解郁之功。

来源　才艳茹，杨倩，陈宏宇，等．李佃贵化浊解毒调肝法治疗慢性萎缩性胃炎经验 [J]．山东中医药大学学报，2016，40（06）：538-541.

验案　张某，男，63 岁。2010 年 6 月 3 日初诊。患者主因胃脘胀满疼痛 6 年，加重 3 个月就诊。河北省某医院查胃镜示：慢性萎缩性胃炎。病理示：胃窦黏膜腺体中度不典型增生。刻诊见：胃脘胀满疼痛，嗳气，烧心，咽堵，纳差，寐差，大便黏滞不爽，二日一行，舌质暗红、舌苔黄腻，脉弦细滑。

诊断　西医诊断：萎缩性胃炎。中医诊断：胃痛，证属湿热中阻，浊毒内蕴。

治法　化浊解毒，理气消胀。

方药　柴胡、紫苏梗、青皮各 10g，香附、枳实、厚朴、炒莱菔子、黄连（打碎）、砂仁（打碎后下）、紫豆蔻（打碎后下）各 15g，木香 9g，茵陈30g，藿香、佩兰各 12g。7 剂，每天 1 剂，水煎，分早晚温服。

复诊情况　二诊：药后胃脘胀满、烧心均减轻，仍有大便不畅，开始干随后黏滞。上方加芦荟 1g（入煎剂）。14 剂，每天 1 剂，水煎，分早晚温服。

三诊：药后，大便通畅，偏稀，每天 2 次，余症均减轻。上方加入白花蛇舌草、半枝莲、半边莲、黄芩各 15g。每天 1 剂，水煎服，连续调治 6 个月。2011 年 1 月 12 日河北省某医院复查胃镜示：慢性浅表性胃炎。

医案分析　此案患者既有萎缩性胃炎的典型表现（反复发作的胃胀满、嗳气，且伴有寐差、咽堵等症状），又有浊毒证的特征（舌质暗红、舌苔黄腻）。患者曾在多家中西医院诊治，来诊时因担心癌变，精神萎靡不振，寝食难安。李佃贵老师以藿香、佩兰、砂仁、紫豆蔻（李老师喜用紫豆蔻，他认为白豆蔻芳香醒脾，紫豆蔻芳香化浊，紫豆蔻较白豆蔻化浊力大）芳香化浊毒；柴胡、青皮、香附"横行"疏肝气，紫苏梗、枳实、厚朴、炒莱菔子、木香

"纵行"畅胃气；合入茵陈、黄连苦寒解浊毒。全方芳香、苦寒、畅气、解毒之药共用，后期又加入芦荟通便，白花蛇舌草等药解毒，寒温并用，芳化清解兼施，虽连用数月，并无苦寒伤胃之弊，亦无芳香助热之害，而收化浊解毒之功。患者坚持服药半年，收效显著。

来源 吕金仓，白亚平. 李佃贵教授浊毒证用药经验介绍 [J]. 新中医，2013，45（05）：193-195.

验案 张某，男，58 岁。2008 年 7 月 9 日。主诉：间断胃脘胀满堵闷 10 年，加重 3 天。就诊时症状：胃脘胀满堵闷，嗳气连连，口干口苦明显，无食欲，周身乏力，大便黏腻不爽，每日 2～3 次，小便黄，面色晦暗，舌暗红苔黄腻，脉弦滑。患者 2009 年在本院做胃镜示慢性萎缩性胃炎，病理示胃窦黏膜中度肠上皮化生，胃体小弯黏膜轻度不典型增生。其后间断予中药治疗。2 型糖尿病史 5 年，每日予胰岛素皮下注射，早、中、晚各 2U、14U、12U。

诊断 西医诊断：慢性萎缩性胃炎。中医诊断：胃胀，证属浊毒内蕴，瘀血阻络。

治法 化浊解毒，活血化瘀。

方药 化浊解毒方加减：藿香 12g，佩兰 9g，生薏苡仁 15g，茵陈 15g，白花蛇舌草 15g，黄连 15g，蒲公英 12g，茯苓 15g，白术 9g，穿山甲珠 9g，川芎 9g，全蝎 9g，蜈蚣 2 条，三七粉（冲）2g，冬凌草 12g，壁虎 6g。

复诊情况 二诊：治疗 1 个月，患者胃脘症状不明显，且明显感觉乏力减轻，血糖平稳下降，将胰岛素用量逐渐减少，以上方为基础治疗半年，患者胃脘无症状，停用胰岛素。

医案分析 糖尿病属中医"消渴"范畴，历代医家认为消渴主要病因为饮食不节、情志失调、劳欲过度，阴虚燥热为其主要病机。李佃贵老师在此基础上结合自己多年临床经验认为，浊毒既为消渴的致病因素，同时亦为消渴的病理产物。消渴患者因饮食、情志、劳欲致使脾失健运，湿浊内生，日久郁热而成浊毒，与以上 3 种同时为消渴的致病因素；同时浊毒蕴结体内，不能正常排出体外，可使体内形成脂毒、糖毒，从而产生高血脂、高血糖等病证。李老师用化浊解毒法尤其对穿山甲珠、蜈蚣、全蝎、壁虎等虫类药物的应用，可以达到以毒攻毒的作用，使体内浊毒尽快排出，恢复机体正常状态。

来源　杜艳茹，刘雪婷，王春浩，等．李佃贵化浊解毒法治疗慢性萎缩性胃炎兼次症举隅 [J].辽宁中医杂志，2012，39（03）：535-536.

验案　李某，女，45 岁。间断胃脘胀痛 5 年，加重半年。现病史：患者 5 年前开始出现胃脘胀痛，曾作胃镜示慢性萎缩性胃炎，半年前症状加重，在本院门诊做胃镜示慢性萎缩性胃炎，病理：肠上皮化生（中度）。其母因胃癌去世，逐渐伴烦躁，焦虑易激惹，曾诊断为抑郁症。就诊时症状：胃脘胀痛，生气后加重，嗳气，反酸，口干口臭，纳差，烦躁，寐差，大便日 1 次，艰涩难出，舌暗红苔黄厚腻，脉弦细滑。

诊断　西医诊断：慢性萎缩性胃炎。中医诊断：胃脘痛，证属浊毒内蕴，瘀血阻络。

治法　化浊解毒，活血化瘀。

方药　化浊解毒方加减。药用：藿香 12g，佩兰 9g，生薏苡仁 15g，茵陈 15g，白花蛇舌草 15g，黄连 15g，蒲公英 12g，茯苓 15g，白术 9g，五加皮 15g，合欢皮 15g，龙胆 9g，生龙骨 15g，生牡蛎 15g，栀子 12g，豆豉 6g。14 剂，日 1 剂。

复诊情况　二诊：服药后胃脘胀满减轻，心烦寐差明显好转，仍有嗳气，在上方基础上加菖蒲 20g，郁金 12g，守方治疗 3 个月，诸症悉除。随访 3 个月未发。

医案分析　慢性萎缩性胃炎患者常因饮食、情志等因素，使脾失健运，湿浊内生，日久郁热蕴毒，浊毒内蕴而见诸症。浊毒内蕴胃腑，胃失和降而见胃脘胀满、疼痛，浊毒内蕴肠道而见大便黏腻不爽，浊毒淫侵，上扰心神，神失调摄而见烦躁、易激惹、寐差等症状。朱丹溪曾提出"气郁""血郁""痰郁""火郁""湿郁""食郁"等六郁观点，李老师认为慢性萎缩性胃炎伴抑郁症的发病与浊毒致病有关，临床上采用化浊解毒为大法，每多用化浊解毒药物的同时配合刺五加、合欢皮、生龙骨、生牡蛎等镇静敛神。

来源　杜艳茹，刘雪婷，王春浩，等．李佃贵化浊解毒法治疗慢性萎缩性

胃炎兼次症举隅 [J].辽宁中医杂志，2012，39（03）：535-536.

验案 患者，男，61 岁。2013 年 11 月 6 日初诊。主诉：间断胃脘胀满 10 余年，加重伴烧心、反酸 3 年。患者 10 年前无明显诱因出现胃脘胀满，口干口苦，未予重视。后病情反复，于 2012 年 3 月 23 日在海军总医院查电子胃镜示：贲门炎，胆汁反流性胃炎，十二指肠球炎。Hp（－）。于 2013 年 3 月 12 日至 17 日之间，因发热、咳嗽、烧心、反酸在第二炮兵总医院住院治疗，用药不详，期间复查胃镜示：慢性萎缩性胃炎伴肠上皮化生。经治疗后症状好转，复于 6 月 22 日在中国人民解放军海军总医院查胃镜示：萎缩性胃炎伴胆汁反流、糜烂，伴部分腺体肠上皮化生，增生显著。后症状时好时坏，遂就诊于本院门诊。患者既往高血压病Ⅲ级、冠心病、陈旧下壁心肌梗死、心功能Ⅰ级。刻诊症见：胃脘胀满，烧心，反酸，口干口苦，嗳气，胁肋胀满，舌紫红，苔薄黄有瘀斑，脉沉弦细。

诊断 西医诊断：萎缩性胃炎伴胆汁反流、糜烂，腺体肠上皮化生。中医诊断：痞满，证属气滞湿阻，胃络血瘀。

治法 化浊解毒，行气活血。

方药 白花蛇舌草 15g，半枝莲 15g，半边莲 15g，茵陈 15g，黄连 12g，板蓝根 12g，绞股蓝 12g，苦参 12g，生石膏 30g，鸡骨草 15g，黄药子 12g，黄芩 12g，炒莱菔子 15g，三七粉 2g，厚朴 15g，枳实 15g，砂仁 15g，肉豆蔻 15g，槟榔 15g，鸡内金 15g，瓜蒌皮 15g，生薏苡仁 15g，全蝎 6g。7 剂，水煎取汁 400mL，每日 1 剂，分早晚饭前 2 次服。

复诊情况 二诊 2013 年 11 月 13 日：患者诉烧心、反酸减轻，时有右胸及右后背部憋闷不适，时有隐痛、嗳气，口干口苦，大便调。舌淡红，苔薄黄腻，脉弦细滑。李教授调整处方，于原方中去炒莱菔子、厚朴、枳实、槟榔、全蝎，加牡丹皮 12g，柴胡 15g，延胡索 15g。21 剂，服法同前。

三诊 2013 年 12 月 4 日：患者烧心、反酸减轻，口干口苦缓解，时有右胁下或右肩部胀满不适，大便时干，日一行，舌红，苔薄黄，脉弦滑。继调处方，于原方去牡丹皮，加丹参 20g，蜈蚣 2 条，皂角刺 6g，14 剂，后效不更方，自取 10 剂，服法同前。

四诊 2013 年 12 月 28 日：患者右胁下及右肩部胀满减轻，但仍以夜间为甚，二便调，舌红，苔薄黄，脉弦细滑。于原方加地耳草，服法同前。

五诊 2014 年 3 月 18 日：患者诉偶有胃脘不适，右胁下疼痛不适，口干，大便稍干，每日一行，舌红，苔薄黄，脉弦细滑。于 2014 年 2 月 27 日在中国人民解放军总医院复查胃镜示：非萎缩性胃炎，胃窦黏膜可见散在点状红斑，未见糜烂及溃疡。余部位均未见异常。可见患者症状逐步改善，尤其胃镜结果大为改观，肠上皮化生得以逆转，癌变得以阻止。李教授调整处方，以养阴和胃为主，于原方中去除半枝莲、半边莲、茵陈、板蓝根、苦参、绞股蓝、鸡骨草、黄芩、丹参，加香附 15g，紫苏梗 15 个，青皮 15g，砂仁 15g，柴胡 15g，甘草 6g，百合 12g，乌药 9g，当归 9g，川芎 9g，白芍 30g，茯苓 15g，白术 6g。服法同前，嘱其继续巩固治疗，待症状更佳平稳后，逐渐减药、停药。并调畅情志，饮食清淡易消化，生活规律。

医案分析　李佃贵教授治疗慢性胃炎重在化浊解毒，给邪以出路，对李佃贵教授用药规律分析的研究中可见，用药以清热解毒、利湿为主，解毒选药独具特色，辨证毒之轻重，各选其药，尚取以毒攻毒之法，逆转癌前病变，例见上述。且注重理气，既要疏理肝气，又要调畅脾胃之气，李教授认为，脾居中央以灌四旁，转输精微、运化水液功能增强，肝之疏泄功能恢复正常，不仅使得浊化毒解，气机的升、降、出、入恢复正常，更可减少浊毒的产生，最终达到标本兼治的目的。故常以香附、青皮、柴胡疏理肝气，枳实、厚朴、木香、炒莱菔子调畅脾胃之气。补药多用清补之品，忌重温补，以防药性过燥，滋腻黏滞壅滞，使气机闭塞，且燥邪易助火伤阴，损伤胃阴；滋腻则碍脾健运，助湿生痰，不利于祛除浊毒，易生"关门留寇"之弊。同时以"消"为补，注重健脾和胃，消食化积。且临证加减，选药灵活。门诊尚有辨证选用的穴位贴敷、水针疗法、耳穴、足浴等中医特色辅助疗法，以改善患者体质，缩短病程，此皆李教授结合经典亲自研发、实施。

来源　赵润元，谷诺诺，白亚楠，等. 李佃贵治疗慢性胃炎经验 [J]. 中华中医药杂志，2018，33（07）：2910-2913.

验案　于某，男，61 岁。2017 年 3 月 12 日初诊。主诉：间断性胃脘部胀满疼痛 3 年，加重 10 天。患者 3 年前无明显诱因出现上腹部胀满不适、疼痛，时有嗳气，自服多潘立酮片，服药后诸症有所缓解。随后症状时轻时重，自服药物后可缓解。10天前因暴饮暴食加之与人发生口角，出现胃痛、胃胀、嗳气，两胁肋部不适。某医院电子胃镜示：慢性萎缩性胃炎。病理示：腺体中重度肠上皮化生。自服药物后症状无缓解。刻诊：胃脘部疼痛、胀满，时有嗳气，两胁肋部不适，后背疼痛，小便可，大便黏腻不爽，每日1～2次，寐差，纳少，舌质暗红，苔薄黄腻，脉弦滑。

诊断　西医诊断：慢性萎缩性胃炎伴肠上皮化生。中医诊断：胃脘痛，证属湿浊中阻，胃络瘀血。

治法　祛湿解毒，化浊通络。

方药　茵陈12g，黄连12g，白花蛇舌草12g，半边莲15g，穿山甲珠6g，蛇莓6g，全蝎9g，蜈蚣3条，水蛭9g，土鳖虫6g，壁虎9g，蝉蜕6g，僵蚕6g，莪术15g，苍术12g，藿香10g，广木香9g，紫苏梗12g，瓜蒌15g，丹参15g，珍珠母30g，炒栀子9g，焦神曲15g。日1剂，水煎2次取汁400mL，分早、晚饭后2h温服，服用7剂。

复诊情况　二诊2017年3月19日，患者自诉服药后胃脘部疼痛明显减轻，仍感胀满，时有嗳气，口干，大便成形，每日1次，睡眠有所改善，饮食较前增多，舌质偏红，舌苔黄腻，脉弦滑。初诊方加厚朴9g，生地黄12g，牡丹皮15g。日1剂，服用7剂。

三诊2017年3月26日，患者胃脘部仍时感隐痛，饮食不当后会有胀满感，时有嗳气，二便调，寐可，纳少，舌质偏红，舌苔黄腻，脉弦滑。二诊方加炒鸡内金15g。日1剂，服用7剂。

四诊2017年4月8日，患者诉偶饮食不慎后胃脘部隐痛，纳寐可，二便调，舌质暗红，苔薄黄腻，脉弦滑。李教授调整处方，药物组成：茵陈12g，黄连9g，白花蛇舌草12g，半边莲15g，穿山甲珠6g，蛇莓6g，全蝎9g，蜈蚣3条，水蛭9g，土鳖虫6g，壁虎9g，蝉蜕6g，僵蚕6g，苍术12g，藿香10g，广木香10g，紫苏梗12g，瓜蒌12g，丹参15g，珍珠母20g，炒栀子9g，焦神曲15g，炒鸡内金15g，厚朴9g，生地黄12g。日1剂，按时复诊，方药随症加减，连续服药3个月。

五诊2017年7月10日，患者诉饮食不当时会有胃脘部不适，平素如常，纳寐可，二便调，舌质暗红，苔薄黄腻，脉弦滑。电子胃镜示：慢性萎缩性胃炎伴轻度糜烂。病理示：（胃窦）轻度慢性炎症伴肠上皮化生。对于肠上皮化生，教授嘱患者畅情志，节饮食，勿劳累。继续巩固治疗，坚持服药。

2018 年 1 月 10 日随访，电子胃镜及病理显示肠上皮化生有效逆转。

医案分析　　患者平日饮食以肥甘醇酒厚味为主，日久影响脾胃运化功能，脾胃乃后天之本，运化失常，湿热内蕴，湿聚化浊，浊邪客于中焦脾胃，胃络失养。患者就诊时病程已久，慢性萎缩性胃炎伴肠上皮化生，李教授认为慢性萎缩性胃炎病机关键是浊毒内蕴，发展为肠上皮化生时病机演变为浊毒内蕴，络脉瘀阻，治疗重在祛湿化浊，活血解毒，"病久入络"，只有使浊毒之邪消散，萎缩的胃黏膜才能得以濡养。又因湿附于浊，两者相互胶结较难清除，徒化浊则湿不去，祛湿有助于化浊，此时将虫类对药与植物药联用会起到事半功倍的效果。方中药用蜈蚣、全蝎、蝉蜕、僵蚕、土鳖虫、水蛭、壁虎等虫类药物，使客于胃络的浊毒随气血流动消散于无形，全蝎、蜈蚣活血化瘀，水蛭通达气血，蝉蜕、僵蚕轻清化浊，将轻清之蝉蜕、僵蚕与质重之全蝎、蜈蚣共用，升降相伍，达湿祛浊散之效。李教授继承古代医家经验，深知久病顽疾宜缓攻，强调虫类药物剂量不宜大。又用清热燥湿之茵陈、藿香、黄连、炒栀子泻火存阴；苍术燥湿健脾；厚朴燥湿消痰；穿山甲珠、丹参通达气血；广木香、紫苏梗行气和中；瓜蒌涤痰散结；"胃不和则卧不安"，用珍珠母重镇安神；焦神曲、炒鸡内金消食和胃；半边莲、白花蛇舌草、蛇莓清热解毒，令热邪去，浊毒清。诸药配伍，相须为用，直达病所。

来源　郝旭蕊，李维康，刘凯娟，等 . 李佃贵教授应用虫类对药治疗慢性萎缩性胃炎经验 [J]. 河北中医，2019，41（05）：645-648.

验案　　患者，女，57 岁。2017 年 6 月 8 日初诊。主因胃脘胀痛伴失眠 6 年余，加重半月来就诊。现病史：患者 6 年余前无明显诱因出现胃脘胀满，疼痛，自诉查电子胃镜示：慢性萎缩性胃炎（未见报告）。1 年前复查电子胃镜示慢性浅表性萎缩性胃炎，病理示：胃窦活检黏膜中度慢性炎症，间质肌组织增生，灶性腺体肠上皮化生。半个月前，患者情绪不畅后病情加重，夜间入睡困难，就诊时症状：胃脘胀痛，生气后加重，嗳气，偶有烧心、反酸，口干口臭，纳差，心烦，易怒，寐差，大便3~4天一次，排便困难，舌暗红，苔黄厚腻，脉弦细滑。

诊断 西医诊断：慢性萎缩性胃炎。中医诊断：胃痛，证属浊毒内蕴，肝胃不和证。

治法 化浊解毒，疏肝和胃。

方药 胃宁1号加减。柴胡6g，黄芩6g，黄连15g，半枝莲12g，半边莲12g，当归12g，川芎6g，白芍15g，佛手12g，茯苓15g，生白术12g，石菖蒲15g，郁金12g，醋香附12g，延胡索15g，合欢皮15g，生龙骨15g，栀子12g，豆豉6g，炒酸枣仁15g。14剂，日一剂，早晚分服。

复诊情况 二诊：服药后胃脘胀痛减轻，睡眠明显好转，守方治疗3个月，诸症均减轻。

医案分析 "胃不和则卧不安"，因此慢性胃炎患者多合并失眠症。顽固性失眠患者可出现精神萎靡不振，焦躁易怒，甚或出现抑郁表现。失眠属于中医不寐，病因复杂多变，有气虚、血虚、阴虚、阳亢；七情过极、瘀血阻滞、痰火食积、年老体虚等因素均可致失眠。脾胃在失眠发病过程中至关重要。浊毒内蕴胃腑，气滞不畅，不通则痛，故见胃脘胀满、疼痛；胃不和则卧不安则见寐差；浊毒浸淫，上扰心神，神失调摄而见心烦易怒等症状。我们对于慢性胃炎伴有失眠患者，多从脾胃论治，应用化浊解毒去除邪气之本，常用刺五加、合欢花、首乌藤疏肝解郁安神，炒酸枣仁养心安神，龙骨、牡蛎镇静敛神，栀子、豆豉清心安神。辨证应用，疗效确切。

来源 娄莹莹，冯玉彦，霍永利，等.基于异病同治探讨李佃贵教授从浊毒治疗慢性胃炎兼次症经验[J].中国中西医结合消化杂志，2020，28（05）：395-397.

验案 患者，男，41岁。2017年3月21日初诊。主诉：间断胃脘隐痛2年，加重伴烧心、反酸半年。患者于2年前暴饮暴食后出现胃脘部疼痛、胀满，胃中嘈杂感，烧心、反酸，自服奥美拉唑肠溶胶囊，症状明显减轻。之后饮食起居规律，症状时轻时重，未引起重视。半年前饮酒后上述症状加重，于当地医院查电子胃镜，胃镜诊断：① 慢性萎缩性胃炎；

② 胃黏膜下肿物。（胃窦）活检，病理诊断：黏膜重度慢性炎症，黏膜糜烂，腺体重度肠上皮化生（IM）。为求系统治疗，遂来诊。刻诊症见：胃脘部隐痛、胀满、嘈杂，烧心、反酸，偶嗳气，口干、口苦，纳可，夜寐差，入睡困难，大便每日1～2次，成形，小便黄，尿急。舌质红，苔薄黄腻，脉滑数。

诊断 西医诊断：慢性萎缩性胃炎伴糜烂。中医诊断：胃脘痛，证属湿浊中阻，胃络血瘀。

治法 祛湿化浊，活血通络。

方药 全蝎9g，蜈蚣3条，水蛭9g，土鳖虫9g，壁虎9g，瓜蒌15g，丹参15g，珍珠母30g，生地黄20g，石决明25g，寒水石35g，生龙骨15g，儿茶9g，牡丹皮15g，黄芩9g，黄连9g，炒栀子9g，瓦楞子9g，浙贝母12g，海螵蛸15g，生牡蛎20g，白花蛇舌草15g，半边莲15g。7剂，水煎，每日1剂，分早晚两次温服。

复诊情况 二诊2017年3月28日：患者诉服药后仍有胃脘部隐痛、嘈杂，食不慎后烧心、反酸，口干、口苦，偶有胃胀、嗳气，纳可，寐改善，大便每日1次，质可。舌质红，苔薄黄腻，脉滑数。李教授调整处方，于原方处方基础上减石决明、寒水石，加石榴皮15g，扁豆15g。7剂，煎服法同前。

三诊2017年4月3日：患者诉饮食不当后仍有胃脘部不适，饭后2h出现烧心、反酸，纳寐可，大便每日3次，不成形。舌质红，苔薄黄腻，脉滑数。李教授调整处方，于原方基础上减土鳖虫、瓜蒌，加大腹皮15g，薏苡仁15g。7剂，煎服法同前。

四诊2017年4月10日：患者诉服药后诸症状均有明显改善，食油腻食物后胃脘部胀满不适，烧心、反酸不明显，纳寐可，大便可。舌质红，苔薄黄腻，脉滑数。李教授继调处方：在原方基础上加鸡内金15g。21剂，煎服法同前。

连续治疗半年，于2017年9月21日就诊时诉偶有胃脘部不适，饮食后烧心、反酸，纳寐可，大便可。舌质红，苔薄黄腻，脉滑数。于河北省中医院查电子胃镜，胃镜诊断：慢性非萎缩性胃炎伴糜烂。（胃窦）活检，病理诊断：黏膜中度慢性炎症，黏膜糜烂，灶性腺体肠上皮化生。李佃贵教授嘱其继续巩固治疗，等症状更加平稳后，逐渐减药、停药，并嘱其调情志、慎起居，饮食以清淡易消化食物为宜。患者依从性很好，坚持随诊，于半年后复查电子胃镜，病理活检已无肠上皮化生。

医案分析　李佃贵教授在治疗慢性萎缩性胃炎伴肠上皮化生时重在化浊解毒，意在给邪以出路，令"邪去病亦安"。古人指出"久病入络"，李教授深谙疾病日久，气血郁滞，浊毒邪气客于血络，指出治疗慢性萎缩性胃炎伴肠上皮化生以化浊解毒为要，旨在使胃络得以濡养，萎缩的胃黏膜才得以修复。因虫类药物具有走窜搜剔的特性，能够入血络，如：土鳖虫、全蝎、蜈蚣等活血化瘀。另外，某些虫类药物重浊沉降，功善通达经络、调畅营血，如：水蛭、鳖甲等通达气血。本案中患者为中年男性，平素嗜食肥甘醇酒之品，导致湿热内蕴，久而久之，湿邪化浊，李佃贵教授对本患者进行辨证论治，药用全蝎、蜈蚣、水蛭、土鳖虫、壁虎等虫类药物使壅滞的浊毒之邪随气血流动而消散于无形，运用黄芩、黄连、炒栀子清热燥湿，泻火而存阴，白花蛇舌草、半边莲清热解毒，使热邪去而浊毒清。临床中对于脾胃功能较弱的患者，在应用虫类药物治疗时，李教授会酌加薏苡仁、鸡内金，既能健脾消食和胃，又能够减轻虫类药物之腥气。李教授在多年的临证中常耐心向患者解释慢性萎缩性胃炎伴肠上皮化生并不是癌症，使其树立战胜疾病的信心，并嘱患者要坚持治疗，依据疾病的轻重，治疗周期在3个月到1年不等。

来源　郝旭蕊，李娜，白海燕，等. 国医大师李佃贵运用虫类药治疗慢性萎缩性胃炎伴肠上皮化生经验 [J]. 中华中医药杂志，2020，35（03）：1236-1239.

验案　刘某，男，62岁。2018年10月9日初诊。主诉：间断胃脘隐痛5年。刻下：胃脘隐痛，偶伴灼热，饮食不节时症状明显，时有胃胀，嗳气，纳可，心烦，寐欠安，耳鸣，大便1～2日1次，质黏，小便调。舌质红、苔黄厚腻，脉弦滑。电子胃镜示：慢性萎缩性胃炎。病理：（胃角）低级别上皮内瘤变。

诊断　西医诊断：慢性萎缩性胃炎伴轻度异型增生。中医诊断：胃痞病，证属浊毒内蕴。

治法 化浊解毒。

方药 百合 12g，乌药 12g，当归 9g，白芍 30g，川芎 9g，麸炒白术 6g，茯苓 15g，炒鸡内金 15g，紫豆蔻 12g，三七粉（冲服）2g，白花蛇舌草 15g，半枝莲 15g，半边莲 15g，茵陈 15g，黄连 12g，黄芩 12g，苦参 12g，板蓝根 15g，绞股蓝 12g，鸡骨草 15g，天麻 15g，钩藤（后下）15g，石决明（先煎）15g，全蝎 9g，蜈蚣 3 条，炒僵蚕 12g，烫水蛭 9g，醋延胡索 15g，白芷 15g，合欢皮 15g，牡蛎 15g，海螵蛸 15g。10 剂。每日 1 剂，水煎，分早晚 2 次服。同时嘱患者按时服药，规律进食，保持积极乐观的心态，勿大喜大悲，忌辛辣油腻刺激之品，禁烟酒，宜劳逸结合。

复诊情况 二诊 2018 年 10 月 18 日：患者诉胃脘隐痛明显缓解，无灼热感，无胃胀，嗳气明显减少，纳可，无心烦，寐一般，耳鸣，大便 1～2 日 1 次，质黏，小便调。舌暗红、苔黄腻，脉弦滑。于原方基础上加甘松 9g，木香 6g，继服 30 剂，医嘱同上。

三诊 2018 年 11 月 17 日：患者诉无胃脘不适，无灼热感，无胃胀，嗳气明显减少，纳可，无心烦，寐一般，大便 1 日 1 次，质可，小便调。舌暗红、苔黄稍腻，脉弦滑。二诊方去炒僵蚕、苦参、绞股蓝、板蓝根，继服 45 剂，医嘱同上。

后以三诊方加减治疗一年余，患者诸症好转，无明显不适。2020 年 8 月 15 日复查胃镜及病理示：慢性萎缩性胃炎。

医案分析 患者为老年男性，多年饮食不节，嗜食辛辣油腻，终使脾失运化，胃失和降，气血运行失常，体内病理产物不能及时排出，致浊邪蕴积，气机郁结，脉络瘀滞，胶着不去，久而化热，热为毒之渐，毒为热之极，毒寓于热，毒由热生，变由毒起，致浊毒内阻中焦，影响气机升降，终至浊、毒互结致病，加之患者病程较久，浊毒入血入络。故治疗时以化浊解毒为治疗大法。方中麸炒白术、紫豆蔻、茯苓健脾以祛湿，使脾之运化得以恢复正常；当归、川芎、三七粉行血活血，改善胃黏膜局部血液循环；牡蛎、海螵蛸制酸止痛，改善患者反酸的症状；白芷、白芍、紫豆蔻联用以治胃脘不适；病久入络，络痹深重，非虫类药物不能直达病所，故取虫类药物，深入络脉，经络通畅，疼痛自安。其中蜈蚣、全蝎为常用对药，二者配合，有血者走血，无血者走气，使血不凝滞，气可宣通，胃络畅通，且有祛邪不伤正之优势，内通脏腑，外达经络。现代药理研究表明，僵蚕中所富含的蛋白质可刺激肾上腺皮质层，能增强机体防御能力和免疫调节功能。肝胆经循行耳周，肝阳偏亢，产生耳鸣等症状，故天麻、钩藤、石决明三者合用，平肝潜阳息风。并配伍百合、合欢皮安神，改善患者睡眠状况。二诊时加甘松以理气止痛，木香和胃健脾、行气止痛。三诊时经舌脉辨证，患者体内浊毒之邪较前减轻，故去炒僵蚕、苦参、绞股蓝、板蓝根。诸药合用，化浊解毒，健脾祛湿，通络散结，平肝潜阳安神，综合治疗，疗效显著。

来源 翟付平，王力普，李春蕾，等. 李佃贵治疗慢性萎缩性胃炎伴异型增生的临床经验 [J]. 江苏中医药，2021，53（05）：22-24.

验案 患者，女，27 岁。2003 年 12 月 22 日初诊。患者半年前，因工作紧张感胃部不适，以隐痛感为主，饥饱时均有痛感。刻下口干，便秘，食欲差，腹胀，呃逆，无泛酸症状。舌红少苔，脉弦细。西医诊断为慢性萎缩性胃炎，曾服用胃舒平等治疗，无明显效果。

诊断 西医诊断：慢性萎缩性胃炎。中医诊断：胃痛，证属胃阴不足，中焦失和。

治法 养阴和胃，行气止痛。

方药 沙参 15g，麦冬 10g，生地黄 12g，玉竹 12g，白芍 15g，当归 10g，枸杞子 12g，生麦芽、谷芽各 15g，绿萼梅 6g，佛手 6g，生甘草 6g，川楝子 10g。7 剂。

复诊情况 二诊 2003 年 12 月 29 日：患者诉服上方 7 剂后，诸症减轻，近日自觉口燥明显，伴失眠。颜教授在前方基础上加石斛 10g，芦根 15g，首乌藤 30g。14 剂。患者服后胃痛感等诸症尽释。继嘱注意饮食调养，随访半年，未见复发。

医案分析 本案患者胃脘隐隐作痛，舌红少苔，口干，属典型胃阴亏虚证候。颜正华教授认为，此类病证治当养阴和胃，用方以益胃汤、一贯煎加减化裁。本案处方中，颜正华教授以一贯煎加减，其中沙参、麦冬、玉竹、生地黄、枸杞子养胃阴，滋肾水，使机体阴液生化有源，以期从根本上保护胃之和降功能；佛手、绿萼梅疏肝和胃，调节升降，消痞除胀，针对胃失和降之气滞腹胀症。生甘草、白芍、当归缓急止痛，辅助养阴之品。川楝子疏肝泄热，理气止痛，针对气滞疼痛主症。谷芽、生麦芽消食和中，助脾胃运化，解除纳呆之症。纵观全方，阴柔轻灵而又显苍劲之力，颇具四两拨千斤之妙，虽效古方而来，却有临证巧变之玄机。

来源　吴嘉瑞，张冰．颜正华胃脘痛治验举隅 [J]．中华中医药杂志，2009，24（12）：1594-1596.

验案　王某，女，58 岁。1990 年 5 月 18 日初诊。患者自述有 5 年的胃病史，3 年前外院经胃镜确诊萎缩性胃炎，各医院多方治疗，症状时轻时重，反复发作，近日加重，遂来中医科就诊要求服中药。患者形体消瘦，面色萎黄，胃脘痞满不舒，有时隐痛，饥不欲食，勉强食后胃脘胀满益甚，伴有口干舌燥，倦怠乏力，心慌气短，舌质红光无苔，脉细数。

诊断　西医诊断：慢性萎缩性胃炎。中医诊断：痞满，证属胃阴虚。

治法　酸甘化阴，益气和胃。

方药　生脉饮加味。处方：太子参 15g，麦冬 10g，五味子 10g，白术 15g，石斛 15g，沙参 15g，杭芍药 15g，乌梅 10g，山药 15g，枸杞子 10g，谷芽 15g，竹茹 10g，甘草 10g。每日 1 剂，水煎服。

复诊情况　服药 9 剂，胃脘痞满、隐痛、饥不欲食、口干舌燥明显好转，精神好，欲思食，自觉病减去大半，继服上方 1 个月，诸症消失，食欲增加，活动较前有力，舌质转红润已生薄白苔，为巩固疗效，将上方化裁改配丸剂，又服 2 个月，症状和体征完全消失，食欲正常，体重增加 2 公斤，5 个月随访无复发。

医案分析　脉证合参，病在脾胃，气阴两虚。结合本证病机，当从益气养阴并举，太阴阳明同调。故李振华在方中首先选用了气阴双补的生脉饮。方中太子参、麦冬、五味子三药各有特性，相得益彰。一补一清一敛，共奏益气养阴，和胃生津之功。本证虽为气阴两虚，但胃津耗伤太重，从而出现胃阴虚的一系列症状。故李振华在益气养阴的同时，又配伍了乌梅、沙参、石斛这三味药。乌梅味酸微涩性温，与沙参、石斛共担酸甘化阴之任；同时本验案又有

175

心慌气短等心肺阴亏，阴不敛阳，心气浮越之证，而乌梅酸甘化阴的同时，又能收敛心肺之气。而沙参甘寒微苦，守而不走，能入胃清热生津而强阴，退热保胃以生气，为养胃阴、退虚热、生胃气之要药；石斛又是救胃生津之上品。胃阴得复，则津血丰盈，脉络畅利，诸症自消。李老在补益脾胃气阴的同时，又在方中配用了白术、山药、枸杞子以脾肾同调。白术可健脾胃助其化源；山药一药而具补脾养胃，益肺固肾，养阴生津之功；枸杞子能补肝血、益肾精、扶阳气、壮筋骨、润五脏，为养血补精之要药，固肾强脾之上品。脾肾得补，胃气自复，阴津自固。气阴复，胃络充，则诸症自消。中医认为，疼痛的原因，大多责之于不通则痛，但也有阴血亏虚，筋脉失濡，不荣则痛。从本验案方证可知，很显然之疼痛当属气阴亏虚，气虚则脉络失煦；阴虚则筋脉失濡而致。故李老用仲景《伤寒论》各方芍药甘草汤以治之，本方是治疗气血不和之腹痛、筋脉挛急效果很好的方子。方中白芍味酸性寒，能补能泻，补肝血、敛肝阳、疏脾土、调肝血以缓挛急，可健脾柔肝，缓急止痛；甘草可补益脾胃，和中缓急；二药合用，共奏酸甘化阴，敛阴和血，缓急止痛之功。由于脾胃位于中焦，职司升降，脾胃气阴亏虚，常可致升降失司。故李老针对脾气以升为和，胃气以降为和之脏腑特性，在方中配用了竹茹、谷芽这两味药物。竹茹体轻微寒，味苦而甘，清胃泻胆而不伤中，开郁降气而不伐脾，去实邪不伤正，清邪热不化燥，为和降胃气之良品。二药相伍，升降相因，相辅相成，故奏功独胜。

来源　高尚社.国医大师李振华教授治疗慢性萎缩性胃炎验案赏析[J].中国中医药现代远程教育，2012，10（11）：4-6.

验案　王某，男，29 岁。初诊：2018 年 7 月 24 日。患者以胃脘痞满半月余为主诉就诊，患者半年前出现餐后胃脘痞满不适，后于 2018 年 6 月 4 日在山西医科大学第二医院查胃镜：慢性萎缩性胃炎。Hp（－）。病理：（胃窦）慢性轻 - 中度萎缩性胃炎。遂就诊于李教授门诊，刻下：胃脘痞闷，餐后加重，胸骨后堵闷，嗳气不畅，无反酸烧心，纳呆食少，眠可，小便频，大便黏，偶兼不消化食物，便不尽感，每日 2～3 次。情绪紧张对本病较担心。舌淡暗胖大有齿痕、苔黄，脉弦滑。

诊断　西医诊断：慢性萎缩性胃炎。中医诊断：痞满，证属脾虚湿热。

方药　法半夏 10g，干姜 6g，党参 10g，炙甘草 10g，大枣 15g，黄连 6g，黄芩 10g，炒白术 30g，白芍 10g，陈皮 10g，枳实 10g，荷梗 10g，焦三仙各 10g，瓜蒌 30g，川芎 10g，松花粉（冲服）1.5g。

复诊情况　服药 3 周后复诊：排便较前通畅，便量增加，痞满、嗳气减轻，纳一般，眠差。舌暗红胖大，有齿痕，苔白，脉弦。诸症平稳后患者规律每月来诊，随证加减，1 年后复查胃镜：慢性浅表性胃炎。病理：（窦小弯、体小弯）轻度慢性胃炎。

医案分析　胃土喜燥而恶湿，而今湿邪困阻中焦，胃不欲受纳而纳呆；胃阳无脾阳之助，腐熟无力，见餐后痞满、大便见不消化食物；脾阳不得舒展而失运化之职，大便黏滞难出，次多量少；土虚木乘，故气机失调明显，见于嗳气、胸骨后堵闷；阳气不得外达而生郁热，舌脉一派湿热之象。辨证为脾虚湿热证，方以半夏泻心汤加减，取燥湿健脾兼理气和胃之意。方中法半夏燥湿和胃，黄芩、黄连燥湿清热祛邪，共为君药；臣以党参、炙甘草、大枣、炒白术、焦三仙、松花粉健脾胃固本，其中松花粉健脾益气、祛风除湿，炒白术、陈皮、白芍取痛泻要方意调和肝脾、抑木扶土；佐以枳实、荷梗宽中理气，瓜蒌豁痰宽胸，川芎上行头目、中开郁结、下达血海，调畅一身之气。患者症状改善后，长期调养，时因对本病担心，情绪紧张而诱发痞满，时用百合、乌药或贯叶金丝桃、刺五加或半夏、秫米加减，身心舒畅，进一步提高生活质量。

来源　刘平，李振华，王萍 . 李振华教授运用经方治疗慢性萎缩性胃炎经验撷要 [J]. 中国中医药现代远程教育，2020，18（14）：34-36.

🐚 **验案**　患者，女，64 岁。初诊：2014 年 6 月 25 日。主诉胃胀十余年，加重一月余。患者十余年来反复胃脘胀满，隐痛，均未经检查治疗，病情时轻时重。一个月前因饮食过饱之后，胃胀加重，空腹时胃脘隐痛。于当地查胃镜诊断为萎缩性胃炎，服用多种西药，症状未见明显缓解。现症见：胃脘胀满隐痛，连及两胁，食后胃胀，嗳气得舒，口苦口臭，纳差消瘦，失眠抑郁，大便秘结。舌红，苔黄厚，脉弦滑。胃镜示：慢性中度萎缩性胃炎，食管憩室。Hp（+）。

诊断 西医诊断：慢性萎缩性胃炎。中医诊断：胃痞，证属脾胃湿热。

治法 清热解毒，健脾燥湿，行气导滞。

方药 黄芪 10g，黄连 6g，苦参 6g，薏苡仁 10g，砂仁 10g，陈皮 10g，柴胡 10g，浙贝母 10g，海螵蛸 10g，苍术 10g，厚朴 10g，野菊花 10g，谷精草 10g，生甘草 6g。6 剂，水煎服，2 日 1 剂。

复诊情况 二诊 2014 年 7 月 4 日：服药后症减，已无明显胃痛，仍有胃胀，大便干。舌红，苔黄，脉弦滑。患者湿热渐消，仍有气滞。前方加莱菔子 10g，肉苁蓉 10g，火麻仁 10g。6 剂，水煎服，2 日 1 剂。

三诊 2014 年 7 月 27 日：服药后症状大减，因生气胃胀加重，大便稍干。舌红，苔薄黄，脉弦。改以首方加夏枯草 10g，瓜蒌 10g，莱菔子 15g。6 剂，水煎服，2 日 1 剂。嘱其调畅情志，不要有太多恐惧心理，无事不必复诊，回当地定期复查胃镜。

医案分析 患者既往有多年胃胀病史，此次因饮食所伤而发病，湿热内蕴，胶结于脾胃，兼有肝郁气滞而致上述诸症。治法当以清热解毒、健脾燥湿、行气导滞。

来源 张雪梅，周学文．周学文教授治疗慢性萎缩性胃炎经验 [J]．辽宁中医药大学学报，2015，17（06）：235-237.

验案 白某，男，42 岁。初诊：2013 年 9 月 18 日。主诉：胃胀 2 年。患者胃胀痛反复发作 2 年，时轻时重，每因情志刺激而加重。现胃脘胀满，伴反酸烧心，痞塞不舒，嗳气频作，两胁胀痛，大便溏，夜眠安。既往：有饮酒史，乙型肝炎。舌红，苔薄白，脉弦。胃镜示：慢性萎缩性胃炎。

诊断 西医诊断：慢性萎缩性胃炎。中医诊断：胃痞，证属肝胃不和。

治法 疏肝和胃，行气导滞。

方药 柴胡 10g，黄连 6g，陈皮 10g，青皮 10g，延胡索 10g，川楝子 10g，白芍 10g，苍术 10g，厚朴 10g，橘络 10g，浙贝母 10g，海螵蛸 10g，茯苓 10g，白术 10g，甘草 6g。6 剂，水煎服，2 日 1 剂。

复诊情况 二诊 2013 年 10 月 14 日：服药后症减，已无明显胃痛胃胀，无两胁胀痛，仍有嗳气脘痞，大便干。舌淡红，苔薄白，脉弦。患者肝郁已减，胃气稍有壅滞。前方去延胡索 10g，川楝子 10g，加鸡内金 10g，神曲 10g，炒麦芽 10g。6 剂，水煎服，2 日 1 剂。嘱其调畅情志，定期复查。

医案分析 患者既往有多年饮酒史，此次因情志所伤而发病，肝失疏泄，使脾不得升，胃不得降，中焦气滞而致上述诸症，治法当以疏肝和胃，行气导滞。

来源 张雪梅，周学文 . 周学文教授治疗慢性萎缩性胃炎经验 [J]. 辽宁中医药大学学报，2015，17（06）：235-237.

验案 吴某，女，66 岁。初诊：2012 年 12 月 24 日。主诉：胃胀 1 年。患者 1 年前出现胃痛呕吐，于当地住院治疗，查胃镜：食管炎，萎缩性胃炎伴肠上皮化生，十二指肠球炎。平时经常服用多种中西药治疗，胃胀时轻时重，偶有胃痛，多在夜间发作，反酸烧心，纳差消瘦，神疲乏力，口淡无味，大便时溏时干，夜眠不安。舌暗红，苔薄白，脉弦细。胃镜示：食管憩室，萎缩性胃炎伴肠上皮化生。

诊断 西医诊断：慢性萎缩性胃炎。中医诊断：胃痞，证属气虚血瘀。

治法 健脾和胃，行气活血。

方药 黄芪 6g，茯苓 10g，白术 10g，浙贝母 10g，海螵蛸 10g，白及 10g，煅瓦楞子 10g，三七粉 3g，白花蛇舌草 10g，鸡内金 10g，神曲 10g，炒麦芽 10g，甘草 6g。6 剂，水煎服，2 日 1 剂。

复诊情况 二诊 2013 年 1 月 11 日：服药后症减，已无明显胃痛胃胀，仍有打嗝，嗳气脘痞，大便正常。舌红，苔薄白，脉弦。患者症状缓解，前方加紫苏梗 10g，赤芍 10g。6 剂，水煎服，2 日 1 剂。嘱其调畅情志，定期复查。

三诊 2014 年 9 月 14 日：患者服药后症状基本缓解，一直未复发。1 个月前出现胃痛，反酸，来复诊。舌红，苔黄，脉弦细。胃镜示：萎缩性胃炎，糜烂性胃炎。改以柴胡 10g，黄连 10g，苦参 10g，陈皮 10g，茯苓 10g，白花蛇舌草 10g，薏苡仁 10g，白及 10g，炒麦芽 10g，鸡内金 10g，神曲 10g。6 剂，水煎服，2 日 1 剂。

医案分析 患者既往有多年饮酒史，湿热困脾，日久入络，致气滞血瘀、胃络不通而致上述诸症。治法当以健脾和胃，行气活血。

来源　张雪梅，周学文.周学文教授治疗慢性萎缩性胃炎经验 [J].辽宁中医药大学学报，2015，17（06）：235-237.

验案　徐某，女，56 岁。2012 年 4 月 18 日初诊。主诉：上腹隐痛间作 3 年，加重伴腹胀、嗳气、泛酸 1 个月。1 个月来曾服用雷贝拉唑肠溶胶囊、胃膜素胶囊、马来酸多潘立酮胶囊以及养胃舒颗粒，症状不缓解，近 3 天遇风寒后疼痛加剧，腹胀，食后尤甚，偶有嗳气、吐酸，大便溏泻，日 2～3 次，晨起偶有少腹隐痛，便后痛减，小便清长，夜寐欠安，舌质淡，边有齿痕，苔薄白，脉细弱。胃镜示：慢性萎缩性胃炎（全胃黏膜变薄，皱襞变平，呈颗粒或结节状改变，血管连续均匀透见，胃窦黏膜充血水肿，红白相间，见出血点及点状糜烂）。Hp（++）。病理示：少量慢性炎细胞浸润，轻 - 中度腺体萎缩，中度肠上皮化生。

诊断　西医诊断：慢性萎缩性胃炎。中医诊断：胃脘痛，证属脾胃虚寒。

治法　健脾温中，和胃止痛。

方药　胃安散化裁。生黄芪 30g，潞党参 30g，山药 20g，蒲公英 30g，制莪术 10g，玉蝴蝶 6g，刺猬皮 10g，参三七末（分吞）3g，白及 10g，徐长卿 10g，鸡内金 10g，炒薏苡仁 30g，仙鹤草 20g，补骨脂 10g，淫羊藿 10g，炒白术 20g，生白芍 10g，炙甘草 6g。7 剂，水煎服，日 1 剂。

复诊情况　二诊 2012 年 4 月 25 日：腹痛明显好转，大便转干，仍感神疲乏力。效不更方。原方潞党参改生晒参 10g，续服。

三诊 2012 年 5 月 2 日：腹痛缓解，胀感亦松，偶觉口干，舌质淡，边有齿痕，苔薄白，脉细弱。药已中的。原方减补骨脂、高良姜，加麦冬，续服。

四诊 2012 年 5 月 9 日：患者自诉已如常人。原方加减续服。3 个月后复查胃镜：慢性浅表性胃炎（非萎缩性）。病理：见少量慢性炎细胞浸润。

医案分析　患者初始有腹泻，泄泻治疗"脾肾为本，重在益火补土"，故治疗上以健脾运中为主，佐以温肾益火，潞党参、炒白术、山药用量宜大，旨在脾旺方能磨谷。至于益火之品，因患者体弱不耐桂、附刚慓之剂，须从督脉着眼，督脉总督一身之阳，督脉之气，是敷布命火的动力，通补督脉则阳回，用淫羊藿、补骨脂温肾壮督，中病即止。因本病根在中虚气滞，气虚血瘀，故以生黄芪、制莪术、参三七末、白及、徐长卿、刺猬皮等益气调中、理气活血，以治其本。患者精神疲惫，人参补气生血，助精养神之药也，补元气，止渴，生津液。以之代党参，如虎添翼，效如桴鼓。

来源　毛玉安.朱良春经验方胃安散化裁治疗慢性萎缩性胃炎42例[J].江西中医药，2016，47（07）：44-46.

验案　王某，男，52岁。罹患胃脘痛24年，一周来加剧。该病时发时止，痞满与疼痛交替发作，近因饮食生冷而剧痛。胃镜提示慢性萎缩性胃炎。病理报告萎缩性胃炎伴肠腺化生。刻诊，胃脘胀痛，嗳气口干，中脘有灼热感，大便欠实，四肢不温，易疲倦，舌体胖大、边有齿痕、苔薄腻。

诊断　西医诊断：慢性萎缩性胃炎。中医诊断：胃脘痛，证属脾胃不和，中运失司，胃络受损，气机不畅。

治法　调理脾胃。

方药　麸炒白术9g，赤芍、白芍各9g，炙甘草3g，山药9g，炒枳壳9g，白扁豆9g，醋香附9g，佛手片6g，太子参9g，九香虫6g，白花蛇舌草30g，炒谷芽12g，延胡索9g。每日1剂，水煎服。

复诊情况　依上方服用，加减化裁服用3个月，胃脘胀痛及嗳气等症已基本消失，食纳增进，大便已实。复查胃镜：慢性浅表性胃炎。病理报告：胃窦黏膜慢性炎症，肠腺化生已消失。再调健脾养胃之剂以巩固疗效。

医案分析　综观张镜人教授此验案，其心法妙手有三：① 针对脏腑特性：脾性喜燥，宜升则健；胃性喜润，宜降则和。故"脾为湿土，得阳始运；胃为阳土，得阴自安。脾喜刚燥，胃喜濡润"。二者燥湿相济，升降相因，则气机调畅，脾胃调和。反之则致中焦诸证丛生，病变蜂起。萎缩性胃炎胃脘痛，乃脾胃失和，脾运失健，日久胃络受损所致。故治当调和中气，健脾养胃为法。所以张老在方中用太子参、山药、麸炒白术、白扁豆、炙甘草以补气健脾，以达脾宜升则健，使清气上升；炒枳壳、佛手片、醋香附、炒谷芽行气开郁，和胃降逆，以奏胃宜降则和，使浊气下降。复有赤白芍、甘草合用，酸甘化阴，缓急止痛，养胃以润燥；延胡索、九香虫味辛走散，行止止痛，散湿以应脾。② 熟谙病变规律：驱邪防止其变。脾胃不和则气机阻滞，气郁则化火，火热灼津，胃络损伤，易使胃黏膜发生萎缩病变。故妙在方中用白花蛇舌草30g，既可清其火热、又能破结抗癌，实属未病先防，既病防变。③ 谨察病情虚实：固守以图缓效。中医认为，新病多实，久病多虚。胃脘痛属萎缩性胃炎者大多病程迁延日久，尤其该患者，胃脘痛已长达 24 年之久，病邪久羁，正气消残。在此情况下，欲速则不达。故张镜人教授用此方加减固守 3 个月，获取良效。

来源　高尚社. 国医大师张镜人教授治疗胃脘痛验案赏析 [J]. 中国中医药现代远程教育，2011，9（01）：6-7.

验案　高某，男性，60 岁。慢性萎缩性胃炎病史 10 年，主诉胃脘胀满，食少便秘，形体消瘦，胃镜及病理活检示：慢性中、重度萎缩性胃炎。脉细弦，舌苔薄腻，质偏红。

诊断　西医诊断：慢性萎缩性胃炎。中医诊断：胃脘痛，证属脾胃虚弱，气阴营血俱亏。

治法　益气健脾，调营和阴。

方药　参苓白术散化裁：参苓白术散加川石斛 10g，丹参 10g，陈木瓜 10g，炙乌梅 10g，六神曲 10g，香谷芽 12g。

复诊情况　进服上方 2 周后，食欲转旺。至 3 个月，脘胀显著减轻，面色转润，胃纳增进，形体亦见丰腴，脉弦象略和，舌质偏红转淡。6 个月后门诊随访，诸症均瘥，胃镜及病理复查示：慢性浅表萎缩性胃炎。

医案分析　慢性胃炎的病位，虽在于胃，但其病机，却涉及肝脾两脏与少阳胆腑，且脾胃共居中焦，脾气宜升、胃气宜降，脾喜刚燥、胃喜柔润，两者的生理相反相成，最为密切。临床可见，慢性胃炎病起之初，常由肝胆郁热犯胃而致，然亦易侵及脾家。胃炎在浅表阶段时，多偏重肝胃失调，气滞热郁；日久易导致络损血瘀，加之病情迁延，伤戕中气，气血俱累，煦濡无能，遂易引起胃黏膜腺体萎缩。故慢性萎缩性胃炎，多偏重脾胃不和，而呈气虚血瘀的证候。其临床证候特点是胃脘胀满，少有疼痛，食欲减退等症。参苓白术散当属首选，再加活血和营，养血调营之品，往往能获良效。

来源　张亚声，陈怀红，周萍．张镜人用参苓白术散的独到经验 [J]. 上海中医药杂志，2000（11）：10-11.

验案　患者，女，42 岁。1991 年 2 月 4 日初诊。主诉胃脘部隐痛 4 年余。患者胃脘部隐隐作痛，饥不欲食，咽干口燥，形体逐渐消瘦，舌质红而无苔，脉细。自行服用多种中、西药物，疗效不佳。先后两次胃镜检查示：慢性萎缩性胃炎。

诊断　西医诊断：慢性萎缩性胃炎。中医诊断：胃痛，证属胃阴亏虚。

治法　滋养胃阴，和中止痛。

方药　益胃汤合芍药甘草汤加味。处方：生沙参 30g，麦冬 30g，玉竹 15g，生地黄 15g，白芍 20g，石斛 12g，川楝子 10g，甘草 10g。15 剂，水煎服，每日 1 剂，早晚分 2 次饭后温服。

复诊情况　治疗后患者疼痛逐渐缓解，舌上已见少许薄苔，守方再进 2 个月，舌苔渐增，舌质转为淡红，饮食明显增进，胃痛、善饥诸症悉除，体质随之增强。

医案分析　患者胃脘部隐痛为主，病已 4 年不愈，可知为胃痛虚证，脾胃弱，津液枯则毫无食欲；口干不能多饮，胃酸缺乏，形体逐渐消瘦，舌质红而无苔，脉细，由此可知为胃阴亏虚型胃痛。

来源　姚欣艳，李点，何清湖，等．熊继柏教授辨治胃痛经验 [J]. 中华中医药杂志，2015，30（01）：143-145.

验案　孙某，女，58 岁。2011 年 2 月 25 日初诊。主诉：胃胀 1 个月。1 个月前生气后出现胃脘胀满，餐后尤甚，欲嗝不出，矢气少，口苦，心烦，夜寐 3～5h，舌淡胖，有齿痕，苔微腻，脉弦。查胃镜示：萎缩性胃炎。

诊断　西医诊断：慢性萎缩性胃炎。中医诊断：胃痞，证属肝脾不和。

治法　疏肝解郁，健脾和胃。

方药　丹栀逍遥丸加减。处方：牡丹皮 10g，栀子 5g，柴胡 15g，当归 15g，白芍 10g，白术 20g，茯苓 10g，枳壳 20g，麦芽 15g，山楂 10g，肉苁蓉 15g，甘草 5g。7 剂，水煎分服，1 天 1 剂。

复诊情况 2011年3月5日二诊：胃脘胀满缓解，大便一日一次，夜寐差，心烦。上方加生姜3片，薄荷5g。7剂，水煎分服，1天1剂。

三诊：胃脘部偶有胀满，大便调，夜寐6～7h，无心烦，舌质淡，苔薄白，脉沉。上方去牡丹皮、栀子继服。

医案分析 本案中其病本为肝郁化热，郁热犯胃，其标是肝病传脾，影响脾之运化，故患者表现为胃胀，口苦，舌淡胖，苔微腻。治病求于本，故王自立以丹栀逍遥散化裁治之。临证之时如果不详加辨证，往往会舍本从标，从脾胃入手治疗，可能会解决一时的问题，但病本不除，病必复发。所以王自立从肝郁犯胃，肝胃不和入手，首诊以丹栀逍遥散化裁疏肝解郁，清热除烦，健脾和胃以治其本。二诊王自立加生姜、薄荷恢复逍遥散原方，二药在逍遥散中起发散作用，取"肝欲散，急食辛以散之"之意，肝之疏泄正常，则郁滞自除。三诊因患者无郁热之象，痞满亦除，故去牡丹皮、栀子，恐其苦寒败胃。

来源 王煜，赵统秀.王自立主任医师治疗胃痞验案举隅[J]，西部中医药，2014，27（10）：34-36.

验案 洪某，男，72岁。2012年8月16日初诊。主诉：中上腹部胀痛不适半年。中上腹部胃脘处胀痛、反酸伴疲乏、无力，纳差半年，面色萎黄、晦暗，眼睑色白，大便干，一日一行，舌质红少苔，脉弦细弱。平素脾气大，易生气，自觉烦躁，夜寐差。

诊断 西医诊断：慢性萎缩性胃炎。中医诊断：胃痞，证属肝郁脾弱。

治法 养血柔肝，健脾行气。

方药 自拟归芍运脾汤加减。处方：当归15g，白芍15g，党参30g，白术30g，茯苓10g，佛手10g，枳壳15g，炒麦芽10g，仙鹤草30g，女贞子15g，山茱萸肉10g，生地黄15g，墨旱莲15g。水煎服，1天1剂，共7剂。

复诊情况 2012年8月30日二诊：胃胀痛、反酸明显减轻，纳食增，大便调，一日一行，舌淡红，苔薄白，脉弦细，原方基础上加黄芪30g，桂枝10g，生地黄、女贞子降至10g。水煎服，1天1剂，共7剂。

2012年9月6日三诊：药后疲乏症状减轻，夜寐尚可，面色黄但有光泽，舌淡苔薄，脉弦滑，二诊方中黄芪加至40g，炒麦芽加至20g，山茱萸肉加至

15g，再加砂仁 10g，去生地黄。水煎服，1 天 1 剂，共 14 剂。3 个月后，其女前来诊病，诉其父症状明显好转，无特殊不适。

医案分析　本案患者肝气不疏，郁结而不能条达，日久横逆犯胃，脾胃受损，气机升降失司，受纳腐熟之功减退，可见胃胀、纳差，当以养肝健脾。王自立认为七情暗耗，至阴血亏虚，肝失所养，肝气失制不能条达，乘逆脾胃，应养血柔肝，健脾和胃，肝血得养，肝血充足，疏泄调畅气机，从而恢复脾胃受纳腐熟之功。

来源　李竞，李初谊，王煜．王自立教授治疗肝郁脾弱型慢性萎缩性胃炎经验举隅 [J]．西部中医药，2014，27（03）：53-54．

6 胃息肉

验案 王某，男，60岁。2010年7月16日初诊。主诉：胃脘胀痛反复发作5年余，加重1个月。现症见：胃脘胀痛，两胁胀痛，嗳气，自觉胸闷，喜长叹息，嗳气或排气后则症状稍缓解，生气后则症状可明显加重，舌质红，苔薄白，脉弦。既往史：胃底多发息肉高频电凝切除术3次。电子胃镜示：慢性浅表性萎缩性胃炎，胃多发息肉。3枚较大的息肉已行胃息肉高频电凝切除（4枚较小息肉未切除）。病理诊断：胃底增生性息肉，黏膜组织中度慢性炎。

诊断 西医诊断：胃息肉；慢性浅表性萎缩性胃炎。中医诊断：胃脘痛，证属肝胃气滞。

治法 健脾益气，行气化瘀，祛痰攻毒。

方药 党参25g，炙黄芪25g，木香10g，陈皮15g，三棱15g，莪术15g，牡蛎30g，白僵蚕10g，白芥子10g，海浮石30g，瓦楞子30g，夏枯草15g，土茯苓30g，龟甲15g，鳖甲15g。

复诊情况 二诊：服用半个月后，患者胃胀好转，仍有嗳气，舌质红，苔薄白，脉弦。上方加降香10g，旋覆花30g，以降逆。

三诊：继续服用半个月后，无临床不适症状，舌质红，苔薄白，脉稍弦。继续服用一诊方2个月。共服药3个月后复查胃镜：慢性萎缩性胃炎，胃息肉消失。随访3年，每年复查一次胃镜，息肉均未复发。

医案分析 周学文以健脾益气，行气化瘀，祛痰攻毒为治疗原则，自拟基本方治疗：党参、黄芪、木香、陈皮、三棱、莪术、牡蛎、白僵蚕、白芥子、海浮石、瓦楞子、夏枯草、土茯苓。方中党参、黄芪健脾益气。木香、陈皮行气和胃。三棱、莪术祛瘀通经消癥，行气消积。牡蛎、白僵蚕、白芥子、海浮石、瓦楞子、夏枯草化痰，软坚散结。土茯苓，清热解毒，除湿通络。故诸药合用，共奏健脾益气，行气化瘀，祛痰攻毒之功。脾胃虚寒者，加肉桂、干姜以温中；肝胃气滞者，加佛手、香橼、延胡索以疏肝理气和胃；脾胃湿热者，加苦参、黄连、黄芩以清热燥湿；胃络瘀血者，加三七粉、红花、丹参以活血化瘀；肝郁脾虚者加柴胡、厚朴、苍术、白术、茯苓以疏肝理气，健脾化湿；气滞血瘀者，加香附、郁金、甘松、乳香、没药以疏肝理气，活血化瘀。对于复发性增生性息肉及腺瘤性胃息肉，周学文主张加入龟甲、鳖甲以消息肉，临床疗效确凿。对于炎性息肉往往加入白蔹、三七粉、白及粉、海螵蛸以清热解毒消痈，制酸、护膜、敛疮、生肌，促进息肉消散。对于合并幽门螺杆菌感染的复发性胃息肉，周老常常加入苦参、蒲公英，以及小剂量黄连和黄芩以清热解毒抗幽。

来源 汤立东，白光.周学文治疗复发性胃息肉经验[J].辽宁中医杂志，2020，47（08）：38-39.

验案 患者，男性，61岁。2018年2月12日初诊。主诉：胃脘部间断胀痛不适一年余，加重1周。现主症：胃脘部胀痛，烧心、反酸、口干、口苦、口中黏腻，面色晦暗，发黄，偶有恶心、呃逆，纳可，寐可，大便1～2日1行，质可，小便可，舌质红，苔黄厚腻，脉弦滑。电子胃镜检查示：慢性胃炎伴糜烂，胃息肉（0.5cm×0.4cm），反流性食管炎。病理检查：炎性息肉，胃窦部轻度肠上皮化生，慢性萎缩性胃炎。

诊断 西医诊断：慢性胃炎，胃息肉，反流性食管炎。中医诊断：胃脘痛，证属浊毒内蕴，痰瘀互结，气分热盛。

治法 化浊解毒，消痰化瘀，清气分邪热。

方药 藿香12g，佩兰12g，海螵蛸25g，瓦楞子25g，茵陈12g，黄连12g，柴胡12g，黄芩12g，栀子9g，砂仁12g，儿茶9g，生地黄12g，牡丹皮

9g，清半夏 9g，厚朴 9g，炒莱菔子 12g，延胡索 9g，白芷 9g。15 剂，每日 1剂，开水冲服。嘱清淡饮食，少食油腻、辛辣、甜腻等食品，避风寒，调节情志。

复诊情况　二诊 2018 年 3 月 1 日：烧心、反酸减轻，仍口中黏腻，面色晦暗，发黄，牙龈肿痛，纳寐可，大便每日 2 次，质偏稀，小便黄，舌质红，苔黄腻。在前方基础上减瓦楞子、海螵蛸，加生石膏 20g，蒲公英 12g。继服 21 剂。

三诊 2018 年 3 月 22 日：烧心、反酸明显缓解，牙龈肿痛已消失，口干、口苦消失，面色较之前有光泽，恶心、呃逆减轻，纳可，寐差，食欲不振，大便每日 1 次，质可，小便正常，舌质红，苔薄黄，二诊方去生石膏、生地黄，加鸡内金 15g，继服 14 剂。此后又在三诊基础方上加减治疗 3 个月，患者已无明显不适，7 月 12 日复查胃镜及病理提示：慢性萎缩性胃炎伴灶性肠上皮化生，反流性食管炎，未见息肉样病灶。

医案分析　患者老年男性，多年来饮食不规律，嗜酒，终致脾失健运，胃失和降，气机上逆故见恶心、呃逆；水湿内生，日久浊凝，郁而不解，蕴积成热，故见烧心、反酸，口干、口苦；热壅成毒，浊毒内结，蒙蔽清阳，故见面色晦暗，发黄，浊毒日久，气滞不行，血瘀不畅，痰瘀互结而形成息肉。初诊时患者以烧心、反酸严重，"诸呕吐酸皆属于热"，予海螵蛸、瓦楞子、生地黄、牡丹皮、儿茶旨在清热抑酸，口干、口苦考虑肝胆热盛，予柴胡、黄芩取小柴胡汤之意以清少阳邪热，栀子、黄连增强清热之力，面色晦暗、口中黏腻为中焦失运，湿浊上犯，用藿香、佩兰化浊解毒，清半夏、砂仁运化中焦，化痰行瘀，外加延胡索、白芷止痛，炒莱菔子降气止呕，厚朴行气止胀。二诊患者烧心、反酸减轻，故去海螵蛸、瓦楞子，因出现牙龈肿痛考虑胃火上炎，遂加用生石膏 20g，蒲公英 12g，以泻胃火。三诊时患者烧心、反酸、牙龈肿痛症状明显减轻，邪热已除，遂去清热之生石膏、生地黄，因患者近几日食欲不振，故加用鸡内金 15g，此后又加减治疗 3 个月，轻度肠上皮化生减轻，变为灶性肠上皮化生，息肉消除，效果显著。

来源　李维康，刘凯娟，李娜，等 . 李佃贵教授治疗胃息肉经验探讨 [J]. 天津中医药，2020，37（02）：176-178.

验案 杨某，男，36岁。2018年8月8日初诊。胃部不适反复一年余，西医检查提示胃息肉，行摘除术，术后仍胃部不适，胃内容物上涌，无反酸、打嗝等不适，用手按揉舒展后好转。平素口臭，偶口干口苦，头晕头重，伴疲倦乏力，大便稀，每日2～3次，小便色黄，纳眠可。舌红苔黄厚，脉缓。

诊断 西医诊断：胃息肉摘除术后。中医诊断：胃痞，证属脾胃湿热。

治法 健脾利湿。

方药 佩兰汤加减：广藿香10g，佩兰15g，酒黄芩15g，酒黄连5g，川木通10g，盐泽泻15g，盐车前子15g，薏苡仁30g，麸炒枳壳15g，木香10g，乌药15g，麸炒枳实15g，大腹皮20g。4剂，水煎服，每日1剂，每日3次。

复诊情况 二诊2018年8月13日：服药后胃部不适、胃内容物上涌等症状好转，疲倦乏力好转，矢气明显，偶头晕、口臭，无明显口干口苦，大便稀仍不成形，每日1～2次，舌红苔黄厚，脉缓。继用佩兰汤加减。药用广藿香10g，佩兰15g，酒黄芩15g，酒黄连5g，盐泽泻15g，川木通10g，盐车前子30g，猪苓20g，石菖蒲10g，菊花20g，炒鸡内金15g，建曲20g，炒麦芽30g，炒稻芽30g，甘草片10g，大腹皮20g。6剂，水煎服，每日1剂，每日3次。

三诊2018年8月20日：无明显胃部不适。无明显口干口苦，偶口臭，无头晕及疲乏无力，小便可，大便可，每日1次。舌红苔薄黄，脉缓。改用除湿汤加减。药用麸炒苍术15g，白术15g，麸炒陈皮15g，茯苓15g，姜厚朴10g，薏苡仁20g，广藿香15g，佩兰15g，砂仁（后下）5g，盐泽泻15g，盐车前子15g，木香15g。5剂，水煎，每日1剂，每日3次。诸症逐渐消失。

医案分析 脾病多湿，易为湿困。胃病多热，易为热壅。脾胃虚弱，不能正常运化谷物水液，水反为湿，谷反为滞，湿和滞久则化热，形成湿热。感受外邪，饮食内伤及情志因素均是形成脾胃湿热证的主要原因，通常以感受外邪及饮食内伤为主要病因。

脾胃湿热证临床常见口干口苦口臭，头昏，头重如裹，疲倦乏力，大便稀，每日1～2次、不成形，以黏腻不爽为主。脾胃湿热上行，则口干口苦口臭。湿热至头，则头昏，头重如裹。湿热下行，则大便偏稀，黏腻不爽。方用佩兰汤加减。方中藿香、佩兰味辛，归脾胃肺经，化湿解暑，治疗湿滞中焦。

来源　安允允．段亚亭应用佩兰汤加减治疗脾胃湿热证经验 [J]．实用中医药杂志，2019；35（07）：889.

验案　查某，男，43 岁。2019 年 3 月 29 日。素多劳思，胃疾有年，曾行胃息肉切除术，近两年来反复出现胃脘受风寒则易腹痛而泻，矢气频作，四末欠温，夜眠入睡困难，舌质淡胖，苔白厚腻，脉来弦缓。

诊断　西医诊断：腹痛，胃息肉切除术后。中医诊断：腹痛，证属肝胃不和，气机逆乱。

治法　降逆和胃，温化寒湿。

方药　炒白术 15g，陈皮 10g，炒白芍 20g，姜竹茹 10g，枳壳 15g，防风 10g，广木香 6g，炒川黄连 3g，酸枣仁 25g，姜半夏 12g，煨姜 5g。10 剂，水煎服，每日 1 剂，每服 200mL。

医案分析　患者曾患胃息肉，可知其气机郁滞已久，郁结成有形之邪，息肉虽已行手术切除，但气机郁滞之情形仍在；且胃脘感受风寒则作痛泻之症，舌淡胖苔厚腻，皆是寒湿凝滞胃肠之征。治宜疏肝气之郁滞，健脾运之不及，徐经世选具调和肝脾之功的"痛泻要方"为基本方，可谓方证对应，方中加广木香、枳壳以增理气导滞之能，加化痰湿之半夏、竹茹，且均以姜炙，更助温化之力，尤其煨姜一味，用以暖胃温中，其性温而不燥，既不若生姜辛温宣散，又不如干姜温热伤阴。

来源　李娟，张莉，李永攀，等．生姜炮制历史沿革及国医大师徐经世煨生姜应用医案举隅 [J]．中医药临床杂志，2021，33（04）：620-623.

7 胃下垂

验案 患者，女，79 岁。2006 年 11 月初诊。大便 3 天未行，且 3 天未进食，胃脘痛，口苦，纳呆，口不渴，不喜饮水，舌暗、苔薄微黄，脉弦细。平素有慢性胃炎、胃下垂。

诊断 西医诊断：慢性胃炎，便秘，胃下垂。中医诊断：便秘，证属脾胃不健，热积肠腑，腑气不通。

治法 通腑泄热，健运脾。

方药 枳实、厚朴、大黄（后下）、玄明粉（冲）各 10g，白术、瓜蒌仁、决明子、冬瓜仁各 30g，焦三仙、鸡内金各 12g，谷芽 15g。3 剂，每天 1 剂，水煎服。

复诊情况 二诊：大便已通、每天 1 次、质稀，口苦消失，胃脘痛减，仍纳呆。守方去大黄、玄明粉，加佩兰、炒枳壳、陈皮各 10g，砂仁（后下）3g，龙胆 1.5g。7 剂。

三诊：胃脘舒畅，唯纳食不佳，大便偏干，数天 1 次。守方酌加滋润之品，补脾润肠和胃。处方：郁李仁、鸡内金、瓜蒌仁、火麻仁各 15g，生何首乌、蜂蜜（冲）、生黑芝麻、生白术、决明子、冬瓜仁各 30g，陈皮、炒枳壳各 10g，焦三仙各 12g，砂仁（后下）3g。14 剂，调理善后。

医案分析 患者平素胃虚弱，中气不足，致肠道推动无力，精粕积滞肠腑，蕴湿生热，出现便秘、口苦、苔黄，为肠腑热结。方用大承气汤为主，佐以润肠、开胃之品，并重用白术大补中州，健脾运肠，与攻下剂合用，标本兼顾。大便通，便质偏稀，恐过下伤正，故去大黄、玄明粉，以补脾润肠为主。患者便秘日久，加之脾胃虚弱，虚实夹杂，病程坡纬反复，故三诊时加大润下之力，以补脾润肠和胃之剂为主方，缓图之。

来源　高新颜，张冰，杨红莲.颜正华教授应用通腑三法经验介绍[J].新中医，2008，40（05）：19-20.

验案　患者，女，71岁。胃脘痛病史50余年，胃下垂病史。刻下症见：胃脘隐痛，便燥，头晕乏力，畏寒，不寐。舌暗红，苔薄腻，脉沉细。

诊断　西医诊断：胃下垂。中医诊断：胃痛，证属肝郁气滞，气化失司。

治法　运中州，升清降浊。

方药　升麻15g，黄芪15g，党参9g，砂仁、白豆蔻各3g，生麦芽30g，檀香1.5g，枳壳9g，桔梗6g，甘松3g，当归15g，白芍9g，甘草4.5g，白术15g，火麻仁9g，生紫菀9g，丹参15g。14剂。

复诊情况　服药14天后胃纳有增，但仍时有头晕乏力，守原法再进14剂后，胃痛未发，胃纳正常。

医案分析　本病患者久病体虚，脾胃气机运化失常，升降失司，脾气不升，腑气不降。脾气不足则头晕乏力，腑气不降则便燥，脾胃运化失司，营卫不和则畏寒、不寐。舌脉反映了不足之中兼有郁滞之象。药用补中益气汤为底方补气升脾气，火麻仁、生紫菀、砂仁、白豆蔻降气通胃腑，枳壳、桔梗为调节脾胃升降之常用药对，诸药合用，调理脾胃气机，使脾气得升、胃气得降。

来源　李颖，李桃桃，颜新.颜德馨教授脾胃学说思想探析[J].浙江中医药大学学报，2015，39（8）：598-601.

验案　患者，男，26岁。2004年4月6日初诊。主诉：痞满2周。现病史：厌食、腹胀，纳后胃脘不适加重，恶心，畏寒，眠差梦多，精神疲倦，四肢无力，面色消瘦，水样大便、日行3次，舌质淡，苔薄腻，脉濡滑。既往有胃下垂、慢性胃炎史3年。

诊断　西医诊断：胃下垂，慢性胃炎。中医诊断：痞满，证属脾虚下陷。

治法　健脾益气，和胃安神。

方药 党参 18g，黄芪 30g，升麻 3g，当归 6g，陈皮 10g，茯苓 30g，砂仁（后下）5g，炒神曲 12g，白术 12g，麦芽 15g，谷芽 15g，炒酸枣仁 20g，首乌藤 30g，大枣 6 枚。7 剂，水煎服，每日 1 剂。嘱软食，禁刺激性食物。

复诊情况 二诊 2004 年 4 月 13 日：患者睡眠好转，腹泻停，余如前。前方去首乌藤，加葛根 10g，继服 14 剂。

三诊 2004 年 4 月 27 日：患者食欲佳，胃脘不适减，无恶心，仍乏力，大便偏干。前方加白术至 30g，大黄 6g，继服 14 剂后患者不适症状消失，随访半年未复发。

医案分析 本案患者虽风华正茂，但却有畏寒、眠差梦多、精神疲倦、四肢无力、面色消瘦、水样大便等虚证证候，故治以补气健脾，以李东垣补中益气汤为基本方加减。方中党参、黄芪、升麻取补土、益气、升举之意，为主要药对；陈皮、白术、砂仁、大枣温中健脾，以助运化；炒神曲、麦芽、谷芽、茯苓助脾化湿；兼有远志、炒酸枣仁、首乌藤安神，共奏补中益气，温补脾胃，安神之功。二诊时，加升阳之品葛根以助升提之药力；三诊又加补气健脾佳品白术以增药力，并以大黄通便，一补一泻相制相承。颜教授善断病机，治法周全，用药合宜，应手辄效。

来源 吴嘉瑞，张冰.颜正华辨治痞满经验探析 [J]. 中国中医药信息杂志，2012，19（10）：86-87.

验案 患者，女，81 岁。2004 年 7 月 16 日初诊。主诉：肠鸣，呃逆 10 余年；纳差，吐清水 2 个月。3 个月前确诊为胃下垂。刻下胃中有振水声，呕恶，口干不喜饮，纳后脘痞、呃逆、嗳气、肠鸣，大便日一行，溏软便，舌淡苔白根腻，脉濡滑。

诊断 西医诊断：胃下垂。中医诊断：呃逆，证属脾虚痰饮内停。

治法 温化痰饮，健脾益气。

方药 苓桂术甘汤合香砂六君子汤加减：党参 15g，生黄芪 18g，炒白术 15g，炒枳壳 10g，陈皮 10g，炒白豆蔻 6g，法半夏 10g，炒神曲 15g，炒薏苡仁 30g，炒泽泻 15g，茯苓 30g，炙甘草 5g，桂枝 6g，炒麦芽、谷芽各 15g，

14 剂。嘱食软食，禁刺激性食物。

复诊情况 二诊：诉药后呕恶、嗳气、呃逆、肠鸣诸症减，继以补中益气汤调理。

医案分析 方取六君子汤健脾化湿，苓桂术甘汤温化中焦水饮。炒白豆蔻、炒薏苡仁、法半夏、炒泽泻共达芳化祛湿和胃之功；炒神曲、炒麦芽、谷芽、陈皮可除中焦陈积以促运化；党参、生黄芪、炒枳壳行补互用，提补中气。全方平补平调，补而不腻，化而不泻，共奏健脾化湿，补中益气之效。

来源 张冰，高承奇，邓娟，等 . 颜正华教授治疗胃下垂经验 [J]. 中华中医药杂志，2006，21（06）：354-355.

验案 患者，女，40 岁。2004 年 2 月初诊。主诉：胃脘隐痛、坠胀 1 年。食欲差，脘腹隐痛、坠胀，咽干唇燥，口干不欲饮，眠差，心烦，肠鸣，大便秘结，小便黄，舌红少津，脉数无力。既往有胃下垂、子宫脱垂、胃炎病史。

诊断 西医诊断：胃下垂，子宫脱垂，胃炎。中医诊断：胃痛，证属气阴两虚，胃气不和。

治法 补气益阴，和胃通腑。

方药 党参 12g，生黄芪 15g，生白术 15g，炒枳壳 10g，陈皮 10g，葛根 5g，焦三仙各 12g，白芍 15g，炙甘草 5g，麦冬 15g，茯苓 30g，黄精 15g，玉竹 15g，当归 10g，制首乌 30g，火麻仁 12g。14 剂。

复诊情况 二诊：服药一月余，患者复诊称诸症缓解，疗效显著。

医案分析 方中党参、茯苓、陈皮、生白术健脾益气，促脾运化；生黄芪、葛根升提中气；白芍、麦冬、黄精、玉竹、制首乌滋阴润燥，益肾和胃；当归、火麻仁、炒枳壳养血润肠，通腑气；全方补润结合，升降相兼，益气扶中，和胃养阴，润燥通便，使阴生气复。

来源 张冰，高承奇，邓娟，等 . 颜正华教授治疗胃下垂经验 [J]. 中华中医药杂志，2006，21（06）：354-355.

验案 患者，女，46 岁。2005 年 3 月初诊。主诉：胃脘闷胀连及两胁 3 个月，加重半月。半个月前因情绪波动，致胃脘闷胀甚，牵连两胁，伴纳呆，时有烧心，呃逆，心烦气急，口干口苦，眠差梦多，乏力健忘。经前乳房胀痛，末次月经2月15日，周期正常。大便干稀不匀。舌苔黄白，脉弦。2004年底被当地医院诊为胃下垂。

诊断 西医诊断：胃下垂。中医诊断：腹胀，证属肝脾不和。

治法 疏肝健脾。

方药 柴胡疏肝散合香苏散加减：柴胡10g，香附10g，陈皮10g，炒枳壳10g，党参10g，生白术15g，黄连5g，吴茱萸5g，首乌藤30g，栀子10g，葛根5g，焦三仙各10g，煅瓦楞子（先下）20g，生甘草5g。7剂。

复诊情况 二诊：诉月经来潮，经前乳房未胀；胃脘仍感闷胀，但两胁已无胀闷，食欲、睡眠好转，口苦、烧心减，仍眠差梦多，时有呃逆、心烦。舌苔薄白，脉弦。宗前法，上方去煅瓦楞子、焦三仙，加旋覆花（包）10g，炒酸枣仁20g。14剂后，诸证大减。

医案分析 方中柴胡、香附、陈皮、炒枳壳疏肝理脾，调理肝脾气机；党参、生白术、焦三仙、葛根健脾益胃，升提中气；黄连、吴茱萸、煅瓦楞子寒热并用，制酸止呕；首乌藤、栀子清热除烦安神。

颜正华教授临床治疗胃下垂以中气下陷为主，兼顾气阴不足、气虚饮停、肝郁脾虚等分型论治，围绕脾虚气陷，注重脏腑、气血、痰、食等因素。

来源 张冰，高承奇，邓娟，等.颜正华教授治疗胃下垂经验[J].中华中医药杂志，2006，21（06）：354-355.

验案 患者，女，47岁。2019年11月1日初诊。反复左下腹胀闷一年余。刻诊：左下腹胀闷不适，胀甚则痛，矢气则舒，稍畏寒，知饥欲食，寐可，大便成形细小、一日一行，小便黄，舌淡红暗，苔薄稍腻干，脉细无力。平素饮食无节。已绝经。外院胃肠钡餐透视示慢性胃炎，胃下垂。

诊断 西医诊断：胃下垂，慢性胃炎。中医诊断：腹胀，证属脾肾不足，湿热阻滞。

治法 健脾益肾，清化调气。

方药 党参15g，白术10g，黄芪10g，菟丝子10g，黄连3g，茵陈10g，砂仁4.5g，枳壳10g，炙甘草3g。10剂，每日1剂，水煎，早晚分服。

复诊情况 二诊 2019 年 11 月 11 日：左下腹胀闷痛明显缓解，尿频、色黄，夜尿 1 次，舌脉同前。乃湿热交阻日久，气血运行不畅。属脾肾不足，湿热瘀阻证，治宜健脾益肾，清热化瘀。改方：党参 15g，白术 10g，黄芪 10g，菟丝子 10g，黄连 3g，萹蓄 10g，砂仁 4.5g，枳壳 10g，赤芍 10g，当归 6g，炙甘草 3g。继服 14 剂后，诸症好转。

医案分析 患者以腹部胀闷为主要不适，为脾胃气虚、脏器失举、气机不畅之证。虽其年不足"七七"，然天癸已尽，兼有畏冷、脉细无力，乃肾精不足之象，其虚为本，故治之以健脾益肾。方以党参、白术健脾；黄芪益气助脾胃升提；菟丝子补益肾气，少少生气。气虚易致气滞，脾胃失健，气机升降失常，滞而腹部胀闷，不通则痛。脾胃气机不畅，杨春波喜用枳术丸化裁，白术与枳壳配伍健脾理气，有标本兼治之意。福建地处低纬度沿海，易感湿热之邪，加之脾胃虚弱，内湿不运，蕴久化热。湿热之邪阻滞气机，加重痞满。其舌苔稍腻，欠润，湿热较轻，故予黄连清中焦湿热，少量轻清不伤正；砂仁化湿理气；湿热留注下焦则见小便黄，故予茵陈清利下焦湿热。诸药合用，清热化湿，助气机调达，以速缓解胀满之症。二诊时，腹胀明显缓解，然舌质瘀象明显，故在补益脾肾基础上佐以清热化瘀。杨春波认为，湿热可滞气阻络，气药与血药同用，瘀散则气畅，故补益脾气时加当归不仅补血，且可活血助气生化。另外，杨老喜用赤芍活血通络、化瘀止痛，可活血不留瘀、祛邪不伤正。因其小便频，故以萹蓄易茵陈，淡渗利湿，以除尿频之烦。炙甘草调和诸药。

来源 许若缨，杨永升，黄铭涵．国医大师杨春波治疗胃下垂验案举隅[J]．中国中医药信息杂志，2021，28（05）：110-112．

验案 患者，女，66 岁。2019 年 11 月 22 日初诊。反复胃脘部不适 20 余年。现病史：常胃脘胀闷、多食则加剧，伴嗳气，纳差，平素易发口腔溃疡，口臭，易疲乏，健忘，偶有心悸，燥热汗出，小便正常，大便干，夜寐不佳，舌质暗，苔薄黄腻，脉细有力。曾行胃肠钡餐透视示胃下垂。已绝经。

诊断 西医诊断：胃下垂。中医诊断：腹胀，证属脾肾不足，湿热瘀阻，心阳浮越。

治法 健脾益肾，清化散瘀，潜阳安神。

方药 绞股蓝 15g，白扁豆 12g，茯苓 15g，砂仁 4.5g，菟丝子 10g，黄连 3g，赤芍 10g，丹参 10g，枳壳 10g，龙骨（先煎）12g，牡蛎（先煎）12g，琥珀 5g，合欢皮 15g，炙甘草 3g。10 剂，每日 1 剂，水煎，早晚分服。

复诊情况 二诊 2019 年 12 月 2 日：胃脘胀闷好转，易饥纳差，近期多食燥热之品，舌质暗、尖红，苔薄黄腻少干，脉细有力。治以健脾益肾，清热散瘀，潜阳安神。处方：白扁豆 12g，茯苓 15g，砂仁 4.5g，菟丝子 10g，黄连 3g，茵陈 10g，栀子 15g，赤芍 10g，丹参 10g，枳壳 10g，龙骨（先煎）12g，牡蛎（先煎）12g，琥珀 5g，合欢皮 15g。继服 10 剂善后。

医案分析 患者以胃脘部胀闷为主要不适，然症状不甚而缠绵，加之天癸已尽，年老脏器渐衰，故以绞股蓝、菟丝子健脾益肾为主，杨老临证喜用绞股蓝易党参，补而不滞；纳差、口臭为湿热浸淫，苔薄黄腻为湿重于热，湿热阻滞气机则生胀满，脉细有力乃湿邪留滞为甚，用黄连燥中焦湿热，白扁豆健脾以助祛湿醒脾，茯苓淡渗利湿，导湿热从小便而出，更有健脾宁心之效。其舌暗、健忘、心悸乃络脉瘀阻之象，故用赤芍佐以丹参益气活血。气药则用枳壳行气除满，砂仁化湿理气。又久病受胃疾之困，情志不遂，心神失守，伴随寐不安等，遂以龙骨、牡蛎镇惊安神，琥珀助潜阳之力，又可利水散瘀，合欢皮安神助眠，改善疲乏。二诊时，患者因伤热食而有郁热，故去绞股蓝、炙甘草防补益之品过燥，加栀子清解郁热、茵陈助清热化湿之功。

来源 许若缨，杨永升，黄铭涵 . 国医大师杨春波治疗胃下垂验案举隅 [J]. 中国中医药信息杂志，2021，28（05）：110-112.

🍵 **验案** 患者，女，35 岁。2019 年 12 月 27 日初诊。反复中上腹胀闷一年余。外院胃肠钡餐透视示慢性胃炎，胃下垂。刻下：中上腹闷胀不适，时感胸闷，口干喜热饮，情绪急躁易怒，畏冷，知饥纳少，大便时溏、每日一行，小便调，夜寐尚安，舌淡红，苔薄黄腻，脉细无力。

诊断 西医诊断：胃下垂。中医诊断：腹胀，证属脾气不足，湿热阻滞。

治法 健脾益气，清热化湿，行气。

方药 党参 15g，苍术 6g，白扁豆 12g，黄连 3g，佩兰 9g，厚朴 9g，

枳壳 12g，瓜蒌 15g。每日 1 剂，水煎，早晚分服。

复诊情况 二诊：服 7 剂后，腹胀闷消，纳增，诸症好转。

医案分析 患者为青年女性，上腹胀闷、胸部痞闷、纳少、便溏，乃脾虚湿阻之象；脾气不足，无源化生精气，营卫不足，故见畏冷、脉细无力。方以党参为君，补益脾气，因其年轻，虽有虚象，但不可补益太过。气机阻滞而见胀满，杨老喜用枳壳破积行气，厚朴行气除满，瓜蒌行气宽胸、解胸闷之苦。湿阻津液不上承，故见口干而喜热饮，其湿以上焦、中焦为甚，以佩兰芳香化湿，解上焦之湿，中焦以苍术苦温燥湿，又以白扁豆醒脾化湿。舌淡红、苔薄黄腻，为有少许湿热象，故稍以黄连燥中焦湿、清中焦热。本案以湿邪为重，脾脏渐困，脾气渐衰，湿久蕴而生热，虽热象不显，考虑病机及舌象，仍需关注热邪存在。

来源 许若缨，杨永升，黄铭涵．国医大师杨春波治疗胃下垂验案举隅[J]．中国中医药信息杂志，2021，28（05）：110-112．

验案 患者，女，43 岁。1991 年 6 月 9 日初诊。主诉：胃脘痞胀 5 年，加重 3 个月。患者自青年时期，饮食不多，形体消瘦，5 年前因心情怫郁，胃脘常觉痞胀，食后尤甚，进食更少，得嗳气连声则胃部舒服。近 3 个月来症状尤著，自觉胸咽不适，心情抑郁，易生气，近来晨起有恶心感，因饮食少而精神不振，神倦乏力，大便 2 日 1 次，微溏，曾 3 次查上消化道钡餐，均谓胃下垂，胃窦部炎症，经多方治疗，服中、西药多种，效果不佳，服补中益气方剂后胃脘痞胀尤甚。近期查上消化道钡餐 X 线检查示胃下垂，胃小弯在髂嵴连线下 5cm，其舌质偏淡，舌苔薄白，脉象细弦，上腹部无压痛，有轻度振水音。

诊断 西医诊断：胃下垂。中医诊断：胃痞，证属肝郁气滞，胃气不和。

治法 宜疏肝解郁，理气和胃降逆。

方药 柴胡疏肝饮和解郁合欢汤加减：紫苏梗 10g，炒枳壳 10g，炒白芍 10g，制香附 10g，郁金 10g，佛手 10g，合欢皮 10g，陈皮 6g，法半夏 6g，鸡内金 6g，煅赭石 10g，石见穿 10g，炙甘草 3g，石菖蒲 3g。每日 1 剂，分 2 次煎服。

复诊情况　二诊：服药 5 剂后，晨起恶心症状消失，服至 15 剂，胃脘痞胀已显著减轻，食欲尚无明显改善，原方加谷芽、麦芽各 20g，去煅赭石、法半夏。15 剂，隔日服 1 剂，水煎服。半个月后食欲改善，饮食增加，精神亦渐好转，调治 2 个月余，症状基本消失，以后症状稍有反复，连续最后处方 3～5 剂即可控制，复查上消化道钡餐 X 线示胃下垂已愈。随访 1 年半，症状无明显发作，体重增加。

医案分析　徐景藩老师认为，胃下垂属中医"胃下""胃薄"之范畴，归纳胃下垂具有以下临床特点：① 多见于体形瘦弱者，体重与身高不甚相称，呈"负重"型。② 精神体力差，不耐劳累，饮食稍多则自觉胃脘痞胀不适，腹部或坠胀感，饮水稍多则胃中常有辘辘之声。③ 不单独为病，常与溃疡或胃炎相兼为病，而有嗳气、痞胀、嘈杂、隐痛等相应的症状。④ 本病不易发现，不能早期正规治疗，失治误治，反复发作，难以治愈。

徐老师认为，胃下垂多与脾（胃）、肝（胆）、肾等脏腑相关，分析胃下垂病机，多从脾、肝、肾三脏入手，具体阐述如下。① 与脾（胃）相关：脾胃为升清降浊的枢纽，脾司升清，胃主降浊，二者升降相因，脾升胃降，升举得当，不致胃下垂；若脾胃（中气）虚弱，脾失升清，无力举托，而致胃下垂，另外中气虚弱，气滞、水湿、痰饮、瘀血易生，上述因素均可导致胃下垂。② 与肝（胆）相关：脾胃与肝胆同居中焦，相互影响，肝的疏泄功能是脾胃疏通畅达、脾升胃降的一个重要条件。肝疏可使气的运行通而不滞；肝泄可使气散而不郁，故脾气上升，肝气条畅，则五脏安位。若脾胃（中气）虚弱，肝木易犯，再加情志抑郁，易致气滞，久而气滞血瘀，形成郁热与血瘀互结，以上均致脾不升清，肝失条达，气机下陷，五脏不安其位，而发胃下垂。③ 与肾相关：肾为胃之关，肾阳命火，暖胃熟谷，脾土得肾火资助而升举正常，不致胃下垂，若影响及肾，命门火衰，不能暖土，脾失升清之功，胃失降浊之能，而发胃下垂，另外肾阳火衰，胃中痰饮温化不及，愈聚愈多，加重胃下垂。

徐老师认为，胃下垂与脾（胃）、肝（胆）、肾相关，病机非单纯为脾胃（中气）虚弱、气机内陷一端，临床辨证，当分清主次，不可拘于前人之说。

来源　刘子丹，郭尧嘉，何璠，等.徐景藩诊治胃下垂经验 [J]. 中医杂志，

2013，54（13）：1091-1093.

验案　患者，女，29 岁。2008 年 5 月 20 日初诊。患者在上中学时开始经常脘腹疼痛，每因精神紧张或饮食不慎时发病。西医诊断：胃下垂（轻度），慢性肠炎。2 周前脘腹疼痛加重，伴下坠感，大便溏，日 2～3 次，便后痛减，眠差，舌质暗红，苔薄白，脉弦细。

诊断　西医诊断：胃下垂（轻度），慢性肠炎。中医诊断：泄泻，证属肝脾不和。

治法　益气健脾，抑肝缓急。

方药　竹节参 12g，西洋参（先煎）10g，炒白术 15g，炒防风 12g，仙鹤草 18g，炒谷芽 30g，炒麦芽 30g，炒神曲 12g，炒白芍 18g，乌梅 12g，黄连 10g，广木香（后下）10g，桔梗 10g，葛根 15g，炒枳实 15g，生龙骨、牡蛎各（先煎）30g，炙甘草 10g，生姜 1 片为引。14 剂，水煎服。

复诊情况　药后痛泻大减，综上方续服 14 剂收功。

医案分析　本例患者属肝脾失调，脾虚下陷，治以抑肝缓急，健脾止泻。方中用健脾升清之竹节参、炒白术、炒防风、葛根、桔梗，佐以炒枳实降气；以炒白术、黄连苦以燥湿，配西洋参、乌梅、炙甘草酸甘化阴，缓急止痛；既用炒枳实、炒谷芽、炒麦芽、炒神曲等以助运，又用竹节参、西洋参、炒白术、炙甘草健脾以益气，并配炒白芍等养血。同时，在上述基础上，佐入广木香、炒白芍等疏肝柔肝之品。全方相反相成，肝脾同调，使肝气得舒，脾气得升，胃气得降，故诸证得除。

来源　李福海，苏凤哲，路志正. 圆机活法调脾胃 [J]. 中华中医药杂志，2010，25（07）：1032-1034.

8　胃溃疡

验案　胡某，女，33 岁。1991 年 3 月 2 日初诊。胃溃疡病史 2 年。脘痛隐隐，时有烧灼感，饥不欲食，食则痛甚，口干苦，舌红有裂纹，无苔，脉弦细。

诊断　西医诊断：胃溃疡。中医诊断：胃痛，证属阴虚郁热，夹有瘀血。

治法　益胃养阴，清热化瘀。

方药　沙参 15g，麦冬、玉竹、百合各 10g，白芍 12g，炙甘草 5g，黄连 3g，当归 10g，丹参 15g，旋覆花（包）、绿萼梅各 10g。6 剂，水煎服。

复诊情况　二诊，胃痛止，胃脘灼热减轻。守原法调整，疼痛未再发作。

医案分析　胃阴不足，养阴需兼清热化瘀。胃痛隐隐，口燥咽干，或口渴，大便干燥，舌红少苔，脉细弦，为胃阴不足证。颜正华教授认为，痛皆不通，阴虚胃痛多因郁热久稽伤阴或肝火灼津伤阴，胃中络脉失养，血脉通行不畅所致，故治疗此类胃痛，在养胃阴的基础上加清热活血之品，收效理想。养胃阴宜用沙参、麦冬、玉竹、石斛、百合等药，清胃热宜用黄连、蒲公英等，活血脉宜选丹参、当归、延胡索、五灵脂等药。

来源　高云艳. 颜正华教授治疗胃脘痛的经验 [J]. 辽宁中医杂志，1994，21（08）：349-351.

验案 患者，女，42 岁。于 2014 年 12 月 30 日求诊。胃痛，酸食更甚 2 年余，伴左半侧头痛 1 周余。曾数次在西医院住院治疗，但均稍好转出院后遇激惹即复发。本次诊前胃镜检查示：胃溃疡。吹气试验 Hp（－）。刻下：面色不荣，慢性焦虑面容。诉胃痛，空腹或食后均痛，痛性不定，常隐痛、胀痛或针刺样痛交替，酸食更甚，遇情绪变化时亦明显加重。时扩至中上腹，腹胀伴隐痛。常有嗳气，偶有泛酸，时有恶心欲呕感。左侧头痛，时有心烦易怒。常感胁下胀痛不适。夜间睡眠质量差，多梦易醒。口干口臭不适。疲倦易累。整个诊疗过程中患者诉求感强。查：舌淡红暗，苔薄黄，左脉弦，右关脉略濡，余脉弦。

诊断 西医诊断：胃溃疡；头痛原因待查；胁痛原因待查。中医诊断：胃痛，证属痰热犯胃，肝胃不和。

治法 疏肝理气和胃。

方药 瓜蒌皮壳 30g，法半夏 15g，郁金 10g，升麻 10g，白及 20g，牡蛎（先卜）20g，黄连 6g，吴茱萸 2g，蔓荆子 20g。7 剂，水煎服。煎取药液约 450mL，每次服用药 150mL，1 日 1 剂。均饭后半小时服用。并嘱注意开解情绪。

复诊情况 下周再诊，诉不仅头痛胃痛已无，余所诉诸症均明显好转。患者喜笑颜开，连声感谢。效不更方，之后随证加减，治疗月余，经胃镜检查痊愈后停药。随访 7 个月未复发。

医案分析 患者初诊时情况较有特色——病症较多，诉求感强。如果不善于抓住病机关键，容易陷于治疗胃痛、头痛、溃疡、失眠、胁痛、中上腹部胀痛、口腔异味、精神焦虑、虚劳等一系列症状之中，手忙脚乱，却难以取得良效。此时必须采取"举重若轻"的辨识方法，分析患者诸多病症的病机关键所在：患者胃痛时间长，诸多不适均集中于胃部，胃痛为主症，病位主要在胃。头痛是最近出现的，头痛为次要症，且为左侧头痛，左为肝，此为肝胃不和之表现。再结合舌脉，综合其病机应为痰热犯胃，肝胃不和。治疗时，刘尚义提出：对于胃溃疡，中医不要跟着西医的三联、四联疗法等治疗方案跑，而应谨守辨证论治的原则。中医针对溃疡面有"龛影"之凹陷状态而可用《黄帝内经》治则"陷者升之"，刘尚义还提出了"陷者填之"的理念，提高了治疗此病的效果。此"填"的治法，则是以收涩药来完成的。刘尚义爱用的能达到"填"的功效的药物主要为牡蛎、白及。因牡蛎咸、微寒，可收敛固涩，尚有制酸止痛之效，善治胃痛泛酸。而白及苦甘涩寒，归肺胃肝经，善于收敛止血，消肿收肌。此两药均是刘老治疗溃疡时用以达到"陷者填之"的两员"爱将"。本案中，针对患者痰热犯胃，肝胃不和的情况，以小陷胸汤清热化痰为先，加升麻升举脾胃之气以"升之"，以牡蛎、白及收涩、制酸以"填之"，以左金丸以清泻肝火、降逆止呕以治肝火犯胃证。

来源　叶瑜，莫志红，莫智旭，等.国医大师刘尚义治学与思辨用药特色探析[J].中华中医药杂志，2016，31（10）：4034-4036.

验案　李某，男，60岁。2013年7月15日初诊。患者间断胃脘胀满不适20余年，加重伴反酸烧心1个月。患者有慢性胃炎病史20余年，经多方治疗未能痊愈而经常反复发作，1个月前患者因饮食不慎后胃脘胀满不适加重，反酸烧心明显，于石家庄市某医院（2013年6月17日）查电子胃镜示：胃多发溃疡慢性浅表性胃炎隆起糜烂型，十二指肠球部溃疡。病理诊断示：胃体胃黏膜组织慢性炎症伴急性炎及腺体轻中度异型增生，建议再检；（胃窦）胃黏膜组织慢性炎。Hp（+）。诊见：胃脘胀满不适，进食后加重，偶有疼痛，烧心反酸，嗳气偶作，无口干口苦，无恶心，纳可，寐欠安，大便调，每天1次，小便调。舌暗红、苔黄厚腻，脉弦滑。

诊断　西医诊断：胃多发溃疡，慢性糜烂性胃炎，十二指肠球部溃疡。中医诊断：痞满，证属浊毒内蕴，湿热中阻。

治法　化浊解毒，清热祛湿和胃。

方药　香附、青皮、柴胡、白花蛇舌草、半枝莲、半边莲、茵陈、板蓝根、鸡骨草、绞股蓝、浙贝母、海螵蛸、远志、炒酸枣仁、冬凌草、石菖蒲各15g，苦参10g，郁金、紫苏梗、黄芩、黄连各12g，生薏苡仁、败酱草、首乌藤各30g，全蝎9g，三七粉（冲服）2g。每天1剂，水煎取汁300mL，分早、晚2次温服。

复诊情况　二诊2013年10月9日：坚持口服中药2个月，胃脘胀满减轻，偶有隐痛，烧心反酸明显减轻，嗳气消失，无口干口苦，无恶心，纳可，寐好转，大便调，每天1次，小便调。舌暗红、苔薄黄腻，脉弦滑。在石家庄市某医院复查胃镜示：慢性非萎缩性胃炎隆起糜烂型。病理诊断示胃窦、胃角胃黏膜组织慢性炎伴急性炎及轻中度肠上皮化生和小灶腺体轻度异型增生。从胃镜结果及病理上看，病情均有所减轻。在前方基础上进行加减，处方：百合、白花蛇舌草、半枝莲、半边莲、茵陈、板蓝根、鸡骨草、茯苓、浙贝母、鸡内金、绞股蓝各15g，生牡蛎20g，乌药、炒白术、当归、川芎、泽泻、三棱、莪术各9g，黄芩、黄连各12g，海藻、昆布、苦参各10g，壁虎6g，生白芍、败酱草、生薏苡仁各30g。每天1剂，水煎取汁300mL，分早、晚2次温服。此后坚持口服中药，辨证施治，随症加减。

三诊2014年2月18日：石家庄市某医院复查胃镜示慢性非萎缩性胃炎，十二指肠球部溃疡，十二指肠炎。继续口服中药巩固疗效，随访4个月，症状未再复发，嘱定期复查胃镜。

医案分析 由于目前慢性糜烂性胃炎的病因病机尚不完全清楚，临床上各医家主要根据临床经验采取辨证分型治疗。李教授依据客观的理论基础和临床实践经验，提出了化浊解毒法治疗慢性糜烂性胃炎的辨治观点。因徒清热解毒则湿浊不去，徒化浊利湿则热毒不除。化浊解毒法的运用一是清热解毒，使气机畅达，恢复脾升胃降之生理，脾气上升，胃气和降，胃之津液得以疏布，胃黏膜因得到津液的润养而恢复正常。二是化浊利湿，解除脾胃为湿浊所困，肝胆疏泄如常，胃纳复常，扶助后天，祛邪安正。

来源 赵冉，王彦刚，李珊珊.李佃贵基于化浊解毒理论治疗慢性糜烂性胃炎用药经验[J].新中医，2015，47（02）：14-15.

验案 赵某，男，36岁。2010年6月5日初诊。患者自诉胃痛反复发作，时轻时重，饥饿时即感胃脘胀疼，痛有定处，得食则减，多食即胀，嗳气吞酸，眠可，贫血貌，舌淡红、苔白微腻，脉弦细。胃镜示（2010年5月）：胃、十二指肠球部溃疡。

诊断 西医诊断：胃溃疡。中医诊断：胃痛，证属脾虚湿滞，胃络瘀阻。

治法 燥湿理气，通络止痛。

方药 炒丹参15g，炒白术15g，姜竹茹10g，陈皮10g，姜半夏12g，五灵脂 10g，蒲黄炭 10g，海螵蛸 15g，川厚朴 10g，田三七 6g，檀香 6g，枳壳 12g。常法煎服。10 剂。

复诊情况 二诊：服药后诸症得减，唯近日见有黑便，原方加用地榆炭 20g。5 剂后黑便即消。经治月余，而病见痊愈。

医案分析 方中五灵脂、蒲黄活血散瘀，而用炭者，取其黑者入血之意，增强其止血之功，配以田三七、海螵蛸以和络止血，消瘀止痛。丹参活血养血，檀香行气止痛，合而用之名为丹参饮，此虽主治胸痹心痛，但徐经世根据其多年临床经验，认为凡胁痛入络，累及胃肠者，其疗效亦宏；炒白术、姜半夏、陈皮、川厚朴、枳壳健脾燥湿，理气止痛。全方集健脾、燥湿、通络、理气、止痛为一炉，症虽兼杂而得效若速，功皆在此。若大便见有隐血者加地榆炭；若湿热内蕴而见口苦、苔黄者，加蒲公英、薏苡仁、川黄连等清热利湿之品，其中蒲公英与薏苡仁相配，缘于《金匮要略》薏苡附子败酱散，徐经世仿其意，将其施用于各类消化道溃疡，疗效颇佳。

来源 郑勇飞，张国梁，徐经世.徐经世治疗胃脘痛证治五法 [J].江苏中医药，2013，45（09）：27-29.

验案 林某，男，34 岁。胃脘饥痛，反复发作已 3 年余。胃镜诊断：胃窦小弯侧部溃疡，0.8cm×0.6cm。前医用黄芪建中汤合乌贝散治疗 4 周，胃痛见减，但口苦、泛酸未瘥，复查胃镜，溃疡尚未愈合。初诊：症见胃脘闷痛，嗳气，饥不欲食，泛酸时吐清水，口苦而黏，心烦寐差，小便尚清，大便稍溏；查其舌淡红，苔白腻而浊，根披黄，脉细弦。生活史诉素嗜烟酒。

诊断 西医诊断：胃窦溃疡。中医诊断：胃痛，证属湿热中阻。

治法 开化浊邪，醒脾和胃。

方药 达原饮合二妙丸加减，以期浊邪开化，脾醒胃和。处方：茵陈 9g，苍术 9g，半夏 9g，菖蒲 9g，厚朴 9g，黄柏 6g，槟榔 6g，炒白芍 6g，草果 4.5g。7 剂，水煎服，日 1 剂。

复诊情况 二诊：胃脘痛消，仅闷胀，泛酸吐水已止，知饥纳可，口稍苦，小便淡黄，大便转成形。舌淡红、苔根部薄黄腻，脉仍弦细缓。湿热浊邪渐去，唯病久入络，守方去槟榔、草果、菖蒲，加佩兰、白豆蔻、薏苡仁以清湿热，加赤芍、当归以活血通络。处方：茵陈9g，苍术9g，半夏9g，厚朴9g，黄柏6g，炒白芍6g，佩兰9g，白豆蔻4.5g，薏苡仁15g，赤芍10g，当归4.5g。14剂，水煎服，日1剂。药后症除苔净。胃镜复查：胃溃疡已愈合。

医案分析 本案湿郁日久，迁延难化，故用达原饮加减，药后效显。苔消痛减，故去槟榔、草果、菖蒲，加佩兰、白豆蔻、薏苡仁，取三仁汤之宣上、畅中、渗下之意，以除未尽之湿邪。后以六君子汤加减善后。

来源 胡光宏、王文荣. 杨春波教授妙用达原饮治疗胃肠病[J]. 中医药通报，2011，10（06）：25-26.

验案 宋某，男，71岁。于1986年5月6日就诊，患者有胃病史。10余年来胃脘隐痛，堵瞒胸闷，钡餐造形检查，确诊为胃溃疡，中西药常服，久未痊愈。诊时胸闷胁胀，胃脘疼痛，泛酸口苦，嗳气不舒，脘痛喜按，失眠烦躁，神疲纳少，唇淡红，便黑而干，舌质淡红，苔薄白，根腻，脉细沉小弦无力。化验检查大便潜血，血色素6g。钡餐造影检查：胃溃疡，发现胃小弯有壁龛。动员做胃镜检查：发现胃小弯有僵直新生物，可疑癌变。动员外科手术治疗，患者及家属拒绝手术治疗。

诊断 西医诊断：胃溃疡，可疑癌变。中医诊断：胃痛，证属脾胃虚弱，气滞血瘀，升降失常。

治法 健脾和胃，活血化瘀，理气止痛。

方药 丹参20g，檀香（后下）5g，砂仁（后下）5g，全瓜蒌20g，郁金10g，海螵蛸10g，生甘草5g，乌药10g，赤芍、白芍各10g，蒲公英10g，煅瓦楞子15g，半夏曲10g，党参15g。服7剂。

复诊情况 二诊：服药后自觉通畅，泛酸消失，夜间疼痛减轻，仍隐痛，化验大便潜血，原方加熟地黄10g，元胡5g，减去海螵蛸、甘草。

医案分析 久病脾胃俱虚，胃失和降，肝失疏达；久病入络，瘀滞络阻，必痛不止。用海螵蛸配伍甘草，有止血制酸功效，海螵蛸禀水中之阳气，有收敛止血，制酸止痛作用，但不宜久用，因无补益作用；亦用于大便潜血的患者，止血制酸作用快。血止即可停用，改以丹参饮合金铃子散加熟地黄等。

全方以活血通络，化瘀止痛为主。熟地黄配诸药，养血健脾，有促进溃疡愈合之功，丹参饮合金铃子散祛瘀生新。

来源　刘毅，李世华. 李辅仁治疗老年病经验 [M]. 北京：中国中医药出版社，1994.

验案　马某，女，45 岁。2006 年 5 月 19 日初诊。患者胃脘痛反复发作已有 3 年余，西医诊断为胃及十二指肠溃疡，曾多次自服中西药，暂时缓解终未治愈。两个月前因工作不顺而加重，静脉滴注抑酸药后稍缓解。近日因情绪不佳且饮食不慎，现胃脘疼痛较剧，痉挛难忍，其痛彻背，夜间为著，泛酸口苦，舌略红，有瘀斑，脉弦数。

诊断　西医诊断：胃及十二指肠溃疡。中医诊断：胃痛，证属气滞血瘀。

治法　活血行气，和胃止痛。

方药　延胡索 15g，川楝子 15g，生五灵脂 10g，当归 15g，川芎 15g，丹参 20g，郁金 15g，陈皮 15g，香附 20g，砂仁 15g，生麦芽 15g，海螵蛸 15g，炙甘草 15g。7 剂，每日 1 剂，水煎服。嘱其调整心态，注意饮食。

复诊情况　服药后 1 周，疼痛减轻，吐酸减少。遵从此法，患者又继服 2 周，疼痛消失。

医案分析　阳明（胃）为多气多血之腑，多种原因均可导致气血运行不畅、脾胃不和而致胃痛，故辨胃脘痛在气在血是十分重要的。胃脘痛属气分者，胃痛且胀，以胀为主，与情绪变化关系密切；属血分者，痛有定处，固定不移，舌质紫暗。此患因情志不遂，木失条达，而肝气郁结不得疏泄，横逆犯胃而作痛。即肝乃起病之源，胃乃传病之所。气滞血瘀，不通则痛，故疼痛较剧，痉挛难忍，其痛彻背。肝郁化火，则口苦吞酸。舌红，有瘀斑，脉弦数亦为气郁化火，血行不畅之征。胃脘痛不论寒热虚实、在气在血，"不通则痛"是其共同特点，所以"通"法应是胃脘痛的必用之法。但是治疗胃脘痛不能仅仅局限于狭义的"通"之一法，对此应活学活用。所谓"通"就是调畅气血，疏其壅塞，消其郁滞。属于气滞者，理气即所谓通；属于郁热者，泄热即所谓通；属于血瘀者，化瘀即所谓通。故本案治宜活血行气，和胃止痛。

方中延胡索、川楝子活血行气，疏肝泄热。生五灵脂为活血止痛之良品，与当归、川芎、丹参、郁金相合，针对血瘀作痛，疗效尤佳。陈皮理脾胃之气；香附疏肝行气止痛；砂仁理气止呕。生麦芽疏肝和胃，伍川楝子清泻肝之有余，顺其肝木之性，使肝气条达；与甘草相合亦可防止川楝子苦寒之性伤胃。海螵蛸制酸止痛。炙甘草调和诸药，顾护胃气。全方共奏活血行气，和胃止痛之功。

来源 赵雪莹，李冀．段富津教授运用金铃子散辨治胃脘痛验案举隅 [J]．中医药信息，2011，28（03）：28-29.

验案 一患者胃痛，症见胃脘灼热如沸水烫，剧痛，发作时难忍，得食稍缓解，舌质红苔白，脉弦滑。胃镜提示：胃大弯广泛糜烂，黏膜红肿充血。初以疏肝和胃清热之剂，开始有效，继续用药则无效。

诊断 西医诊断：胃糜烂。中医诊断：胃脘痛，证属肝郁胃热伴气滞血瘀。

治法 理气活血与清热解毒并用。

方药 当归 15g，生地黄 20g，牡丹皮 15g，桃仁 15g，赤芍 15g，红花 15g，枳壳 15g，柴胡 15g，川芎 15g，丹参 15g，蒲公英 50g，金银花 50g，甘草 20g。水煎服，日 1 剂。

复诊情况 服药后患者胃痛大减，连服十余剂，胃脘痛全消失，复查胃镜患者胃部红肿充血消失，糜烂面积缩小约三分之二，继用前方善后。

医案分析 此案中患者，观其脉症，确系肝郁胃热之象，然而张老使用疏肝和胃清热之剂后效果不佳，应是考虑到"不通则痛"，既非腑实壅滞，疏通气机效果不佳必然是气滞影响到血行，血行瘀滞当活血化瘀。案中张老及时调整治法，予血府逐瘀汤合五味消毒饮加减，理气活血与清热解毒并用，故收效显著。临床上确实有不少病例虽然是血瘀证，但在舌象和脉象却未表现出来，经过活血化瘀治疗后收效显著，值得思考。

来源 王炎杰，潘洋，张琪．国医大师张琪教授治疗胃病特色初探 [J]．时珍国医国药，2018；29（10）：2503.

验案 李某，女，48 岁。因反复胃脘部隐痛 3 年余入院。入院诊见胃脘隐痛，神疲肢怠，纳呆食少，泛吐清水，解柏油样软便。舌红苔薄白，脉沉细。于 2012 年 3 月入院，辅查：胃镜报告示，胃溃疡伴出血（A1）。大便常规：隐血（+）。血常规、肝肾功、小便常规、腹部 B 超未见异常。

诊断 西医诊断：胃溃疡。中医诊断：胃脘痛，证属脾胃虚弱。

治法 补益脾胃。

方药 参苓白术散加减：党参 30g，麸炒白术 12g，茯苓 15g，山药 15g，木香 15g，莲子 10g，薏苡仁 30g，炒白扁豆 30g，桔梗 30g，陈皮 20g，砂仁 15g，白及 30g，甘草 15g。另加三七粉 3g 冲服，每天 3 次。同时加服人参甘草汤（红参 30g，甘草 60g。用法：水煎服，每天 3 次，每次 100～150mL）。

复诊情况 二诊：服药后大便转黄，胃脘部疼痛减轻，服用 7 剂后，胃脘部隐痛消失。嘱继续服用 1 个月后痊愈。随访 3 个月无复发。

医案分析 现代医学治疗消化性溃疡，费用高，副作用多，复发率高。中医药治疗消化性溃疡，费用低，副作用少，不易复发。对该例患者的诊治中，在参苓白术散基础上加入了白及、三七粉。白及具有收敛止血，消肿生肌的功效。《神农本草经》曰："白及主痈肿恶疮败疽，伤阴死肌，胃中邪气，贼风痱缓不收。"三七粉具有止血、散瘀、定痛的作用，历来都是被作为伤科金疮要药。人参甘草汤治疗急性上消化道出血是陈绍宏的宝贵经验。

来源 肖国辉，罗丹，王天刚 . 参苓白术散临证心得 [J]. 泸州医学院学报，2013，36（05）：506-508.

9 十二指肠溃疡

验案 张某，男，44岁。上腹部疼痛反复发作半月余，空腹时疼痛加重，进食后则疼痛缓解，反酸，口苦，嗳气，大便尚可，夜尿多，舌淡苔薄白，脉沉细，胃镜示：十二指肠后壁溃疡。Hp（＋）。

诊断 西医诊断：胃脘痛，十二指肠后壁溃疡。中医诊断：胃痛，证属中虚气滞。

治法 理气健脾。

方药 黄芪15g，山药20g，茯苓15g，炙甘草5g，佛手花10g，炙鸡内金10g，木香6g，陈皮10g，贝母10g，白及10g，仙鹤草15g，木蝴蝶15g，阿胶珠20g。

医案分析 方中黄芪、山药补中益气，鼓舞脾胃，木香、陈皮理肠胃之气，使补而不滞，酌加佛手花疏肝胃之气，木蝴蝶和胃止痛，合贝母防伤阴，白及、阿胶珠生肌护膜，加用仙鹤草则在补益的同时不忘祛邪。总则治虚之时需防滞气，理气须防伤阴，选药时不宜过温过燥，避免过于壅气滋腻，虚实兼顾。此方中亦突显徐老之益胃护膜之法，白及护膜宁络，为胃病护膜之首选；炙甘草甘缓养阴，兼清胃热，可消除胃黏膜的无菌性炎症；山药性平，不湿不燥，补而不腻，有黏性，能补气养阴，健脾益肾，为护膜之良药；贝母色白，入肺经，可除痰咳，《神农本草经》云："贝母入肺、肝、胃经。"故贝母不仅治肺，亦可护胃，且有抑制胃酸作用；鸡内金对胃酸有双相调节作用，亦能护膜，同时与黄芪、饴糖、大枣等药辨证配用，亦可增护膜之功。

来源　王玉，章永红．徐景藩治疗胃脘痛病案 [J]．中医杂志，2009，50（S1）：91-92.

验案　患者，女，60 岁。2012 年 10 月 12 日初诊，主诉胃痛反复发作半年余，加重 10 天。患者曾在某医院行胃镜检查，诊断为十二指肠溃疡，予以抗酸剂治疗，疗效不显。此次因情志刺激诱发并加重，症见胃中胀痛、烧灼感，口中泛酸，大便秘结，舌红，苔薄黄，脉弦。

诊断　西医诊断：十二指肠溃疡。中医诊断：胃痛，证属肝气犯胃，气郁化热，胃气郁滞。

治法　疏肝泻热，行气和胃，理气止痛。

方药　化肝煎合厚朴三物汤合金铃子散加味治之。处方：青皮 10g，陈皮 10g，牡丹皮 10g，栀子 15g，浙贝母 10g，泽泻 10g，白芍 10g，川楝子 10g，延胡索 10g，厚朴 30g，枳实 15g，大黄 3g，广木香 6g，瓦楞子 10g，甘草 6g。每日 1 剂，早晚 2 次饭后温服。

复诊情况　二诊胃中胀痛稍微减轻，灼热感有所缓解，仍然大便秘结，舌红，苔薄黄，脉弦。在原方基础上大黄用量加重至 4g，加火麻仁 30g 以润肠通便。再进 20 剂。患者胃脘部疼痛明显缓解。

医案分析　患者以胃胀痛为主，可知为胃痛实证。胃脘灼痛，胃中烧灼感，大便秘结，舌红，苔薄黄，脉弦，可知此为火郁胃痛，此为肝气犯胃，气郁化热，胃气郁滞所致。

来源　姚欣艳，李点，何清湖，等．熊继柏教授辨治胃痛经验 [J]．中华中医药杂志，2015，30（01）：143-145.

验案　于某，男，43 岁。初诊：胃脘痛历 20 余年，反复发作，食糯米而痛减，夜半不能平卧，起坐稍缓，畏寒喜暖，面眈神疲，纳少便溏。胃肠钡餐检查：十二指肠球部溃疡、变形，伴有激惹现象。舌淡苔薄，脉虚弦。

诊断　西医诊断：上消化道溃疡。中医诊断：胃脘痛，证属脾阳失运。

治法　温中补虚，缓急止痛。

方药　黄芪建中汤加味：生黄芪 30g，桂枝 4.5g，杭白芍 12g，生姜 2 片，九香虫 2.4g，大枣 4 枚，炙甘草 4.5g，饴糖（冲）30g，茯苓 9g。5 剂。

复诊情况　药后脘痛大减，夜得安卧，精神亦振，大便已实，守方连服，随访年余未作。

医案分析　上消化道溃疡属中医学"胃脘痛"范畴。仲景黄芪建中汤是治疗"虚劳里急，诸不足"的一张名方。颜德馨教授运用本方治疗胃脘痛的经验是：久痛入络，痛处固定不移，拒按者加九香虫、醋五灵脂；失血后贫血者加当归、龙眼肉；呕吐者加半夏、茯苓；泛酸嘈杂，口干脉数者去桂枝加蒲公英；便秘者加柿霜（另吞），并以蜂蜜代饴糖；兼胃下垂、胃黏膜脱垂者加炒升麻；胃纳不佳者加生麦芽、檀香。

来源　颜乾珍，屠执中．颜德馨教授用经方治疗急难重症举案 [J]．国医论坛，1992（3）：22-23.

验案　常某，女，72 岁。于 1982 年 10 月 18 日就诊。患者十余年来常常自觉胃脘及上腹部疼痛，反复发作，每逢秋冬尤甚，胃镜检查确诊为十二指肠球部溃疡。近日来因精神忧郁，腹胀脘痛，泛酸，呕恶，疼痛而醒，得食痛减，喜热食，便溏色黑，怕冷背痛，自病后四肢不暖，舌质淡，苔白，脉细弦无力。

诊断　西医诊断：十二指肠球部溃疡。中医诊断：胃痛，证属脾胃虚寒，肝气犯胃。

治法　温中散寒，行气止痛。

方药　桂枝 10g，白芍 30g，干姜 5g，党参 15g，黄芪 15g，当归 10g，炙甘草 5g，白豆蔻 5g，砂仁 5g，红枣 10g，煅瓦楞子 15g，半夏曲 10g。服 7 剂。

复诊情况　服药后，自觉夜间疼痛消失，四肢感温，胃仍怕冷，泛酸减少，大便成形。病情延久，调理 2 月余，痊愈康复。又原方配置成丸药，每至入冬前服用，温中健脾，理气消胀，缓图功效。随访一年，病未复发。

医案分析　本案为中焦虚寒而致中阳不振，寒邪偏重，常用黄芪建中汤、当归建中汤裁化治疗，疗效很好。用干姜温中力强，疗效快。亦常用煅瓦楞子、半夏曲配伍，半夏曲燥湿化痰，降逆止呕，消痞散结；瓦楞子和胃止酸，散瘀定痛，也有化痰软坚功效，配伍使用，能清降，化燥。

来源　刘毅，李世华.李辅仁治疗老年病经验 [M].北京：中国中医药出版社，1994.

验案　患者，男，40 岁。1972 年 8 月 10 日初诊。自诉胃脘胀痛，饥饿时尤甚，得食稍缓，吞酸嘈杂，恶心欲吐，便秘，手心热，舌质红苔白，脉弦滑数。经某医院诊断为十二指肠球部溃疡。

诊断　西医诊断：十二指肠球溃疡。中医诊断：胃脘痛，证属胃热脾寒，寒热错杂。

治法　温脾清胃，调和升降。

方药　大黄 5g，干姜 7.5g，黄芩 15g，黄连 10g，甘草 20g，半夏 15g，党参 15g，酸枣仁 20g。

复诊情况　服上方 6 剂，大便变软，胃脘胀痛大减，吞酸亦轻，舌红苔润，脉弦滑。继以前方去党参加海螵蛸 15g，煅牡蛎 20g。再服 6 剂，诸症全消。X 线检查十二指肠球部病灶缩小。随访至今未复发。

医案分析　胃脘痛症见胃脘灼热胀痛，吞酸嘈杂，嗳气，肠鸣，呕吐，便秘或大便黏滞不爽，舌边红苔白，脉弦滑者，张琪认为此属胃热脾寒，寒热错杂之证。治当温脾清胃，调和升降。故以大黄苦寒泻胃热，干姜温脾，此脾胃同治，寒热并用，正中病机，疗效甚捷。

来源　王荣欣，张佩青.张琪研究员活用大黄举隅 [J].实用中医内科杂志，1988（01）：1.

验案　患者，男，57 岁。自述 1 年来胃脘痛时伴烧心吞酸，痛如刀割，有时为饥饿痛，进食稍缓解，大便秘结，3 天 1 行。舌红紫、苔白而少津，脉弦滑。经胃镜检查：十二指肠球部溃疡。

诊断　西医诊断：十二指肠球部溃疡。中医诊断：心下痞，证属脾胃不和，寒热互结。

治法　辛开苦降。

方药　甘草泻心汤加味。药用：甘草 20g，川黄连 10g，黄芩 15g，干姜

7.5g，大黄 5g。

复诊情况　服药 14 剂，胃脘胀痛烧心吞酸俱消除，食欲增加，大便通畅，2 日 1 行，仍觉胃脘欠舒适，舌质淡紫、白苔已退，脉沉缓。药用：甘草 20g，川黄连、枳壳各 10g，黄芩、砂仁、陈皮各 15g，干姜 7.5g，公丁香 5g。又服 21 剂，胃脘疼痛基本消失，经 X 线钡餐复查，龛影缩小，嘱继服前方巩固。

医案分析　经过大量临床观察，张琪教授发现十二指肠球部溃疡相当于中医"心下痞"之症，辨证多属于寒热互结，脾胃不和。脾与胃居于中州，脾喜燥而恶湿，喜热而恶寒；胃喜润而恶燥，喜清凉而恶浊热；脾主运化，主升清；胃主受纳，主降浊，二者相互为用，为气机升降之枢纽。脾寒则清阳不升，胃热则浊阴不降，导致清浊混淆而心下痞满。仲景之半夏、甘草、生姜三泻心汤，黄芩、黄连与干姜配伍为辛开苦降合用治疗脾寒与胃热互结之心下痞，张琪教授用此方治心下痞满诸症及胃脘痛，属脾胃不和，升降失司，见痛、呕、胀满等疗效甚佳。对于十二指肠溃疡症见舌红苔白、口干苦、胃脘胀痛、泛酸、呕逆者用半夏泻心汤有桴鼓之效，但辨证应注意脾寒胃热轻重之比重，若脾寒甚者，如脘腹遇寒则痛胀加重，或有便溏，可加重干姜用量，亦可酌加公丁香、砂仁温脾祛寒；若胃热偏重，如舌干，口苦臭，胃脘灼热，可加重黄芩、黄连用量，亦可酌加龙胆，大便秘结，则须用大黄以泻热通便。

来源　孙元莹，吴深涛，姜德友，等．张琪诊治疑难脾胃病经验 5 则 [J]．山西中医，2008（02）：6.

🦋**验案**　患者，胃脘痛半年余伴烧心吞酸，痛如刀割，时有饥饿痛，得食稍缓，大便 2 日一行较秘，舌苔白少津，质红，脉弦滑。查胃镜提示：十二指肠球部溃疡。

诊断　西医诊断：十二指肠球溃疡。中医诊断：胃脘痛，证属脾胃不和，寒热互结。

治法　温脾清胃，兼以通降。

方药　甘草 20g，川黄连 10g，黄芩 15g，干姜 7.5g，半夏 15g，人参 15g，吴茱萸 5g，公丁香 7.5g，大黄 5g。

复诊情况 8剂药后胃脘痛、烧心、吞酸俱消除，大便1日一行不秘，遂以前方加减十余剂而收功。

医案分析 此案以甘草泻心汤调其寒热，恢复胃腑气血之通达，大黄攻下、泄热，公丁香降气以助调理胃腑之气血，助大黄之攻下，故取效甚速。

来源 王炎杰，潘洋，张琪.国医大师张琪教授治疗胃病特色初探[J].时珍国医国药，2018；29（10）：2503.

验案 孙某，男，60岁。1998年4月20日初诊。1997年11月曾做胃镜检查显示为十二指肠球部溃疡。自诉每次进餐后上腹部有疼痛感，疼痛可持续2~3h，有时甚至到下次进餐时疼痛才可缓解或消失；常因半夜疼痛而难以入睡。曾服西药（具体不详）疼痛仍未缓解。患者极度痛苦，遂到周信有诊室就诊。症见胃脘胀痛，喜温喜按，吞酸泛恶，纳差，疲乏，便黑，舌质暗淡苔白，脉虚弱。

诊断 西医诊断：十二指肠球部溃疡。中医诊断：胃脘痛，证属脾胃虚寒，和降失调，胃络瘀阻，虚实夹杂。

治法 健脾益气，和中制酸，和血祛瘀，温中消滞。

方药 党参20g，炒白术9g，黄芪20g，炒白芍20g，丹参20g，延胡索20g，三七粉（分冲）4g，白及15g，海螵蛸30g，砂仁9g，鸡内金15g，干姜6g，制附片9g，甘草9g。水煎分服，早、中、晚三次。

复诊情况 服上药7剂后患者复诊，自诉疼痛减轻，泛恶消失，饭量增加，便色好转，仍吞酸，乏力，按原方继服7剂，诸症消失，大便颜色正常。嘱患者饮食有节，按原方继续服药一个月，以巩固疗效。

医案分析 方中党参、炒白术、黄芪、甘草有补脾益气生血，托里生肌之功效；炒白芍、丹参、延胡索、三七粉有养血和血，化瘀止痛之功效；又有谓"无酸不成溃疡"，故方中以海螵蛸制酸止血，中和胃酸；白及可收敛止血，消肿生肌，砂仁、鸡内金和胃理气消食；制附片、干姜温中散寒止痛。临床用量方面，党参配伍炒白术、黄芪共奏健脾益气之功时，用量可达15g；党参配伍附片、干姜治疗消化性溃疡病，用量可达20g；生黄芪15~30g配伍白及10g，白芍12~30g也用于治疗消化性溃疡。

来源　冯文林. 周信有治疗消化系统疾病 [J]. 长春中医药大学学报，2020；36（06）：1134.

验案　赵某，男，38 岁。2009 年 7 月 8 日初诊。主诉：胃脘疼痛 8 年。患者自述胃脘痛有 8 年之久，疼痛发作有规律，饥时则痛，得食则缓，按之则舒，常觉心悸气短，怕冷疲倦，少眠多梦，面黄无华，按其脉虚大无力，舌体胖大，苔白微腻。胃镜示：十二指肠球部溃疡。

诊断　西医诊断：十二指肠溃疡。中医诊断：胃脘痛，证属脾胃虚弱，心脾两虚。

治法　健脾益气，补益心脾。

方药　归脾汤加减。处方：党参 30g，黄芪 30g，白术 10g，茯苓 10g，当归 15g，远志 10g，酸枣仁 30g，龙眼肉 15g，木香 2g，大枣 12 枚，生姜 3 片，百合 30g，乌药 30g。7 剂，1 剂 / 天，水煎分服。

复诊情况　2009 年 7 月 11 日二诊：服 3 剂，胃痛顿止，食量稍增，睡眠较好，唯感反酸、便秘，原方去酸枣仁，加牡蛎 30g。7 剂，1 剂 / 天，水煎分服。

2009 年 7 月 21 日三诊：数日胃痛再未发作，饮食增加，心悸疲乏日有好转。故以原方五倍剂量，共研细末，和蜜为丸，每丸重 10g，每服 1 丸，日服 2 次，巩固疗效，以期根治。次年初春来诊，谓原方配制之药已服完，半年胃痛未作，饮食大增，身体日益强壮。

医案分析　本案患者主要表现为胃脘疼痛、心悸气短，其病因为脾胃虚弱。脾胃虚弱，胃不得养，饥则胃痛，得食痛减；脾胃虚弱，中焦化生血液不足，心无所养而心悸，治在脾胃，王自立以归脾汤化裁治之，方中党参、黄芪、白术、茯苓以补脾，酸枣仁、龙眼肉、当归以补心，百合补虚安神，远志交通心肾，乌药上入肺经，中入脾经，下入肝肾，可宣畅气机。二诊因酸甘化阴之品太过而致反酸，故去酸枣仁而加牡蛎。

来源　王煜，赵统秀. 王自立主任医师治疗胃脘痛验案举隅 [J]. 西部中医药，2014，27（11）：50-52.

10　慢性肠炎

验案　患者，女，51 岁。2019 年 2 月 15 日初诊。反复大便溏薄 4 个月，肠镜示"慢性结肠炎"，曾服中药治疗，疗效不佳。刻下：大便稀溏，日行三四次，每于晨起、情绪紧张、饭中或饭后即作，便前下腹闷痛、肠鸣，便后痛减觉舒，右胁痛，脘腹胀闷，餐后加重，疲乏，心烦易怒，口干苦，不知饥，纳少，眠差、每晚仅睡 4h，小便调，舌淡暗，苔白腻而微黄，脉左弦右缓。

诊断　西医诊断：慢性结肠炎。中医诊断：泄泻，证属肝脾不调，脾虚湿盛，兼郁热、血瘀。

治法　健脾渗湿，调和肝脾，清解郁热。

方药　党参 15g，茯苓 15g，白扁豆 12g，白术 9g，陈皮 6g，赤芍 9g，防风 3g，黄连 3g，焦山楂 9g，炒麦芽、炒谷芽各 15g，仙鹤草 30g，地榆炭 12g，砂仁 4.5g。7 剂，每日 1 剂，水煎，早晚分服。

复诊情况　二诊 2019 年 2 月 22 日：大便偶可成形，日行二三次，便前下腹闷痛减轻，脘腹部胀闷、右胁痛疲乏减轻，但复觉中脘嘈杂不舒，食欲转佳，但夜寐如前，余如前。守方去白扁豆、白术、地榆炭，加龙骨（先煎）、牡蛎（先煎）各 15g，琥珀 4.5g。继服 7 剂。

三诊 2019 年 3 月 1 日：大便基本成形、质地稍软、日行二三次，便前下腹闷痛、脘腹部胀闷、嘈杂明显减轻，仍口干口苦，自觉心烦不甚以往，精神可，疲乏减轻，纳可，夜寐稍有改善，脉左弦（紧张度较前有所减轻）右缓，余同前。守方去黄连、陈皮，加黄芩 4.5g，佩兰 10g，继服 7 剂。

四诊 2019 年 3 月 8 日：大便基本正常、日行二三次，已无明显便前腹痛、脘痞、嘈杂，口干苦大为减轻，偶遇琐事仍有心烦急躁，但可较快自我平复，夜寐有 5～6h，醒后可缓缓入睡，舌淡红暗，苔白而微腻，脉左细右缓。守上方继服 7 剂后，诸症基本消失，舌淡红暗，苔白而微腻，脉细缓。予参苓白术散善后。

医案分析　本案患者乃肝脾不调，脾虚湿盛，兼有郁热、血瘀，其病在大肠，而涉肝脾两脏，以脾胃气虚为本，肝郁、湿盛、郁热、血瘀为标。脾虚肝郁，湿邪内盛，故见泄泻脘闷、胁腹作痛、疲乏纳少等；肝郁化火，上扰心神，故心烦易怒、口干苦、夜寐不宁；舌淡红暗、苔白腻微黄、脉象左弦右缓，为脾虚肝郁、湿邪内盛，兼有郁热、血瘀之佐证。故治疗首重健脾，实土以御木乘，疏肝、柔肝次之，再遣祛湿清热、运脾消导、敛肠止泻之品对症治疗。方中党参、茯苓、白术、白扁豆，取参苓白术散之意，益气健脾、祛湿安神，共为君药；合痛泻要方，以陈皮理气燥湿，赤芍柔肝活血，防风疏肝、醒脾、胜湿，还可升发清阳，三者既助君药健脾祛湿之功，又调肝活血，为臣药；黄连清热燥湿，山楂、炒麦芽、炒谷芽消导、疏肝、活血，仙鹤草、地榆炭清肠止泻，共为佐药；砂仁化湿和中，为使。二诊时，诸症缓解，大便质地改善，但夜寐如常，复有中脘嘈杂等，遂守方暂去地榆炭、白扁豆，加琥珀镇心安神，龙骨、牡蛎平肝潜阳、重镇安神，且制酸和胃。三诊时，嘈杂减、寐转佳，但仍口干口苦，虑其口干应为脾虚湿盛、津不上承，口苦为肝胆郁热，故易陈皮为佩兰以治口味异常，易黄连为黄芩以清肝胆郁热。四诊时，诸症续减，故守方巩固后，予参苓白术散善后，扶正健脾，清退余湿。

来源　何友成，杨正宁，黄铭涵，等 . 杨春波辨治慢性泄泻经验 [J]. 中国中医药信息杂志：1-4.

验案　患者，男，81 岁。2009 年 3 月 16 日初诊。主诉：大便时溏时泻 10 年余。患者 10 年余前夏季因饮冷水导致大便溏泻，伴腹痛、腹胀、不思饮食，曾服用多种抗生素，虽病情好转，但每遇受凉、劳累或进食油腻、寒凉、不易消化的食物即腹泻，反复不愈，逐渐加重。曾于当地某医院行肠镜检查，提示为慢性结肠炎。现症：大便溏泄，日行2～4次，有时夹有未消化食物，腹部隐痛，腹胀纳差，神疲乏力，面色萎黄，形体消瘦，舌质淡、体胖大、边见齿痕，苔薄白，脉濡缓。

诊断 西医诊断：慢性结肠炎。中医诊断：泄泻，证属脾胃气虚，健运失职。

治法 温中健脾，理气和胃，化湿止泻。

方药 健脾止泻汤加减。处方：党参12g，白术10g，茯苓20g，泽泻10g，薏苡仁30g，桂枝5g，煨肉豆蔻10g，诃子肉10g，枳壳10g，甘草3g，生姜3片。

复诊情况 服药15剂，患者大便次数减少，日行1～3次，腹部隐痛明显减轻，仍腹胀纳差，舌质淡、体胖大、边见齿痕，苔薄白，脉濡缓。上方去煨肉豆蔻、枳壳，加陈皮10g，焦山楂12g，神曲12g。服药15剂，患者大便已能成形，质软，日行1～2次，腹痛消失，纳食增加、每天进食约0.5kg，进食较多或进食不易消化食物后略有腹胀，但较治疗前明显减轻，精神好转，仍乏力，舌质淡、体胖大，苔薄白，脉濡缓。上方加黄芪30g。服药30余剂，诸症消失，患者精神、饮食、大便均正常，面色转红润，故停药。随访3个月，未复发，体质量增加4公斤。

医案分析 脾胃气虚泄泻证见：大便次数增多，泄泻经久不愈，每遇寒冷气候或进食不易消化及生冷食物，则泄泻加重，甚至泻出完谷不化的食物残渣，面色萎黄，形体消瘦，身倦乏力，腹胀纳差，舌质淡、体胖大、边见齿痕，苔白腻，脉濡缓等。治宜温中健脾，理气和胃。健脾止泻汤原方药物组成：党参12g，白术10g，茯苓20g，泽泻12g，桂枝6g，厚朴10g，砂仁8g，薏苡仁30g，煨肉豆蔻10g，诃子肉12g，炙甘草6g，生姜3片，大枣5枚。方中党参、白术、茯苓、泽泻、薏苡仁、炙甘草健脾益气，利湿止泻；桂枝、生姜、大枣振奋脾胃阳气，温中补虚；煨肉豆蔻、诃子肉涩肠止泻，收敛固涩；厚朴、砂仁调中行气，温脾止泻。诸药合用，共奏温中健脾、利湿止泻之效，适用于脾胃气虚，中焦虚寒，健运失职，水湿不化所致慢性泄泻。若大便滑泄不止、次数增多，加赤石脂24g；腹胀纳差、不思饮食，加陈皮10g，焦山楂

12g，神曲 12g；脾胃虚寒、腹中绵绵作痛、肠鸣腹泻清水、系土不生金、肺脾气虚、中气不足、气虚下陷，加黄芪 30g，柴胡 6g，升麻 6g，陈皮 10g，取补中益气汤之意，以益气升阳、健脾固涩；肝气乘脾，症见怒则腹泻、胸胁窜痛、嗳气食少、烦躁易怒，方中去桂枝、煨肉豆蔻，加香附 10g，柴胡 6g，郁金 10g，延胡索 10g，以疏肝解郁。

来源　李郑生 . 国医大师李振华教授治疗久泻经验 [J]. 中医研究，2012，25（11）：50-52.

验案　韩某，男，20 岁，教师。3 年前患急性肠炎，服西药后基本治愈，次年因食不洁之物突然复发，服中西药物多剂未见明显好转，腹泻反复发作，持续两年余。两天前因过食生冷，又致腹泻发作，日 4～5 次，便带黏液，小腹冷痛，腹胀肠鸣，食欲差，四肢不温，服西药未效，故此来院就诊。检查：面色淡白无华，精神欠佳，腹部无压痛，四肢欠温，舌苔白滑，脉弦滑而数。

诊断　西医诊断：慢性结肠炎。中医诊断：泄泻，证属中焦虚寒，脾阳不运，郁热内伏。

治法　温中散寒，益气健脾，佐以清热。

方药　理中汤加味。处方：白术 15g，炮姜 12g，党参 15g，炙甘草 6g，附片 12g，乌梅 12g，黄连 3g。每日 1 剂，水煎服。

复诊情况　共进 3 剂，腹泻停止，后以理中丸调理月余，告愈。

医案分析　本案久泻长达三年之久，新病多实，久病多虚，当属虚证无疑。患者兼证见腹胀肠鸣，食欲不振，四肢不温等症，责之脏腑，乃属脾阳虚衰，阴寒内盛，脾失健运则水谷停滞，清浊不分，混杂而下，遂成久泻。那么，对此一派虚寒之证，郭子光教授为何在温中散寒，益气健脾的同时，佐以清热呢？郭子光教授观患者舌苔白滑，说明脾胃有湿；其脉弦滑而数，弦脉主寒，滑脉主湿，数脉主热。据脾阳不运，郁热内伏之象。由此可见，本案其病机有虚、有湿、有寒、有热，不仅是一个本虚标实证，而且是一个寒热错杂证，因此，郭老确立以温中散寒，益气健脾，佐以清热为大法调治。足见郭老治疗此案辨证精准，治则精要。

尽管本验案是一个本虚标实，寒热错杂证，但郭老抓住病机的关键是脾胃虚寒，断然采用了温补之法。因当此时，非补则虚证不去，非温则寒湿不除，所以郭老选用了具有温中祛寒、补益脾胃的理中汤以治之。方中党参甘温入脾，补中益气，强壮脾胃为主药；由虚致寒，寒者热之，炮姜性热，温中而扶阳气，故以为辅药；脾虚则生湿，故伍以甘温之白术为佐药，燥湿健脾，三药一温一补一燥，配合精当，相得益彰；在用炙甘草为使药，补中扶正，调和诸药。共成温中祛寒，补气健脾之剂。但脾阳虚日久必损及肾阳，故郭老在方中又伍以附片，以温肾阳助脾阳，以增强其回阳祛寒之力，与党参共为方中主药。由此可见，郭老选用附子理中汤治疗此证，其立法切中病机，故用后效如浮鼓，方简效宏。

郭老面对久泻不愈、滑脱不禁和脉弦滑而数这种寒热错杂的标证又该如何调治呢？为了解决这个问题，郭老在方中又配用了乌梅、黄连这两味药。乌梅味酸微涩、性温，归肝脾肺及大肠经；而黄连味苦性寒，归心肝胆胃及大肠经。二者虽一温一凉，但功用相近，均为治泄痢之圣药。黄连，能清热燥湿厚肠，治湿热下痢泻不止，常与辛香行气的木香合用，如《兵部手集》香连丸；若兼见恶寒发热者，与发表解肌的葛根相伍，如《伤寒论》的葛根芩连汤；若痢久失治，下痢黏滞者，与当归、阿胶、石榴皮配伍，如《千金方》舟车丸；若脏毒下血，与猪大肠为丸，如《仁斋直指方》脏连丸；亦可与大蒜为丸，如《本事方释义》蒜连丸；若脾受湿气，下痢不止者，与吴茱萸、白芍合用，如《局方》戊己丸。而乌梅，既能敛肺涩肠，固脱止泻，又能收敛止血，善治泻痢不止。对泻痢日久，正气已衰者，可单用，如《肘后方》治久痢不止，肠垢已出；亦可配肉豆蔻、人参、罂粟壳、炮姜同用，收温中健脾、止泻固脱之功，如《证治准绳》固肠丸；若泻痢便脓血者，亦可借其消积解毒，调中止痢之力以疗之，可单用，如《圣济总录》治便痢脓血；又如《圣惠方》乌梅丸，与黄连同用，可治天行下痢不能食。郭老又考虑黄连这味药毕竟为苦寒之品，易伤脾胃之气。因此，郭老在用量上只用了3g，与乌梅之比是4∶1，且又是在大队的温热药中，本属苦寒之品，却又寓去性存用之义。

来源　高尚社. 国医大师郭子光教授治疗泄泻验案赏析 [J]. 中国中医药现代远程教育，2011，9（21）：6-7.

验案 任某，男，44岁。初诊日期：1975年4月30日。患者便溏5年，每日大便溏泄，多则十余次，少则五六次。经中西医治疗，均未见效，故求诊于刘老。就诊时症见：大便溏泄，水谷不化，脘腹胀满，喜温喜按，热饮则舒；面色萎黄，纳食减，疲乏无力，形寒肢冷；舌淡，苔薄白，脉沉细。

诊断 西医诊断：慢性结肠炎。中医诊断：泄泻，证属脾肾阳虚。

治法 温补脾肾，固涩止泻。

方药 四神丸加味。处方：补骨脂9g，吴茱萸9g，肉豆蔻9g，天台乌药6g，广木香3g，五味子6g，白术9g，赤石脂12g，陈皮3g，大腹皮9g，神曲9g，炙甘草3g，干姜3g。7剂，每日1剂，水煎，分2次服。

复诊情况 二诊5月6日：大便次数减少，但仍稀薄；胸闷嗳气、腹胀、四肢不温；舌、脉同前。仍照前方再进7剂。

三诊5月15日：腹泻次数续减，但便质未实；肢软，头晕气促；舌、脉同前。再拟益气健脾、温肾固下之法，以补中益气汤合四神丸，调理月余，病获痊愈。

医案分析 中医理论认为，暴泻属实，久泻属虚。刘老宗前贤之言，分析本案诸症，认为其辨证当属脾肾阳虚、温运失职。肾阳不足，命门火微，脾胃生化乏源，无以腐熟水谷，脾之升清降浊失司，精微物质不得上升，反而泻下不止。治疗宜温补脾肾，辅以温中固涩之剂，以四神丸加味。方中补骨脂温补肾阳，吴茱萸温中散寒，肉豆蔻暖补脾胃；五味子益肾止泻；加白术、陈皮健脾燥湿；神曲、干姜、炙甘草补益中焦；天台乌药温肾散寒；大腹皮宽胸通腹气，且合陈皮理肠道之气。经数剂后诸症大减，唯留正气亏虚、中气不足之症，故复诊合补中益气汤以健脾升清，并助止泻。

来源 刘如秀，汪艳丽，刘志明．刘志明辨治慢性腹泻验案4则[J]．上海中医药杂志，2010，44（07）：19-20．

验案 何某，男，34岁。初诊日期：1982年4月1日。2年来，患者每于早晨5点出现肠鸣腹痛，泄泻随之而发，泻后痛减，并伴胸胁胀闷、嗳气食少。曾于当地医院行肠镜检查，诊断为结肠炎，虽经治疗，但效果不佳，故前来求诊。就诊时患者诉清晨腹痛、腹泻，胸胁胀满，嗳气，食少，腰膝酸软，四肢不温，寐差，小便清长，舌红，苔薄白，脉沉细。

诊断 西医诊断：慢性结肠炎。中医诊断：泄泻，证属肝气乘脾证。

治法 抑肝扶脾。

方药 痛泻要方加味。处方：白术 12g，白芍 9g，防风 9g，肉豆蔻 9g，五味子 6g，陈皮 9g。7 剂，每日 1 剂，水煎，分 2 次服。

复诊情况 药后未见腹泻，四肢转温。直肠镜复查示：原充血水肿病灶消失。

医案分析 脾肾阳虚所致"五更泻"，治以温肾健脾之法。然刘志明认为，其晨起腹泻，兼伴胸胁胀痛、嗳气纳差之症，乃肝气郁滞、脾虚失运之象；木气旺，肝气暴急，乃乘虚犯脾，故见肠鸣腹泻。患者兼有腰膝酸软、四肢不温、小便清长，且病程较长，系为脾肾阳虚所致。故刘老治以抑肝扶脾，佐以温补脾肾，选用痛泻要方加味。方中白术苦以燥湿、甘以补脾、温以和中；白芍性寒，可泻肝火，味酸可敛逆气、缓中止痛；防风辛能散肝、香可醒脾，风能胜湿；陈皮利气健脾；肉豆蔻温脾暖胃，涩肠止泻；五味子固肾益气、涩精止泻。服药后诸症大减。

来源 刘如秀，汪艳丽，刘志明．刘志明辨治慢性腹泻验案 4 则 [J]. 上海中医药杂志，2010，44（07）：19-20.

验案 沈某，男，28 岁。初诊日期：1987 年 5 月 22 日。3 年来，患者腹泻反复发作，其泻必兼腹痛，泻后其痛必减；且食后必兼腹胀，遇到情绪不佳或饮食偏凉，病情必然加重；精神较差。经多次大便常规及钡餐检查，诊断为慢性结肠炎。就诊时见：大便不实，日行四五次，伴腹痛，便后痛减；胃脘、右肋作胀，食后尤甚，纳谷不香；面色不华，精神疲惫困倦，喜暖恶寒；舌质淡，苔薄腻，脉弦。

诊断 西医诊断：慢性结肠炎。中医诊断：泄泻，证属肝旺脾弱，中阳不振。

治法 扶脾抑肝，温运中阳。

方药 黄芪建中汤合痛泻要方加减。处方：炙黄芪 9g，炙甘草 12g，白术 9g，桂枝 9g，白芍 9g，防风 6g，陈皮 6g，茯苓 9g，炮姜 9g，饴糖（冲兑）15g。7 剂，每日 1 剂，水煎，分 2 次服。

复诊情况　二诊 5 月 30 日：大便转稠，次数减少，便前腹痛亦减轻；自觉精神略振，唯腹中胀气未已。前方加木香 9g，续服 7 剂。精神更佳，腹中胀气大减，腹泻次数较前减少。

医案分析　本例腹泻案可见腹痛、泻后痛减，因患者腹泻日久，伤及脾阳，故见神疲倦怠、面色萎黄、喜暖恶寒等症。张景岳云："凡脾泄久泄证，大都与前治脾弱之法不相远。但新泻者可治标，久泻者不可治标，且久泻无火，多因脾肾之虚寒也。"故治疗当以脾虚为主，但初诊时其脉较弦，兼见右胁作胀，乃肝气偏旺之证，如汪切庵所谓："脾虚故泻，肝实故痛。"加之患者喜暖恶寒，阳虚症状亦较前例明显。综上所述，其证应属肝旺脾弱、中阳不振，其治当以扶脾抑肝、温运中阳为法。初诊投以黄芪建中汤温运中阳，合痛泻要方抑肝扶脾、理气和中；复诊时腹中胀气未减，故加木香以理肠道之气。全方温健脾胃，兼平抑肝木，效果较佳。

来源　刘如秀，汪艳丽，刘志明.刘志明辨治慢性腹泻验案 4 则 [J].上海中医药杂志，2010，44（07）：19-20.

验案　洪某，男，56 岁。初诊日期：1980 年 6 月 24 日。患者腹痛、泄泻反复发作 8 年余，每次发作见左上腹隐痛，或阵发性剧痛，痛则必泻，一日数次。先后就诊于多家医院，皆诊断为慢性结肠炎，治疗数年，但未见好转，故求诊于刘老。就诊时患者诉：腹痛泄泻，泻后痛减，一日数作，便下酸腐，胸闷，脘腹胀痛，胃纳减，嗳腐吞酸，精神萎靡，舌红，苔薄黄腻，脉滑数。

诊断　西医诊断：慢性结肠炎。中医诊断：泄泻，证属湿热内阻，气血不和。

治法　清热导滞，调气和血。

方药　芍药汤加减。处方：赤芍 9g，当归 9g，柴胡 9g，黄芩 9g，黄连 3g，肉桂 6g，槟榔 9g，木香 9g，砂仁 9g，五灵脂 9g，诃子 9g。5 剂，每日 1 剂，水煎，分 2 次服。

复诊情况 二诊 6 月 29 日：腹胀疼痛减轻，大便成形，每日 1 次，食纳增；舌淡红，苔薄黄腻，脉弦数。治法同前，上方化裁，服药 2 周泄泻未复作，诸症若失。

医案分析 本例患者病久，却见舌红、苔黄、脉弦数、嗳腐吞酸、便下酸腐等里热征象，刘志明认为，虽有"久泻无火"之论，但亦不可固执。如此例当为肝脾久郁，湿热内生，以致气滞血瘀，故治宜清化肝脾湿热，兼以理气和血。投以芍药汤以清利肠道湿滞、调理气血。并于原方去大黄、甘草，以防大黄泻下、甘草壅滞；加柴胡以疏肝解郁、调畅气机、生发阳气，《神农本草经》称其"去肠胃中结气、饮食积聚，寒热邪气，推陈致新"；加五灵脂以理血；加砂仁以和胃；加诃子以涩肠止泻。

来源 刘如秀，汪艳丽，刘志明．刘志明辨治慢性腹泻验案 4 则 [J]．上海中医药杂志，2010，44（07）：19-20．

验案 张某，男，54 岁。1977 年 6 月 18 日诊。泄泻伴腹痛 4 年余，每于进食油腻后加剧，多次大便镜检均为食物残渣及脂肪球，经钡剂灌肠检查，诊断为慢性结肠炎。刻下大便日行三四次、临圊腹痛，拒按，便泻不畅，粪便溏薄，夹有黏液，伴有心烦易怒，口干不欲饮，胸胁胀痛等。屡用清利湿热、疏肝健脾、补脾化湿诸法，效果不显。患者面色苍黑，巩膜浑浊，瘀丝累累，舌边尖红，苔腻根黄，脉弦细。

诊断 西医诊断：慢性结肠炎。中医诊断：泄泻，证属气血瘀滞。

治法 理气活血。

方药 王氏膈下逐瘀汤加减：白芍 12g，川芎、当归、桃仁、乌药、枳壳、甘草各 6g，红花、五灵脂、香附、延胡索各 9g。8 剂。水煎服，每日 1 剂。

复诊情况 8 日后腹痛渐和，便溏成条，日行一两次，转用参苓白术丸常服以益气健脾，竟未复发。

医案分析 颜德馨细观其诊疗经过，见患者屡用清利湿热、疏肝健脾、补脾化湿之法却效果不显，说明辨证不明，方证不符。复见患者面色苍黑，巩膜瘀斑显露，泻前腹痛拒按等均为瘀血内阻之征。久泻脾胃受损，湿热内蕴肠道，气机乏于斡旋，郁久致瘀。故颜老断然投以理气活血的膈下逐瘀汤以治之，俾血活气和，气机调畅，湿热化而脾胃健，不止泻而泻止。清代医家王清任也曾称谓："泻肚日久，百方不效，是总提瘀血过多，亦用此方。"从颜老用此方治此证可以看出，他虽然用了王清任的膈下逐瘀汤，但并没有囿于成方一成不变的全方照搬照抄，而是巧妙地进行了灵活化裁，将原方去掉了牡丹皮，又把赤芍这味药换成了白芍。他考虑患者病程已长达四年余，久病必虚，阴虚日久，必阴损及阳而成虚寒之证，况患者又有口干而不欲饮这种症状。这种口干并非热津灼津而致，乃是由于阳虚湿盛，气不化津使然，而赤芍这味药，能清热凉血，祛瘀止痛；白芍这味药，能养血敛阴，柔肝止痛，平抑肝阳。故颜老在用时去掉了牡丹皮这味苦寒易伤脾胃之药，而又以白芍易赤芍，如此化裁，使王清任这首性凉偏攻的活血化瘀名方而变成了一首性偏温和，既能活血化瘀，又能益肝补土的方子。从而使本方不仅能行血分瘀滞，又能解气分之郁结，活血而不耗血，祛瘀又能生新，合而用之，使瘀去气行。

来源 高尚社 . 国医大师颜德馨教授治疗泄泻验案赏析 [J]. 中国中医药现代远程教育，2011，9（15）：11-12.

验案 唐某，女，38 岁。慢性腹泻反复已数年，每日 3～5 次，每于情绪波动时加重，且脘腹作胀，连及胸胁，苔薄白，脉小弦。

诊断 西医诊断：慢性结肠炎。中医诊断：泄泻，证属肝脾不和。

治法 疏和之法。

方药 柴胡 5g，炒白术 10g，炒白芍 20g，黄芩 10g，仙鹤草 15g，合欢皮 15g，佛手 5g，炒谷芽、炒麦芽各 12g，百合 20g，玫瑰花 3g，炒薏苡仁 20g。

复诊情况 服药 15 天后大便渐渐成形，腹泻渐止而愈。

医案分析 徐景藩认为少阳为三焦与胆经所在，三焦是水谷传化的道路，三焦的气化推动和支持运化功能的正常进行以及胆汁的正常化生与排泄是脾运功能正常的重要条件；肝胆和脾胃之间又存在着克中有用、制则生化的关系。正因如此，脾病气机不利者常有咽干口苦、腹胀、腹痛连及胸胁、心烦喜呕等症状。治脾病擅于捕捉这些病机，进而疏通三焦、和解少阳，常取小柴胡汤治之。尤其黄芩上清肺金、中清胆胃、下清肠腑；柴胡为少阳专药，轻清升散，疏邪透表，二者合用疏和之力更佳。此外，疏和之法避刚用柔，多用炒麦芽、佛手、木蝴蝶、玫瑰花等药物，炒麦芽不仅健胃更能疏和少阳，而青皮、枳实、川楝子等药物应少用。

来源　陈敏 . 徐景藩教授从肝脾肾论治久泻经验 [J]. 中医学报，2016，31（01）：47-49+53.

验案　郭某，女，70 岁。于 1992 年 12 月初诊患慢性结肠炎已八年余，每日大便溏泻，每日 5～6 次，经常服用黄连素等未见转好。晨起即登厕，腰腿酸软，脉沉细，腹胀怕冷，泻后痛减，面色无华，舌质淡红，苔薄腻。大便常规未见异常。经钡剂灌肠、X 线摄片检查，诊断为慢性结肠炎。

诊断　西医诊断：慢性结肠炎。中医诊断：泄泻，证属脾肾双虚，命门火衰。

治法　温中健脾，补肾化湿。

方药　经验方温中益肾汤加减：补骨脂 10g，肉豆蔻 5g，淡附片 5g，干姜炭 5g，炒苍术、炒白术各 10g，五味子 5g，乌药 5g，炒薏苡仁 15g，党参 10g，茯苓 20g，焦楂炭 10g，诃子肉 6g，肉桂 3g。服 7 剂。禁食生冷油腻。

复诊情况　二诊：服药后，腹痛止，大便转为日行 2～3 次，腹仍觉冷，肠鸣，原方再守 7 剂。

三诊：服药后大便成形，腹未痛，面色好转，胃纳增加，脉弦细，舌苔薄白，精神渐振，原方配制成丸药，服后诸症康复。

医案分析　本案病延已久，伤及脾胃，中焦阳虚，运化失司，命门火衰；脾胃生化之源虚冷，水谷失其熟腐。温中益肾汤以温中壮命门之火，化湿健脾。以其力较强，每见此证，均可获速效。对慢性腹泻、结肠炎，久治不愈者均有良效。

来源　刘毅，李世华 . 李辅仁治疗老年病经验 [M]. 北京：中国中医药出版社，1994.

验案　李某，女，20 岁。2009 年 6 月 6 日初诊。主诉半年来腹泻频作，少有宁日，每日排便 3～4 次，泻下水谷分明、完谷不化，经医院查肠镜及化验粪便诊断为慢性结肠炎，曾服用抗生素、多种肠道益生菌类药物及收敛止泻药物无明显效果。刻下症见：周身倦怠乏力，小便黄，口苦，不欲食，身体消瘦，极易感冒，舌质淡，苔白微腻，脉左弦无力，右沉弱。

诊断　西医诊断：慢性结肠炎。中医诊断：飧泄，证属脾胃虚弱，清气下陷，伴湿热郁结。

治法　健脾益气，升阳止泄，佐以清利湿热。

方药　党参15g，白术15g，黄芪20g，黄连10g，半夏10g，陈皮15g，茯苓15g，泽泻10g，防风10g，羌活10g，柴胡15g，白芍20g，甘草10g，生姜10g，大枣5个。每日1剂水煎服。

复诊情况　服12剂后腹泻止，每日排便1次略稀，小便淡黄，食谷有味，面色转润，舌苔渐化，脉象沉而有力。此为胃气渐复，清阳得升，湿热得除。继用上方12剂，二便如常，饮食大增，面色微见红润，形体略丰，效不更方，继以此方略加减服月余，患者康复。

医案分析　此案西医诊断为慢性肠炎，中医称为飧泄，证属脾胃虚弱，清气下陷，同时又有湿热郁结之证，其特征为泻下完谷，兼有倦怠乏力，气短懒言，口干，食不知味，小便微黄，舌质淡，舌苔白微腻，脉沉等症。《黄帝内经》谓："清气在下，则生飧泄。"说明病机为脾胃虚弱，清阳不升，故以升阳益胃汤为主治疗而愈。

来源　王宇光，张琪. 张琪运用升阳益胃汤治疗内伤杂病经验[J]. 中医杂志，2011；52（S1）：44.

验案　张某，男，35岁。2003年被确诊为艾滋病，2008年12月5日初诊。腹泻一年余，时轻时重，时感乏力，泄时常伴腹痛，近日因外出饮食不适（多为寒凉、甜食及高脂肪食物）腹泻又作，肠鸣腹痛，日4～5次，大便呈黏腻状，肛门时有坠胀感，晨起有恶心欲呕的感觉，舌质淡，苔腻微黄，脉沉。自诉服用蒙脱石散、四神丸及在当地医院数次汤药治疗，效不显，经人介绍，特来吾师处就诊。检查见胃部及左下腹有压痛，未触及包块，彩超检查无异常，肠镜因患者惧怕而未作，暂时诊断为艾滋病合慢性结肠炎。

诊断 西医诊断：艾滋病合慢性结肠炎。中医诊断：腹泻，证属寒热错杂。

治法 平调寒热，升清降浊。

方药 法半夏15g，黄芩30g，干姜15g，黄连10g，炒山药15g，麦芽20g，党参20g，广木香20g，佛手10g，砂仁6g，防风15g，炙甘草6g，生姜15g，大枣5枚。日1剂，水煎服，早晚分服。服药期间禁食生冷油腻滑利之物。

复诊情况 服药5剂后，大便基本成形，日1～2次，肠鸣腹痛基本消失，但仍感乏力。去生姜，黄连改为5g，再服5剂，乏力感减轻，余诸症消失，舌稍淡，苔薄白，脉细缓。考虑到患者的病情及平素时有腹泻症状，嘱其服用补中益气丸3个月调理，以助固本。

医案分析 本例患者素体感受艾滋病病毒，一年来时有腹泻，再观其后期脉象可知素体气虚有寒夹湿，这也是艾滋病患者常见的症型，病毒入侵肺脾，脾胃中伤，本已虚弱，再加饮食不节，肥甘厚腻更助湿生热，寒热错杂，正中半夏泻心汤病机，苔腻微黄，清浊不分，再加麦芽、广木香、佛手、防风、砂仁疏肝理气（周信有平时喜用生麦芽来求生发之气），化湿助脾，炒山药平补脾肾，而收全功。全方平调寒热，护脾顾肾又时时不忘清浊之气的调理，清浊得分，阴阳得调，终而达到了较好的治疗效果。

来源 田苗，张晓国．周信有教授治疗消化性溃疡的临证经验[J]．光明中医，2014，29（01）：35．

验案 安某，男，60岁。1999年3月10日初诊。患者便脓血伴口腔糜烂反复发作一年余，服中西药罔效。诊见：口腔黏膜多处色红、糜烂疼痛，腹痛，便脓血色紫暗，肛门坠痛，舌红、苔白腻，脉弦缓。肠镜示：直肠黏膜糜烂、直肠炎。

诊断 西医诊断：直肠黏膜糜烂、直肠炎。中医诊断：便血、口糜，证属肝气犯胃，肝胃郁热，脾气虚寒。

治法 抑肝气之亢逆，温脾清胃，温清并用。

方药 乌梅、当归、白头翁、桂枝各20g，白芍、陈皮、甘草各15g，黄连、黄柏、干姜、砂仁各 10g，细辛 5g。7 剂，每天 1 剂，水煎服。

复诊情况 二诊：口疮及便血症状减轻，大便次数较多，下大量黏液，腹痛下坠大减，此湿热下行之佳兆，但防其泄泻过度有伤脾阳，予上方加附子、花椒各 10g，以温阳除湿，续进 7 剂。

三诊：诸症消失，仅口腔尚有一处糜烂未愈，续进 7 剂，口腔糜烂随之消除，症状完全消失而痊愈。

医案分析 本案病机为肝胃郁热，脾气虚寒，上热下寒之症。肝气亢而化上热，肝胃郁热上蒸发为口腔糜烂；脾气虚而生下寒，与肝胃郁热夹杂下利脓血。病变涉及肝脾胃，寒热错杂，故治疗较难。张琪教授根据肝气亢而上热，脾气虚而下寒，运用乌梅丸化裁，抑肝和胃理脾，调上热下寒之病机，取得良好疗效，此温清并用之妙。方中乌梅、白芍、白头翁平抑肝气之亢逆；黄连、黄柏苦寒清胃热；干姜、细辛、桂枝、附子、花椒温脾寒；砂仁、陈皮理脾和胃。肝气平，脾气温，胃气和，寒热平调则上热下寒之症自愈。

来源 张春艳，王建明.张琪教授验案 3 则 [J].新中医，2001（11）：13.

验案 患者，女，83 岁。主诉：恶心、食欲不振 2 年，腹泻 3 周。现症见：腹泻，1 天 4～6 次，稀水样，食欲不振，神疲乏力，每次大便前恶心明显，伴咽干、睡眠欠佳，每天休息 3h 左右，需服用镇静类药物。舌质暗，苔黄腻，脉沉细。近 1 年消瘦明显。既往史：有高血压、糖尿病、冠心病病史。

诊断 西医诊断：慢性肠炎。中医诊断：腹泻，证属肝胃不和。

治法 调理肝脾。

方药 柴胡 10g，黄芩 10g，党参 10g，清半夏 10g，生龙骨（先煎）30g，生牡蛎（先煎）30g，桔梗 10g，乌梅 6g，木蝴蝶 6g，夏枯草 10g，细辛 2g，炙甘草 3g。7 剂，1 天 1 剂，水煎服。

复诊情况 服用上方后症状缓解。

医案分析 厥阴肝经疏泄不利，气机升降失常，寒热错杂，导致脾胃不和，脾主运化，胃主受纳，运化失常则水谷精微输布失常发为泄泻；气机升降失常，胃气不降则恶心。脾气亏虚日久，气血生化乏源则乏力、消瘦。《素问·至真要大论篇》记载:"厥阴何也?岐伯曰:两阴交尽也。"病至厥阴即阴阳对立双方发展到了"极"的阶段,这时候疾病可能向两个方向转化,厥阴与少阳互为表里,少阳为表里出入之枢轴,故治疗上以乌梅丸合小柴胡汤加减,用乌梅丸调理肝脾,小柴胡汤调理枢机,厥阴病阳气来复之时使邪气外出。夏枯草、清半夏是常用的对药,夏枯草味微苦而辛,气浮能升;清半夏可降浊和胃,可调升降。清半夏得阴而生,夏枯草得阳而长,治疗失眠。桔梗主升,有助于中焦升清之力,可用于治疗邪在中焦,故张老师在治疗中加用桔梗亦可调其升降失常。生龙骨、生牡蛎合用有镇静安神、固涩止泻之功。诸药合用,取得了良好疗效。

来源 李艳艳. 国医大师张磊教授治疗老年慢性腹泻验案 4 则 [J]. 中医研究,2020,33(12):29-31.

验案 陈某,男,10 岁 10 个月,浙江义乌人。初诊:2018 年 10 月 11 日。患者因右下腹疼痛 1 年半就诊。自诉右下腹疼痛 1 年半不愈。在当地医院已行阑尾切除术,术后仍有阑尾部腹痛,因疼痛难忍,现已休学 1 年。现症见:右下腹胀痛、刺痛,时而阵发加重,时而持续不止,矢气多,便溏。舌苔薄白,脉沉。

诊断 西医诊断:慢性阑尾炎。中医诊断:腹痛,证属阳虚血瘀。

治法 理气温阳,活血化瘀。

方药 五磨饮子、失笑散合金铃子散加吴茱萸、干姜:沉香 8g,木香 6g,炒乌药 15g,炒槟榔、枳壳、川楝子、延胡索、蒲黄、五灵脂各 10g,吴茱萸 3g,干姜 5g。20 剂,水煎服,分两次温服。

复诊情况 二诊 2018 年 11 月 1 日:腹痛显减,近数日未发。舌苔薄黄,脉沉。拟方:五磨饮子合失笑散加味。处方:沉香、木香各 6g,炒乌药 15g,炒槟榔、枳壳、蒲黄、五灵脂各 10g,白花蛇舌草 20g,田七粉 9g。15 剂,水煎服。

三诊 2018 年 11 月 22 日:偶有右下腹阑尾区疼痛,时有刺痛感。舌苔薄黄,脉沉。选方:桃核承气汤合失笑散、金铃子散。处方:桃仁、五灵脂、蒲黄、川楝子、延胡索、赤芍各 10g,木香 6g,桂枝 5g,酒大黄 3g,乌药 15g,

白花蛇舌草 20g，田七粉 9g。20 剂，水煎服。此后腹痛未发。

医案分析 凡腹痛有气滞、血瘀、寒证、热证之分，不论脘腹诸疼痛皆需要分清气、血、寒、热；以气为主的痛而兼胀，甚则游走性疼痛，有嗳气、矢气等症；以瘀为主的痛处固定不移，为刺痛；结合舌脉、面色判断以气或者以瘀为主，瘀者可见面色发青、嘴唇发暗、爪甲发紫、舌紫等症。本例疾病初期腹痛是以气滞为主，后有明显刺痛为瘀血特点，患者舌苔薄白，脉沉，显属寒证。一诊取效后继用理气活血止痛之法巩固疗效而收全功。

来源 谭超，刘朝圣.国医大师熊继柏辨治疑难病验案举隅 [J]. 湖南中医药大学学报，2019，39（07）：805-808.

验案 宋某，男，74 岁。于 1986 年 6 月 8 日初诊。右侧少腹疼痛，大便干燥，诊断为慢性阑尾炎，建议外科手术治疗，因年老不愿手术，投中医治疗。诊时，患者右侧少腹疼痛，右腿引曲，腹胀恶心，无矢气、嗳气，大便秘结，脉弦数，舌苔白根略腻。

诊断 西医诊断：慢性阑尾炎。中医诊断：腹痛，证属热毒内盛，血瘀气滞。

治法 泻热破瘀，行气止痛。

方药 大黄牡丹皮汤合薏苡败酱汤加减。大黄炭 5g，牡丹皮 10g，桃仁 10g，败酱草 30g，瓜蒌 30g，生薏苡仁 30g，冬瓜仁 20g，赤芍 15g，甘草 5g，延胡索 10g，乌药 10g。服 7 剂。

复诊情况 二诊：服药后，腹痛明显减轻，右腿可屈伸，恶心消失，唯腹胀，食后腹隐痛，纳少，脉转细小弦，腻苔已去，大便仍欠畅，原方再进 7 剂。

三诊：服药后，腹痛消失，纳食增进，矢气常转，右腿伸展，精神爽健，脉弦缓，舌苔正常，大便通畅。热毒壅阻血滞已清化，方不久用，转投当归芍药散调理善后。处方：当归 10g，白芍 15g，川芎 15g，白术 10g，茯苓 10g，泽泻 15g，7 剂。诸痛无恙。

医案分析 老年慢性阑尾炎，拒绝手术者较常见，李辅仁提出用大黄牡丹皮汤，薏苡败酱汤治疗，当然是常法，恢复期用当归芍药散调理，疗效很理想。当归芍药散出自《金匮要略》。临床常见脐周拘挛，或上连胁肋及胸，按之非块状，如有物，腹鸣腹胀，挛急疼痛难忍状，乃为水与血之凝滞，用当归芍药散，重用白芍以解挛急，茯苓、白术、泽泻健脾燥湿，通利水气，当归、川芎、白芍养血和血，舒展气机，使血瘀行化，水滞得通，所以并非仅妇科应用。

来源　刘毅，李世华. 李辅仁治疗老年病经验 [M]. 北京：中国中医药出版社，1994.

验案　郝某，女，42 岁。于 2017 年 3 月 2 日初诊。患者因右下腹疼痛 3 余年就诊，自诉既往有 3 余年肠炎病史。患者就诊时感右下腹胀痛，情志不畅时加重，膝关节偶有疼痛，久行加重，便干难解，3～4 天一行，眠差，小便可，舌淡红，苔薄白，脉弦。

诊断　西医诊断：阑尾炎。中医诊断：肠痈，证属肝气郁滞。

治法　疏肝行气，化痰消痈。

方药　白附片（先煎）10g，胆南星 10g，川芎 10g，薏苡仁 20g，败酱草 20g，威灵仙 20g，紫菀 20g，决明子 20g，百合 20g。共 15 剂，水煎服，1 剂 / 天，3 次 / 天（100mL/ 次）。

复诊情况　2017 年 3 月 18 日复诊：患者感右下腹胀痛较前好转，膝关节疼痛暂缓，大便可，1～2 天一行，眠差，小便可，舌淡红，苔薄白，脉弦细。辨证为肠痈，证属肝气郁滞，治以行气活血，化痰消痈。依前方加减：白附片（先煎）10g，胆南星 10g，川芎 10g，薏苡仁 20g，败酱草 20g，威灵仙 20g，豨莶草 20g，远志 20g，石菖蒲 20g，百合 20g。共 15 付，水煎服，1 付 / 天，3 次 / 天（100mL/ 次）。一月余，患者症状缓解，未诉疼痛。

医案分析　阑尾炎属于中医"肠痈"范畴，其病因为饮食不节、情志失调、感受外邪及脏腑功能失调等。基本病机为脾胃、大肠脏腑虚弱，无力运化、传导而致气血阻滞于局部，气滞则血瘀，瘀则不通，不通则痛，故腹痛。患者女性，因情志不遂时右下腹疼痛加重，故本病当辨为"肠痈 - 肝郁气滞"。故治以行气化痰，活血消痈。方中薏苡仁开壅利肠，轻用白附片助阳气，辛热散结，佐助败酱草解毒消痈，三味配伍乃循《金匮要略》之法。辅以胆南星化痰，川芎活血，威灵仙祛风湿止痛，百合宁心安神，紫菀与决明子可润肠通便。二诊患者症状渐缓，主方不变的情况下加减药物，服药一月余患者未诉腹痛，膝关节疼痛亦转佳，睡眠改善。

来源　李娟，杨柱，龙奉玺，等 . 国医大师刘尚义教授薏苡附子败酱散医案举隅 [J]. 成都中医药大学学报，2017，40（4）：66-68.

11　溃疡性结肠炎

验案　杨某，男，30岁。以脓血便2月余为主诉。患者于2个月前因过量饮酒后睡凉炕出现脓血便。在外院多方诊治无效，遂来诊。症见：排稀软便，6～7次/天，便中带有少量黏液及脓血，便前腹痛肠鸣，便后不爽，伴乏力，口干不渴，食欲尚可。患者平素饮食不规律，有过量饮酒史。查：面色灰垢，形体适中。脐旁轻微压痛。于当地医院做肠镜示：溃疡性结肠炎。患者平日饮食不节，蕴湿于内，郁而化热，湿困脾土，脾阳不运，复感寒邪，脾阳受遏，故见排稀便，日行6～7次；湿热下注于肠，化腐生痈，郁滞气机，故可见便中带有少量黏液及脓血，便前腹痛肠鸣，便后不爽，脾虚湿蕴，津不上乘，故见乏力，口干不渴。舌脉均示内有湿热蕴结之象。

诊断　西医诊断：溃疡性结肠炎。中医诊断：泄泻，证属湿热蕴结。

治法　清热利湿，行气通腑。

方药　洄溪汤加减。方药：苦参15g，甘草20g，槐花20g，白头翁20g，秦皮20g，葛根10g，当归20g，厚朴15g，茯苓20g，薏苡仁20g，沉香5g，芡实15g，黄连15g，槟榔片15g。6剂，水煎服。嘱忌酒及辛辣饮食，勿过劳，避寒凉。

复诊情况　二诊：患者自述大便干稀不调，脓血及黏液都较前减少，伴有肠鸣，舌红，苔腻微黄，脉弦滑。患者服药后，湿热症减，但郁滞未除，故予行气解郁，通腑泄热。此证多湿热夹杂为患，病势缠绵，故治疗应始终坚持清热利湿之原则，再以随症加减。前方中加防风，去肠风而止利，木香顺气，行气而化滞。6剂水煎服。患者服药3个月，排便完全恢复正常，无黏液脓血便，无腹胀腹痛等症状，面色渐露光泽，体重略微增加。未复查肠镜。随访病情无复发，嘱其注意起居饮食。

医案分析 本例患者年纪尚轻，因酒后着凉而发作腹泻，便黏液脓血。患者素体蕴热，有饮酒史，从症状上来看，大便黏滞而不爽，口干不渴，面色灰垢，舌红，苔白腻，脉弦数，均为体内湿热蕴结之征。李玉奇提出，结合现代医学之诊断，溃疡性结肠炎多为一种炎症反应，肉眼可见黏膜弥漫性充血、水肿，表面呈细颗粒状，脆性增加，糜烂及溃疡，病理可见大量中性粒细胞浸润。从西医角度来讲，其病理过程可释放大量的炎性介质，是一种产热反应；从中医学理论来讲，它是一种内痈的表现，血败肉腐，化热生疮，故治疗用药当以清热利湿，行气化滞为原则，且根据其病势缠绵难愈之特征，清热利湿之原则当贯彻始终。待湿邪渐清，热无所倚，则势不可张，再予健脾利湿之法扶正，进一步铲除余邪，以达到治愈之目的。

来源 汤立东，王垂杰，王辉，等.李玉奇治疗溃疡性结肠炎经验[J].辽宁中医杂志，2013，40（02）：224-226.

验案 患者，女，56岁。2004年9月初因生气饮食不节，食生冷水果和油腻食物，饮啤酒后发病，腹痛，痛则腹泻，腹泻黏液脓血便，多至1日10次，疲倦畏寒、四肢乏力，舌体胖大、苔白腻，脉沉细。肠镜检查示：符合溃疡性结肠炎改变。

诊断 西医诊断：溃疡性结肠炎。中医诊断：泄泻，证属脾虚湿滞，脾肾阳虚。

治法 健脾利湿，温补脾肾。

方药 炒白术10g，茯苓15g，泽泻12g，猪苓10g，桂枝5g，苍术10g，川厚朴10g，五味子20g，补骨脂20g，吴茱萸5g，煨肉豆蔻10g，薏苡仁30g，诃子肉12g，木香6g，黄连6g，黑地榆15g，海螵蛸10g，干姜8g，甘草3g，大枣5枚。每日一剂，水煎服。

复诊情况　上方连续服用 20 剂，患者精神明显好转，小便利，大便次数逐渐减少，脓血便消失，舌象有改善。减去黑地榆，守方又服用 20 剂，患者腹痛消失，黏液便消失，每天大便一次，大便成形，食欲、精神等均恢复正常。治疗期间及康复后嘱患者忌食辛辣、油腻、生冷和不易消化食物。继续服用四神丸 2 个月，近期随访一切正常。

医案分析　此验案脉证，病变脏器主要在于脾胃及肾。脾胃虚寒，则健运失职。而脾主升清，运化水湿精微；胃主降浊，受纳腐熟水谷。如脾胃受损，寒邪侵袭，使升降失常，运化无权，水湿精微下注则成为泄泻。故《黄帝内经》曰："清气在下，则生飧泄，浊气在上，则生腹胀。"然泻痢日久，穷必及肾，而致肾阳虚衰，命门之火不能温运脾阳，肾者胃之关，肾关不固，故病程缠绵。所以张景岳曰："泄泻之本，无不由于脾肾。"由此可见，该患者病机关键主要是脾虚湿滞，脾肾阳虚。故治宜健脾利湿，温补脾肾。方中用五苓散（猪苓、茯苓、炒白术、泽泻、桂枝）渗湿利水，补益脾胃为君药。四神丸（补骨脂、吴茱萸、五味子、煨肉豆蔻）温补脾胃，助阳化湿为臣药。川厚朴、苍术、炒薏苡仁、黄连、木香合用，燥湿健脾，行气除满；诃子、黑地榆、海螵蛸、干姜温肾助阳，收敛固精。以上共为佐药。甘草、大枣合用甘温归经脾胃，补益脾胃，调和诸药为使药。

来源　刘淑红，高尚社．国医大师李振华教授辨治溃疡性结肠炎验案赏析[J]．光明中医，2011，26（08）：1540-1543．

验案　林某，女，42 岁。2013 年 11 月 24 日初诊。主诉：脓血便反复发作一年余。初诊：1 年前无明显原因出现大便带血，大便呈黏液脓血样，每天 4～5 次，里急后重，伴有下腹痛，泻后痛减，纳可，寐可，小便调。曾服用美沙拉嗪、双歧杆菌四联活菌片等药物治疗，略有缓解。查：腹平软，肝脾未触及，左下腹轻微压痛，无反跳痛。舌质暗红，苔黄腻，脉滑略数。电子结肠镜：距肛门 30cm 以下可见黏膜充血、水肿，呈颗粒样，表面覆有脓性分泌物，血管纹理不清，部分可见黏膜糜烂、浅溃疡及出血点。肠镜诊断：溃疡性结肠炎。

诊断　西医诊断：溃疡性结肠炎。中医诊断：便血，证属肠道湿热。

治法 清热祛湿，收敛止血。

方药 黄芪 10g，黄连 6g，黄柏 10g，地榆炭 10g，侧柏炭 10g，槐花 10g，仙鹤草 10g，陈皮 10g，防风 10g，白芍 10g，三七 3g，苦参 6g，生甘草 6g。水煎服，1 剂 / 天，连服 1 个月。

复诊情况 二诊：服药证减，大便时脓血明显减少，咽干，无明显腹痛。舌红，苔薄白，脉弦细。药用：前方加白及 10g，白花蛇舌草 10g，砂仁 10g。

医案分析 溃疡性结肠炎临床常以腹痛、腹泻、排黏液脓血便为主要临床表现，属中医"便血""泄泻""久痢""肠风"等范畴。患者腹痛、腹泻，排黏液血便，为湿热下迫大肠之象，湿性黏腻，阻遏气机，则腹痛绵绵，里急后重，缠绵不愈。认为湿热蕴结肠道是本病的症结所在，因此在治疗上以清热祛湿，收敛止血为治疗原则。方药由黄芪、黄柏、黄连、生甘草、地榆炭、侧柏炭、槐花、仙鹤草、陈皮、防风、白芍、三七、苦参等药物组成，其中黄芪益气养元，健脾利湿；黄柏、黄连清解下焦湿热；苦参清热燥湿，清解胃肠郁热；三七活血化瘀，止血定痛的功效；陈皮、防风化湿止泻；白芍、生甘草酸甘化阴，缓急疼痛；地榆炭、槐花、仙鹤草凉血止血；白芍敛阴和营，缓急止痛；生甘草益气缓急，和解诸药。二诊病情好转，大便略成形，仍有少量脓血，咽干，无明显腹痛。加用白及，敛疮生肌。白花蛇舌草，清热解毒，去肠间余热。砂仁，宣气化湿，调畅气机。

来源 周天羽，官照东，陈民．周学文辨治溃疡性结肠炎临证经验 [J]．辽宁中医杂志，2015，42（04）：710-712.

验案 武某，女，30 岁，北京某单位干部。2011 年 9 月 24 日初诊：慢性溃疡性结肠炎 3 年余。诊见：脐腹发凉，大便溏，有时夹有脓血，日 2～3 次，甚则 4～5 次，腹部隐痛，排便时明显，遇风冷则腹痛加重，痛时即泻，泻后痛减，有时腹胀，可触及肠形。伴有纳少，头晕，乏力，气短，语声低微，畏寒，易感冒，睡眠欠安，腰酸，脚凉，有时小腿拘挛，月经量少。望之形体消瘦，面色萎黄少华，口唇爪甲色淡，舌体胖，边有齿痕，质淡暗、苔白腻，脉沉细小弦。

诊断 西医诊断：溃疡性结肠炎。中医诊断：痢疾，证属肝郁脾虚。

治法 温中理脾，疏肝缓急，调其升降。

方药 附子理中汤加味。处方：炒薏苡仁 30g，败酱草、炒黄芪各 15g，炒白术 12g，茯苓、桂白芍、仙鹤草各 20g，炮姜、木香（后下）、陈皮各 10g，炒槐花、炒防风、炒山楂、炒神曲、炒麦芽各 12g，大黄炭 3g，淡附片（先煎）、炙甘草各 8g。水煎服，21 剂。注：治疗宜中病即止，免伤正气，大黄炭连服 10 剂后停用。

复诊情况 二诊：上方连服半月便血渐止，食欲增加，但晚餐后胃胀。近期停药后又有血便，时为鲜血，时为黑便，伴有白色脓样便，偶有泡沫，便前左下腹痛，便后缓解，倦怠乏力，畏寒，腰腹尤甚，易感冒，腰酸，眠安，小便量偏少。月经先期 4～5 天，量少，色紫暗，无血块，经期腹痛，白带少。舌体胖、质淡暗，苔薄白腻，脉沉细小弦。慢性结肠炎已 3 年有余，9 月来诊便血止，今又复发，加黄连、紫珠草（有散瘀止血，消肿止痛的作用，常用于胃肠道出血和外科出血，有止血不留瘀之功）、黄柏、地榆炭以清补兼施。拟连理汤合痛泻要方化裁，处方：生黄芪、炙黄芪、地榆炭、炒白芍、仙鹤草、紫珠草各 15g，炒白术、炒防风、木香（后下）、乌梅炭各 12g，黄柏、三七各 8g，西洋参（先煎）、炮姜、炙甘草、黄连各 10g。水煎服，21 剂。

三诊：服上方，夜间大便次数略减，白天不成形，1～2 次，偶有水样便、脓血便，出血量稍减，纳增，纳后腹胀、嗳气、心悸、小腹发凉、手心热等症均有减轻。晨起脐周及剑突下包块症状持续时间较前缩短，不痛，按之濡，有窜动感。腰部酸软发凉，便血时四肢酸软明显，头疼，眠安，近 2 天便后肛门略有热感，小便量增加。自诉便血多为受凉或劳累后诱发或加重。舌质淡暗、苔薄白，脉细弱。分析：慢性结肠炎便血、腹泻已缓，白腻苔见退，脉转细弱，面色萎黄，肢软神疲，为湿浊渐去，虚象尤为突显，宜补中益气与敛肠并施。拟连理汤合补中益气汤化裁，处方：生黄芪、炙黄芪、仙鹤草各 20g，炒白术、炒防风、当归、乌梅各 12g，黄连 8g，炒白芍、党参、地榆炭、败酱草各 15g，炮姜、木香（后下）各 10g，升麻、柴胡、阿胶珠（烊化）各 6g，炙甘草 8g。生姜 1 片，大 2 枚为引。水煎服，21 剂。

四诊：药后便血已止，大便晨起 1 次，能成形，初起有黏液，无腹痛腹胀，仍有包块。纳可，寐安，小便调，体力略充。继续服中药调理，半年后随访，大便已正常。

医案分析 慢性溃疡性结肠炎属中医学肠癖、肠风范畴。本案患者患病多年，一派脾肾阳虚，不能腐熟温化之象。中土一衰，湿自内生，水湿停滞不运，并进一步阻碍气血运行，形成瘀血浊毒，日久化热成腐，故见便溏兼夹脓血黏冻、腹胀腹痛、泻后痛减等虚中夹实之象；脉沉细弦，为土壅木郁，阴邪阻滞，气血不畅之征。路教授首诊以附子理中汤暖水燠土，以益火之源；合痛泻要方、薏苡附子败酱散加味抑肝扶土，祛湿行瘀化浊。反佐一味大黄炭，不仅能够泄热解毒，并能入血分，止血行瘀，推陈出新，使阳气能够畅行无阻。路教授常说，胃肠的蠕动，是有其节律性的，浊阴不降，则清阳难升，欲使阳升，先要浊气下降，温阳的同时不要忘记顾及阴邪，所谓升降相因是也。但用药宜中病即止，待脓血渐去，虚象毕露，则温运中焦与敛肠并施。

来源 石瑞舫，路志正. 路志正教授以温法治疗脾胃病经验介绍 [J]. 新中医，2014，46（11）：28-31.

验案 李某，男，53岁。3年前，进食大量半生涮羊肉并与人发生口角后而出现腹痛腹泻便秘伴大量黏液脓血便，肠镜检查系溃疡性结肠炎，经多方治疗无效，求治于张教授。电子肠镜检示：距肛门41cm 以下结直肠黏膜弥漫充血水肿糜烂，浅溃疡形成，上覆黄白苔样物及黏液。每日腹泻 10 余次，便下大量黏液脓血，厌食纳呆，倦怠乏力，畏寒喜暖，舌质紫、苔白厚，脉沉迟。

诊断 西医诊断：溃疡性结肠炎。中医诊断：泄泻，证属脾肾阳虚，湿瘀交阻。

治法 振奋肾阳，温中祛寒，活血化瘀祛湿。

方药 乌梅 20g，当归、生晒参、山药、桃仁、牡丹皮、赤芍各 15g，附子、川花椒、黄连、黄柏、桂枝、三七各 10g，干姜、细辛各 5g。

复诊情况 服用 14 剂，症状明显好转，再服 21 剂，症状基本消失。为巩固疗效，再服 28 剂，诸症消失。2 个月后肠镜复查病变处黏膜稍充血，血管纹理模糊，糜烂及浅溃疡消失，获临床治愈。

医案分析 溃疡性结肠炎是结肠慢性非特异性溃疡性炎症，原因未明，多数学者认为可能是自身免疫病，感染与精神因素可诱发，以腹痛、腹泻、黏液脓血便等症状为特征，反复发作，缠绵难愈，属于中医肠澼、泄泻、休息痢等范畴。张琪教授发现，该病多因先天禀赋不足，素体虚弱或病后体虚，加之摄食不慎，致湿热蕴结肠道，脉络郁滞，气血相搏，血败肉腐而发病。临床求治于中医者，多为西医治疗无效疑难患者，起病日久，病久入络，导致肝郁脾虚，气滞血瘀，与湿热相互蕴结，阻滞肠腑，进一步耗气伤血，导致虚实错杂，正虚邪恋，故症见腹泻频频，腹痛隐隐，便下黏液脓血，食少纳呆，倦怠乏力，面色萎黄，消瘦贫血，舌淡、苔白，脉细弦等。辨证多为脾胃不和，寒热交错，湿瘀交阻。张教授以乌梅丸加活血化瘀药治疗，屡用屡验。其中乌梅酸敛生津、涩肠止泻，黄连、黄柏苦寒泻火、燥湿清热；该病缠绵难愈，久病及肾，故用附子、干姜、川花椒、细辛、桂枝振奋肾阳，温中祛寒；生晒参、当归补益气血，健脾安中；乌梅与黄连、黄柏、干姜配伍辛开苦降，调和中焦。同时，因久病入络，活血化瘀为治疗该病的又一重要环节。张教授临床加入三七、桃仁、牡丹皮、赤芍等化瘀之品，药理研究表明，活血化瘀不仅可以减轻组织充血、瘀血程度，减少炎性渗出，促进组织修复，还能改善患处组织的缺血状态，供给组织充足的营养物质，并能调节机体的免疫功能。另外对于湿热偏重者，可去附子、干姜、川花椒，加白头翁、秦皮；以脾虚为主者，黄连、黄柏减量，加山药、薏苡仁、砂仁等。

来源 孙元莹，吴深涛，姜德友，等. 张琪诊治疑难脾胃病经验 5 则 [J]. 山西中医，2008（02）：6.

验案 患者，女，44 岁，职工。2005 年 3 月 20 日初诊。大便泄泻，里急后重为痢，便夹脓血，腹不痛。当地诊为溃疡性结肠炎，服药后短时好转，旋即又作，日泄 5～6 次。并有混合痔、脱肛。如此已历 7～8 年，疲乏倦怠，面色苍白，形体憔悴。舌质淡，苔白满，脉濡。

诊断 西医诊断：溃疡性结肠炎。中医诊断：泄泻，证属脾失统摄，肠气滑脱。

治法 升益脾气，理肠止泻。

方药　黄芪 30g，炒白术 15g，陈皮 10g，升麻 6g，柴胡 10g，生晒参 9g，炙甘草 10g，当归身 10g，无花果 30g，大枣 30g，马齿苋 30g。7 剂，每日 1 剂，水煎服。同时服下方药散：山药 100g，苍术 100g，黄连 50g，诃子肉 100g，石榴皮 100g。共 5 味，拣净，烘干，研细末。每日服前开水送服，每次 6g，每日 2 次。

复诊情况　谓服药 1 周以后，腹泻明显减少，神情舒畅。乃再予上汤药 14 剂。并续服以上药散。服完汤药并 1 料药粉（约 1 个月），久年之腹泻治愈。

医案分析　该患者病程已达八年之久，病邪久羁，损阳伤阴，正气消残。何老在方中首先重用补中益气汤以治其本。肠滑治标，收涩固脱：患者日泄 5～6 次，时愈时发长达八年之久，当属脾失统摄，肠气滑脱，传导失常无疑。治宜健脾固摄，收涩止泻。故何老在方中又配用了无花果、石榴皮、诃子肉等涩肠止泻以治其标。汤散并用，湿去热清。中医认为"无湿不成泻""湿胜则濡泻"，脾虚不能运化水湿，则水反为湿，谷反为滞，湿滞肠间，积热化毒，致湿热蕴蒸，肠络灼伤，传导失常。治宜清利湿热，故何老在方中又配用了马齿苋、黄连、苍术、山药。综上所述，何老调治此案，辨证精心，用药精良，标本同治，汤散并用。升阳举陷之时寓顺通之意，收敛固脱之中寓攻邪之功。

来源　高尚社.国医大师何任教授治疗溃疡性结肠炎验案赏析 [J]. 中国中医药现代远程教育，2012，10（21）：4-6.

验案　张某，男，35 岁。2018 年 7 月 22 日初诊。因间断腹痛腹泻伴有黏液脓血便 2 年，加重半月来就诊。患者 2 年前无明显诱因出现腹痛腹泻，且便中带有黏液、脓血，每日 4～5 次，于当地三甲医院查电子结肠镜示：溃疡性结肠炎。病理为黏膜呈炎性反应，可见糜烂、水肿。期间间断口服美沙拉嗪、泼尼松等药物治疗，病情时轻时重，便中脓血明显减少，但是仍有腹痛腹泻。半月前因饮食不节，腹痛腹泻加重，就诊于我院，刻下症见：腹痛腹泻，每天 5～6 次，伴里急后重，心烦易怒，口干口苦，咽干乏力，食欲欠佳，纳少，寐一般，小便利。舌暗红，苔黄腻，脉弦滑数。查体：腹平软，左下腹及小腹压痛明显，无反跳痛及肌紧张，肝脾未触及，余未见异常。

诊断 西医诊断：溃疡性结肠炎。中医诊断：泄泻，证属肝郁脾虚，浊毒蕴肠。

治法 健脾疏肝，泄浊解毒，敛疮生肌。

方药 白头翁15g，黄连12g，败酱草15g，白豆蔻（后下）12g，砂仁（后下）15g，白扁豆15g，藿香12g，佩兰12g，当归12g，茯苓12g，白术9g，仙鹤草15g，白芍15g，木香12g，地榆15g，三七粉（冲服）2g，五倍子12g，诃子肉15g。7剂，水煎，取汁300mL，分早晚温服。配合耳针治疗，选穴：大肠、脾胃、内分泌、神门、交感。并用中药硬膏穴位贴敷。中药硬膏处方：延胡索15g，茯苓20g，小茴香6g，吴茱萸9g，儿茶12g，赤芍20g，白芍20g，五味子15g，败酱草15g，五倍子10g。上药共研粗末，用姜汁调膏，敷贴神阙穴，外加红外线辅助照射，每天1次，每次4h。

复诊情况 二诊2018年7月29日：腹痛腹泻好转，已无血便，仍有黏液，大便每天3～4次，仍感乏力，余症均减轻。上方去黄连、败酱草，加黄芪15g，太子参12g，以补气养血滋阴。7剂，日1剂，水煎服，同时配合耳针及中药贴敷。

三诊2018年8月8日：腹痛腹泻基本消失，大便每天1～2次，少有黏液，偶有急躁口干，舌暗红，苔薄微腻，脉弦数。上方去仙鹤草，加女贞子12g，墨旱莲12g，以滋养肾阴。10剂，日1剂，水煎服。

四诊2018年8月19日：大便每天1～2次，质稀，已无黏液脓血，急躁口干缓解，舌红，苔薄黄，脉弦。为巩固疗效，防止复发，守方治疗2个月，并嘱患者调畅情绪，饮食有节。后复查电子肠镜示：乙状结肠黏膜充血。

医案分析 患者青年男性，后天脾胃虚弱，且饮食不节，致使脾胃运化无力，水湿泛滥，导致湿浊阻滞中焦，积浊化热，浊热之邪和瘀血合而成毒，最终浊毒内蕴于肠腑，损伤肠壁脉络，导致肠道血败肉腐，而见黏液脓血便。治以健脾疏肝，泄浊解毒，敛疮生肌。方中白头翁、败酱草、黄连用于清胃肠之湿热毒邪，同时兼有凉血止痢之用，使浊毒得清，胃肠得安；藿香、佩兰芳香化浊；当归、白芍、地榆、三七粉共奏活血养血、敛疮护膜之效；仙鹤草、五倍子、诃子肉皆具收涩之性，安肠络而止泻痢；白豆蔻、砂仁、白扁豆、茯芩、白术祛湿健脾；木香、三七粉活血理气，调气则后重自除；诸药合用，共奏健脾疏肝，泄浊解毒，敛疮生肌之功。二诊时患者诸症减轻，浊毒稍清，故去黄连、败酱草，加黄芪、太子参以补气养血滋阴。三诊时诸症基本消失，但仍有阴虚燥热之象，故在方中加女贞子、墨旱莲以滋养肾阴，调和阴阳。四诊时效不更方，以巩固疗效，防止复发。

来源　王庆泽，李雪可，刘建平，等.国医大师李佃贵基于浊毒学说分期辨治溃疡性结肠炎 [J].吉林中医药，2021，41（02）：179-182.

🦎**验案**　关某，女，52 岁。2018 年 4 月 8 日初诊。患者主诉腹痛、腹泻 3 年余，加重 5 天。患者于 3 年前无明显诱因出现间断性腹痛腹泻，偶有胁肋部胀痛，便后缓解，未予重视，自行口服药物治疗（具体不详），症状时轻时重。5 天前患者因生气致腹痛、腹泻加重，自行口服药物未见明显好转，为求系统诊治，遂就诊于我科门诊。患者自述发病以来体重减少 16 公斤左右。行结肠镜检查示：结肠黏膜轻度充血水肿，有多发性小溃疡，病变呈弥漫性分布。考虑溃疡性结肠炎。刻见：腹痛，腹泻，日行 7～9 次，质稀，大便带血，时有黏液，伴里急后重，口干口苦，倦怠乏力，纳呆，寐欠安，小便黄。舌质暗红，苔黄腻，脉弦滑数，既往体健。查体：腹平坦，无胃肠型及蠕动波，轻压痛，无腹肌紧张及反跳痛，肝脾肋缘下未触及。

诊断　西医诊断：溃疡性结肠炎。中医诊断：泄泻，证属浊毒内蕴，肝脾不调。

治法　化浊解毒，疏肝健脾。

方药　白头翁 10g，黄芩 10g，香附 15g，当归 15g，炒白芍 15g，枳壳 10g，柴胡 15g，凤尾草 15g，飞扬草 15g，炒白术 12g，山药 10g，陈皮 15g，乌梅 8g，地榆 15g，石榴皮 12g，仙鹤草 15g，炙甘草 6g。上药共煎 400mL，分早晚 2 次饭后温服，共 7 剂，并嘱禁食生冷油腻之物。

复诊情况　二诊服药 1 周后，患者精神较佳，虽仍有腹泻，但每日次数总体减少，且腹痛稍有缓解，偶有胁肋部胀痛。纳寐尚可，大便较稀，日行 3 次。舌红苔黄腻，脉弦滑。原方加紫苏梗 10g，厚朴 15g，黄连 15，广木香

9g。水煎 400mL，共 14 剂，早晚饭后温服。

三诊服药第 3 周，患者自觉情绪较前稳定，腹痛、腹泻均有缓解，胁肋部胀痛减轻。纳寐可，大便日行 2～3 次，质偏稀，成形。舌红苔黄，脉弦滑。上方加党参 20g，清半夏 6g，生薏苡仁 20g。水煎 400mL，共 14 剂，早晚饭后温服。以此方为基础随症加减服药治疗 3 个月，患者精神可，无腹痛，大便日行 1～2 次，纳寐可，随访半年症状未再复发。

医案分析 本例患者浊毒留滞，热盛肉腐，损伤肠络，黏液随大便而下。大肠传导失司，气滞不畅故见腹胀下坠，辨证为浊毒内蕴，肝脾不调。该患者泄泻尚在初期，浊毒内蕴，肝郁气滞，气血郁结肠中，同时伴有脾虚症状，故化浊解毒的同时，应兼顾肝脾，疏肝健脾，培补正气，药用香附、柴胡等疏肝理气，炒白术、炒白芍、山药健脾益气，凤尾草、飞扬草清热利湿、消炎止痛，当归、炒白芍缓肝止痛，地榆、石榴皮止血解毒，仙鹤草收敛止痢、止血，乌梅止泻防正气耗损太过，炙甘草调和诸药。7 剂后，正气稍有来复，除化浊解毒总则外，宜以祛邪为主，方中黄连、木香清热祛湿、清肠止泻，继续配以疏肝健脾之药。再用 14 剂，泄泻缓解，正能胜邪，应长期扶正祛邪，标本兼顾，故以化浊解毒、清肠止泻、养肝和胃为治则，随患者症候变化加减方药。

来源 李佃贵，杨倩，才艳茹，等．李佃贵教授中西医结合治疗溃疡性结肠炎经验 [J]．中国中西医结合消化杂志，2019，27（04）：244-246.

验案 袁某，男，57 岁。初诊日期：2012 年 3 月 10 日。患者因腹泻、腹痛伴黏液脓血便间断发作 4 年、加重 25 天就诊。患者 4 年前情志波动后出现腹痛、腹泻、黏液脓血便就诊于当地医院，电子结肠镜检查示溃疡性结肠炎。给予静脉滴注甲泼尼龙琥珀酸钠及口服甲泼尼龙片后，症状缓解。1 年前受凉后上述症状加重，再次就诊，给予口服美沙拉嗪肠溶片、甲泼尼龙片，及利多卡因、地塞米松、0.9%NaCl 溶液灌肠后症状缓解，2 个多月前停服甲泼尼龙片后病情反复，症状时轻时重。25 天前因情绪激动而致病情加重，应用头孢类药物及灌肠治疗后症状未缓解。刻诊：腹痛、腹泻，每日 8～10 次，黏液脓血便、里急后重；烦渴，周身发热，口干口苦、纳差食少，寐欠安，小便调；舌暗红、苔黄腻，脉弦滑。

诊断 西医诊断：溃疡性结肠炎。中医诊断：腹泻，腹痛，证属浊毒内蕴。

治法 化浊解毒，行气活血为主，兼以顾护胃气。

方药 内服方：白头翁 12g，薏苡仁 20g，苦参 9g，黄连 9g，秦皮 12g，白芍 20g，藿香 15g，佩兰 12g，木香 10g，地榆 12g，当归 12g，肉桂 9g，枳实 12g，茯苓 12g，川芎 12g。每日 1 剂，水煎服。

灌肠方：苦参 9g，蒲公英 20g，败酱草 30g，儿茶 6g，仙鹤草 30g，地榆 20g，白鲜皮 10g，当归 10g。水煎取汁 150mL，每日 1 次灌肠。

复诊情况 二诊 3 月 25 日：大便次数减少，每日 3～4 次，量少；烦渴、发热程度减轻，纳食增加；舌红、苔黄薄腻，脉弦滑。上方加葛根 15g，山药 20g，麦芽 16g。中药灌肠同前。

三诊 4 月 10 日：诸症减轻，腹胀，排气增多，大便每日 2～3 次，偶有脓血；食欲好转，纳食增加；烦渴、发热继续减轻。继予前法治疗。

患者坚持以中医药疗法治疗 3 年后，复查肠镜，结果显示溃疡性结肠炎（缓解期）。

医案分析 本案患者由于饮食失常、肝失疏泄，致健运失司、水湿停滞而蕴生浊毒。浊毒内蕴，气机失调，肠络受损，经络不通，则腹痛、腹泻、黏液脓血便；湿热熏蒸，津液不能上乘，则周身发热，口干口苦；浊毒内蕴，脾胃和降失司，运化失常，故不欲饮食；气血阻滞，运行不通，瘀血内停，浊毒循经上行，故见舌暗红、苔黄腻。辨证总属浊毒内蕴，治疗时始终把握"浊毒"的病机，用药以化浊解毒、行气活血为主，兼以顾护胃气。方中黄连、苦参清热化浊解毒，藿香、佩兰配伍，芳香化浊，醒脾和胃，共为君药；白头翁、秦皮、地榆清热燥湿，茯苓、薏苡仁健脾化浊，共为臣药；当归、白芍养血和血，柔肝止痛，枳实行气止痛，川芎活血行气止痛，木香理气止痛，肉桂温通之性防止苦寒伤脾，共为佐使。

患者二诊时诸症减轻，说明浊毒之邪在体内已解。予原方加葛根、山药、麦芽以益气健脾，除烦止渴。三诊时症状进一步减轻，然溃疡性结肠炎具有反复发作、病程迁延的特点，故嘱患者续服中药汤剂，并坚持中药灌肠。

来源 白海燕，李娜，杨知霖，等．李佃贵基于浊毒理论辨治溃疡性结肠炎经验撷英 [J].上海中医药杂志，2019，53（04）：2-4+1.

验案 患者，女，39 岁。2017 年 10 月 16 日初诊。主因间断腹痛、腹泻夹黏液脓血便 3 年来就诊。患者 3 年前因精神抑郁而致腹痛、腹泻，便中夹黏液、脓血，于当地医院查电子结肠镜示：溃疡性结肠炎。经口服美沙拉嗪药物（具体用量不详），便中未见脓血，仍有腹泻、腹痛。后就诊于我院，刻下症见：腹痛，腹泻，每天 6～7 次，便质呈糊状夹有少量黏液脓血，里急后重，口干，心烦，乏力，面色苍白，纳呆，寐可，小便可，舌暗红苔黄腻，脉弦数。查体：贫血貌，睑结膜苍白，脐周轻压痛，余未见异常。

诊断 西医诊断：溃疡性结肠炎。中医诊断：泄泻，证属脾胃虚弱，浊毒内蕴。

治法 健脾益气，化浊解毒，敛疡消疮。

方药 白头翁 15g，败酱草 15g，地锦草 12g，藿香 12g，佩兰 12g，当归 12g，茯苓 12g，白术 9g，仙鹤草 15g，白芍 15g，木香 12g，地榆 15g，三七粉（冲服）2g，五倍子 12g，防风 9g。7 剂，日 1 剂，水煎服。配合中药硬膏穴位贴敷。中药硬膏处方：茯苓 20g，白术 15g，陈皮 12g，小茴香 6g，肉桂 9g，儿茶 12g，白芍 20g，蒲公英 15g，败酱草 15g，防风 10g。上药共研粗末，陈醋及姜汁调膏，配红外线照射，腹部敷贴，每天 1 次。

复诊情况 二诊 2017 年 10 月 30 日：药后腹痛明显缓解，便中未见脓血，仍有黏液，每天 3～4 次，乏力，余症均减轻。上方去败酱草，加黄芪 15g，芡实 12g，增强健脾气生气血之力。7 剂，日 1 剂，水煎服，同时配合中药硬膏穴位贴敷。

三诊 2017 年 11 月 13 日：腹痛基本消失，大便每天 1～2 次，偶有黏液，时有心烦，口干，舌暗红，苔薄黄微腻，脉弦细数。上方去防风，加女贞子 12g，墨旱莲 12g，以滋肾养阴，14 剂，日 1 剂，水煎服。

四诊 2017 年 11 月 27 日：大便每天 1～2 次，不成形，无黏液脓血，口干烦渴减轻，舌红，苔薄黄，脉弦细。为巩固疗效，防止复发，守方治疗 2 个月，并嘱患者调畅情绪，食饮有节。后复查电子肠镜示：乙状结肠黏膜充血。

医案分析　患者中年女性，情志不畅，肝气郁结，横逆犯胃，致使脾胃虚弱，运化无力，水湿泛滥，湿浊内阻，久而化生浊毒。浊毒内蕴，阻碍气机，水谷不化，清浊不分，故大便溏泄；阻碍血脉，不通则痛，故腹痛，肠道内呈溃疡性结肠炎改变；浊毒下注，故肛门灼热，便中夹有黏液、脓血；浊毒循道上蒸，故心烦、口干，舌苔黄腻；而脾胃虚弱为发病之根本，故见面色苍白、乏力症状。方中藿香芳香而不猛烈，温煦而不燥热，佩兰宣化湿浊而能定痛，二药相须伍用芳香化浊，醒脾增食。白头翁、败酱草、地锦草长于荡涤胃肠湿热，兼有凉血止痢之功，协同为用，使浊毒之邪速去，胃肠复安；当归、白芍、地榆、三七粉共奏活血养血、敛疮护膜之效；木香善走气分，调气则后重自除；仙鹤草、五倍子皆具收涩之性，安肠络而止泻痢；防风辛温升散，升清止泻为要；诸药合用，共奏化浊解毒和胃安肠之功。二诊时患者诸症减轻，舌苔薄腻，此乃浊毒稍解，脾虚之象愈显，加黄芪、芡实补虚而不助燥，芡实亦有固摄止泻之力。三诊时诸症均解，然患者病程久延，浊毒之邪伤及阴液，阴不敛阳，方中加女贞子、墨旱莲，养阴生津，有调和阴阳之妙。四诊时效不更方，以巩固疗效，防止复发。

来源　张纨，孙建慧，李娅，等．国医大师李佃贵治疗溃疡性结肠炎经验[J]．中华中医药杂志，2019，34（04）：1504-1506．

验案　患者，女，40岁。初诊日期：2012年9月12日。发病节气：白露。主诉：间断性腹痛腹泻黏液脓血便2年，加重1周。患者于2年前无明显诱因出现腹痛腹泻，伴黏液脓血，每日5～6次，未到医院系统检查治疗，间断服用美沙拉嗪、泼尼松治疗，病情时轻时重。1周前因饮食不节致病情加重，自服药物治疗，症状无明显好转，故来我院就诊，本院查电子肠镜示溃疡性结肠炎，病理为黏膜呈炎性反应，可见糜烂、水肿。现症见腹痛，腹泻，伴黏液脓血，每日5～6次，伴里急后重，口干口苦，乏力，纳食欠佳，夜寐难安，小便可。舌红、苔黄厚腻，脉弦滑。

诊断　西医诊断：溃疡性结肠炎。中医诊断：泄泻，证属浊毒内蕴。

治法　化浊解毒，理气和血。

方药 白头翁 15g，藿香 12g，佩兰 10g，茵陈 15g，黄连 12g，黄柏 12g，当归 12g，白芍 20g，白花蛇舌草 15g，半枝莲 12g，秦皮 15g，苦参 12g，地榆 15g，广木香 9g，败酱草 12g，儿茶 6g，墨旱莲 30g，仙鹤草 30g。7 剂，水煎服，日 1 剂，取汁 300mL，分 2 次温服。同时予苦参 12g，蒲公英 15g，黄柏 12g，白头翁 15g，仙鹤草 30g，儿茶 6g。7 剂，每日 1 剂，水煎取汁 150mL，另加锡类散 1 支，保留灌肠。

复诊情况 二诊：服药 1 周后自觉腹痛腹泻较前减轻、黏液脓血减少，大便每日 3～4 次。依病情变化参以舌脉调整方药。治疗 3 个月后患者大便每日 1～2 次，时不成形，腹痛不堪，纳可，寐一般，未诉其他不适，随访 1 年，未见明显不适。

医案分析 本患者因饮食不节，损伤脾胃，导致湿浊中阻，积浊成热，热壅血瘀成毒，最终形成浊毒内蕴。浊毒与气血胶结，伤及肠壁脉络，使之气血瘀滞，血败肉腐，而见痢下赤白黏液。治疗上紧紧抓住主要病机，治以化浊解毒，理气和血。方用白头翁清热解毒、凉血止痢；藿香、佩兰芳香化浊；茵陈、黄连、黄柏、秦皮、苦参清热化浊解毒；白花蛇舌草、半枝莲攻毒散浊解毒；败酱草清热解毒，清痛排脓；当归和血养血；白芍柔肝缓急止痛；广木香理气止痛；地榆凉血止血；仙鹤草收敛止血；墨旱莲草补肾，凉血止血；儿茶敛疮生肌，利湿止血。

来源 娄莹莹，霍永利，赵亚萍，等. 李佃贵治疗溃疡性结肠炎经验 [J]. 中华中医药杂志，2016，31（04）：1290-1292.

验案 徐某，男，33 岁。2007 年 10 月 18 日初诊。发病节气：寒露。主诉：间断性腹痛 4 年，加重 1 周。患者于 4 年前无明显诱因出现便前腹痛，未予重视。自服诺氟沙星等药物治疗，症状时轻时重。1 周前因生气致腹痛、腹泻加重，予诺氟沙星等口服，症状无明显好转，故来我院就诊。肠镜检查示溃疡性结肠炎。刻诊：腹痛，脓血便，每日 10 余次；伴里急后重，口干口苦，周身乏力；纳呆，寐差，小便黄；舌红、苔黄厚腻，脉弦滑。既往体健。查体：腹平软，左下腹及小腹压痛明显，无反跳痛及肌紧张，肝脾未触及。

诊断　西医诊断：溃疡性结肠炎。中医诊断：腹痛，证属浊毒内蕴肠道，阻滞气机，肠道肉腐化脓。

治法　化浊解毒调肠。

方药　黄连15g，白头翁15g，地榆15g，白花蛇舌草15g，败酱草12g，白豆蔻（后下）12g，砂仁（后下）15g，白扁豆15g，广木香9g，当归9g，川芎9g，诃子肉15g，白芍30g。7剂，每日1剂，水煎服。

复诊情况　二诊：服药后腹痛明显减轻，仍有脓血便，每日3~4次，里急后重基本消失；偶有口干口苦，纳食增加，夜寐好转；舌红、苔薄黄，脉弦滑。浊毒内蕴大肠，气机不畅，日久瘀血阻络，故在化浊解毒基础上佐以活血行气。处方：黄连15g，白头翁15g，地榆15g，白花蛇舌草15g，败酱草12g，白豆蔻（后下）12g，砂仁（后下）15g，白扁豆15g，广木香9g，荔枝核15g，川厚朴12g，三七粉（冲服）2g，大黄6g。14剂。同时配合耳穴贴压。

三诊：腹痛基本消失，大便每日1~2次，偶有黏液，无里急后重，但伴午后发热、五心烦热、周身乏力；纳食一般，夜寐稍差；舌红、苔少，脉弦细。浊毒内蕴日久，伤及阴液，而见阴虚之证，故治以化浊解毒养阴。处方：百合20g，乌药12g，乌梅12g，五味子6g，石斛12g，白豆蔻（后下）6g，佩兰9g，黄连15g，蒲公英15g，白花蛇舌草15g，败酱草15g，白术9g，三七粉（冲服）2g。14剂。

四诊：稀便，每日1~2次，无里急后重；纳可，寐安；舌红、苔薄白，脉弦滑。复查电子肠镜示乙状结肠黏膜充血，余未见异常。为巩固疗效，又予原方14剂，2日1剂；配合耳穴贴压，2日1次。随访：1年后随访，疾病未见复发。

医案分析　浊毒既是致病因素，也是贯穿于疾病发生、发展、转归过程的病机。浊毒是一种致病因素，同时也是一种病理产物。浊毒内蕴，常侵犯人体上、中、下三焦。溃疡性结肠炎为浊毒证之一，据其临床表现，可归属中医"痢疾""泄泻""腹痛"等范畴。李佃贵教授认为，溃疡性结肠炎多由于脾胃虚弱，湿浊内生，加之饮食不节、情志失调，导致湿浊内蕴，阻滞气机，气机不畅；气郁日久化热、化毒，浊毒互结于肠道，阻滞肠道气机而致腹痛，湿浊下注而致泄泻，浊毒内蕴肠道致肠道肉腐化脓而见痢下赤白黏液。

来源　杜艳茹，张纨，王延峰，等．李佃贵从浊毒论治溃疡性结肠炎 [J]．上海中医药杂志，2009，43（02）：7-8.

验案　郭某，男，55 岁。反复排黏液便 4 个月。电子肠镜示：溃疡性结肠炎（全结肠呈弥漫性充血糜烂，伴少许浅表溃疡）。病理诊断示：大肠黏膜，间质见大量急慢性炎症细胞浸润。多方医治，效不显。初诊：症见大便溏黏夹带血丝，日达 20 次左右，里急后重明显，无矢气，胃脘部闷胀，知饥纳少，口干略苦不喜饮，日晡潮热（每日下午 5 点左右，体温 38.0℃左右，定时发作），稍畏冷，纳呆，夜寐差，小便色微黄，排出欠畅。面色红润，舌质淡暗红，苔黄厚浊，脉弦滑偏数。查血常规：WBC：7.5×10^9/L，RBC：3.86×10^{12}/L，Hb：116g/L。大便常规 +OB 示：阳性。大便培养：无沙门菌属、志贺菌属生长。

诊断　西医诊断：溃疡性结肠炎。中医诊断：休息痢，证属湿热滞腑，气滞血瘀。

治法　清化消食，理气舒络。

方药　方宗达原饮加减。① 内服：茵陈 10g，苍术 9g，大黄 6g，厚朴 9g，黄芩 4.5g，草果 4.5g，槟榔 6g，赤芍 10g，生薏苡仁 15g，佩兰叶 9g，神曲 12g，北山楂 9g，麦芽、谷芽各 15g，仙鹤草 15g。7 剂，水煎服，日 1 剂。② 灌肠方：白头翁 12g，赤芍 10g，浙贝母 2g，黄连 3g，陈皮 4.5g，儿茶 2g，冰片 0.3g，仙鹤草 30g，败酱草 15g，甘草 3g。7 剂，浓煎至 100mL，保留灌肠。③ 外敷：金黄散调茶油外敷肚脐，7 天，日 1 次。

复诊情况　二诊：服药一周后诸症缓解，大便次数明显减少，日达 8～9 次，始成形，便质硬伴排便灼热感，伴少许黏液血便，里急后重感减轻。潮热改善，纳食增加，舌质淡红暗伴齿印，苔中黄厚腻，诊其脉细弦偏数。初诊效佳，效不更方，仍以原法原方加减。6 个月后复查肠镜示：升结肠中段、横结肠、降结肠未见异常，乙状结肠距肛门 20～30cm 黏膜轻度充血，见一小片状糜烂，同时见散在息肉样隆起。

医案分析　本例溃疡性结肠炎属湿热痢范畴，为湿热滞腑，气滞血瘀所致，治宜清化消食，理气舒络。患者舌显黄厚浊，显示湿热深重，考虑一般清热化湿药恐难达病所，故首诊即选达原饮，用大黄、草果、厚朴、槟榔，取"达募原"之意，芳香去浊，开达黏腻之浊邪；茵陈、苍术、生薏苡仁、佩兰叶，集芳化、清化、渗化、燥化于一身，共奏清热化湿之功，配赤芍活络，北山楂、麦芽、谷芽消食。另以白头翁汤加减灌肠，使药直达病所，去死血、化腐浊，解毒清热，凉血止痢；配以金黄散敷脐，行气散瘀，消胀解毒。多种手段联合应用，终至功成。

来源　胡光宏，王文荣．杨春波教授妙用达原饮治疗胃肠病 [J]．中医药通报，2011，10（06）：25-26.

验案　郭某，男，55 岁。于 2008 年 12 月 30 日初诊。患者以反复排黏液便 4 个月，加剧 10 天为主诉住院，辗转国内外各医院，口服美沙拉嗪等治疗效果差。初诊：大便溏黏夹血丝，日达 20 次左右，里急后重明显，无矢气，脘腹部闷痛，不知饥纳呆，口干略苦不喜饮，日晡潮热（每日下午 5 点左右，体温：38.0℃左右），稍畏冷，夜寐差，小便微黄、欠畅，面红润，体壮实，舌淡暗红、苔全黄厚浊，脉弦滑偏数。结肠镜示：溃疡性结肠炎（全结肠呈弥漫性充血糜烂，伴浅表溃疡）。病理示：大肠黏膜，间质见大量急慢性炎症细胞浸润。查：大便 OB 阳性。血生化示：白蛋白（ALB）32.40g/L，谷丙转氨酶（ALT）90U/L，谷氨酰转肽酶（GGT）8.5U/L，葡萄糖（GLU）9.96mmol/L；免疫球蛋白 G（IgG）17.6g/L，补体 C4 419mg/L，CD8 15%；C 反应蛋白（CRP）9.45mg/dL；红细胞沉降率 112mm/L。

诊断　西医诊断：溃疡性结肠炎（重度）。中医诊断：痢疾，证属湿热积滞，气滞而伤血。

治法　清泄消积，导滞理血。

方药　茵陈 10g，苍术 9g，大黄 6g，厚朴 9g，黄芩 4.5g，草果 4.5g，槟榔 6g，赤芍 10g，薏苡仁 15g，佩兰 9g，神曲 12g，北山楂 9g，谷芽、麦芽各 15g，仙鹤草 15g。日 1 剂，水煎服。灌肠：白头翁 12g，赤芍 10g，浙贝母 2g，黄连 3g，陈皮 4.5g，儿茶 2g，冰片 0.3g，仙鹤草 30g，败酱草 15g，甘草 3g。浓煎 100mL，保留灌肠 30min，日 1 次。脐部外敷：加味金黄散，调茶油敷，日 1 次，共 7 天。嘱禁食辛辣、油腻食物和烟酒。

复诊情况　二诊：诸症明显缓解，里急后重感减轻，大便次数日 8～9 次，守上法继治 7 天。

三诊：大便日 6 次，偏干无黏液，少许血丝，里急后重不明显，但仍口苦、不知饥，纳可，小便淡黄有泡沫，苔转黄腻。杨老认为湿浊得开，有化热之势，上方去草果、佩兰、仙鹤草，加知母 6g，败酱草 12g，白豆蔻 4.5g。配保和丸 6g，每天 3 次。灌肠药照旧，去外敷药，7 天。

四诊：大便日 7～8 次，仅少许黏液，知饥纳好，口少干苦，小便正常，但苔根黄厚腻。血常规：恢复正常。大便常规：OB（-）。红细胞沉降率 75mm/h，GLU 6.0mmol/L，ALT、GGT 均正常。处方：茵陈 10g，白扁豆 12g，苍术 6g，黄连 4.5g，厚朴 9g，槟榔 6g，草果 4.5g，赤芍 12g，薏苡仁 20g，仙鹤草 15g，藿香 9g。14 剂。

五诊：大便成形，日行 2～3 次，无黏液，口不干苦，知饥纳好，苔根黄腻，脉细弦缓稍滑。肠镜复查示：升结肠、横结肠未见异常，降结肠距肛门 38cm 以下、乙状结肠散在点状轻度充血糜烂，密布小息肉形成，表面轻度充血；直肠黏膜大面积持续点状充血水肿伴糜烂或溃疡，表面覆白苔少许血痂。病理：慢性炎症改变。杨老分析认为从整体看湿热见减，脾运得复，气滞已疏，血瘀尚存；局部看痰热瘀交阻。治宜内服清化散瘀、肠灌清热化痰、活血散瘀等剂。内服药：薏苡仁 20g，败酱草、赤芍各 15g，茵陈、白扁豆各 12g，厚朴、佩兰叶各 9g，当归、泽兰各 6g，黄芩、白豆蔻各 4.5g，黄连 3g。灌肠剂：仙鹤草 20g，鱼腥草、赤芍各 15g，黄芩、炮穿山甲、僵蚕各 9g，白芷、甘草各 4.5g，六神丸 10 粒。上方先后稍作加减，共治 70 天。

六诊：大便成形，日 2 次，余症正常，唯苔根尚黄腻。肠镜复查：仅见乙状结肠距肛门 20～30cm，黏膜轻度充血，小片糜烂和散在息肉样隆起；病理呈慢性炎症改变。继续巩固治疗半年，随访至今 2 年未复发。

医案分析　笔者发现痢疾呈湿热蕴肠证者占 3/4，有复发者常显湿热未尽之象。分析认为"湿热证"之多，应与生活水平的提高、饮食结构的变化和药物滥用、气温的转暖有关。杨老喜配仙鹤草是来自民间治泻痢、疗"脱力"的经验。考本药苦、涩、平，可入心、肝、脾、胃、大肠经，具有清热、敛湿、止血、止痢、杀虫、解毒、益气，可治痈疡、疗癌瘤等功能，可见它在本病的广泛作用。

来源　王文荣．杨春波主任治疗溃疡性结肠炎学术特点和经验总结 [J]．福建中医药，2011，42（02）：20-21.

验案　郭某，女，55 岁。2005 年 8 月 24 日初诊。患者主诉大便次数增多伴脓血便反复发作 2 年，常因伤食而诱发。初诊：腹痛，痛则欲便，便后痛减，大便不成形，脓血便，日行 2～3 次，不知饥，纳差，口苦欲呕，神疲，寐可，小便黄。电子肠镜检查示：直肠、乙状结肠黏膜弥漫性糜烂，蠕动正常，活检质软，余结肠黏膜充血水肿明显，大量分泌物，扩缩正常。诊断：溃疡性结肠炎。病理诊断：（直肠）黏膜慢性炎症，上皮糜烂，间质充血及中性粒细胞浸润。大便常规，白细胞：+++，红细胞：+++。大便潜血试验：强阳性。先后就诊于省内外多家医院，经中西药治疗，症状反复。舌脉：舌淡红，苔薄黄根少腻，脉细缓。

诊断　西医诊断：溃疡性结肠炎。中医诊断：腹痛，证属脾胃湿热，气滞血瘀。

治法　理脾清化，开胃散瘀。

方药　白头翁汤合清化肠饮加减。仙鹤草 30g，地榆炭 12g，侧柏叶 15g，赤芍 12g，当归 6g，白头翁 10g，黄连 3g，厚朴 6g，生薏苡仁 20g，白豆蔻 4.5g，焦山楂 12g，炒槐花 10g，麦芽、谷芽各 15g，佩兰叶 9g。10 剂。

复诊情况　二诊 2005 年 9 月 4 日：药后口苦欲呕好转，知食纳可，泛酸，腹痛，肠鸣，大便不成形，日行 2～3 次，脓血减少，寐差多梦。舌红苔黄少腻，脉细缓。治守前法，佐以安神。方选白头翁汤加碱，处方：白头翁 10g，秦皮 9g，苍术 9g，莪术 12g，龙骨、牡蛎各 15g，琥珀 4.5g，茯苓 15g，黄芩 4.5g，黄连 3g，佩兰叶 10g，赤芍 10g，仙鹤草 30g，炒蒲黄 10g，地榆炭 12g。10 剂。灌肠方：鱼腥草 30g，苦参片 9g，赤芍 10g，白及 10g，侧柏叶 15g，炒槐花 12g，生薏苡仁 30g，甘草 6g，当归 6g，锡类散 1 支。10 剂。

三诊 2005 年 9 月 14 日：大便成形，日行 2 次，不畅，欲便，小便黄，晨起口苦，胃脘时痛时胀，不知饥，纳少，寐差多梦。舌形大，质暗红，苔黄腻，脉细弦缓。复查大便常规，黏液（++），大便潜血试验阴性。治宜理脾清化，散瘀安神。用清化肠饮加减，处方：茵陈 10g，苍术 6g，生白扁豆 12g，黄连 3g，厚朴 6g，佩兰叶 9g，龙骨、牡蛎各 10g，琥珀 4.5g，茯苓 15g，莪术 10g，生薏苡仁 15g，白豆蔻 4.5g，合欢皮 12g，神曲 12g，麦芽、谷芽各 15g，赤芍 10g。14 剂。灌肠方：败酱草 15g，仙鹤草 30g，黄芩 6g，赤芍 12g，当归 6g，甘草 6g，生薏苡仁 30g，锡类散 1 支。10 剂。

四诊：以后诸症好转，效不更方，药味略有增减，坚持治疗半年后复查电子肠镜示：肠镜循腔进入回肠部，见唇形回盲瓣，所见升结肠、横结肠、降结肠、乙状结肠黏膜未见明显异常，直肠黏膜见少量点片状糜烂。镜检诊断：溃疡性结肠炎。病理诊断：距肛门 5cm 黏膜慢性炎症。继以健脾清化巩固疗效。

医案分析 慢性溃疡性结肠炎属中医"肠澼""痢疾"等范畴。其临床表现轻重不一，反复发作，病程颇长，出现持续与缓解交替，治疗较为棘手。清化肠饮是杨春波的自拟方，方中茵陈、黄连、佩兰叶清热化湿；苍术、生白扁豆、茯苓、生薏苡仁健脾燥湿；厚朴、白豆蔻行气燥湿；赤芍凉血活血；仙鹤草、地榆炭清热收敛，凉血止血。诸药合用，共奏理脾清化，行气收敛，凉血止血的功效。白头翁汤出自《伤寒论》，能清热解毒，凉血止痢，是治疗热毒痢疾的良方。杨老常用清化肠饮和白头翁汤治疗慢性溃疡性结肠炎属脾胃湿热下注大肠者，临床疗效确切。对于病灶在乙状结肠和直肠的患者，在内服中药的同时，配合中药灌肠，使药物直达病所，进一步增强疗效。本例患者因饮食不节，损伤脾胃，纳运失常，湿浊中阻，郁久化热，下注大肠，气滞血瘀，热蕴肉腐成脓，故见腹痛，大便次数增多，脓血便，不知饥，纳差，口苦欲呕等脾胃湿热，气滞血瘀之证候，与清化肠饮、白头翁汤汤证相合，故用之收效显著。

来源 陈寿菲.杨春波治疗脾胃病湿热证验案 2 则 [J].福建中医药，2007（05）：12-13.

验案 薛某，男，28 岁。2005 年 1 月 3 日初诊。患者大便溏稀 2 年多，便血 15 天。长年累月以此为苦，饮食稍有不适则腹泻加剧。大便溏夹黏液血便、欠畅，日行 2～4 次，腹胀痛，肠鸣，矢气，口不干苦，知饥纳好，四肢乏力，小便淡黄，舌淡红偏暗，苔黄根浊腻，脉细弦缓。查血常规：白细胞 5.4×10^9/L，中性粒细胞 46.3%，淋巴细胞 43%，血红蛋白 168g/L。红细胞沉降率 2mm/h。癌胚抗原 0.48。免疫球蛋白 G、A、M 正常，补体 C3 0.82、C4 240。CT：双肺（−）。B 超：肝右叶血管瘤。肠镜：回盲瓣溃疡 1cm×1.5cm。察其舌质淡白，苔薄黄根腻，脉细弦缓。

诊断 西医诊断：慢性溃疡性结肠炎。中医诊断：泄泻，证属湿热蕴肠，气滞络伤。

治法 清热化浊，调气理血。

方药 清化肠饮加减：茵陈蒿 10g，苍术 9g，黄连 4.5g，厚朴 9g，草果 4.5g，槟榔 6g，仙鹤草 20g，地榆炭 10g，赤芍 10g，白芍 10g，槐花 10g，薏苡仁 30g，当归 6g，浙贝母 6g。10 剂，水煎服，每日 1 剂。加肠胃康胶囊 3 盒，每次 2 粒，每日 3 次，餐前 30min，温开水送服。

复诊情况 二诊：大便成形，每次 1～2 次，末段较软，伴肠鸣，多矢气，口不干苦，知饥纳好，四肢疲乏，小便淡黄，舌质淡红，苔薄黄根腻，脉细弦。湿浊见化，热减血止，脾气虚显。治以健脾益气，清化舒络，佐以清敛。处方：党参 10g，白扁豆 12g，黄连 3g，仙鹤草 20g，地榆炭 10g，僵蚕 9g，赤芍 10g，丹参 10g，佩兰 10g，厚朴 9g，白豆蔻 4.5g，薏苡仁 30g，苍术 6g，茵陈蒿 10g。10 剂，水煎服，每日 1 剂。后因饮食不节，伤食再发，均以上方加减调理 21 剂而收全功。

医案分析 清化肠饮具有开达化浊，清热祛湿之效。方中茵陈蒿清热化湿；草果、槟榔行气化浊；黄连清热燥湿；苍术燥湿健脾；厚朴行气；薏苡仁渗湿，另加仙鹤草、地榆炭、槐花凉血止泻；选当归、赤芍活血通络止血；浙贝母化痰散结，诸药配伍，共奏清热化湿、调气理血之功。追湿热化，血热减，便血止，则脾弱正虚之候渐显，故复诊时在化湿的基础上加用健脾益气的药物，选用清化饮、四君子汤加减以善后。肠镜复查：直肠炎（黏膜慢性炎症）。随访半年，病未复发。

来源 吴宽裕，刘宏，乐云丰．杨春波老中医诊治脾胃湿热证的特点 [J]．福建中医学院学报，2007（05）：11-13.

验案 赵某，女，25岁。2012年4月21日初诊。主诉：病起一年半，反复左下腹疼痛，伴黏液脓血便，血色暗红。就诊时左下腹痛明显，痛则腹泻，泻后痛减，日行4～5次，伴黏液脓血便，舌质淡红，苔薄黄，脉沉细。

诊断 西医诊断：溃疡性结肠炎。中医诊断：腹痛，证属脾虚湿热蕴结。

治法 健脾化湿，清热凉血行瘀。

方药 白茅根30g，炒山药、炙黄芪、茯苓各20g，黄连3g，黄芩10g，牡丹皮、阿胶珠、焦山楂、焦神曲、炒白术各10g，仙鹤草、紫草、赤芍、白芍、金银花炭、大荷叶、地榆各15g，炙甘草、升麻各5g。每日1剂，水煎服。

复诊情况 二诊：服用14剂后，大便次数减少为每日2次，便血未止，脓血少量，苔薄腻，黄多白少。肠镜复查示，横结肠有大片黏膜剥脱坏死样组织。辨证属湿热瘀滞肠腑，治拟原法出入再进，方中加马齿苋、金银花炭等清热解毒，水牛角等凉血止血，并配合用仙鹤草、鸡冠花清热止血，当归辛温活血。处方：炒薏苡仁、赤小豆、炒山药、茯苓各30g，黄连3g，紫草、蒲黄炭、马齿苋、败酱草、仙鹤草、鸡冠花、金银花炭各15g，牡丹皮、水牛角、荆芥炭、焦白术各10g。每日1剂，水煎服。调治半月余，同时配合足浴、敷脐治疗，病情逐渐好转。

医案分析 该患者脾虚为本，湿热血瘀为标，久病不愈瘀热毒盛，徐景藩老师采用凉血解毒法，清瘀化热，缓解顽症，收效满意。

来源 戴路明. 国医大师徐景藩治疗溃疡性结肠炎经验[J]. 河南中医，2019，39（05）：677-681.

验案 李某，慢性泄泻10余年。初诊：脘腹不舒，胸胁闷痛而胀，纳呆乏力，大便溏薄，日4～5次，小便色白，颜面苍黄，毛发不荣，体瘦，舌淡红体胖有齿痕，苔白腻而厚，脉沉濡有力。

诊断 西医诊断：溃疡性结肠炎。中医诊断：泄泻，证属肝脾不调，肺失宣降。

治法 宣肺疏肝，理脾和胃。

方药 和安散加减。前胡5g，桔梗10g，川芎10g，木香3g，青皮15g，柴胡 20g，当归 4g，茯苓 30g，莲子肉 50g，荜茇 5g。水煎服，日 1 剂。

复诊情况 共进十余剂而愈。

医案分析 本症系由久泻伤脾，脾气呆滞，升降阻滞，肺失宣发，治节失职，肝无疏泄之性，则大肠乏其传导之力而久泻不止。采用宣肺疏肝，理脾和胃之法。

来源 高尚社. 国医大师任继学教授治疗泄泻验案赏析 [J]. 中国中医药现代远程教育，2012，10（22）：6-8.

🐛**验案** 患者，女，51 岁。2018 年 11 月 9 日初诊。主诉：便溏，大便次数多半年余。现症见：大便次数多，1 天 3～4 次，便溏、肠鸣、矢气频繁，伴嗳气、反酸、左下腹疼痛、失眠乏力，舌质淡，苔薄白，脉沉弱。

诊断 西医诊断：溃疡性结肠炎。中医诊断：腹泻，证属湿邪阻滞。

治法 补中益气，燮理阴阳。

方药 处方一：炒山楂 15g，生山楂 15g，炒车前子（包煎）15g，生车前子（包煎）15g。7 剂，1 天 1 剂，水煎服。处方二：生山药 1000g，鸡内金 30g。1 剂，研成细末，每日早晨 1 次为粥饮，每次 30g。

复诊情况 二诊：腹泻症状消失，继服处方二，1 天 1 次。

医案分析 按本例患者其主要症状表现在脾胃，腹泻日久，脾胃虚弱，运化无力，清浊混杂而下。该患者寒热阴阳偏颇不明显，张磊教授常选用经验方山车汤进行加减。运用燮理法，燮理阴阳，同时给予山药补中益气调其根本，鸡内金微寒，其气可通达大肠，补泻同施，可升清降浊，使肠胃的升降功能恢复正常，则泄泻自止。

来源 李艳艳. 国医大师张磊教授治疗老年慢性腹泻验案 4 则 [J]. 中医研究，2020，33（12）：29-31.

🐛**验案** 徐某，女，25 岁。2017 年 2 月 21 日初诊。主诉：黏液脓血便、腹痛反复发作 2 年余，再发加重 5 天。患者 2 年前无明显诱因出现腹痛，大便呈黏液脓血状，日约四五次，前往当地西医院治疗。经肠镜检查结果显示：全结肠充血，乙状结肠及直肠充血糜烂。结合患者症状、体征及辅助检查，当地西医院诊断为溃疡性结肠炎，予以美沙拉嗪口服以抗炎及对症处理后症状缓解。此后常因受凉、气温下降时反复发作。5 天前因受凉后再次出现上述症状，现症见泻下黏液脓血便，便前小腹痛，日 5 次。伴见肛门灼热、里急后重感，直肠不完全脱垂，便时下坠感。腹凉，腹部喜温喜按，手足冷，纳可，寐安。舌体小，色红质嫩，苔薄黄，脉弦细。实验室检查：血常规 WBC3.7×10⁹/L。

诊断 西医诊断：溃疡性结肠炎。中医诊断：腹痛，证属寒热错杂，升降不利。

治法 清热温寒，升降枢机。

方药 乌梅丸加减。处方：乌梅 10g，川花椒 10g，生晒参 10g，制附片10g，吴茱萸 15g，干姜 30g，黄连 15g，当归 20g，炙甘草 10g，大枣 10g，黄芩 10g，白芍 25g，葛根 20g，败酱草 15g，炒白术 15g，炒山药 15g，薏苡仁20g，小茴香 10g，薤白 15g，升麻 10g。14 剂，水煎服。

复诊情况 2017 年 3 月 8 日二诊：患者诉服药 2 周后大便成形，日 3 次，脓血便症减，无便前腹痛。肛门灼热、里急后重感症减，便时肛门下坠感较前减轻。偶有小腹凉，手足冷较前好转，伴见白天疲乏。纳可，寐安。舌质淡红，苔薄白，脉弦。前方生晒参改黄芪，升麻改为 6g，制附片加至 15g，加仙鹤草 30g，棕榈炭 20g。共 14 剂，水煎服。

2017 年 4 月 20 日三诊：患者诉服药后大便成形，日 2 次，无脓血便，偶有白色黏液。无腹痛，无肛门灼热、里急后重感，无肛门下坠感。腹凉好转，手足温和，疲乏感明显减轻。纳可，眠佳。舌质淡红，苔薄白，脉滑。复查肠镜，结果显示为慢性结肠炎。实验室检查：WBC5.8×10⁹/L。守前方继进，共14 剂，水煎服。5 个月后随诊，患者未再发作黏液脓血便症状，病情稳定。

医案分析 本案患者泻下日久，伤及肾阳，阴寒内盛，失于温煦，故见腹凉；阳虚不能达于四末，则见手足冷等寒证。病虚日久影响脾胃，升降失司，阴阳二气不相顺接，则见肛门灼热、里急后重等热象。结合患者舌脉，辨为寒热错杂、升降不利之证。方选乌梅丸加味，药用制附片、吴茱萸、干姜"三阳开泰"；黄芩、白芍、炙甘草，意为合黄芩汤以清热止利，本方既可治疗泄泻，尤擅治疗痢疾，故汪昂《医方集解》中称"仲景此方遂为万世治痢之祖矣"，因而此方多为后世医家治疗痢疾所常用；炒白术、薏苡仁取健固汤之意以健脾渗湿止泻；小茴香温阳散寒止痛，薤白、升麻行滞升陷。全方寒温并用，共奏清热温寒之功，寒热得调，气机升降自顺。二诊症见疲乏，加仙鹤草，仿三仙汤补虚以增体力；仍有手足冷等寒象，加重制附片用量以增强全方温寒之效；生晒参改黄芪，加棕榈炭为加强升阳涩肠之功。三诊见诸证皆愈，偶有白色黏液便，予前方继进以巩固疗效。王庆国临证，常于方中将升麻与薤白同用，意在借升麻升举阳气之功，加强薤白升阳举陷之力，用于治疗肛门下坠症，效在其升陷行滞。

来源　雷超芳，翟昌明，马重阳，等．王庆国治疗溃疡性结肠炎活动期经验总结 [J].山东中医杂志，2019，38（09）：861-865.

验案　马某，男，32 岁。2014 年 10 月 14 日初诊。主诉：黏液脓血便反复发作 7 年，再发加重 3 天。患者 7 年前无明显诱因出现腹泻，大便呈黏液状，可见血液，日一次。前往当地西医院治疗，经肠镜检查结果显示：距肛门 14～35cm 处黏膜粗糙、糜烂，可见大小不等溃疡，触之易出血。结合症状及辅助检查，当地西医院诊断为溃疡性结肠炎，予以柳氮磺吡啶口服等对症处理后症状缓解。此后常反复发作，现口服柳氮磺吡啶已无效。3 天前因劳累后再次出现上述症状，现症见大便呈黏液脓血状，日一次，腹凉，无明显腹痛，偶有口苦，纳可，寐安。舌质淡暗，苔薄白，脉弦滑。实验室检查：血常规 WBC2.6×10^9/L。

诊断　西医诊断：溃疡性结肠炎。中医诊断属肝热脾寒，气机失调。

治法　清热温脾，疏利气机。

方药　柴胡桂枝干姜汤合援绝神丹加减。处方：柴胡 10g，炒黄芩 10g，桂枝 10g，干姜 20g，党参 15g，川黄连 10g，煅牡蛎 15g，葛根 20g，当归 20g，白芍 20g，菟丝子 10g，吴茱萸 8g，肉豆蔻 10g，五味子 10g，赤石脂 10g，乌枣 10g，生姜 10g。14 剂，水煎服。

复诊情况　2014 年 11 月 23 日二诊：患者诉服药 1 周后大便成形，服药 2 周后大便已无血，但仍有脓液，日一行，腹凉较前好转，无腹痛，无口苦，眠安。舌质淡，苔薄白，脉弦。前方去吴茱萸，加益智仁、白头翁、炒薏苡仁、桔梗、制附片、伏龙肝各 10g。共 14 剂，水煎服。

2014年12月22日三诊：患者诉服药后大便成形，已无脓血便，日一行，无腹凉腹痛，无口苦，纳可，眠佳。舌质淡，苔薄白，脉滑。复查肠镜，结果显示为慢性结肠炎。实验室检查：WBC4.9×10^9/L。前方加地榆炭10g，共14剂，水煎服。1个月后随诊，患者诉未再发作黏液脓血便症状。

医案分析 本案患者症见大便呈黏液脓血状，属内有湿热之象。偶有口苦，为少阳肝胆之热、津液不能上濡所致。肝胆之热克伐脾土，脾失温煦，则见腹凉之症。结合患者舌淡暗、苔薄白、脉弦滑之象，可辨为肝热脾寒之证。王庆国认为此证多属少阳枢机不利，肝脾失和，肝失疏泄，脾脏不能运化，统血之功无能，因而水湿下注大肠，血液失于固摄，发为此病。治以清热温脾，疏利气机，方选柴胡桂枝干姜汤合援绝神丹加味治疗。二诊症见患者仍有脓液便，予前方加白头翁、炒薏苡仁、桔梗以清热化湿排脓，益智仁以加强温脾止泻之效，制附片、伏龙肝温脾土以暖腹从而缓解腹凉之感，去吴茱萸则意在防止少阳肝胆之热太盛伤及津液。全方所用之药各司其职，共奏清热温脾之功。三诊患者诉已无黏液脓血便，前症皆愈，予前方加地榆炭以巩固疗效。方中重用当归、白芍取自援绝神丹中柔肝以护脾之意，王庆国临床使用量一般为20～30g。援绝神丹源自陈士铎《石室秘录》，用于治疗痢疾，"此方妙在用白芍、当归至二两之多，则肝血有余，不去制克脾土，则脾气有生发之机，自然大肠有传导之化"。王庆国临证，强调此证型应以口苦、便溏为主症，正如刘渡舟指出，本方"治胆热脾寒，气化不利，津液不滋所致腹胀、大便溏泻、小便不利、口渴、心烦，或胁痛控背、手指发麻、脉弦而缓、舌淡苔白等证"。此为太阴病提纲，突出下利之症，因而王庆国认为，口苦多病在少阳，便溏多病在太阴。

来源 雷超芳，翟昌明，马重阳，等.王庆国治疗溃疡性结肠炎活动期经验总结[J].山东中医杂志，2019，38（09）：861-865.

验案 张某，男，26岁。2013年6月14日初诊。主诉：反复大便稀溏，伴黏液、脓血5年余。患者2008年因腹泻、便脓血就诊于当地医院，诊断为溃疡性结肠炎（具体检查报告未见），服用西药控制良好。2012年初溃疡性结肠炎复发，继服西药柳氮磺吡啶肠溶片无效，之后腹泻便脓血时有发作，间断加重。今日就诊时，患者大便有脓血黏液，便成形，日 1 次，腹部无明显不适。舌质淡暗，苔薄白，脉弦细滑。

诊断 西医诊断：溃疡性结肠炎。中医诊断：肠风下血，证属脾肾阳虚，肝血不和，湿热蕴结胃肠成脓。

治法 温阳健脾，调肝和血，清热祛湿，排脓止泻。

方药 柴胡桂枝干姜汤合葛根芩连汤、援绝神丹加减。处方：当归 20g，白芍 20g，柴胡 10g，炒黄芩 10g，桂枝 10g，干姜 20g，煅牡蛎 15g，葛根 20g，党参 15g，川黄连 10g，菟丝子 10g，吴茱萸 8g，肉豆蔻 10g，五味子 10g，赤石脂 10g，乌枣 10g。14 剂，水煎服，日 1 剂分服。医嘱：不宜吃多油食品及煎炸食品，烹调各种菜肴应尽量少油；忌食生冷蔬菜、水果及刺激性的葱、姜、蒜等调味品；宜少食多餐，增加营养；戒烟戒酒。

复诊情况 2013 年 7 月 23 日二诊：自述服药后大便已无血，但仍有脓液，大便成形，日 1 次，无肛门下坠感，精力尚可，脉弦。为避免多生湿热，化腐成脓，去偏温热之吴茱萸，加清利湿热之白头翁 10g，炒薏苡仁 10g，升清阳之桔梗 10g，14 剂。同时嘱咐患者：若效果明显可再服 14 剂。

2013 年 8 月 23 日三诊：患者服用前方 28 剂后，大便时干时稀，有时两日 1 次，若两日 1 次则大便有脓，偶有便血、量不多，无腹痛、腹部凉，舌质淡暗、尖红，苔白腻。于前方加地榆炭 10g，7 剂，两日 1 剂。

2013 年 10 月 8 日四诊：患者服用前方 14 剂后因国庆假期停药，今日就诊时，自述偶有便脓血，精神良好，余无不适。舌质暗，脉弦细。王庆国观患者病证未变，病情明显减轻，仍以温阳健脾，养肝和血，辅以清利湿热为法，处方剂如下：当归 20g，白芍 20g，柴胡 6g，炒黄芩 10g，川黄连 8g，桂枝 10g，干姜 20g，煅牡蛎 15g，党参 15g，乌梅 6g，制附片 10g，炒薏苡仁 20g，败酱草 30g，赤石脂 15g，灶心土 10g，小蓟炭 10g。10 剂，水煎服，两日 1 剂分服。

2013 年 11 月 7 日五诊：最近天气转冷，患者便血次数有所增加，白天偶作，有脓液，大便日 1 次。前方去赤石脂，加薏苡仁 15g 清利湿热，荜茇 10g 温健中阳。14 剂，水煎服，两日 1 剂分服。

2014 年 3 月 4 日六诊：患者坚持服用前方至今，现大便已无脓血，无里急后重、肛门灼热感，大便日 2 次，先干后稀。嘱患者继服前方，巩固疗效，此外需多注意饮食作息，避免劳累，不适随诊。

医案分析 溃疡性结肠炎基本病机以脾阳不足为本，湿热瘀血为标，兼有肝气失调或肾阳亏虚等。王庆国治疗本案患者时谨守病机，以温阳健脾、调肝和血培其本，清热利湿、排脓活血治其标。处方中，柴胡桂枝干姜汤在《伤寒论》中本用于治疗"汗而复下"引起的少阳病枢机不利兼气化失常证，王庆国将此方用于本病，意在以柴胡配炒黄芩和解少阳，桂枝配干姜可温散脾寒。重用当归、白芍，是借鉴了陈士铎《石室秘录》中援绝神丹之意，同时，王庆国也注意祛除湿热，方中川黄连可治疗多种下利，《神农本草经》有云："其味苦、寒，主治肠澼、腹痛、下痢。"炒黄芩、川黄连与葛根相配即为葛根芩连汤，有清热除湿、升阳止泻之功。炒黄芩与芍药相配，仿黄芩汤之意。初诊时患者有便脓血，此乃湿热蕴结，化腐成脓，损伤肠络之象，此时当以清利湿热为主，不可急于止血，否则有闭门留寇之嫌。待患者治疗近半年后，湿热大退，王庆国才酌情加入少量的地榆炭、小蓟炭等收敛止血之药。结合患者的舌象与脉象，有脾肾阳虚之征，故又加入四神丸以温阳止泻。观此案，王庆国从初诊时便紧紧抓住溃疡性结肠炎的核心病机，确立了温阳健脾，调肝和血，清利湿热，排脓止泻的治疗大法，遣方用药精当，在治疗过程中结合病症变化随症而治，理法方药丝丝入扣，因而取得了良好的临床效果。

来源 闫军堂，王雪茜，刘晓倩，等 . 王庆国教授治疗溃疡性结肠炎的辨治思路与用药特色 [J]. 中华中医药学刊，2017，35（02）：398-401.

验案 任某，女，50 岁。2009 年 7 月 29 日初诊。患者近 2 年来无诱因出现大便日行 1～4 次，质稀薄，赤白脓血相间，伴腹部针刺样疼痛。就诊时还诉有纳谷欠馨，食后脘胀；舌淡红、苔薄、根稍腻，脉细。既往有十二指肠球部溃疡史，现已痊愈。查体：脐周压痛（－）。2008 年 12 月 24 日肠镜检示：溃疡性结肠炎。西医诊断：溃疡性结肠炎。

诊断 西医诊断：溃疡性结肠炎。中医诊断：痢疾，证属脾气虚弱，下焦湿热。

治法 益气健脾，凉血治痢，解毒排脓。

方药 四君子汤合白头翁汤、薏苡附子败酱散加减。处方：党参 12g，炒白术 15g、生白芍 15g，茯苓 15g，甘草 9g，广木香 9g，砂仁（后入）9g，柴胡 12g，枳壳 12g，大腹皮 15g，附子 12g，败酱草 20g，生薏苡仁、熟薏苡仁各 15g，地锦草 20g，葛根 15g，黄连 9g，淡黄芩 15g，菝葜 9g，徐长卿 15g，白头翁 15g，黄柏 12g，秦皮 15g，生黄芪 30g。

复诊情况 2009 年 8 月 12 日二诊：大便日行 1~2 次，稍成形，无黏冻脓血，脐部偏左有针刺样疼痛；纳谷渐增，寐中梦多；舌淡红、苔薄，脉细。前方去党参、大腹皮，加乌药 15g，生蒲黄（包）15g，延胡索 20g。

2009 年 8 月 26 日三诊：大便每日 1 行，黏冻脓血消失，已成形，脐部压痛；胃脘时痛，腹胀纳差，夜寐梦减；舌淡红、苔薄，脉细。前方去生蒲黄、广木香，加川芎 12g，丹参 15g，檀香（后入）6g。

2009 年 9 月 9 日四诊：大便每日 1 行，质稍溏薄，无腹痛腹胀，胃痛止，纳可，夜寐渐安；乏力，双下肢酸软；舌淡红、苔薄，脉细。前方去砂仁、茯苓，加当归 15g，升麻 12g，青皮 9g，陈皮 9g，怀牛膝 15g，川芎 12g，千年健 20g。14 剂。随访半年，大便成形，无黏冻脓血，腹痛消失。

医案分析 补泻结合，温清并用。本病常虚实并见、寒热错杂，如本案患者素有胃疾，脾胃虚弱，受纳运化功能减退，故见纳谷欠馨、食后饱胀、清浊不分、大便溏薄；久而肠道运化失司，湿食蕴而化热，灼伤脂络，腐败化为脓血，故见痢下赤白脓血相间，质稀薄；湿热黏滞，肠道气机不畅，则可见腹痛。调气和血并进，重视气血关系。调气和血即是顺畅肠腑凝滞之气血，祛除腐败之脂脓，恢复肠道传送功能，促进损伤之脂膜血络尽早修复，以改善腹痛、里急后重、下痢脓血等临床症状。活用经方，灵活加减。严世芸常运用经方薏苡附子败酱散治疗溃疡性结肠炎。此方张仲景用治肠痈，借治肠痈之力治痢疾，一因病位都在肠，二因病机皆为湿热郁遏，三因本方温清并用，配伍精妙。方中薏苡仁既利肠胜湿，又补益脾胃；败酱草辛苦微寒，具清热解毒化湿之能，擅治肠炎；尤妙在用附子，借其温行通达之力，以通肠间湿热之蕴结，合补脾胃之品，使患者气机畅通，脾胃健运，郁遏之湿热顿消而泄止。

来源 沈琳，陈丽云，李洁.严世芸辨治溃疡性结肠炎验案 1 则 [J]. 上海中医药杂志，2010，44（11）：30-31.

第二篇

12　肠易激综合征

验案　患者，女，35 岁。首诊 2015 年 12 月 9 日。主诉：腹泻、腹痛反复发作半年，加重 3 天。病史：半年前因工作劳累，饮食不规律出现大便溏薄，未引起重视，后泄泻愈加明显，尤以劳累、情绪波动后为甚，3 天前与人争吵后腹泻加重，为求诊疗来诊。现症见：腹泻、腹痛，以右下腹疼痛为剧，泻后痛减，形体适中，急躁易怒，两胁胀痛，纳差，口中黏腻，舌根部有片状小溃疡生成，小便色赤，大便溏，日行 3～4 次，失眠多梦，舌质红，苔黄腻，脉弦、滑数，腹部无压痛反跳痛，胃镜示：所见上消化道黏膜未见异常。肠镜示：所见结肠黏膜未见异常。

诊断　西医诊断：腹泻型肠易激综合征。中医诊断：泄泻，证属肝郁脾虚，郁而化热，致心火炽盛，湿热内蕴。

治法　健脾益气，泻热除烦，渗湿止泻。

方药　复方石榴皮煎剂加减。处方：黄芪 10g，黄连 6g，陈皮 10g，防风 10g，木香 10g，白芍 10g，石榴皮 10g，白术 10g，栀子 10g，淡竹叶 10g，合欢花 10g，土茯苓 25g。3 剂，水煎服，2 天 1 剂。

复诊情况　二诊 2015 年 12 月 16 日：烦躁易怒，两胁胀痛症状明显减轻，右下腹痛不明显，舌部溃疡痊愈，夜寐可，小便调，大便不成形，日行 2 次，纳呆。方证相符，热退湿存，原方去栀子、淡竹叶、土茯苓，加白扁豆 10g，炒薏苡仁 15g，增加健脾利湿之功。7 剂，水煎服，2 天 1 剂，2 周后复诊，患者饮食可，心情舒畅，大便1天1次，愈。

医案分析 患者因工作繁忙，饮食不规律，损伤脾胃，脾失健运，水走肠间，故见纳差，大便溏薄，情志不畅，肝失疏泄，郁而化热，致心火炽盛，故见心烦易怒，两胁胀痛，口舌生疮，失眠多梦。初诊用复方石榴皮煎剂，健脾益气，理气化湿，涩肠止泻，土茯苓又称冷饭团，古代饥荒时人们以此充饥，故可大剂量使用，土茯苓可增强原方健脾利湿作用。淡竹叶和栀子合用，清心除烦，清热利湿，使肝心之郁热从小便中得利。方中加合欢花，畅情志解郁安神。二诊时，郁热之象减轻，故去栀子、淡竹叶、土茯苓，然脾虚症状明显，故加白扁豆、炒薏苡仁增强健脾止泻之功。

来源 白光．国医大师周学文应用复方石榴皮煎剂联合七情辨证治疗腹泻型肠易激综合征经验[J]．中国中西医结合消化杂志，2019，27（12）：883-886.

验案 白某，女，45岁。2010年8月21日初诊。主诉：间断腹痛、腹泻交替发作3年余，加重20天。患者3年前因情志不畅、起居失调后出现腹痛与腹泻交替发作，自诉于当地医院检查肠镜等未见明显器质性异常（具体不详），确诊为肠易激综合征，间断口服药物治疗（具体不详），症状时好时坏，未予根除。20天前复因劳累、生气后症状加重，故来李佃贵教授门诊就诊。刻诊证见：近6天患者腹部胀痛明显，腹泻，大便一日三行，里急后重，粪质稀黏，肛门灼热，晨起口干、口苦，纳呆，时有紧张、焦虑，寐一般，舌紫红，苔黄腻，脉弦滑。嘱复查肠镜，结果显示：结肠运动亢进，无明显黏膜异常。病理检查未见明显异常。X线钡剂灌肠检查示：结肠有激惹征象。血、尿常规、红细胞沉降率正常，多次便常规及培养、大便隐血实验阴性。患者无高血压、糖尿病及肝炎、结核病史，无外伤及手术史。

诊断 西医诊断：肠易激综合征。中医诊断：腹痛，证属浊毒内蕴。

治法 化浊解毒，疏肝理气止痛。

方药 香附15g，紫苏12g，枳实12g，厚朴12g，藿香15g，佩兰15g，砂仁15g，肉豆蔻15g，白花蛇舌草15g，茵陈15g，黄连9g，大腹皮15g，白头翁9g，木香15g。14剂，每日1剂，分早饭前半小时及睡前1h 2次温服。

嘱进软食，忌辛辣油腻等刺激之品，戒怒、悲、思过度，按时服药，定期复查肠镜。

复诊情况 二诊：患者腹部胀痛明显缓解，肛门灼热感明显减轻，大便仍稀，日一行，里急后重感明显减轻，舌红，苔薄黄，脉弦细。治以理气化浊健脾。于原方去大腹皮、白头翁、木香理气消胀燥湿之品，加茯苓15g，白术12g，加重健脾之功。继服七付，余同前。

三诊：患者腹部胀满基本消失，大便偏稀，日一行，余无明显不适。情绪明显好转，无紧张、焦虑感，舌红，苔薄黄，脉弦细。临床检查无明显IBS征象。治宜养肝健脾。处方更改为百合12g，乌药12g，当归9g，川芎9g，白芍20g，茯苓15g，白术6g，肉豆蔻12g，鸡内金15g，三七粉（冲）2g，柴胡15g，槟榔15g，炒莱菔子15g，厚朴15g，枳实15g，砂仁9g，清半夏12g，麦冬15g。14付，余同前。

四诊：患者无明显不适，大便较前成形，日一行，纳寐可，舌淡红，苔薄微黄，脉微弦。效不更方，继服上述中药汤剂，并嘱以此方为基础方，视病情辨证加减巩固治疗约1年，随访未见肠易激综合征症状。

医案分析 辨证属浊毒内蕴证常见表现有：腹痛、泄泻，泻下急迫，势如水注，泻而不爽，大便臭秽，呈黄褐色，肛门灼热不适，舌质暗红，苔黄腻，脉弦滑。此证为典型之浊毒内蕴，肠道传化失常。李教授主以自拟之化浊解毒汤，改善、修复肠道功能。"无湿不成泻"，盛夏之季腹泻较重者，李教授常加荷叶、白扁豆加重祛湿解暑之功，疼痛剧烈者加延胡索、白芷等行气止痛。

来源 谷诺诺，王凯星，杨倩，等.李佃贵教授基于浊毒理论治疗肠易激综合征经验[J].四川中医，2017，35（06）：3-5.

验案 张某，男，27岁。2009年9月10日初诊。主因间断性腹痛、腹泻7个月就诊。患者现腹痛、腹泻，日行3~4次，质稀，情绪不畅时加重，时脐下胀满，纳差，寐安，小便调，舌红，苔薄黄腻，脉弦细。

诊断 西医诊断：肠易激综合征（腹泻型）。中医诊断：腹痛，证属浊毒内蕴，肝气乘脾。

治法 化浊解毒，调和肝脾。

方药 白芍 15g，大腹皮 15g，白术 9g，白芷 12g，黄连 15g，黄芩 12g，香附 15g，佛手 15g，陈皮 9g，苍术 12g，白头翁 15g，砂仁 15g，白豆蔻 15g，枳实 15g，白扁豆 15g，葛根 15g，柴胡 15g。日 1 剂，水煎取汁 150mL，分早、晚 2 次温服，服 7 剂。

复诊情况 二诊 2009 年 9 月 18 日：腹痛，脐下胀满减轻，大便次数减少，每日 2～3 次，大便质稀，纳差，寐安，小便调，舌红，苔薄黄腻，脉弦细。上方加黄柏、炒莱菔子各 15g，日 1 剂，继服 1 周。

三诊 2009 年 9 月 26 日：患者腹痛、脐下胀满基本消失，纳可，大便质可，每日 1～2 次，舌红，苔黄，脉弦细。上方去黄柏、黄连、黄芩，加茯苓、薏苡仁各 15g，日 1 剂，继服 1 周。以本方为主，随证加减，并嘱患者畅情志、调饮食，连续调治 4 个月，诸症基本消失，未见复发，嘱患者平素宜少食生冷油腻食物。

医案分析 肠易激综合征（腹泻型）是一种全球性疾病，是典型的心身疾病。肠易激综合征（腹泻型）的病因和发病机制至今尚未完全明确，其发病涉及多方面因素包括精神、遗传、感染、饮食、药物、个人体质等，然而近年来精神因素被认为是非常重要发病因素，抑郁、焦虑、忧虑等负面情绪刺激而生神郁，神郁则身病，故此属"因郁致病"。李佃贵教授根据肠易激综合征（腹泻型）患者体质之差别、感邪之轻重差异，症状之复杂多样，证型之错综复杂，提出从"浊毒"论治，也特别注重对患者心理、精神因素的调节。李教授运用祛除浊毒、畅达气血之法，辅以健脾和胃、滋阴清热等法以达扶正之效，消除患者病痛，为患者造福，这充分体现了李教授灵活的辨证思路和创新的学术思想。

来源 王辉，吕金仓，何华，等 . 李佃贵教授从浊毒论治腹泻型肠易激综合征经验 [J]. 河北中医，2014，36（03）：329-331.

验案 沈某，男，48 岁。泄泻时作，伴腹痛肠鸣 2 年。患者于 2 年前因饮食不当，食冷菜后致泄泻。初时每日行 4～5 次，伴有腹痛肠鸣，痛位于脐下少腹，便后得减或消失，曾多次诊查，未见结肠明显器质性病变，大便常规及培养多次亦呈阴性,诊断肠易激综合征。服多种中药、西药,效果不著,未能控制频发。近1个月来发作较重,大便每日3～4次,量少而溏,甚则有时如水样,仍有脐下隐痛,腹鸣,早、中餐进食片刻即有便意,且觉精神疲乏,影响工作与生活。面色欠华,舌苔、舌质正常,脉象稍弦且数。

诊断 西医诊断:肠易激综合征。中医诊断:泄泻,证属肝脾不调。

治法 抑肝健脾利湿。

方药 炒白芍20g,乌梅炭15g,炒木瓜15g,合欢花、合欢皮各10g,麦芽30g,蝉蜕3g,原蚕沙(包)15g,乌药10g,炒防风10g,焦白术10g,茯苓15g,炒陈皮6g,炙甘草3g,红枣7枚,焦建曲15g。每日1剂,3次浓煎分服。

医案分析 徐景藩认为本例诊断为泄泻(久泻)。伴有腹痛,少腹为肝经所络,故属肝脾不调之征。泄泻病位在脾,久泻脾必虚,脾虚必生湿,湿胜则濡泄。肝郁与脾虚并存,治当抑肝健脾利湿。然病历记载中参苓白术散、痛泻要方、五苓诸剂已屡服,虽当时见效,然常发常服,效却不著。嘱患者回忆诱发因素,除饮食不当以外,与情志(紧张、郁怒等)因素亦有一定关系。结合脉象稍弦而数,考虑应从肝调治作为主法,抑制肝木之恣横,敛摄肝阴,疏调肝气,使肝气条畅,不致侮土,则可缓解症状,减少复发,以利康复。

来源 陈敏.徐景藩教授从肝脾肾论治久泻经验[J].中医学报,2016,31(01):47-49+53.

验案 胡某,男,37岁。2016年8月3日初诊。主诉:熬夜后腹泻反复发作3年余。既往行肠镜检查、大便常规检查未见异常,西医诊断为肠易激综合征。患者每于熬夜后出现腹泻,每日2～3次,大便不成形,伴腹胀,平素性情易急躁,无恶心、反酸,纳可,寐欠佳,舌质淡嫩边有齿痕,苔薄白,脉弦细。

诊断 西医诊断:肠易激综合征。中医诊断:腹泻,证属太少不和,肝郁脾虚。

治法 健脾疏肝。

方药　柴胡桂枝汤加减。处方：柴胡 15g，炒黄芩 10g，法半夏 15g，桂枝 10g，白芍 10g，干姜 15g，党参 15g，大枣 20g，炙甘草 20g，茯苓 20g，炒白术 15g，煅牡蛎 20g，益智仁 10g，川花椒 10g，乌梅 10g，连翘 20g，知母 8g。7 剂，水煎分服。

复诊情况　2016 年 8 月 10 日二诊：服药后患者腹泻好转，每日 1 次，大便成形，夜间睡眠较前稍好转，但白天容易疲劳。予前方去知母，加炒酸枣仁 10g，黄芪 30g，菟丝子 20g。14 剂，水煎分服。

2016 年 9 月 14 日三诊：自诉诸症均好转，继续服用前方 7 剂。

医案分析　柴胡桂枝汤出自《伤寒论》，治疗太阳与少阳并病，由小柴胡汤和桂枝汤加减而成。王庆国认为此方具有调和肝脾、益气养血之功，在辨证基础上，用于治疗消化系统疾病常能获得较好疗效。本案患者平素情志不畅，长期熬夜，伤及肝脾。肝脾失调，脾失健运，则见腹泻、腹胀、舌淡嫩边有齿痕、苔薄白，脉弦细为太少不和、肝郁脾虚之象。故治疗以健脾疏肝为法，方用柴胡桂枝汤合六君子汤加味治疗。初诊配伍炒白术、干姜健脾，兼用茯苓化湿，以促大便成形；川花椒、乌梅、煅牡蛎敛肠固涩，益智仁温脾止泻，以缓解腹泻症状；合连翘、知母以防全方过于温燥之性。二诊患者大便成形，但睡眠未见明显改善，加炒酸枣仁养心安神；合黄芪益气健脾以增强体力，缓解疲劳症状，菟丝子补益肝肾，以固先天之本。三诊继服前方巩固疗效。

来源　雷超芳，翟昌明，马重阳，等．王庆国教授辨治腹泻型肠易激综合征经验 [J]．西部中医药，2020，33（03）：62-65.

验案　曹某，男，84 岁。2017 年 8 月 30 日初诊。主诉：腹泻反复发作 40 年余，再发加重 1 个月。曾被当地医院诊断为肠易激综合征（IBS），肠镜检查、大便常规检查未见异常。现症见着凉后腹泻，平素大便黏，每于进食凉食、水果后即泻，无明显腹痛，无恶心、泛酸，舌红，苔黄腻，脉弦滑弱。

诊断　西医诊断：肠易激综合征。中医诊断：泄泻，证属胃热肠寒。

治法　温脏补虚，调和肝脾。

方药 乌梅丸加减。处方：乌梅10g，肉桂10g，黄连15g，黄柏10g，生晒参10g，干姜15g，炙甘草10g，大枣10g，川花椒10g，吴茱萸8g，柴胡8g，茯苓20g，炒白术15g，炒山药10g，猪苓15g，葛根15g，法半夏10g，炒黄芩10g。7剂，水煎分服，每日1剂，早晚分服。

复诊情况 2017年9月13日二诊：自诉服药后大便成形，纳可，能进食少量水果，前方吴茱萸加至10g，加藿香10g，佩兰8g。继续服用14剂巩固疗效。

医案分析 王庆国认为本病多由脾胃素虚、水湿不化所致，病程日久可见寒热错杂之症，治疗多以调和脾胃、寒温并用为法，强调辨证守方。乌梅丸见于《伤寒论》，主治厥阴阴阳失调之寒热错杂证。此案患者慢性腹泻多年，伤及脾阳，不能温暖中焦，运化失职，症见着凉后腹泻；脾脏受损日久，肝脾生克制化失调，则见舌红、苔黄腻、脉弦弱等寒热错杂、虚实夹杂之象。治疗以乌梅丸合葛根芩连汤加味以温脏补虚、清热化湿，调和脾胃、寒温并用。初诊配合炒白术、炒山药益气健脾，猪苓、茯苓淡渗化湿；合葛根、炒黄芩，取葛根芩连汤之意，加强清热利湿止泻之功；柴胡、法半夏、炙甘草为加强调和肝脾之意。二诊自诉大便成形，加重吴茱萸用量以增强温中涩肠之力，加用藿香、佩兰化湿止泻以巩固疗效。

来源 雷超芳，翟昌明，马重阳，等.王庆国教授辨治腹泻型肠易激综合征经验[J].西部中医药，2020，33（03）：62-65.

验案 患者，女，57岁。2016年11月30日初诊。主诉：晨起即有腹泻腹痛1月余，加重伴全身乏力1周。患者一个月前出现腹泻，一日腹泻三至四次，腹痛即泻，泻后痛减。平日食用辛辣生冷之品则腹痛腹泻加重，且平日食欲较差。因家中多有琐碎事件而精神紧张易怒，自觉心烦，且睡眠较浅。素来身体瘦小但近几年腰部赘肉增多。自诉查胃镜为慢性浅表性胃炎，生化检查显示血脂增高（但因就诊时患者未带检查单而未见具体数值）。舌淡有裂痕，苔薄白，脉弦细。

诊断 西医诊断：肠易激综合征。中医诊断：泄泻，证属肝郁脾虚。

治法 疏肝健脾。

方药 痛泻要方加减。处方：防风 10g，炒白术 15g，陈皮 10g，白芍 10g，升麻 6g，柴胡 10g，葛根 20g，黄连 10g，黄芩 10g，党参 15g，干姜 15g，炙甘草 10g，炒山药 15g，煅牡蛎 15g，炒酸枣仁 30g。14 剂，每日一剂，水煎服，早晚分服。

复诊情况 2016 年 12 月 14 日二诊：自诉腹泻已明显改善，腹痛症状消失，但睡眠仍浅，易惊醒，晨起口干。处方：前方干姜减至 10g，炙甘草加至 30g，白芍加至 20g，加柏子仁 30g。14 剂，每日一剂，水煎服，早晚分服。后随访患者腹痛腹泻未再复发，睡眠情况改善。

医案分析 本病患者辨证为肝郁脾虚，少阳枢机不利，肝气郁滞，脾土升降失司，肝脾不和则肠道清浊不分而见泄泻，腹痛为肠中气滞作痛，泄后痛减即使典型的"痛泻"。患者因平日精神紧张，心情不舒，郁久而横犯脾土则见上述诸症。初诊以痛泻要方为主方，方中炒白术苦、甘、温，能健脾益气、燥湿利水，《药性论》认为其能"止下泻"，炒白术燥湿之力较生白术更甚，能实脾土以防肝木相乘；白芍苦、酸、微寒，能平肝止痛、养血调经，与炒白术相配，能于土中泻木，为抑木扶土的常见药对；陈皮苦、辛、温有理气健脾以助中焦运化之功；防风其性辛，能散肝行肝疏肝，又为风药之长而能胜湿，且其性升浮能助升阳止泻。以升麻、柴胡升提阳气；同时合用葛根、黄芩、黄连即为葛根芩连汤之意，亦助气机之转枢。党参、干姜、炙甘草、炒山药则是健运脾土而安中焦。煅牡蛎、炒酸枣仁则是安神益助睡眠。二诊患者症状即见明显改善，因此仍以痛泻要方为主方不变以继补脾柔肝，枢转少阳，同时针对睡眠浅的症状加柏子仁以养心安神助眠。

来源 徐甜，张雪茹，徐文秀，等. 王庆国教授调枢机辨治腹泻型肠易激综合征经验探讨 [J]. 环球中医药，2020，13（03）：468-470.

验案 陈某，女，30 岁。因反复左下腹疼痛伴腹泻稀便 3 年入院。入院诊见左下腹隐痛，便前加剧，便后缓解，便质稀溏，每日 3～4 次，伴胸脘痞闷、腹胀、神疲、四肢乏力、心烦、失眠，无黏液脓血便，舌质淡红苔白腻，脉弦细。自 2009 年 9 月发病以来，到当地医院求诊，予以蒙脱石散、地衣芽孢杆菌活菌胶囊口服治疗，但症状缓解不明显。2012 年 11

月遂来我院就诊。辅查：血常规、肝肾功能、大小便常规、大便细菌培养、腹部 B 超及电子肠镜检查均未见异常。

诊断 西医诊断：肠易激综合征。中医诊断：泄泻，证属脾胃虚弱，湿滞肠道。

治法 健脾化湿。

方药 参苓白术散加减。处方：党参 30g，麸炒白术 12g，茯苓 15g，山药 15g，木香 15g，薏苡仁 30g，炒白扁豆 30g，陈皮 20g，砂仁 15g，桔梗 30g，泽泻 30g，甘草 15g。

复诊情况 二诊：服用 7 剂后，症状缓解，坚持服用 1 个月后痊愈。随访 3 个月无复发。

医案分析 本病属祖国医学"泄泻""腹痛"范畴。"泄泻之本，无不由于脾胃。"即认为脾虚是发生泄泻的关键。分析本例患者病情，脾胃气虚，升运失调，消化与吸收障碍，则大便稀溏，即"清气在下，则生泄泻"。湿滞中焦则见胸脘痞闷；脾失健运，则气血生化不足，感神疲、四肢无力；舌淡红，苔白腻即为脾虚湿盛之象。故考虑治疗应首先从健脾化湿入手。方予以参苓白术散加减治疗本病。该案例辨证分析不难，多数医者都能抓住脾胃虚弱的病机，就诊前不少中医也曾给予参苓白术散、香砂六君子汤治疗，但效果欠佳，而使用参苓白术散治疗中，予以桔梗 30g，泽泻 30g，而桔梗和泽泻的常用剂量分别为 3～10g 和 5～10g。方中之所以加大二药的剂量，是为了加强桔梗载药上行及泽泻渗湿利水的功效，这也是陈绍宏的用药经验。

来源 肖国辉，罗丹，王天刚.参苓白术散临证心得 [J].泸州医学院学报，2013，36（05）：506-508.

13 克罗恩病

验案 患者，男，57岁，2016年6月30日初诊。主诉：脐周反复隐痛伴间断性发热7年余，加重1个月。既往史：患者2009年无明显诱因反复出现左下腹持续性疼痛，伴低热、腹胀，便干而量少，经抗感染及止痛治疗后上述症状仍反复发作。行肠镜检查确诊为克罗恩病，患者拒绝手术治疗，予以抗生素、生物制剂、免疫抑制剂及激素等保守治疗，曾皮下注射阿达木单抗注射液，隔周1次，每次40mg，口服硫唑嘌呤片，每日1次，每次100mg；现口服雷公藤多苷片，每日3次，每次40mg，症情控制欠佳。刻诊：患者饮酒后反复出现脐周阵发性疼痛，其痛如绞如灼，脘胀嗳气，排气不畅，排便次数多，日行3～4次，粪便量少，里急后重，带有黏液及泡沫，口干欲饮，舌红而干，苔白厚浊腻，脉弦数。平素倦怠乏力，食欲不振，常口干、口气重，矢气频多、大便干结，夜寐尚安，面色萎黄，形体瘦。小肠镜检查见十二指肠及小肠多发散在溃疡，节段性分布黏膜片状充血、水肿伴糜烂，另可见息肉隆起，表面充血糜烂；病理示：黏膜慢性炎，急性活动伴浅表溃疡形成，部分区域上皮呈增生性改变，部分区域腺体损害较明显。黏膜慢性炎，上皮呈增生性改变，局部管腔略狭窄（空肠下段）。血常规：白细胞（WBC）$8.21×10^9$/L；血红蛋白（Hb）154g/L；中性粒细胞百分比（%）54.80%；红细胞沉降率19mm/h；C反应蛋白2mg/L；便常规：隐血（±）。

诊断 西医诊断：克罗恩病。中医诊断：肠痈，证属湿热瘀毒蕴结肠腑。

治法 清温并进，凉血解毒。

方药 连梅清肠汤加减。处方：乌梅 20g，黄连 10g，生薏苡仁 20g，淡附子 10g，败酱草 20g，大血藤 30g，莪术 20g，金银花 30g，砂仁（后下）3g，白头翁 10g，秦皮 10g，生甘草 10g。14 剂，每日 1 剂，水煎服。嘱忌食生冷、辛辣刺激、海鲜类。

复诊情况 二诊 2016 年 7 月 22 日：患者偶有脐周阵发性隐痛，无发热，纳少，进食后易腹胀，大便次数日行 2 次，欠成形，无明显里急厚重，小便调，夜寐安。舌淡红、苔薄，脉滑。在上方基础上去白头翁、秦皮，减莪术 15g，大血藤 20g，加鸡内金 10g，皂角刺 20g，白花蛇舌草 30g，白芍 20g。14 剂，每日 1 剂，水煎服。

三诊 2016 年 8 月 19 日：患者脐周隐痛改善，无腹胀，胃纳可，进食后易腹胀，夜寐安，小便调，大便日行 1～2 次，稍欠成形，无里急厚重，近两个月体重较前增加 4 公斤。舌淡红、苔薄，脉细。上方加党参 10g，莱菔子 20g，30 剂，每日 1 剂，水煎服。

2016 年 9 月 26 日四诊：患者无腹痛腹胀，无里急后重，胃纳可，小便调，大便日行 1 次，质软成形，夜寐安，舌淡、苔薄，脉细。在上方基础上去白芍、莱菔子，加石见穿 20g，黄芪 20g，30 剂，每日 1 剂，水煎服。3 个月内随诊一次，2016 年 12 月复查肠镜示十二指肠黏膜光滑，未见溃疡及新生物；小肠未见溃疡糜烂，局部见息肉，散在斑片状充血。红细胞沉降率 4mm/h，C 反应蛋白（CRP）3.30mg/L，患者病情平稳未见反复。

医案分析 本患病机特点为湿热留恋中焦，瘀毒蕴结肠腑，故治以清热凉血，解毒散瘀，王老以自拟连梅清肠汤（乌梅、黄连、生薏苡仁、淡附子、败酱草、大血藤、莪术、金银花、砂仁、生甘草等）为主治疗本病。方中乌梅、黄连为君药，乌梅酸温，《肘后方》记载其"治久痢不止，肠垢已出"；黄连酸苦泻热，止痛止泻，现代药理研究表明，黄连含有多种生物碱，主要为小檗碱，含量高达 3.6% 以上，具有抗病原体、抗急性炎症、抗消化性溃疡及降血糖作用。生薏苡仁甘淡微寒，败酱草辛散苦泄，既可清热解毒祛湿又擅破瘀排浊止痛，淡附子除脏寒助生发之气以祛毒外出，薏苡附子败酱散为《金匮要略》治疗"肠内有痈脓"之主方。大血藤、金银花清热解毒，消痈散结，尤为治肠痈之要药。白头翁清热凉血又能升散，秦皮收涩肾气以除后重，二者相用一散一涩；莪术通经活血，散瘀止痛，砂仁辛温芳香，化湿行气，甘草缓急止痛，调和诸药。遣方特点为气血同调，清热凉血与解毒散瘀并行。复诊时患者大便次数减少，无明显里急厚重，遂去白头翁、秦皮，减莪术、大血藤；因偶有脐周阵发隐痛，故施于白芍与甘草相合而成芍药甘草汤以养血益阴，缓急止痛；因进食后易腹胀，故加莱菔子、鸡内金，降气除满以消食积；考虑热毒余烬难消，遂加白花蛇舌草、皂角刺、石见穿消肿排脓以达清热解毒之效。治疗后期，患者诸症好转，考虑痼疾日久，祛邪扶正，渐增党参、黄芪以实脾土温运中焦阳气以使邪去正安。如此方药组合，清温并进，消补兼施，经数月调治后患者腹痛腹泻未再发作，复查肠镜未见肠黏膜溃疡糜烂及新生物，复查血象均正常，疗效显著。

来源　陈聪，李品，彭莉，等．国医大师王琦从"脾胃外感"论治克罗恩病验案一则 [J]．环球中医药，2018，11（05）：720-721．

🐚 **验案**　姚某，男，36 岁。以腹痛伴便溏 3 个月为主诉。患者近 3 个月来出现少腹痛伴肠鸣，腹泻，胃脘胀痛，遂于 2005 年 12 月 5 日就诊于中国医大一院，查肠镜示：① 直肠息肉（山田Ⅰ型，炎性？）；② 直肠黏膜浅表小溃疡，周围黏膜明显出血、充血、糜烂。病理示：炎性息肉。胃镜示：浅表性胃炎伴胃窦萎缩性胃炎。给予口服 L 谷氨酰胺呱仑酸钠，替普瑞酮等症状未见明显改善，遂于 2005 年 12 月 16 日来我院求治于李老。症见：腹痛，肠鸣腹泻，日 1～2 次，便中可见黏液，无脓血，伴见胃脘胀痛连胁，偶有吞酸嗳气，纳差，四肢不温，小便色黄，自诉 2 个月内体重下降 10 公斤，平素饮食及生活不规律，无烟酒嗜好。望其面色晦暗，形体消瘦。舌质红，苔白腻，右手脉沉弦，左手脉濡。全腹无压痛，肝脾肋下未及。患者以拉脚运输为生，平日在田间务农，经常感受寒湿之邪，邪伤脾胃，水湿蕴结肠间，郁而化热，热灼脂络，成痈成脓，故见腹痛，排黏液稀便；湿热阻滞气机，肝气不疏，故见胃脘胀痛连胁，伴吞酸嗳气；湿邪蕴结于内，阳气被郁，故脾虚失于运化则见纳差，四肢不温；湿热蕴结膀胱，则小便色黄而频；舌红苔白腻，脉濡均为湿盛之征象。

诊断 西医诊断：克罗恩病。中医诊断：腹痛，证属大肠郁滞。

治法 清热健脾化湿。

方药 清肠化痛汤加减：威灵仙20g，苦参10g，槐花20g，茯苓20g，薏苡仁15g，厚朴15g，白扁豆15g，麦芽15g，槟榔片20g，秦皮10g，黄连10g，白头翁20g，桑白皮10g，水红花子15g。6剂水煎服。嘱其调情志，忌寒凉辛辣饮食。

复诊情况 二诊：患者自诉仍觉腹痛，胃胀及两胁，食欲欠佳，大便日1～2次，先干后稀。舌淡绛，苔白腻，脉弦细。患者虽以湿热蕴结于里为主症，然亦有脾胃阳虚之征，患者现胃脘连胁胀痛不解，故当消积理气以通郁，温阳活血以运气，气行则血行，瘀滞可解。治以清热健脾，行气化湿之法。前方加莱菔子15g消食除胀，降气化痰；檀香5g温中开胃；姜黄15g破血行气，通经止痛。

三诊：患者大便基本恢复正常，质软成型，无黏液，无明显胃痛。腹部时有隐痛，伴肠鸣，食欲明显改善。查舌淡绛，苔白腻，脉弦细数。大便恢复正常，黏液消失说明湿热渐清，胃气逐渐恢复，然肠鸣腹痛仍在，郁滞难解，故应继续给以清热利湿，行气除瘀之品。药用：苦参15g，防风15g，厚朴15g，槟榔片15g，白芍25g，秦皮20g，三七5g，白头翁20g，莱菔子15g，乌贼骨20g。6剂水煎服。方中白头翁、秦皮、苦参清热燥湿；槟榔片、厚朴燥湿消痰，下气除满；防风清热利湿，行气化瘀。患者经口服汤药20余剂后，腹痛症状基本消失，大便成形，无黏液。胁肋及胃脘偶有胀感，饮食小便均正常。舌淡绛，苔白微腻，脉细微弦。

医案分析 患者以腹痛伴见黏液稀便为主诉，其病机本质为湿热内蕴，郁滞肠道。然从临床症状来看，既可见胃脘胀痛连胁，伴有吞酸嗳气等肝气郁滞之症，又有纳差，四肢不温等脾胃阳虚之候，故实为寒热错杂之征，治当清热健脾除湿，使湿去，热清，郁解，脏腑和，经脉通。方中苦参、槐花、黄连、白头翁、秦皮清热燥湿，凉血解毒，化裁于白头翁汤，用于治疗厥阴热利，热毒深陷厥阴血分，气血与热毒相搏，下迫大肠，而见黏液脓血等；茯苓、薏苡仁淡渗利湿，使湿邪从小便而出，给邪以出路；白扁豆、麦芽健脾化湿扶正而不滋腻；厚朴、槟榔片行气利水，二药合用，除痰饮，去结水，破宿血，温胃气，消化水谷而止痛；水红花子消瘀破积，健脾利湿，消中有补，补中带消，通络除瘀，用于虚而有积之人疗效非比寻常；威灵仙性辛温，祛风湿，通经络，佐诸药之寒凉。李老说：但见便脓血者，纵有虚寒之象，也切忌温补，当以清热利湿为先。因虚寒往往是其假象，如湿邪较盛，往往阳气被郁而呈现一派寒象，如若大剂温补，必助邪使病情更加恶化。而湿性黏滞，与痰水同出一源而变化多端，故师翁用药取燥湿之法以厚肠，淡渗之法以利小便，健脾之法以运化，利水之法以消肿，辛温之法以表散，总之使湿邪无处可藏，表里内外皆有所出，而湿去热邪亦无所依，病情由此而解。

来源　汤立东，王垂杰，王辉，等．李玉奇治疗溃疡性结肠炎经验 [J]．辽宁中医杂志，2013，40（02）：224-226．

验案　朱某，男性，18 岁。2020 年 12 月 2 日初诊。患者 1 个月前外院诊断为克罗恩病，西医予美沙拉嗪、糖皮质激素等治疗后仍反复发热。现为寻求中医治疗，至我院就诊。诊见：间歇性低热，夜间体温波动在 37.3～37.8℃，精神软，口苦咽干，耳周痛，心烦，伴有腹痛、肠鸣、黏液血便。舌质红、苔薄微黄，脉弦细。

诊断　西医诊断：克罗恩病。中医诊断：发热，证属少阳枢机不利。

治法　和解少阳，清化湿热。

方药　柴胡、桂枝、秦皮、黄柏、知母、佛手、陈皮各 10g，青蒿、地骨皮、生白芍、白头翁、乌药、枳壳各 16g，娑罗子、白薇各 12g，木香、豆蔻各 6g，马齿苋 15g，黄连 3g。7 剂，水煎，早晚饭后分服。

复诊情况　二诊：夜间体温较前降低，最高 37.3℃，偶有呕恶，大便基本正常，舌红、苔薄白，脉缓，原方去知母、乌药、豆蔻，加银柴胡 10g，姜竹茹 12g。

三诊：患者症状悉数好转，间断发热次数较前减少，继服上方调理，随访 1 个月得知未再发热。

医案分析　本案患者间断性低热，当责之少阳枢机不利，少阳阳明合病。方中柴胡味辛升发肝气，微寒退少阳太过之热，味苦降少阳相火上动，合桂枝通达膀胱经气，调和营卫，使郁热透发于表；黄连、秦皮、白头翁、黄柏、马齿苋清热解毒，燥湿止痢；黄连、生白芍、木香清热燥湿，调和气血，为白头翁汤合芍药汤加减，从阳明之气以开阖枢机使湿热清化于里。恐邪热耗伤阴血，投青蒿、地骨皮、白薇入阴分清透骨蒸虚热。佛手、娑罗子、枳壳、陈皮梳理气机。全方寒热并用和其阴阳，苦辛并进顺其升降、调其虚实，使少阳郁热得解，阳明湿热得化，三焦气机得通。二诊患者仍有夜热，故加银柴胡治夜间潮热，竹茹止呕。

来源　杨超宇，徐素美，张烁．葛琳仪从少阳为枢论治克罗恩病发热 [J].浙江中医杂志，2021，56（06）：399.

验案　患者，男，30 岁。2017 年 8 月 6 日初诊。主诉：右下腹疼痛伴腹胀 2 个月，加重 2 周。患者 2016 年 8 月因饮食不节引起右下腹剧烈疼痛伴腹泻、发热，就诊于天津市第三中心医院，查下腹彩超示：末端回肠肠壁增厚、考虑炎性病变；右下腹网膜增厚；右下腹及盆腔少量积液；右下腹腹壁层液性暗区，考虑脓肿形成。行腹腔粘连松解＋右半结肠切除＋腹壁脓肿切开引流术，取病理活检考虑"克罗恩病"，术后患者腹痛缓解，规律服用美沙拉嗪 1g，隔日 1 次；双歧杆菌乳杆菌三联活菌片 2g，每日 3 次；短肽型肠内营养剂 125g，每日 1 次。2017 年 6 月患者因情绪焦虑引起间断右下腹疼痛及腹胀，未予重视，2 周后腹痛加重，为求进一步诊治，今日于张伯礼门诊就诊。现症：患者胃脘及右下腹部疼痛，腹胀，矢气频，受凉时加重，喜温喜按。偶有头晕。全身乏力，纳差，寐可，小便调，大便不成形，每日 2～3 次，面色萎黄，形体消瘦，舌红瘦苔白腻、剥脱，脉滑。

诊断　西医诊断：克罗恩病。中医辨证属中焦阳虚，寒凝湿滞。

治法　温中止痛，健脾化湿。

方药　藿香 12g，佩兰 12g，白豆蔻 12g，干姜 15g，炮姜 12g，白术 15g，茯苓 20g，萆薢 20g，半夏 10g，黄连 10g，大血藤 20g，甘草 6g。10 剂，每剂 3 煎，两日 1 剂，分 4 次温服。

复诊情况　2017 年 8 月 26 日二诊：患者下腹痛较前明显缓解，遇寒及情绪紧张时腹胀，矢气频，大便日一行，偶不成形。舌红瘦苔白，脉弦。处方：藿香12g，佩兰12g，白豆蔻12g，沙参15g，石斛15g，厚朴15g，香附15g，延胡索10g，干姜15g，炮姜12g，白术15g，茯苓20g，草薢20g，半夏12g，黄连12g，桑寄生15g，砂仁15g，大血藤20g，生龙齿30g。14剂，煎服法同前。

2017年9月23日三诊：患者腹胀、腹痛较前明显缓解，偶尔情绪紧张及遇寒时腹胀及矢气，矢气夹杂水汽排出，大便质软。舌红瘦苔白，脉濡。处方：沙参20g，石斛15g，茯苓15g，苍术15g，白芍15g，枳壳12g，香附15g，延胡索10g，高良姜15g，半夏10g，黄连12g，吴茱萸6g，桑寄生15g，砂仁15g，大血藤30g，大黄8g，生龙齿30g。14剂，煎服法同前。

2017年10月21日四诊：患者病情迁延日久，时感体倦乏力，腰背僵紧。舌尖略红，苔薄白，脉沉细。处方：生地黄15g，茯苓15g，苍术15g，草薢20g，生薏苡仁20g，山药15g，砂仁15g，柴葛根15g，香附15g，延胡索12g，大血藤20g，地肤子30g，白鲜皮30g，橘红20g，黄连15g，吴茱萸6g，小茴香6g，干姜15g，大腹皮12g，狗脊15g，淫羊藿15g，生龙齿30g。煎服法同前。其后患者坚持以最后一剂方药阶段性加减巩固治疗，3个月后随访，患者病情平稳，未见明显不适，至今未见复发。

医案分析 本案患者急性起病时以急性右下腹疼痛、腹胀、泄泻、发热为主症，这与肠痈的记载有很多相似之处，患者初诊时大便不成形，一日数次，《素问·阴阳应象大论》曰："湿胜则濡泻。"且苔白腻脉滑，可见湿浊壅盛，舌红瘦，苔剥脱，是阴虚之象，腹部喜温喜按，腹痛、腹胀遇寒加重，纳差，面黄肌瘦，说明其中焦阳虚有寒。治疗以温中止痛，健脾化湿为主。方剂中藿香、佩兰、白豆蔻相须为用，芳香化湿，醒脾开胃，散寒化浊，利用其芳香之性，温化湿浊；白术、茯苓益气健脾，燥湿利水；草薢分清化浊；张伯礼常常强调，湿浊阻滞之时，调畅气机是祛湿的关键，故方中半夏、黄连搭配，寒温并用，辛开苦降，疏通壅遏于中焦之气机，诸药方可直达病所，疗效可验。叶天士云："脾胃之病，虚实寒热，宜燥宜润，固当详辨。"针对患者脾胃虚寒的症状，方中干姜、炮姜二姜同用，以其辛温之性，温煦中焦，散寒止痛；全方最后佐以大血藤，取其苦、平之性，加强败毒散瘀之功效。二诊时患者腹痛较前缓解，大便偶不成形，遇寒及情绪紧张时腹胀，矢气频，舌红瘦苔白，脉濡，此诊证属湿浊渐去，肝郁脾虚兼有中焦虚寒，阴虚渐有化热之势。治以疏肝理气，温中化湿，兼以滋阴清热为主。于前方加入厚朴，苦温燥湿，下气除满；香附、延胡索入肝经，共奏疏肝解郁，行气止痛之效；砂仁性辛温，可斡旋中土气机，温中化湿；同时掺入沙参、石斛，防止诸药伤阴，生津降火，固守津液。三诊时患者腹胀、腹痛明显好转，大便成形但质软，湿浊已大致清除，但矢气同时夹有水汽排出，舌红瘦苔白，脉濡。此时仍有少许湿气残留，阴虚仍存。治以行气燥湿，滋阴生津，同时不忘顾护中焦。于前方去藿香、佩兰、白豆蔻等芳香温燥药物，改为苍术、枳壳苦温燥湿，行气宽中；大血藤佐少量大黄并用因势利导，清余热，导残滞，使湿气从大便排出，意在将残余之湿邪尽可能排净；吴茱萸、高良姜辛热散寒，扶阳降逆，此方中寒温并用，清补兼施，不致伤及脾胃。四诊时患者腹痛、腹胀均已缓解，但由于病情迁延日久，患者体倦乏力，舌尖略红，脉沉细，是阴阳俱虚兼有血热的表现，治以滋阴凉血，补肾健脾。于前方中去沙参、石斛，换生地黄以滋阴养血，加用山药、薏苡仁健脾渗湿，益气养阴；干姜、小茴香温中助阳；葛根、狗脊、淫羊藿合用，生津舒筋，补肾暖脾。

来源　赵梦瑜，王凯，吕玲，等．张伯礼教授治疗克罗恩病验案一例[J].天津中医药大学学报，2019，38（01）：6-8.

14　结直肠黑变病

  验案　王某，女，66岁。2019年5月10日初诊。主诉：大便干结6年余。患者6年前因饮食不节，又情志不畅，导致大便秘结不通，坚硬难下，脘腹稍有胀满，食欲欠佳，期间服用芦荟胶囊、麻仁润肠丸等，症状未见明显缓解。既往病史：糖尿病病史10年，口服二甲双胍缓释片，血糖控制尚可，高血压三级，脑梗死，结直肠黑变病。刻诊：大便干结似球，2～3天一行，小便正常，伴有脘腹胀满，纳差，寐可，舌质红苔薄黄腻，脉弦滑。查体：发育正常，营养中等，自动体位。全身皮肤无黄染及出血点，浅表淋巴结无肿大，巩膜无黄染，咽部无充血。双侧扁桃体无肿大，气管居中，甲状腺不大，心肺无异常。腹部平软，胃脘部无压痛、反跳痛、肌肉紧张，右腹部可触及包块，肝脾未触及，剑突下无压痛。脊柱、四肢及神经系统未见异常。

  诊断　西医诊断：习惯性便秘、结直肠黑变病、高血压3级、糖尿病、脑梗死。中医诊断：便秘，证属气机郁滞、湿热浊毒。

  治法　顺气导滞，清热化浊。

  方药　枳实15g，厚朴15g，生白术12g，姜黄9g，半夏12g，当归30g，生山楂30g，虎杖20g，火麻仁30g，肉苁蓉20g，芦荟1g。7剂，每日1剂，水煎取汁400mL，早饭前30min，晚睡前1h服用。

  复诊情况　二诊2019年5月17日：患者服药后症状明显缓解，大便偏干，日行 1 次，小便微黄，脘腹胀满减轻，食欲稍有好转，寐可，舌质红，苔根部薄黄腻。上方加郁李仁 20g，海藻 20g，昆布 20g。7 剂，煎服法同前。

三诊 2019 年 5 月 24 日：患者大便正常，排便通畅，日行 1 次，小便调，脘腹仍稍觉胀满，食欲明显好转，寐可，舌质红，舌苔根部薄黄腻。上方去半夏，加焦麦芽、焦神曲各 10g，生山楂 30g。14 剂，煎服法同前。

四诊 2019 年 6 月 8 日：患者已无明显不适，考虑其病程较长，恐其复发，遂守方治疗。

医案分析　患者由于饮食不节而损伤脾胃，加之情志不畅致肝胃不和，日久浊毒内生，腑气不通，大肠传导功能失常，而致糟粕内停，大便秘结。肝胃不和，气机郁滞，可见胃脘胀满，脾胃运化腐熟功能失常，加之气机郁滞不通，患者可见纳谷不馨，病程日久，气郁化热，脾易生湿，湿热胶着，生浊成毒，浊毒蕴结，可见小便黄。观其舌、脉均为气机不畅、湿热浊毒内扰之证。据此，李教授治以顺气导滞，化浊解毒。方中枳实、厚朴、姜黄化浊和胃，行气除胀；半夏、生白术燥湿化浊；生山楂软化肠中燥便；火麻仁润肠通便；考虑患者年岁已高，需顾其阴阳之偏颇及气血津液之不足，故加当归以养血润肠通便，肉苁蓉养精血润肠通便，且稍加虎杖以清日久蕴积之湿热浊毒。二诊时，患者诸症均有明显好转，而大便仍干，故加海藻、昆布以软坚散结，软化肠中积聚之大便，现代药理研究海藻、昆布有明显的降血糖、降血脂作用。三诊时，患者食欲仍觉欠佳，故加焦麦芽、焦神曲、生山楂以助消化。现代药理研究显示：生山楂对胃肠道有双向调节作用，对于便秘患者，可改善其便秘，对于腹泻患者，可减缓其腹泻。此外，对于患者大便干结，并伴有食欲欠佳，可用生山楂以促进消化酶的分泌，从而增进食欲。并于上方基础上去半夏，以防止其燥湿邪太过，伤津助热邪，加重便秘。考虑患者病程较长，防止其便秘复发，故建议患者坚持服用中药治疗。

来源　贾苏杰，李佃贵，郭立芳，等. 国医大师李佃贵治疗功能性便秘用药特点 [J]. 中医学报，2020，35（08）：1697-1700.

15 结肠息肉

验案 胡某，女，58岁，汉族，已婚。2006年9月12日初诊。主诉便秘25年。来诊时症状：便秘，大便量少，胃脘胀满，纳差，疲乏无力，不喜饮水，水入则烧心、呕吐，失眠，喜甜食及冰激凌，面色晦滞，舌淡，苔薄白，脉虚弦。既往有高血压，高血脂，结肠息肉，胃下垂病史。

诊断 西医诊断：结肠息肉，结肠功能性不蠕动。中医诊断：便秘，证属脾胃虚弱，斡旋失司，脾失健运，胃失和降。

治法 健脾益气，和胃畅中。

方药 太子参20g，生白术30g，炒山药15g，生谷芽20g，生麦芽20g，焦山12g，炒神曲12g，厚朴12g，当归12g，桃仁9g，炒苦杏仁9g，佛手10g，炒莱菔子12g，炒枳实12g，紫菀12g，桔梗10g，八月札12g，白芍12g。14剂，水煎服。

复诊情况 药后大便秘结较前好转，原大便4～5日一次，现1～2日一次，胃脘胀满减轻，纳食尚可，仍寐不实，小便量少，不喜饮水，舌质淡，边有齿痕，苔薄白，脉沉滑。虽见初效，仍有脾虚失运之象，方去太子参、桃仁、炒苦杏仁、八月札，加西洋参（先煎）10g，生何首乌12g，炒莱菔子改为15g，炒枳实改为15g。再进14剂。药后便秘基本消除，胃脘胀满明显好转。

医案分析 本案便秘系脾胃升降失和所致，故重用生白术、炒山药健脾以调中，炒枳实、厚朴、生谷芽、生麦芽、焦山楂、炒神曲理气消导以和胃。

但脾胃升降关乎肺与肝，故于方中佐入宣降肺气之紫菀、桔梗，疏肝解郁之佛手、八月札。共奏调理升降，助运传导之功。故便秘顽疾，经月余治疗而收功。

来源　苏凤哲，李福海．路志正教授从脾胃论治便秘临床经验[J].世界中西医结合杂志，2009，4（11）：761-764.

16　肠粘连

验案　于某，男，26 岁。1991 年 5 月 16 日初诊。患者 2 岁半时，因患阑尾炎而接受手术治疗，创伤愈合后遗患腹痛，绵绵不已，西医诊为肠粘连，屡经中、西医治疗罔效。今症见右下腹隐痛，上牵胁肋，下控阴股，遇寒或阴雨天加重，畏寒。舌暗淡有齿痕，苔薄白，脉沉弦。

诊断　西医诊断：肠粘连。中医诊断：腹痛，证属寒凝瘀滞，气机不畅。

治法　散寒化瘀，调畅气机。

方药　金铃子散、天台乌药散、桃红四物汤合方加减：川楝子 12 克，延胡索、台乌药各 10 克，赤芍 12 克，当归 10 克，木香 6 克，丹参 30 克，桃仁、红花各 10 克，川芎 6 克，附片、生姜各 10 克。水煎服。

复诊情况　二诊：服药 6 剂，即见殊功，续进 7 剂，诸证豁然。停药观察 2 个月余，腹痛没有反复。

医案分析　本例腹痛，起因于外伤（手术），阴血离于脉道而不归经，瘀结脉外，阻碍气机，导致腹痛缠绵不已，故方中用桃仁、红花、赤芍、川芎、丹参等大队活血之品以促进瘀血消散。颜正华教授指出，凡疼痛有牵引感觉多系寒邪为病，因寒性凝敛、收引，寒则脉缩蜷，缩蜷则脉细急，故见牵引作痛。本例胁、腹、阴股牵引疼痛，结合脉证属寒证无疑，故用台乌药、生姜、附片散寒止痛。寒凝血滞，每易致气失调畅，故方中又用金铃子散、木香疏理气机。药证相合，寒邪得散，病血得行，气滞得调，因此获得满意疗效。

来源　郑虎占，高云艳．颜正华教授医案二则 [J]．江苏中医，1992，（09）：15.

验案　张某，男，35 岁。1960 年 11 月 12 日初诊。患者于 1959 年 8 月 2 日因腹部绞痛，恶心，呕吐，腹胀无排气，腹部 X 线提示肠腔内有液平面，诊断为绞窄性肠梗阻。经手术治愈出院。同年 12 月及次年 9 月、10 月皆因腹痛、呕吐诊为术后粘连性肠梗阻，又曾 3 度手术。末次术后月余，再次出现腹胀、腹痛、无排气，限于体质因素无法再行手术，请路氏诊治。刻下症见：腹胀难忍，下午尤甚，两胁满痛，大便秘结，腹中雷鸣，神疲乏力。舌淡红，脉弱微弦。

诊断　西医诊断：术后粘连性肠梗阻。中医诊断：腹胀，证属中阳衰微，阴寒内盛，气机乖戾，升降失常。

治法　温补中阳，行气通腹。

方药　党参 9g，白术 9g，建曲 9g，茯苓 12g，麦芽 12g，橘红 6g，川附片（先煎）6g，草豆蔻（后下）4.5g，广木香（后下）4.5g。2 剂。

复诊情况　药后腹胀胁痛大减，已下干结大便数枚。仍脘闷纳呆，口淡无味，舌脉同前。上方加黄芪继服 3 剂，药后胃纳渐增，二便已调，舌质偏暗，苔薄白，脉沉无力。病虽向愈，仍有中焦虚寒，脾阳未复之象。处方：党参 9g，炙黄芪 9g，白芍 9g，橘红 9g，半夏 9g，建曲 9g，白术 9g，木香（后下）4.5g，川附片（先煎）6g，干姜 5g。3 剂。药后诸症消失，痊愈出院。

医案分析　脾与胃的升清降浊，实际上是两个方面的内容，即物质方面与功能方面，并赖其正常的枢机运转活动而实现。物质方面是将饮食水谷消化、吸收的精气（营养物质）、津液（水分）上升，通过肺、心、肾的作用，输布全身，供机体生命活动的需要，糟粕部分通过肠道、膀胱排出体外。功能方面是以脾胃的营养物质为基础，通过气化作用实现其枢纽循环功能，以及在肺肾的作用下，维持机体的水液代谢平衡。只有脾胃升降功能正常，才能水窍通利，腠理固密，统摄血液正常运行，四肢肌肉强劲有力等。一旦脾胃升降功能被破坏，内环境紊乱，则百病蜂起。

来源　李锡涛，路喜素．路志正调理脾胃治杂病学术思想 [J]．新中医，

1994，（06）：11-13.

验案 陈某，女，57岁，汉族，已婚。2006年11月11日初诊。10年前因阑尾手术后逐渐出现大便不畅，后因肠粘连、肠梗阻再次手术，术后大便秘结好转，但近5年大便秘结加重，排出困难，大便少，需服用通便药，否则3～4日大便一次，伴口干、口臭、脱发、急躁易怒、食欲差，睡眠多梦，面部烘热，舌质红，边尖赤，苔薄白，脉弦细。

诊断 西医诊断：便秘，肠粘连、肠梗阻术后。中医诊断：便秘，证属肝郁脾虚。

治法 疏肝健脾养血。

方药 五爪龙20g，西洋参（先煎）10g，炒山药15g，生薏苡仁20g，焦三仙各12g，醋莪术10g，素馨花12g，娑罗子10g，当归12g，八月札12g，白芍12g，炒酸枣仁15g，姜半夏10g，木香（后下）10g，制酥皂角子9g，甘草6g。水煎服，14剂。

复诊情况 药后大便1～2日一行，口干、急躁、睡眠等均有改善。既见机效，守法不变，仍以上方去姜半夏、醋莪术、八月札，加生白术20g，乌梅炭10g，以健脾助运，滋养脾阴。继用14剂后，大便通畅，1～2日一次，诸症基本消失。

医案分析 本案患者便秘伴急躁，纳寐差，脉弦细。证属肝郁气滞，横犯脾胃，治以素馨花、娑罗子、醋莪术、八月札、木香疏肝理气活血；西洋参、炒山药、焦三仙、生薏苡仁健脾以和胃；当归、白芍养血以润肠；制酥皂角子辛温通窍，助大肠传导，《本草经疏》谓："皂角利九窍，疏导肠胃壅滞。"以其通窍之功，开肠道之滞，是为妙用。药后肝气疏泄正常，脾胃升降有序，肠道传导功能自复。

来源 苏凤哲，李福海. 路志正教授从脾胃论治便秘临床经验[J]. 世界中西医结合杂志，2009，4（11）：761-764.

17   肠梗阻

验案　朱某，女，66 岁。初诊日期：2012 年 11 月 17 日。患者于 2012 年 4 月因右侧腹痛至某市中医院就诊，查 CT 及肠镜提示：升结肠溃疡型癌伴不全梗阻，结肠多发息肉。病理：腺癌。于 2012 年 5 月 13 日行手术治疗，术后行化疗 3 次，因副反应大而停止化疗，改服中药调理，但腹痛时作。2012 年 11 月 17 日来我院求诊，诉近日腹痛、腹胀持续，大便干结难行，神疲乏力。查腹部平片提示肠梗阻。查体：上腹部可扪及肠型，移动性浊音阴性，肠鸣音亢进；舌尖红、苔白腻，脉细弱。

诊断　西医诊断：肠梗阻。中医诊断：肠痹，证属湿热蕴结，正气亏虚。

治法　健脾温中，和胃止痛。

方药　丁桂硝黄散外敷神阙。丁香 60g，肉桂 20g，生大黄 30g，芒硝 30g，冰片 8g。根据患者正气强弱适当调整生大黄、芒硝、丁香与肉桂之间的比例。予中药灌肠，艾灸神阙、关元、足三里等穴。

复诊情况　二诊 2012 年 11 月 18 日：患者腹痛、腹胀加重，出现恶心呕吐，予西药对症处理后呕吐好转，但腹胀、腹痛、神疲乏力依旧。

三诊 2012 年 11 月 19 日：予丁桂硝黄散外敷，敷药后 20min 左右闻及肠鸣音，40min 左右得矢气，腹痛、腹胀减轻，2h 后排出少量硬结大便；继续敷药，后又排出大量黑色宿便，腹痛、腹胀较前明显缓解。

四诊 2012 年 11 月 20 日：复查腹平片未见异常。经后继调理，患者纳食增加，排便正常，于23日出院。

医案分析 方中丁香辛温，归脾、胃、肾经，具有温中降逆、温肾助阳之功效；肉桂辛温，有补火助阳、引火归原、散寒止痛、活血通经之功效；生大黄苦寒，有泻下攻积、清热泻火、凉血解毒、逐瘀通经之功效；芒硝辛苦微咸寒，归胃、大肠经，有泻热通便、清热消肿、润下软坚之功效；冰片辛苦微寒，具有通诸窍、散郁火、消肿止痛之功效，用其辛散挥发之性，可作为渗透剂，带动药力透达肌肤和穴位，提高药效。

来源 刘西强. 运用朱良春"丁桂硝黄散"外敷治疗肠梗阻体会 [J]. 上海中医药杂志，2014，48（12）：68-69.

验案 吴某，女，58岁。1985年5月20日起发热，最高39.6℃，经某医院检查发现右下腹压痛，诊为阑尾炎，入院准备手术治疗。查白细胞、B超未发现异常。右下腹压痛不明显，3日无大便，伴恶心呕吐，诊为肠梗阻，遂静脉滴注抗生素，以期退热后手术。但高热依然，加重药量，日输液量2500mL，高热未退，呕吐反剧，呕吐物为胆汁性内容物。头晕加重，剧烈疼痛，肢肿、尿少。经查发现脑水肿、肾盂积水而通知病危。请路氏会诊，颌下症见：面色萎黄晦暗，神情淡漠，目不欲睁，自诉头重似物压顶。闷痛，周身酸楚，恶心呕吐，输液尤剧，恶寒甚，身热，扪之初觉热势不高，久则灼手，脘痞腹胀，叩之怦怦然，下腹部无压痛及包块，舌淡、苔白腻，脉细濡而数。

诊断 西医诊断：肠梗阻。中医诊断：呕吐，证属脾阳衰微，失于运化，水湿内盛。

治法 振奋脾阳，温化水湿。

方药 藿香（后下）10g，半夏10g，桂枝10g，炒苍术10g，炒枳实10g，羌活10g，独活10g，陈皮10g，白芷10g，茯苓12g，厚朴12g，络石藤15g，生姜3片。

复诊情况 服药7剂，呕吐止，大便通，热已退。上方去藿香、白芷、生姜、络石藤、陈皮，加细辛、干姜、黄芪、防己、草豆蔻。连服5剂，诸证悉除，查血、尿、体温正常，痊愈出院。

医案分析 路志正对湿滞中土的主要治疗方法是健运，具体应用中，视病情而采用宣化，温化，清化，温通，通利，淡渗，疏导，消导，燥湿，行气，降气等灵活施用。

来源 李锡涛，路喜素. 路志正调理脾胃治杂病学术思想 [J]. 新中医，1994，{4}（06）：11-13.

验案 矫某，男，47岁。以突发剧烈腹痛入某院，经诊为小肠坏死，手术后出现呃逆频作，呕吐腹胀，无矢气，18天不能进食，经外科会诊，确诊为高位绞窄粘连性肠梗阻，不宜进行再次手术，介绍中医治疗，于1994年2月16日邀张老往诊，医院用胃管注入引流以减轻胃肠压力，一昼夜引出液体2000mL左右，曾用豆油胃管注入，亦吐出，不排气，患者身体极度衰惫，脉沉滑，舌苔黄腻而厚。

诊断 西医诊断：急性肠梗阻。中医诊断：关格，证属胃腑实热壅结，气血壅滞。

治法 先泻热降逆平肝，后通腑泄热，疏气活血。

方药 生赭石30g，旋覆花、厚朴、半夏、莱菔子各20g，黄连、黄芩、大黄、枳实各15g，水煎日3次服。

复诊情况 二诊2月18日：诉服药2剂，1剂呃逆即止，但仍无矢气，腑实不通，证见呕吐腹胀，不能进食，因肠绞窄梗阻，除通腑泄热外，还需疏气活血开瘀，又拟一方：厚朴、莱菔子、槟榔、桃仁、赤芍各20g，枳实、大黄、青皮、三棱、莪术、番泻叶（另包后下）、甘遂末（另包冲）各15g，海藻、生赭石各30g。水煎，日3次服。

三诊2月20日：服药2剂，大便已通，泻下2次，呕吐止，病家恐其下泻太甚而停药，次日晨，呕吐复发，病势不减，张老认为药虽对症，但杯水车薪，遂以上方加芒硝10g与番泻叶15g冲服，另服甘遂面5g。

四诊2月21日：患者服药2剂，下泻污秽夹杂水样便甚多，并连续排气，呕胀俱除。又诊，患者胃管已撤，有饥饿感，嘱少进流食。投以疏郁行血之品，桃仁、赤芍、丹参、莱菔子、槟榔、郁李仁、白术各20g，青皮、三棱、莪术、鸡内金、川厚朴、西洋参各15g，大黄、木香各10g，海藻30g，蜂蜜1

两（冲），水煎服。

五诊：2月23日至3月18日连续服上方，每日1剂，大便日1次正常排气，腹部舒适，饥饿欲食，日4～5次，可进固体食物，每次1两左右，无不适感，于3月7日出院，追访1年，无复发。

医案分析 本案张琪舍脉从证，首先解决呃逆，据《黄帝内经》："诸逆冲上皆属于火。"故泻热降逆平肝并用，以旋覆代赭汤、小承气汤复方投之。1剂呃逆止，夜能入睡。二诊通腑泄热，疏气活血并用，1剂便通呕止。停药后呕吐腹胀再作，是方加芒硝10g，服2剂，下污秽黏液。又以疏郁开结逐其粘连，方中海藻、莪术、三棱、桃仁、赤芍皆为疏郁软坚，活血化瘀之品，服20余剂经检查肠粘连已开，病告痊愈，远期追踪疗效巩固。

来源 张少麟.张琪治疑难症验案三则[J].中医药学报，1997（02）：16.

验案 患者，男，73岁。于1993年3月20日初诊。突然腹痛，呕吐，急诊入院，西医诊断为急性肠梗阻，因年高体弱，不予手术，求治于中医。患者腹痛胀满，痛胀难忍，呕吐，便闭，舌苔白燥，脉弦滑有力。

诊断 西医诊断：急性肠梗阻。中医诊断：关格，证属实热郁结，气机不利，肠道不通，气壅上逆。

治法 开郁泄热，润燥通腑。

方药 桃仁15g，芒硝20g，枳实10g，槟榔片20g，木香3.5g，蜂蜜200mL。共煎3次，第一次加水300mL，煎取150mL，第二次加水250mL，煎取150mL，上煎取汁混合，加蜂蜜200mL，煎取600mL，频频服之。

复诊情况 服上方2剂，大便通利，痛胀悉除，前方减芒硝为10g，加陈皮10g，白术10g，又服2剂，病获痊愈。

医案分析 对于平素体虚，而得急腹症，求治于中医的患者，多为邪实正虚。如本例，在治疗上则直用攻补兼施法，使泻不伤其正，补不助其邪。患者年高体弱病势危重，但仅服药4剂病即痊愈，妙在芒硝与蜂蜜合用，芒硝味咸，性寒，有荡涤肠胃积滞之功，蜂蜜既能润燥清热，又具有补中效能，且药性平和，二药合用，通腑而涤肠胃郁结，药性缓和而不猛，非他药可及，辅以槟榔片、桃仁、木香开郁疏气，活血润燥，相得益彰。

来源 孙元莹，张海峰，郭茂松.著名老中医张琪治疗急腹症临证探讨 [J].中国乡村医生，2001（07）：6.

验案 患者，男，52岁。2012年8月20日初诊。主诉：腹胀10余天。经X线腹部立位平片示：双侧中上腹见大量肠管积气，大量液平面。于2005年11月21日收住某职工医院。入院后经禁食水、胃肠减压、补液、大承气汤灌肠等对症治疗，于11月22日晨通气并解紫褐色稀水样便约2000mL，大便常规检查（-），考虑为中药药液，观察1天，腹胀仍未缓解。查体：心肺（-）、腹膨隆，未见肠型及蠕动波、腹软、全腹无压痛及反跳痛，移动性浊音（-）、肠鸣音较弱，约1～2次/min，未闻及气过水声。复查X线腹部立位片示：中上腹部肠管大量积气，并见大量液平面，但未见膈下的游离气体。考虑为机械性不完全性肠梗阻，遂于23日行剖腹探查术，术中见腹腔内有较多淡黄色渗液，约1000mL，小肠均匀扩张，未发现包块及其他异常，关腹。术后给予抗感染、补液、补钾及调整电解质及酸碱平衡，营养支持、胃肠减压，中药灌肠，双侧足三里封闭，2次/天。嘱患者12h后下床活动，24h后查患者，病情平稳，肠鸣音活跃，约8～12次/min。术后72h左右出现腹胀，呈进行性加重，立即行腹部立位平片示：全腹见15～17个大小不等的液平面。肠黏膜光滑，膈下未见游离气体，给予中药灌肠，针灸等治疗，腹胀未能减轻。遂以麻痹性肠梗阻转入兰州某医院，欲再次行剖腹探查，患者及家属恐惧，遂求治于王自立主任医师。师往观之，患者面色晦暗，表情痛苦，腹大如鼓，口干不欲饮，不欲纳食，小便短少，矢气不通，舌淡苔厚腻、微黄，脉弦紧。追问患者发病情况，其妻述患者月初时，晚饭后外出散步，当时披衣于身，行不远，即觉胃部不适，遂返家，回家后患者取冰梨一个食之，不久脘腹部出现胀痛，逐渐加重。

诊断 西医诊断：肠梗阻。中医诊断：臌胀，证属寒凝气滞。

治法 温中散寒，健脾行气。

方药 苍术30g，厚朴15g，香附15g，砂仁10g，枳壳30g，石菖蒲15g，炒麦芽15g，小茴香30g，台乌药15g，仙鹤草15g，生姜3片。同时食盐及小茴香炒热装布袋腹部热敷。

复诊情况 二诊：服药 1 剂，矢气频频，腹胀即减，再服 1 剂，舌苔去之一半，脉沉，腹胀已消。可进食，再往观之，面色淡红，对答如常，守方继服 3 剂。后予调理脾胃之剂，再服 10 余剂，病愈出院。随访至今未见复发。

医案分析 此患者属中医"气臌"范畴，西医诊断为麻痹性肠梗阻。患者在治疗过程中曾多次运用大承气汤，以求畅通。但大承气汤是寒下的代表方，以伤寒邪传阳明之腑，入里化热，与肠中燥屎相结合而成之里热实证为主治重点。而本患者因寒湿困脾所致，故用之无效，且使寒邪更甚。脾喜燥而恶湿，故方中用苍术、厚朴燥湿健脾；佐以香附、砂仁、枳壳宽中行气；小茴香、台乌药温经散寒；石菖蒲、炒麦芽祛湿醒脾。诸药合用，使寒湿得祛，气滞得行，病则以愈。临床用药时当审证求因，谨守病机。

来源 王煜，张竹君，张丽君. 王自立老师运用温通法治疗麻痹性肠梗阻经验探析 [J]. 甘肃中医，2009，22（12）：14.

18　胃痛

验案　王某，女，45 岁。1992 年 10 月 4 日初诊。数年前曾患胃溃疡，经治疗基本痊愈。近因性情不舒，饮食失调而发腹部胀痛连胁、嗳气频频、喜暖畏寒、恶心泛酸、大便不爽但不干结。自服三九胃泰无效。

诊断　西医诊断：胃痛待查。中医诊断：胃痛，证属肝气犯胃，气滞胃痛。

治法　疏肝和胃止痛。

方药　香苏散加减。紫苏梗 10g，香附 10g，青皮、陈皮各 6g，炒枳实 6g，旋覆花 10g，草豆蔻 6g，木香 10g，延胡索 10g，佛手 10g，煅瓦楞子 30g。4 剂而愈。

医案分析　颜正华在治疗胃痛时非常重视兼调肝脾，认为胃痛的病位虽在胃，但与肝脾的关系甚为密切。胃与脾以膜相连，胃纳脾化，脾升胃降。才能完成食物的受纳、腐熟、运化、转输。肝胆又有疏泄脾胃的作用。

来源　柳红芳.胃痛的中医治疗——介绍颜正华教授辨证施治的经验 [J].解放军医学情报，1994，8（06）：300-301.

验案　郑某，女，60 岁。于 2001 年 2 月 15 日初诊。3 天来患者出现阵发性胃脘连及背痛，颜面虚浮，背冷畏风，舌淡，脉缓滑。

诊断 西医诊断：胃脘痛。中医诊断：胃痛，证属中焦阳虚，痰浊中阻。

治法 温化痰饮，理气止痛。

方药 茯苓40g，桂枝15g，焦白术15g，炙甘草15g，郁金15g，半夏15g，薤白15g，木香10g，砂仁15g。

复诊情况 7剂病告痊愈。

医案分析 本病为中焦阳虚，脾失运化，则湿聚成饮。饮阻气机，故胃脘痛连及背痛；饮阻于中，清阳不升，则颜面虚浮；阳起受阻，失于温煦，故背冷畏风；舌淡，脉缓滑为痰饮内停之象。遵从"痰饮当温化"之法，方用苓桂术甘汤加行气之品。方中以茯苓为君，健脾渗湿，祛痰化饮；以桂枝为臣，温阳化气，既能温阳化饮，又能化气以利水，且兼平冲降逆；与茯苓相伍，一利一温，发挥其温化渗利之妙用；湿源于脾，脾虚则生湿，故佐以焦白术健脾燥湿，助脾运化，脾阳健旺，水湿自除；使以炙甘草益气和中，共收饮去脾和，湿不复聚之功；因阳气被阻，故佐薤白通阳散结，行气止痛；同时加木香、半夏、砂仁等理气化痰，使气顺则饮自消。全方共奏温化痰饮、理气止痛之功。故经过1周的治疗，诸症痊愈。

来源 李冀，闫忠红.段富津教授治疗胃脘痛的经验[J].福建中医药，2007（02）：20-22.

验案 时某，男，40岁。1992年3月16日初诊。症状：胃脘部凉痛、胀满3年，喜暖恶凉，揉按后舒畅，嗳气，时泛酸，口干，纳可，大便溏，舌质正常苔薄白，脉弦滑。

诊断 西医诊断：胃痛。中医诊断：胃痛，证属胃寒气滞。

治法 温中理气。

方药 荜澄茄6g，干姜6g，草豆蔻10g，紫苏梗10g，香附10g，陈皮10g，旋覆花10g，乌药6g，海螵蛸12g，茯苓20g，佛手10g。

复诊情况 二诊：7剂症减，仍用原法调理5剂愈。

医案分析 在病理上，肝胆和脾胃关系密切，肝胆疏泄功能失常便会影响脾胃的升降功能而见胃痛、嗳气腹胀，胸痞纳呆等一系列肝胃不和的症候，这便是"木不疏土"，所以治疗胃痛时常常酌情加茯苓、焦三仙等以健脾益胃；

第一篇

加川楝子、延胡索等疏肝理气之药。

来源　柳红芳．胃痛的中医治疗——介绍颜正华教授辨证施治的经验 [J]. 解放军医学情报，1994，8（06）：300-301.

验案　王某，男，24 岁。1992 年 6 月 29 日初诊。胃脘部隐痛 3 年，反复发作，且连及后背，喜按喜温，无灼热感、偶有泛酸、不打呃、舌质红、苔薄腻。

诊断　西医诊断：胃痛。中医诊断：胃痛，证属中焦虚寒。

治法　补虚止痛。

方药　黄芪建中汤加减。黄芪 15g，炒白芍 15g，桂枝 10g，炙甘草 10g，生姜 3 片，大枣 5 枚，当归 10g，木香 6g，醋延胡索 10g，煅瓦楞子 20g。

复诊情况　二诊：7 剂诸症均减，原方服 10 剂痊愈。

医案分析　颜正华对药性非常娴熟。处方时尽量选用"一专多能"之药。例如胃寒腹痛需用"姜"类药以温中散寒，但又据其主证之轻重，兼证之不同区别使用；炮姜止泻止血，生姜散寒，干姜温脾、暖胃，高良姜镇痛。

来源　柳红芳．胃痛的中医治疗——介绍颜正华教授辨证施治的经验 [J]. 解放军医学情报，1994，8（06）：300-301.

验案　李某，男，28 岁。2010 年 7 月 18 日初诊。患者夏暑炎热，贪食冷饮，寒湿相结，抑遏胃阳，胃脘冷痛，痛势剧烈，伴有恶心欲吐，大便溏泻，头身困重，身软无力，舌淡、苔白腻，脉弦。

诊断　西医诊断：胃痛。中医诊断：胃痛，证属寒湿内侵，胃阳受遏。

治法　燥湿散寒，行气止痛。

方药　苍白二陈合良附丸加减。苍术 15g，白术 15g，陈皮 10g，姜半夏 12g，砂仁 10g，藿香梗 10g，炒薏苡仁 30g，川厚朴 10g，高良姜 5g，制香附 12g，谷芽 25g。常法煎服。

复诊情况　二诊：服药 3 剂后，痛减，泻止，唯食欲稍差。原方去高良姜、制香附，加姜竹茹 10g，吴茱萸 5g。服药 10 余剂后，诸症皆平，未见再发。

医案分析 《黄帝内经》谓："寒气客于胃肠之间，膜原之下，血不得散，小络急引，故痛。"案中藿香梗散寒祛湿、降逆止呕，乃疗外感寒湿之要剂；苍白二术，健脾燥湿，合以姜半夏加强其化湿和胃，降逆止呕之功；另以良附丸，温胃散寒，行气止痛，于寒凝气滞之胃脘痛，用之极佳。全方以祛寒燥湿为主，辅以行气以止痛，寒湿得化，滞气得行，其痛自当速愈。此外，本案所见食少便溏，头身困重，神疲倦怠等症，视虚而实，故切不可妄用参芪，以致中焦气机愈滞，脘腹胀痛更著。诚如叶天士所云："湿阻中焦，胃阳受遏，理应通补胃阳，参芪守中非其治也。"若寒湿郁久化热，临证见有呕恶欲吐、口苦、舌红、苔黄等湿热内盛之象，须择以黄连温胆汤加减，以清退湿热；口干苦者可加用石斛以柔养胃阴，因石斛为甘寒之品，无碍于湿，并对湿邪热化者则更能起到清化的作用，以促进胃气转复。

来源 郑勇飞，张国梁，徐经世. 徐经世治疗胃脘痛证治五法 [J]. 江苏中医药，2013，45（09）：27-29.

🍀 **验案** 袁某，女，38岁。2010年4月8日初诊。患者胃脘胀满作痛反复发作两年余，常因工作劳累、情绪波动而痛发，嗳气频作，饮食少进，多食则胃胀不适，大便不畅，口干苦，舌质暗红、苔薄微黄，脉弦细。

诊断 西医诊断：胃痛。中医诊断：胃痛，证属肝郁气滞，横逆犯胃，胃失和降。

治法 疏肝和胃，通降止痛。

方药 姜竹茹10g，枳壳15g，陈皮10g，姜半夏12g，绿梅花20g，杭白芍20g，郁金15g，炒川黄连3g，石斛15g，赭石15g，谷芽25g。常法煎服。

复诊情况 二诊：服用10剂，患者胃痛减缓，嗳气泛酸亦见减轻。上方加入红豆蔻10g，又进服15剂，胃痛基本解除，其他症状亦明显改善。嘱其调畅情志，停药观察。

医案分析 徐经世认为，胃脘痛一证，见之于临床，常以此证型为多，故叶氏常谓："肝为起病之源，胃为传病之所。"案中绿梅花、郁金、枳壳疏肝解郁、行气止痛，不用柴胡者，因患者嗳气频发，用之则嫌其升散，而绿梅花既可芳香开郁，又有和胃降逆之功，故取而代之；陈皮、姜半夏、赭石、姜竹茹理气和胃，降逆止呕。前贤云："气有余便是火。"案中患者口干苦，舌红苔黄，已有郁久化热之势，故用炒川黄连、杭白芍酸苦涌泻以清泻肝火，而杭白芍又为平肝缓急止痛之要药，凡肝气犯胃之疼痛皆可加量用之。若泛酸为重，可酌加红豆蔻，此与炒川黄连相伍，功具苦通辛降，不但取效快捷，且较之左金丸中之吴茱萸，少了其辛热伤阴之弊，徐老称之为"假左金"。此外，临床上另有肝阴不足，肝失所养，肝郁不舒而致气结者，可另选一贯煎合芍药甘草汤加绿梅花、郁金，养阴行气而解郁止痛。

来源　郑勇飞，张国梁，徐经世．徐经世治疗胃脘痛证治五法 [J]．江苏中医药，2013，45（09）：27-29.

验案　王某，女，45 岁。近半年来上腹部隐痛不适，食后嗳气则舒，乏力纳差，夜间加重，伴腹泻消瘦，大便烂不成形，小便可，舌淡红，微紫，苔薄白，脉细。

诊断　西医诊断：胃脘痛。中医诊断：胃痛，证属胃气不和。

治法　理气和胃。

方药　制香附 10g，枳壳 10g，佛手花 10g，鸡内金 10g，绿萼梅 15g，刀豆花 15g，杭白芍 15g，炙甘草 5g，仙鹤草 15g，建曲 30g，百合 15g，合欢皮 15g，半夏 10g。又嘱患者每日吃一碗小米粥，取半夏秫米汤之意以助其安和。

医案分析　其中佛手花气香，微苦，"平肝胃气痛"能消胀止痛，专治以胀为主之胃痛。绿萼梅酸涩平，芳香行气入肝胃经，能疏肝解郁，醒脾，理气和中。杭白芍，"收敛耗气之阴气，摄纳而涵藏之……实是肝胆气浮，恣肆横逆必须之药"。

来源　王玉，章永红．徐景藩治疗胃脘痛病案 [J]．中医杂志，2009，50（S1）：91-92.

验案　高某，男性。胃脘作痛，喜进暖饮食，怔忡气短，头眩肢软，脉迟苔白。

诊断　西医诊断：胃痛。中医诊断：胃痛，证属虚寒证。

治法　温中助阳，兼补气血。

方药 黄芪建中汤加减：桂枝6g，黄芪12g，炙甘草9g，白芍12g，当归6g，煅瓦楞子12g，大枣5枚，干姜1.5g，饴糖30g。4剂，水煎服。

复诊情况 药后胃脘作痛缓解，宜循原意再续。前方去煅瓦楞子，加玫瑰花3g。

医案分析 患者脾胃虚寒，中气不足，故见胃痛喜暖，肢软；脾胃运化不及，气血生化无源，故怔忡头眩。当宜温养脾胃，兼补气血。方用黄芪建中汤温中健脾，酌加当归补血养阴，煅瓦楞子制酸止痛。原方有效，故前方加减再续。

来源 林友宝，孙洁，沈淑华，等."以通为用"治胃痛——国医大师何任辨治胃痛经验琐谈[J].中国中医急症，2015，24（8）：1386-1388.

🐍 **验案** 李某，女，18岁。2008年10月8日初诊，平素喜食肥甘厚腻之品，刻诊脘痞、腹胀、纳差、口干口苦，便秘，舌红，苔黄腻，脉细滑。

诊断 西医诊断：胃痛。中医诊断：胃脘痛，证属湿热阻滞，湿困脾胃。

治法 清热除湿，宽胸散结。

方药 平胃散合小陷胸汤加减。瓜蒌皮15g，法半夏9g，黄连4g，苍术9g，川厚朴6g，陈皮9g，炒谷芽、炒麦芽各10g，炙甘草4g。

复诊情况 一周后复诊，诸症皆缓，守原法再进7剂后，脘痞、腹胀未发，胃纳正常。

医案分析 案方选《伤寒论》之小陷胸汤，为祛痰剂。由于痰热互结于心下或胸膈，气郁不通，故出现胃脘或心胸痞闷，治疗予清热涤痰，方中瓜蒌皮甘寒，用时先煮，意义在于"以缓治上"而通胸膈之弊病，臣以黄连苦寒泄热除痞，法半夏辛温化痰散结，两者合用，一苦一辛，体现辛开苦降之法，与瓜蒌皮配伍，润燥相得，成为刘尚义临症上清热化痰，散结开痞的经典组合。平胃散可燥湿运脾，行气和胃。药后苔腻减，湿困脾阳之重、闷、呆、腻随药而减。

来源 刘华蓉，杨柱，刘尚义.刘尚义教授三焦病案三则[J].贵阳中医学院学报，2016，38（6）：38-39.

验案 商某，女，68 岁。于 2015 年 6 月 15 日到贵阳中医药大学第一附属医院国医大师刘老门诊就诊，主诉胃区不适，烧灼感。患者长期嗜食辛辣灼热之品，近来感胃区不适，灼热感，饮食辛辣之品则加重。门诊就诊时症见：自诉胃痛、灼痛，得热加重，胃部烧灼感，口干口苦，盗汗，易饥饿，反酸、嗳气、恶心欲呕、齿龈出血，大便干结、小便可，眠可，舌红、苔少，脉细数。辅查：Hp（－）。胃镜示：慢性胃炎并胆汁反流。

诊断 西医诊断：慢性胃炎。中医诊断：胃痛，证属胃热阴虚。

治法 养阴清热和胃。

方药 玉竹 20g，石斛 20g，金银花 20g，当归 10g，酒黄芩 10g，酒黄连 6g，吴茱萸 2g，白及 10g。10 剂，水煎服，每日一剂，一日三次。

复诊情况 二诊：方用两周后患者上述症状明显缓解，但舌苔厚腻，腹痛，大便秘结难下。故拟方如下：瓜蒌皮 20g，法半夏 10g，酒黄连 6g，木香 10g，槟榔 10g，蜜紫菀 20g，蜜款冬花 20g，酒黄芩 10g，麸炒枳壳 10g。15 剂，水煎服，每日一剂，一日三次。

三诊：患者诉症状较一诊时缓解，舌苔厚腻减轻，小便稍黄，大便正常。拟方如下：法半夏 10g，瓜蒌皮 20g，酒黄连 6g，萆薢 20g，六月雪 20g，吴茱萸 2g，酒黄芩 10g，徐长卿 10g，败酱草 20g。15 剂，水煎服，每日一剂，一日三次。

四诊：患者胃部不适已痊愈，二便正常，舌苔薄白，脉细。

医案分析 本病属胃热阴虚之证，因患者长期嗜食辛辣灼热之品，灼伤胃阴，胃阴亏虚则见口干，盗汗，胃部灼热，齿衄，脉细数等症，大肠津液亏虚则传导功能失职而出现口臭便秘之症，胃失和降，气机失调，则见呃逆、嗳气。病位在胃，病机为饮食不节。故一诊治以养阴清热，益气和胃，方选玉竹、石斛益气养阴生津之品，加以酒黄连、吴茱萸疏肝清热、和胃降逆，旨在疏肝和胃，肝气疏泄功能正常则无以犯胃，胃的功能正常则饮食、舌苔等正常。酒黄芩、金银花、当归清热解毒，止血；而白及旨在保护胃黏膜，敛疮生肌，此为"肤膜同治"理论的临床运用。二诊患者阴虚之症缓解，苔厚黄腻乃痰湿较重之症，故加清热除湿化痰之品，患者又复出现大便秘结之症，故用木香、槟榔行气通便。三诊患者已无特殊不适，舌苔厚腻稍微缓解，故加用法半夏、瓜蒌皮、萆薢、六月雪化痰行气，清热利湿。

来源　李娟，杨柱，陈杰，等．浅析国医大师刘尚义治疗胃病用药经验[J].贵阳中医学院学报，2018，40（1）：8-10.

验案　李某，男，72岁。于1983年5月6日就诊。患者胃脘疼痛，反复发作已十余年，西医西药治疗未见明显好转，经某医院胃镜、X线、钡餐透视确诊为慢性胃炎。诊时胃脘疼痛，入夜疼痛较剧，食后脘胀，胸胁堵闷，冷恶纳少，胀满，无矢气、嗳气，大便干燥，脉弦滑，舌苔白腻，剑突下疼痛，便结3日未行，夜寐不安，脉弦滑。

诊断　西医诊断：慢性胃炎。中医诊断：胃痛，证属肝郁犯胃，胃失和降。

治法　疏肝和胃，理气止痛。

方药　全瓜蒌15g，砂仁（后下）5g，檀香（后下）5g，丹参15g，厚朴5g，枳实10g，白术10g，香附10g，川楝子10g，延胡索10g，柴胡5g，白芍10g，清半夏10g。3剂，水煎服，每次服50mL。

复诊情况　二诊：仍隐痛胁胀，剑突下疼。前方服3剂，夜间脘痛减轻，胀亦减，大便通畅。原方加乌药5g，再服7剂。

三诊：疼痛已止，食欲增进，夜寐转安，舌苔薄白，脉转弦缓，肝胃已转调和，胃和则卧亦安。处方：当归10g，白芍10g，清半夏10g，陈皮5g，茯神10g，炒酸枣仁10g，厚朴花5g，代代花5g，白豆蔻5g，砂仁5g，炒苍术10g，炒白术10g，红枣10g，生姜2片。7剂，服药后，胃和神安，精神振作，饮食二便如常。

医案分析　本案为素有胃脘痛史，因肝郁失调，胃气上逆，肝胃为病，发病较急，疼痛较剧，以四逆散、小陷胸汤、丹参饮、舒肝和胃饮裁化加减，理气宽胸止痛，随访一年病未复发，饮食正常。

来源　刘毅，李世华．李辅仁治疗老年病经验[M].北京：中国中医药出版社，1994.

验案　孙某，女，74岁。于1984年6月9日来诊。患者慢性胃炎十余年，中西药治疗，未见疗效，特邀李老诊治。现症见胃脘隐痛，两胁胀满，心悸气短，面色苍白，神疲纳呆，心烦便溏，舌质淡红，苔薄白，诊其脉沉细小弦。有冠心病史。

诊断 西医诊断：慢性胃炎。中医诊断：胃痛，证属肝脾双虚，脾胃受克。

治法 健脾和胃，调肝止痛，化瘀活血通络。

方药 党参15g，丹参15g，茯苓15g，白术10g，陈皮5g，砂仁（后下）5g，当归10g，白芍10g，红枣10g，佛手10g，木香5g，生姜2片。7剂。

复诊情况 二诊：服药后胃脘胀痛大减，大便成形，惟气短心悸，口咽干燥，纳食不振，脉细弦，舌苔薄白，原方加玉竹10g，再服7剂。

三诊：服药后，口咽干燥消失，精神渐爽，脘痛未作，舌苔薄白，脉细缓，大便正常，原方再守14剂，诸症痊愈。

医案分析 久痛入络，肝脾双虚，脾胃受克，又老年人久病必出现气阴双虚，故用归芍异动散、佛手散养肝和血。全方有养肝健脾，化瘀止痛作用。胃脘痛止，出现口咽作干；用玉竹养阴和胃而不滋腻，气阴双调，才能恢复元气，使之康复。

来源 刘毅，李世华.李辅仁治疗老年病经验[M].北京：中国中医药出版社，1994.

验案 张某，男，41岁。上腹胀痛间作半年余，查胃镜示慢性胃炎，十二指肠炎，Hp（＋），B超示胆囊炎。4天前上腹部疼痛加剧伴有发热，晚上尤重，嗳气，偶有恶心欲吐感，后背酸胀，小便尚可，大便干，约3天一次，口苦而干，舌淡红，苔白腻，白多黄少，脉细弦数，查CT示：肝囊肿，腹腔积液。

诊断 西医诊断：慢性胃炎。中医诊断：胃痛，证属湿热蕴结，气滞血瘀。

治法 理气行瘀，清肝胆之热。

方药 五香丸合香苏散加减。香附10g，牵牛子6g，五灵脂10g，紫苏梗10g，栀子10g，青皮、陈皮各10g，槟榔10g，甘草5g，贝母15g，海金沙20g，佛手10g，白术20g，延胡索10g，谷芽30g。

医案分析 此中香附乃行气中之主药，合青皮、陈皮、槟榔、海金沙利胆。此人可每日多食一包藕粉，开胃的同时加强清化的作用。此方中五灵脂苦泻温通多入肝经血分，善于活血化瘀止痛，为治疗瘀滞疼痛之要药。槟榔辛散苦泻，入胃肠经，善行胃肠之气，消积导滞，兼能缓泻通便，因其脾虚便溏或气虚下陷者忌用，故老人多用枳壳。

来源 王玉，章永红. 徐景藩治疗胃脘痛病案 [J]. 中医杂志，2009，50（S1）：91-92.

🐚验案 钟某，男，30 岁。2004 年 6 月 24 日初诊。患者患胃病 10 年，平时反复胃脘疼痛。曾在院外行胃镜检查，诊断为慢性胃炎、十二指肠球部溃疡。初诊：饥时胃痛，少腹灼热，得食则舒，知饥纳可，寐差，每夜睡 6～7h，多梦，咽痒，口干渴，少痰，二便正常，舌质红，苔黄腻，咽红，脉细缓。

诊断 西医诊断：慢性胃炎、十二指肠球部溃疡。中医诊断：胃痛，属脾胃湿热证。

治法 理脾清化，调气舒络，散瘀安神。

方药 清化胃饮加减。茵陈 10g，生白扁豆 12g，黄连 3g，龙骨、牡蛎各 15g，生薏苡仁 15g，琥珀 3g，赤芍 9g，茯苓 15g，厚朴花 6g，佩兰叶 9g，白豆蔻 4.5g，马勃 4.5g。7 剂。新癀片每天 5 片，溶于 200mL 凉开水中，漱咽，每日 3 次。

复诊情况 二诊 2004 年 7 月 1 日：咽痒已除，饥时胃脘稍痛，寐多梦，知饥纳少，二便正常，舌质红，苔薄黄腻，脉细缓。守前方去马勃，连服 24 剂。

三诊 2004 年 7 月 23 日：胃痛时发时止，知饥纳可，夜寐多梦，小便正常，大便时不成形，小腹闷胀不舒，舌质红，苔薄黄腻，脉细。此乃脾胃湿热，下注大肠。治疗在理脾清化的基础上佐以清敛，上方加仙鹤草 20g，地榆炭 12g。增减服用 34 剂。

四诊 2005 年 1 月 14 日：饥时胃痛复作，得食稍舒，知饥纳少，寐可多梦，时大便不成形，日二行，小便正常，舌质红暗，苔薄黄腻，脉细缓。1 月 6 日胃镜示：胃十二指肠球部复合性溃疡 A2，Hp（++）。病理示：窦小浅表胃窦黏膜间质中量慢性炎症及少量炎症细胞浸润，窦大中度慢性萎缩性胃炎，腺上皮轻中度肠上皮化生，慢性胃溃疡改变。治拟理脾清化，调气散瘀，处方：茵陈 10g，生白扁豆 12g，黄连 3g，龙骨、牡蛎各 15g，生薏苡仁 15g，赤芍 9g，厚朴花 6g，佩兰叶 9g，白豆蔻 4.5g，仙鹤草 20g，莪术 10g，苍术 10g，地榆炭 9g。10 剂。

五诊 2005 年 1 月 28 日：胃痛好转，知饥，纳寐尚可，多梦，大便已成形，小便正常，舌质红，苔黄腻，脉细缓。守前方去仙鹤草、苍术、地榆炭，加琥珀 3g，改生薏苡仁 20g。10 剂。

六诊 2005 年 2 月 16 日：时胃脘闷痛，知饥，纳寐尚可，大便不成形，2～3 天一行，小便正常，舌淡红，苔黄少腻，脉细缓。守前方去龙骨、牡蛎、琥珀、茯苓，加仙鹤草 20g，地榆炭 9g。14 剂。

七诊 2005 年 3 月 21 日：药后胃脘痛少，有时胃脘不舒，知饥纳可，口苦，寐可多梦，大便不成形，二日一行，肠鸣，小便正常，舌质红，苔黄腻，脉细缓。前方去生白扁豆，加龙骨、牡蛎各 10g，琥珀 3g，茯苓 15g，苍术 10g，防风 3g。10 剂。

八诊 2005 年 4 月 8 日：胃脘痛基本缓解，偶尔胃脘不舒，口不干苦，知饥纳可，胸闷喜叹，寐可多梦，每夜睡 7～8h，时头晕，畏冷，肢冷，大便 1～2 天一行，小便正常，舌质红，苔薄根腻，脉细缓。血压：110/60mmHg。治拟益气清化，散瘀安神。处方：绞股蓝 15g，生黄芪 9g，龙骨、牡蛎各 10g，琥珀 3g，茯苓 15g，茵陈 9g，生白扁豆 12g，生薏苡仁 15g，赤芍 10g，厚朴花 6g，佩兰叶 9g，白豆蔻 4.5g，莪术 10g。服药 10 剂后诸症减，胃痛缓解。4 月 22 日复查胃镜示：浅表性胃炎，Hp（+/–）。病理诊断：中度浅表性胃炎。继予上方加减治疗半个月以巩固疗效。

医案分析 清化胃饮为杨春波的自拟方，由茵陈、白扁豆、黄连、生薏苡仁、茯苓、白豆蔻、赤芍、厚朴等药物组成。方中茵陈、黄连清热化湿；白扁豆、生薏苡仁、茯苓淡渗利湿健脾；白豆蔻、厚朴行气燥湿；赤芍清热凉血活血。诸药合用，共奏理脾清化，调气舒络的功效。临证用于治疗脾胃病湿热证效果显著。本例患者胃痛 10 年，素体脾虚，运化失常，导致湿阻热生，湿热中阻，气机郁滞，故见胃脘疼痛，苔黄腻。四诊合参，诊断为胃痛，属脾胃湿热证（慢性胃炎、十二指肠球部溃疡）。针对病因病机，先予理脾清化，调气舒络，散瘀安神，在清化胃饮的基础上加龙骨、牡蛎、琥珀，使胃痛减轻，夜寐好转而获初效。之后，出现大便不成形，乃为湿热下注大肠所致，用清化胃饮加地榆炭、仙鹤草以加强清热收敛之功。胃痛基本缓解，舌质红，苔薄根腻，说明湿邪渐退，此时应予补泻兼施，用清化胃饮加绞股蓝、黄芪，增强健脾益气之力以固本，使脾健湿除，热清瘀化而善其后。

来源　陈寿菲. 杨春波治疗脾胃病湿热证验案 2 则 [J]. 福建中医药，2007（05）：12-13.

验案　患者，女，64 岁。就诊时间：2019 年 3 月 6 日。主诉：胃脘疼痛 1 年，加重伴右胁下疼痛 1 周。现病史：患者 1 年前开始出现胃脘疼痛，在我院门诊查电子胃镜示：糜烂性胃炎，胃息肉。口服中药汤剂治疗，患者病情减轻。1 周前，胃脘疼痛加重，伴有右胁下疼痛 1 周，遂来我院。现主症：胃脘疼痛，右胁下疼痛，嗳气，口干口苦，纳少，寐差多梦，大便 2～3 日 1 次，黏腻不爽，右胁下可见红色疱疹，伴有瘙痒，舌暗红，苔黄厚腻，脉弦滑。

诊断　西医诊断：慢性胃炎，带状疱疹。中医诊断：胃痛，胁痛，证属浊毒内蕴，肝络瘀阻。

治法　化浊解毒，疏肝活血。

方药　当归 12g，炒白芍 15g，川芎 6g，柴胡 6g，黄芩 9g，茯苓 15g，炒白术 12g，茵陈 15g，黄连 6g，白花蛇舌草 15g，蒲公英 12g，地榆 9g，龙胆 6g，地骨皮 12g，牡丹皮 6g，郁金 9g，延胡索 15g，香附 15g，白鲜皮 15g，僵蚕 6g。日 1 剂，早晚各 1 次。

复诊情况　二诊：药后胃脘疼痛明显减轻，右胁下疼痛减轻，疱疹减轻，逐渐消退。李佃贵教授在原方基础上加五加皮 15g。加减治疗 1 个月，疱疹基本消失。

医案分析　带状疱疹，中医称之为"缠腰火丹""蛇串疮"。饮食不节、情绪不畅等原因，导致脾失健运，脾虚生湿，湿蕴成浊，浊郁化热，热聚成毒，最终形成浊毒内蕴之势。浊毒内蕴脾胃，可见胃脘疼痛、嗳气等症，浊毒外散皮肤可见疱疹。选用茵陈、黄连化浊解毒；白花蛇舌草、蒲公英、黄连清热解毒；柴胡、延胡索、香附疏肝理气；当归、川芎活血化瘀，根据中医"以皮治皮"理论；选用五加皮、白鲜皮清热解毒，祛湿止痒；地骨皮、丹皮清热凉血，经皮肤将浊毒之邪排出体外，邪退正复。

来源 娄莹莹，冯玉彦，霍永利，等．基于异病同治探讨李佃贵教授从浊毒治疗慢性胃炎兼次症经验 [J]．中国中西医结合消化杂志，2020，28（05）：395-397.

验案 王某，男，34 岁。2009 年 12 月 20 日初诊。患者素有慢性胃炎史 5 年余，面黄形瘦，畏寒怕冷，常觉胃脘隐痛不休，近来症状逐渐加重。刻下：胃脘冷痛不适，局部热敷痛势可减，遇寒则痛势加剧，不思饮食，多食或饮服凉水则胃感不适，舌淡暗、苔白，脉缓。

诊断 西医诊断：慢性胃炎。中医诊断：胃痛，证属脾胃虚寒，气机失利。

治法 补血养阴，行气，活血止痛。

方药 附子理中汤加减。熟附子 9g，白术 15g，陈皮 10g，枳壳 15g，川厚朴 10g，藿香梗 10g，砂仁 10g，沉香 9g，姜半夏 12g，煨生姜 5 片，焦红枣 3 枚。常法煎服。

复诊情况 二诊：服用 10 剂后，胃脘疼痛已缓解，余症亦有改善。原方去熟附子、藿香梗，加党参 15g，谷芽 25g。调治月余诸症渐平，胃脘疼痛未发，饮食渐增。

医案分析 方中以熟附子为君，取其辛温驱寒以止痛；陈皮、姜半夏以健脾燥湿；枳壳、川厚朴合藿香梗、沉香升降脾胃气机，和胃止痛；煨生姜、焦红枣合用一以调和脾胃阴阳，二以温中健脾。全方辛温以散寒，辛散苦降以转枢中焦气机，中焦虚寒得散，气机得运，痛自当而止。本方验于临床，对于中焦虚寒，寒湿中阻较甚者，加减施用，效如桴鼓。但因个体差异，若服此药后出现胃脘部嘈杂不适者，应仿附子粳米汤意，原方加入粳米，甚者加石斛、白芍等柔润胃阴之品。

来源　郑勇飞，张国梁，徐经世．徐经世治疗胃脘痛证治五法 [J]．江苏中医药，2013，45（09）：27-29.

验案　患者，某，男，48 岁，初诊：2006 年 4 月 17 日。10 年前诊断为胃溃疡。现在症见左胁下痛，即时痛作，呃逆，口苦，纳便尚调，舌红，苔黄腻，舌下紫，脉弦细。

诊断　西医诊断：慢性胃炎。中医诊断：胃痛，证属气滞血瘀。

治法　补血养阴，行气，活血止痛。

方药　吴茱萸 1.5g，炒白芍 24g，当归 12g，丹参 30g，香附 10g，紫苏梗 10g，陈皮 10g，延胡索 10g，甘草 5g，生薏苡仁 30g，郁金 12g，枳壳 10g，旋覆花（包煎）10g，煅瓦楞子（先下）30g。水煎服，每日 1 剂，7 剂。

复诊情况　二诊：前方服 7 剂，胃痛、口苦、呃逆症状已减，昨日外感，咳嗽，痰少，咽痛，口干欲饮，汗出，苔微黄腻、舌下紫。方药：吴茱萸 1.5g，炒白芍 24g，当归 12g，丹参 30g，香附 10g，紫苏梗 10g，陈皮 10g，甘草 5g，生薏苡仁 30g，郁金 12g，枳壳 10g，旋覆花（包煎）10g，煅瓦楞子（先下）30g。水煎服，每日 1 剂，7 剂。

医案分析　本例患者胁下痛，脉弦为肝气不疏，口苦舌红，舌下紫为血瘀有热，脉细示阴血不足，故立法当补血养阴，行气，活血止痛。故方中用吴茱萸散寒止痛；当归活血止痛；丹参祛瘀止痛；陈皮健脾行气；香附理气而止痛；紫苏梗、枳壳行气而止痛；延胡索活血行气；薏苡仁渗湿健脾；郁金活血行气；旋覆花降气；煅瓦楞子制酸止痛。

来源　刘民胜．颜正华教授治疗慢性胃炎临证用药探赜 [J]．中华中医药杂志，2011，26（04）：723-725.

验案　陶某，女，57 岁。2005 年 11 月 4 日初诊。主诉：反复胃脘隐痛一年余。患者 2002 年行乳腺癌根治术，术后接受 9 个化疗疗程；2003 年因发现子宫肌瘤不断长大，行子宫及卵巢切除术；2004 年年底因胃脘隐痛不适，胃纳欠佳，外院查胃镜提示：胃溃疡，慢性胃炎。经中西医药物治疗，效果不显，胃脘隐痛仍反复发作至今。平素血压偏高，神疲乏力，纳食欠馨，胃脘隐痛，小便频数，大便一日一解，粪质稀薄，夜寐欠安。

初诊：始而乳腺癌根治术及化疗，前年行子宫、卵巢切除术，继之生化受制，冲任无权，神疲乏力，胃呆食少，胃脘隐痛，便溏不适，口干少津，舌质淡红，舌苔黄腻满布，脉沉弦。

诊断 西医诊断：慢性胃炎。中医诊断：胃痛，证属湿浊中阻。

治法 醒脾化浊。

方药 苍术、白术各15g，石菖蒲9g，草果4.5g，枳壳9g，桔梗6g，生麦芽30g，檀香1.5g，佩兰9g，九香虫3g，半夏9g，砂仁、白豆蔻各3g，芦根30g，川厚朴9g，焦山楂、焦神曲各9g。14剂，水煎，早晚温服。

复诊情况 二诊：从醒脾化浊，祛除膜原之邪立法，颇合病机，胃痛大减。后因感冒，服感冒药物后，湿浊再度影响中州，胃呆，神疲，近一周咳嗽、咳痰、咯痰不爽，舌苔白腻，再当芳香化湿，并取"治湿不利小便，非其治也"立法。方药：苍术、白术各15g，石菖蒲9g，草果4.5g，枳壳9g，桔梗6g，藿香、佩兰各9g，紫苏子9g，莱菔子9g，白芥子9g，川厚朴6g，泽兰9g，茯苓9g，焦山楂、焦神曲各9g，生姜3片，升麻4.5g。14剂，水煎，早晚温服。

三诊：初服上方后，舌苔厚腻已化，近日又增厚。咳嗽少，仍有黏痰，食后腹胀，口臭口干。药后舌苔一度宣化，未几又以湿伏，足证中州运化未复，再取通因通用之法。方药：黄连3g，川厚朴9g，苍术、白术各15g，草果4.5g，石菖蒲9g，藿香、佩兰各9g，薄荷4.5g，焦山楂、焦神曲各9g，生麦芽30g，檀香1.5g，枳实9g，带皮槟榔9g，竹茹9g，砂仁、白豆蔻各3g，升麻4.5g，降香3g。14剂，水煎，早晚温服。

四诊：服药初起9天，胃脘不适症状明显减轻，舌苔亦清，口干口苦亦有改善，药已对症，病势大半渐退。后因参加宴会，饮食不慎伤胃，中州运化乏力，前症又有反复，脉濡弦，舌紫苔薄腻，治宜温中化浊，升清健运。方药：苍术、白术各15g，升麻9g，草果4.5g，石菖蒲9g，焦山楂、焦神曲各9g，生麦芽30g，檀香1.5g，砂仁、白豆蔻各3g，竹茹9g，川黄连4.5g，川厚朴9g，枳实9g，槟榔9g，高良姜4.5g，赤茯苓10g。14剂，水煎，早晚温服。

五诊：舌苔反复厚腻，迭经宣化，症已大减，胃气初复，平日多痰，体质丰腴，参古人所谓"病痰饮者，当以温药和之"而立法。方药：广藿香9g，川厚朴 9g，桂枝 4.5g，泽泻 9g，猪苓、茯苓各 15g，苍术、白术各 9g，石菖蒲 9g，蒲公英 15g，干姜 1.5g，半夏 15g，附子 4.5g，甘草 6g。14 剂，水煎，早晚温服。药后苔腻已化，胃脘不适及口干口苦情况明显减轻，又服上方 14 剂善后。

医案分析 该患者有慢性胃炎、胃溃疡及乳腺癌、子宫肌瘤手术史，病程较长，曾用中西药物治疗效果不佳。临证时一派湿浊中阻，升降失权之象，颜老抓住其胃痛食少，口苦便溏，舌苔黄腻之特点，据"脾统四脏"理论，首先运脾化湿，祛痰消食，重用苍术、白术以燥湿健脾，使湿去脾自健，脾健湿自化，使口苦及胃脘部疼痛得以缓解，舌苔厚腻得化。后因感冒致病情反复，症见食后腹胀，咳嗽咳痰，口干口臭等，据"六腑以通为用"之理论，取通因通用之法，加用连朴饮、平胃散、枳实导滞丸加强宣化湿浊，并加用升麻一味，以升清阳鼓舞胃气上行，病势大半减退。复因饮食不慎伤胃，中州运化乏力，前症又有反复，且平日多痰，拟用温化痰饮，化湿和胃之法，实乃神来之笔。取半夏与附子配伍，一开中焦气分之湿结，一温脾阳以健运，两药合用，同气相求。药后，果收湿去苔化之奇效。

来源 孙春霞.颜德馨诊治慢性胃肠性腹痛验案 2 则 [J]. 河南中医，2016，36（3）：405-406.

验案 吴某，男，43 岁。胃脘胀闷不舒牵至两胁胀疼，食后尤甚，四肢乏力，食欲不振，大便不成形，舌淡胖、苔白，脉弦细无力。

诊断 西医诊断：慢性胃炎。中医诊断：胃痛，证属肝脾失调。

治法 培土泄木。

方药 和肝汤加减。处方：当归 12g，白芍 9g，白术 9g，柴胡 9g，茯苓 9g，薄荷（后下）3g，生姜 3g，炙甘草 6g，党参 9g，紫苏梗 9g，香附 9g，大枣 4 枚，加黄郁金、炒枳壳、百合。6 剂，腹胀减轻，胃脘疼痛已止。

复诊情况 继服和肝汤加百合、焦三仙，6 剂后病愈。

医案分析 方和谦认为仲景"见肝之病，知肝传脾，当先实脾"的理论开肝病实脾之先河，在肝脾相关为病时，可据病变重点之不同和病传关系兼调并治。治疗当培土兼以泄木。和肝汤以四君扶土，柴胡、白芍疏泄，酸甘温化并举，使脾气健、肝气舒，故肝脾失调之证用之则效。

来源　李文泉．方和谦用"和肝汤"的临床经验 [J]．中医杂志，1992（12）：25-26.

验案　杨某，男，30 岁。2008 年 11 月 17 日诊。患者诉胃脘疼痛，饭前及饭后均痛，食不消化，不能吃肉食已 3 个月，舌红苔白，脉沉弦拘紧而数。

诊断　西医诊断：慢性胃炎。中医诊断：胃脘痛，证属寒邪犯胃。

治法　温阳散寒。

方药　葛根汤加减。处方：葛根 15g，麻黄 8g，桂枝 12g，炙甘草 7g，生姜 10 片，白芍 12g。2 剂。水煎服，每 3h 服一煎，温服取汗，汗透停后服。

复诊情况　服药 2 剂，药后已汗，胃脘疼痛、食不消化等症状缓解，唯饥饿时胃略有不舒，又服中药 7 剂调理而症消。

医案分析　本案脉沉拘紧而数，乃寒邪凝泣，由于寒客阳明，胃受纳、腐熟异常，故出现胃脘疼痛，饭前及饭后均作，食不消化等。虽为里寒，葛根汤亦可用之，以其温散寒邪，祛邪外出，使诸症缓解。

来源　吕淑静，王四平，吴中秋，等．李士懋应用葛根汤治疗杂病验案举隅 [J]．江苏中医药，2010，42（09）：41-42.

验案　患者，女，41 岁，干部。2012 年 10 月 9 日初诊，主诉胃脘胀，痞闷 4 个月。患者近段因为家事不顺，情志抑郁，渐渐出现胃脘胀满、痞闷不适，在外院诊断为慢性胃炎，予以抗酸剂口服治疗，症状无好转，就诊时以胃脘胀满，痞闷症状最明显。舌红，苔黄腻，脉弦。

诊断　西医诊断：慢性胃炎。中医诊断：胃痛，证属气郁胃痛，肝气郁滞，热结肠腑。

治法　疏肝解郁，泄热通腑。

方药　柴胡疏肝汤合厚朴三物汤加减。处方：柴胡 10g，白芍 10g，川芎 10g，香附 10g，陈皮 10g，枳实 10g，厚朴 30g，广木香 6g，生大黄 2g，甘草 6g，栀子 10g。15 剂，水煎服，每日 1 剂，早晚分 2 次饭后温服。

复诊情况　二诊：症状已好转，胃胀减轻，仍叹气才舒，口干，口苦，便干，舌红苔薄黄，脉弦略数。再予前方加味。处方：柴胡 10g，白芍 10g，川芎 6g，枳实 15g，香附 10g，陈皮 10g，厚朴 20g，生大黄 4g，甘草 6g。15 剂，服法同上。治疗后胃脘胀满、痞闷症状基本消失，情志有所好转，纳食增，大便已正常。病告愈。

医案分析 患者以胃脘胀满、痞闷为主，可知为胃痛实证，情志抑郁，渐渐出现胃脘胀满、痞闷不适，胸闷，叹气才舒，善太息，食少，肠鸣，便秘，口干，口苦，舌红，苔黄腻，脉弦。可知此为气郁胃痛，肝气郁滞，热结肠腑证。

来源 姚欣艳，李点，何清湖，等．熊继柏教授辨治胃痛经验 [J]. 中华中医药杂志，2015，30（01）：143-145.

验案 患者，女，43 岁。2013 年 12 月 4 日就诊。主诉：胃脘隐痛反复发作一年余。现病史：近年来胃脘隐痛，反复发作，时有脘腹胀满，四肢发凉，夜尿多，受凉后时有遗尿，大便稍溏，失眠多梦，时头痛，月经提前，经期乳房胀痛，经期和量正常，舌尖红，苔薄白，脉细稍弦。

诊断 西医诊断：慢性胃炎。中医诊断：胃痛，证属肝胃不和，阳虚气滞。

治法 疏肝理气，温中健脾。

方药 四逆散合小建中汤加味。处方：柴胡 10g，枳实 10g，白芍 18g，炙甘草 10g，桂枝 10g，党参 10g，鸡内金 8g，炙吴茱萸 6g，生姜 4 片，大枣 30 枚，炒谷芽、炒麦芽各 12g。每日 1 剂，水煎服。

复诊情况 服药 14 剂后，患者症状明显减轻，守方继服调理月余而愈。

医案分析 四逆散原方药仅 4 味：柴胡、白芍、枳实、甘草。但组方精妙，配伍奇绝，其中包含 4 个方根：柴胡 - 甘草、白芍 - 甘草、枳实 - 白芍、柴胡 - 枳实 - 白芍，此 4 个方根巧妙组合是四逆散临床疗效显著的基础。柴胡配甘草，即为小柴胡汤之雏形，此二味乃四逆散最重要的配伍。柴胡味苦平，甘草味甘平，二药配伍，实为助肝用、补脾体、舒肝气、畅脾道。甘草配白芍，即为《伤寒论》芍药甘草汤，白芍甘草相伍酸甘化阴，以生津血，降泄郁结，宣畅道路。四逆散实为芍药甘草汤的衍化方。枳实配白芍来源于《金匮要略》枳实白芍散。两药合用，共奏祛痰、宣畅气机之功。柴胡配枳实、白芍，此三味则是大柴胡汤的重要组成部分，其配伍功用全在肝脾气血阴阳上求之。四逆散全方四药相合，可疏升肝木、理通脾滞、和解枢机、条畅道路、宣布阳气。本案乃肝胃不和、中虚气滞所致，故从疏肝调气、温中健脾入手取得佳效。

来源　刘初生．薛伯寿以四逆散治疗脾胃病经验总结 [J]．中国中医药信息杂志，2015，22（03）：113-114.

验案　患者，女，41 岁。2013 年 10 月 9 日初诊。主诉：胃痛反复发作 2 年余，加重 1 个月。现病史：患者形体消瘦，面色晦暗，经胃镜检查诊为慢性胃炎，反流性食管炎，经多次治疗，每短期症状略有改善，病情迁延，近期又因工作劳累、饮食不节而病情加重，胃脘胀满、疼痛，喜温喜按，每于食后 2h 较重，嘈杂吞酸，胁胀，时有口泛清涎，口苦而黏，胸闷善太息，纳呆乏力，大便干，睡眠差，经量多，舌暗红，苔黄腻，脉弦细。

诊断　西医诊断：慢性胃炎，反流性食管炎。中医诊断：胃痛，证属肝气犯胃，寒热错杂。

治法　疏肝理气，调和脾胃。

方药　四逆散合左金丸、良附丸加减，处方：柴胡 12g，枳壳 10g，白芍 15g，浙贝母 10g，高良姜 9g，黄连 6g，吴茱萸 3g，甘草 8g，海螵蛸 10g，香橼 10g，延胡索 12g，珍珠母 30g，蒲公英 12g。每日 1 剂，水煎服。

复诊情况　服药 7 剂后，症状明显好转，原方继服 7 剂后胃痛基本消除。

医案分析　薛伯寿治疗脾胃病以四逆散为基本方，根据病变不同阶段和病情寒热虚实，配合不同的方药。若肝经火郁、肝胃不和者，症见胁痛胃痛、呕吐吞酸，常配合左金丸加减；若痰热郁结、按之心下疼痛者，合用小陷胸汤；若痛如针刺、痛有定处、伴口干不欲饮、唇舌紫暗者，合用失笑散；若虚证明显者，则以健脾益气为主，合用小建中汤或六君子汤；若脾胃虚寒者，合用吴茱萸汤或理中汤；若寒热错杂、心下痞满者，合用半夏泻心汤；若湿浊较重者，合用平胃散；若阴虚肝郁胃痛者，常配伍一贯煎；若阴虚气滞较重者，则合用一贯煎加百合乌药汤；若五脏三焦不和、冷热壅结肠胃之间而致便秘者，合用升降散。本案患者胃痛日久，证属肝气郁结，横逆犯胃，寒热错杂。薛师从肝论治，以四逆散合左金丸、良附丸加减，数方相合，效如桴鼓。

来源　刘初生.薛伯寿以四逆散治疗脾胃病经验总结[J].中国中医药信息杂志，2015，22（03）：113-114.

验案　高某，女，23岁，学生。2005年3月18日初诊。胃痛一年余，进食后更甚，伴有嗳气，头顶痛，月经前小腹冷痛，脉弦按之无力，舌暗红，苔白。

诊断　西医诊断：膈肌痉挛，胃肠功能紊乱。中医诊断：胃痛，证属肝阳虚馁，脾胃壅滞，气机不畅。

治法　温补肝阳，和胃止痛。

方药　乌梅丸加减。处方：乌梅6g，炮附子（先煎）10g，桂枝9g，干姜4g，花椒4g，细辛4g，党参12g，当归12g，黄连9g，吴茱萸6g，石菖蒲8g，陈皮9g，半夏10g。每日1剂，水煎服。

复诊情况　服药10剂，诸症消失。随访1年胃痛未发作。

医案分析　脉弦按之无力，为肝阳虚馁之征。脾胃属土，肝阳虚馁，虚寒内生，木虚不能疏土，脾胃壅滞，气机不畅则胃痛、进食后甚，胃气不降而上逆则嗳气；肝经寒邪循经脉上犯巅顶则头顶痛；肝经循行少腹，肝经虚寒，经脉不畅则月经前小腹冷痛、舌暗红。故治用乌梅丸去黄柏，加吴茱萸温肝阳而散寒；石菖蒲化湿和胃；陈皮理气和中而止痛；半夏降逆和胃止呃。诸药合用使肝阳振，阴寒除，脾胃和而胃痛止。

来源　陈金鹏.李士懋运用乌梅丸举隅[J].中医杂志，2007（05）：401-402.

验案　孙某，女，46岁。2017年4月27日初诊。患者胃脘冷痛半年，受凉加重，伴反酸，腰部冷痛，纳可，大便干，2～3日1行。舌淡胖，苔微腻，咽红，扁桃体Ⅰ度肿大，脉沉细。

诊断　西医诊断：胃痛。中医诊断：胃痛，证属脾胃虚寒，运化失调。

治法　健脾助运，散寒止痛。

方药 香砂运脾汤加细辛、干姜。处方：香附 15g，砂仁（后下）5g，党参 15g，炒白术 20g，茯苓 15g，佛手 15g，炒麦芽 20g，石菖蒲 15g，枳壳 15g，细辛 5g，干姜 5g，炙甘草 5。7 剂，水煎分服，1 天 1 剂。

复诊情况 2017 年 5 月 11 日二诊：服药后胃脘始有热感，疼痛减轻，大便仍不利，舌淡红，苔薄腻。原方加细辛至 10g，加炒白术至 30g，加炒麦芽至 30g。调整后患者症状消失，病愈。

医案分析 胃脘痛多见于现代医学的各种胃炎、消化性溃疡、胃肠神经功能紊乱、胃癌等，其发病多与饮食、情志有关，此外尚有因寒、因热、因虚、因瘀而痛者。《素问》云："寒气客于肠胃之间，膜原之下，血不得散，小络引急故痛。"又如《证治汇补方》言："服寒药过多，致脾胃虚弱，胃脘作痛。"又如《医学正传》云："胃脘当心而痛……未有不由清痰食积郁于中，七情九气触于内所致焉。"本案患者病程日久，脾失健运，故用香砂运脾汤以健脾助运，恢复脾胃运化之功能，胃脘冷痛，受凉加重，风寒之邪表现明显，故佐以辛温芳香之细辛、干姜以温中散寒止痛、行郁结之气而取得良效。

来源 王建强，王自立，王煜. 王自立主任医师运用细辛的临床经验总结 [J]. 西部中医药，2019，32（02）：52-54.

验案 张某，女，48 岁。2010 年 5 月 14 日初诊。主诉：胃脘疼痛 1 个月。患者既往有十二指肠球部溃疡病史，近 1 个月出现胃脘疼痛，夜间 0~2 点明显，白天略轻，大便干，夜寐差，早醒，舌质淡，苔薄白，脉沉细。

诊断 西医诊断：胃痛。中医诊断：胃脘痛，证属脾虚气滞。

治法 运脾行气。

方药 香砂运脾汤加味。处方：香附 15g，砂仁 10g，党参 30g，白术 15g，佛手 10g，枳壳 10g，浙贝母 15g，细辛 10g，仙鹤草 30g，甘草 10g。7 剂，水煎分服，1 天 1 剂。

复诊情况 2010 年 5 月 21 日二诊：胃痛缓解，大便调，手凉，早醒，舌质淡，苔薄白。加桂枝 15g，附片 5g。7 剂，水煎分服，1 天 1 剂。

2010 年 5 月 28 日三诊：胃痛未发作，大便调，手凉改善，痰多，舌质淡，苔薄白。加半夏 10g，麦芽 15g。7 剂，水煎分服，1 天 1 剂。

医案分析　本案属脾虚不运之证，初诊兼见气机阻滞，胃腑蕴热，肠腑不降之实，故先予运脾汤，但重用白术、枳壳、浙贝母以补中、行气、清热。方中枳壳善能理气宽中，行气消胀，为调气运脾的关键药物，而白术亦为不可或缺之药，两药一补一消，相须为用。气行三焦则胃肠之气得降，郁热得清。继以运脾汤合香砂六君子汤而效。对脾虚便秘之较重者，初剂即用白术、枳壳至 30～60g，取其中运之义。

来源　王煜，王建强. 王自立主任医师运脾思想临床应用 [J]. 西部中医药，2018，31（03）：39-41.

验案　患者，男，40 岁。2009 年 6 月 3 日初诊。主诉：胃胀痛 2 个月余。自诉 2 个月以来，经常感觉到饭后胃部不适，以胀闷为主，痛较轻，多食易饥，消化差，大便先干后溏烂，寐差。诊见形体消瘦，大便先干后溏烂，舌质淡胖，苔黄腻，脉滑。

诊断　西医诊断：胃痛。中医诊断：胃脘痛，证属脾弱胃强。

治法　益气养血，补脾和胃。

方药　参苓白术散加减。处方：党参 30g，白术 20g，茯苓 15g，白扁豆 10g，薏苡仁 20g，莲子肉 10g，山药 15g，陈皮 6g，砂仁 6g，桔梗 10g，柏子仁 20g，茯神 15g，五味子 5g，红枣 10g，甘草 6g。7 剂，水煎服，每日 1 剂。

复诊情况　二诊：服 14 剂药后症状即明显减轻，守上方再服 5 剂药巩固疗效，半年后随访无复发。

医案分析　黄瑾明认为，脾胃虚弱临床确属多见，但脾和胃不一定都是同时虚弱的，不同的人体有不同的情况，有脾弱胃强和脾强胃弱两种，临床上以脾弱胃强为多见。脾弱胃强的主要原因是患者长期进食肥甘厚味，湿邪内生，或素体阴虚等致胃热炽盛，脾虚失运而产生。主要表现为消谷善饥，饭后胃胀胃痛，大便秘结或者大便先干后稀。治疗宜益气养血，补脾和胃，用参苓白术散加减化裁治疗。方中用党参补中益气，加强脾胃运化功能，白术、茯苓健脾燥湿以止泻，三药共用为君药；莲子肉、山药助党参加强益气健脾，白扁豆、薏苡仁助白术、茯苓加强健脾化湿，共同作为臣药；砂仁理气和胃，醒脾化湿；桔梗载药上行，通调水道，柏子仁、五味子、茯神宁心安神，茯神还可以补心火强脾土，共为佐，以及甘草健脾和中，调和诸药为使。诸药共同配伍，起到益气养血、补脾和胃的功效。辨证时以消谷善饥，饭后胃胀胃痛，大便秘结或者大便先干后烂为重点。

来源　冯秋瑜，黄瑾明，薛丽飞，等．黄瑾明教授治疗脾胃病经验[J]．中国实验方剂学杂志，2012，18（20）：318-320.

19 痞满

验案 患者，男，56岁，机关干部。2006年12月11日初诊。主诉：痞满2年余。现病史：近半月来胃脘胀满不适加重，泛酸，嗳气，头晕目眩，身重困倦，呕恶纳呆，口淡不渴，小便频数，夜尿2～3次，大便正常，眠可，自汗，舌淡，苔白厚腻，脉弦滑。

诊断 西医诊断：慢性胃炎。中医诊断：痞满，证属痰湿内停，气机阻滞。

治法 化痰消饮，行气除胀。

方药 天麻10g，清半夏10g，白术12g，旋覆花（包）10g，煅瓦楞子（先煎）30g，海螵蛸（先煎）30g，白芍18g，当归10g，陈皮10g，紫苏梗10g，香附10g，砂仁（后下）5g，佛手6g。7剂，水煎服，每日1剂。

复诊情况 二诊2006年12月18日：患者脘胀、泛酸、嗳气、头晕均减轻，纳食可，平素自汗、尿频，余如前。上方去海螵蛸，加炙黄芪15g，益智仁10g，乌药6g。继服7剂。

三诊2006年12月25日：患者脘胀、泛酸、嗳气、头晕等减轻，继服上方7剂后诸症尽释。

医案分析 本案患者脾胃失健，水湿不化，酿生痰浊，痰气交阻，而成痞满；痰湿中阻，清阳不升，浊阴不降，故头晕目眩。嗳气、头晕目眩、身重困倦、呕恶纳呆，为典型痰湿阻滞之象。因此，治以化痰消饮、行气除胀。方以半夏白术天麻汤为主，加陈皮、紫苏梗、香附、砂仁、佛手等行气消痞，旋覆花、煅瓦楞子降逆和胃。二诊时患者补述平素自汗、尿频，故加炙黄芪健脾益气固表，益智仁、乌药温阳补肾。继服 14 剂后，患者痞满、胃痛、头晕尽消。

来源 吴嘉瑞，张冰.颜正华辨治痞满经验探析 [J].中国中医药信息杂志，2012，19（10）：86-87.

验案 患者，女，39 岁。上腹部胀满，泛酸、烧心一年余，嗳气，脘痞、食欲差，消化不良。钡餐透视提示慢性胃炎，诊断为慢性胃炎。曾于多家医院诊治，服用奥美拉唑等药物尚可控制病情，但每于饮食不节或过劳、生气后加重。刻诊：除上述症状外，还伴有口干、神疲乏力，大便稍稀，舌淡红，苔薄白稍腻，脉弦细弱。

诊断 西医诊断：慢性胃炎。中医诊断：胃痞，证属肝胃不和，脾胃虚弱。

治法 疏肝和胃，健脾益气助运。

方药 枳壳 9g，桔梗 6g，姜半夏 10g，黄连 6g，干姜 10g，砂仁 6g，厚朴 10g，赭石 15g，苍术 15g，吴茱萸 6g，香附 10g，木香 10g，蒲公英 15g，焦山楂、焦神曲、焦麦芽、焦槟榔各 10g。7 剂，水煎服，每日 1 剂。

复诊情况 二诊：服药后烧心泛酸减轻，仍有腹部胀满、食欲差，舌淡红，苔白稍腻，脉弦细弱，前方减蒲公英加大腹皮 10g，改厚朴为 20g。14 剂，水煎服。

三诊：腹胀减轻，仍有大便偏稀，疲乏无力，前方去黄连、干姜、吴茱萸、大腹皮，加炙黄芪 30g，白扁豆 10g。三诊方加减服用 1 个月余，未见泛酸烧心、腹胀，嘱服参苓白术丸 2 个月，随访未再复发。

医案分析 张志远老师认为此患者证属脾胃气虚，肝郁气滞，故治以辛开苦降，疏肝和胃，调达气机升降为主，以健化汤处方。二诊虚痞症状渐显，故减去寒凉的蒲公英，加入大腹皮以治其标，突出健脾、疏肝除胀满。三诊湿盛症状突显，故去黄连、干姜、吴茱萸，而加炙黄芪益气健脾祛湿治其本，白扁豆除湿止泻治其标，标本兼顾，药后明显好转。又以参苓白术丸健脾益气除湿，邪消正复，未再复发。综观治疗过程，张老师以调理脾胃升降气机贯穿始终，在此基础上随症加减，治愈疾病。

来源　王振，王润春，刘桂荣.张志远治疗慢性胃病经验 [J].河南中医，2016，36（06）：970-972.

验案　患者，女，58 岁。1994 年 5 月 11 日初诊。主诉：上腹痞胀 3 年，加重伴呃逆、嗳气 2 个月。病史：患者 3 年来上腹部痞胀不适，食后尤甚，甚则隐痛、嘈杂。屡经诊治，症状时轻时重。近 2 个月来胃脘痞胀尤甚，引及两胁，尤以嗳气、呃逆间作，白昼连声不已，食欲不振，口苦而干，但饮水不多，大便干结难解。经多次诊查，谓慢性胃炎，服药效果不显，仍然终日嗳气，影响生活，性情急躁，心烦欠寐。舌质微红，苔薄黄腻，舌根尤著而厚腻，脉小弦。查体：剑突下轻度压痛。胃镜检查示：慢性浅表性胃炎，中度，胃窦小弯黏膜糜烂、充血。

诊断　西医诊断：慢性胃炎。中医诊断：胃痞，证属胃气上逆不降。

治法　宜和胃行气降逆。

方药　半夏泻心汤加减。姜半夏 10g，黄芩片 10g，黄连片 3g，陈皮 10g，姜竹茹 10g，刀豆壳 30g，柿蒂 15g，浙贝母 10g，麸炒薏苡仁 30g，蒲公英 20g，干姜 3g，太子参 15g，甘草 3g。每日 1 剂，煎 2 次，频频饮服。

复诊情况　二诊：服 2 剂，嗳气、呃逆即见减少，5 剂后嗳气、呃逆基本控制，心下痞胀亦已减轻，食欲好转，饮食亦渐增，口苦明显改善，大便亦较通畅。鉴于病情已经明显好转，舌苔黄腻已退大半，又拟一方以清养和胃。处方：太子参 15g，麦冬 15g，炒白芍 10g，黄芩片 6g，浙贝母 10g，蒲公英 15g，陈皮 6g，法半夏 6g，醋鸡内金 6g，白及 5g，甘草 3g，谷芽 30g。此方先服 14 剂，每日 1 剂。后症状消失，改为每 2 日或 3 日服 1 剂，以巩固疗效。前后共治疗 3 个月，症状消失，腹无压痛，舌苔脉象亦全部正常。复查胃镜示：轻度浅表性胃炎，胃窦小弯部未见糜烂。药停后安，随访 1 年，症状未复发。

医案分析　患者脘痞、嗳气、呃逆，并有口苦、食欲不振等症，按其上腹剑突下轻度压痛，似张仲景所述"心下痞"。嗳气、呃逆并见，均由于胃气上逆，古称"噫"。兼有口苦，苔薄黄腻、舌苔微红，大便干结等症，证属胃中有热。此热乃由气滞所生，治法宜苦辛通降，宣通气机，降其胃气，清其胃热。方以半夏泻心汤加减，方中黄芩、黄连、蒲公英、浙贝母均属清热药；半夏、陈皮、竹茹、刀豆壳、柿蒂降胃气之上逆；薏苡仁化湿渗利散结；太子参清养胃气；干姜辛通；甘草清热而调和诸药。频频饮服，使效果更好发挥。经治后症已改善，调整处方，以太子参、麦冬以养胃气、胃津，配炒白芍、甘草以酸甘化阴，续用黄芩片、蒲公英、浙贝母清胃热，陈皮、法半夏、醋鸡内金、谷芽理气和胃以助运化，更加白及护膜，善后调治。

来源 耿燕楠，刘子丹，宋红春，等. 徐景藩运用升降理论诊治脾胃病经验 [J]. 中医杂志，2014，55（01）：12-14.

验案 患者，女，60岁。2017年6月8日初诊。主因胃脘不适伴有双下肢浮肿3年余，加重伴乏力1个月就诊。现主症：胃脘不适，以下午为甚，乏力，双下肢浮肿，偶有恶心，纳少，大便偏干，2～3天一次，尿中可见泡沫，舌质暗红，苔黄厚腻，脉弦滑。辅助检查：电子胃镜示慢性非萎缩性胃炎伴糜烂，十二指肠球炎。查血常规：血红蛋白98g/L，尿蛋白（++），24h尿蛋白2.1g。肾功能：尿素氮（BUN）23.2mmol/L，血清肌酐（Scr）443μmol/L，尿酸（UA）390μmol/L。

诊断 西医诊断：慢性胃炎、慢性肾衰竭。中医诊断：胃痞，证属浊毒内蕴。

治法 化浊解毒，利水消肿。

方药 广藿香15g，薏苡仁15g，苍术12g，黄连6g，黄芪30g，当归15g，猪苓15g，茯苓15g，泽泻9g，冬瓜皮15g，大腹皮12g，陈皮12g，清半夏6g，砂仁（后）6g，焦三仙各10g，炒山药12g，乌梢蛇9g，僵蚕6g，甘草3g。14剂，日1剂，水煎取汁300mL，分2次温服。嘱其低量优质蛋白、低嘌呤饮食。同时予中药灌洗肠，方药：生大黄（后下）15g，枳实12g，蒲公英30g，丹参30g，芒硝（冲）9g。14剂，日1剂，水煎取汁150mL，保留灌肠60～90min。

复诊情况 二诊2017年6月23日：患者胃脘不适减轻，乏力减轻，双下肢浮肿减轻，纳食增加，大便日一行，质可，舌暗苔薄黄腻，脉细滑。前方去黄连，加水牛角丝（先煎）15g。14剂，水煎服，日1剂。

三诊2017年7月8日：胃脘无明显不适，患者乏力及双下肢浮肿明显减轻，无恶心、呕吐，纳增，舌质暗、苔白，脉细滑。前方去陈皮、清半夏。继续口服14剂。2017年8月18日复查BUN 16.2mmol/L，Scr 350.2μmol/L，二氧化碳结合力（CO_2CP）20.8mmol/L。

医案分析 慢性肾脏病可归属于中医"虚劳""尿浊""水肿""关格"等范畴，其发病与肾关系密切，亦与脾胃气化密切相关。饮食不节、情绪不畅或先天脾胃虚弱等因素，导致中焦脾胃受损，脾失健运，脾虚生湿，湿蕴成浊，湿聚成痰，水湿痰浊互结，阻碍气机，郁久成毒，最终形成浊毒内蕴之势。浊毒蕴积于中焦脾胃，胃受纳失司，可见胃脘不适，食欲不振。浊毒下注于肾，气化失权，分清泌浊功能失职，秽浊之物不得外泄，蓄积体内，酿久为浊毒。浊毒阻滞气机，加速病情恶化和脏腑衰败，故在治疗时，要化浊解毒祛除病邪，同时不忘脾肾亏虚之本。

来源 娄莹莹，冯玉彦，霍永利，等．基于异病同治探讨李佃贵教授从浊毒治疗慢性胃炎兼次症经验[J]．中国中西医结合消化杂志，2020，28（05）：395-397．

验案 金某，男，27岁。2006年6月7日初诊。患者一年前因饮食不当（油腻荤腥），出现恶心、腹泻。胃镜检查示：慢性浅表性胃炎。后服疏肝健脾中药，未见明显好转。自诉晨起恶心、嗳气，口干苦，胃脘胀气痞闷，且不随进食而改变，伴头重如蒙，痰多易咯、色白，无泛酸、呕吐，无胃痛，夜寐不安，易早醒，精神欠振，二便正常，舌尖红、苔薄而不润，脉弦数。

诊断 西医诊断：慢性胃炎。中医诊断：胃痞，水饮内停证。

治法 温通胃阳，降气化痰。

方药 小半夏茯苓汤化裁。处方：姜半夏30g，茯苓15g，生姜5片，姜黄连4.5g，吴茱萸3g，旋覆花（包）9g，赭石（先煎）30g，川厚朴9g，枳实9g，公丁香2.4g。14剂。用法：水煎服，每日1剂。

复诊情况 二诊：晨起恶心、嗳气已好转，痰少，面色渐华，舌红、苔薄。再取前法，以竟全功。处方：姜半夏 30g，白芥子 9g，莱菔子 9g，枳壳 9g，桔梗 6g，川厚朴 6g，姜川黄连 4.5g，吴茱萸 3g，干姜 2.4g，桂枝 3g，泽泻 9g，猪苓、茯苓各 9g，白术 9g。14 剂。用法同上。

三诊：服药后泛恶嗳气等症俱减。

医案分析 患者虽有口干苦、嗳气纳差等肝胃不和症状，然长服疏肝和胃之剂，症情却好转不显，故应考虑有其他原因。患者自感泛恶不适，胃脘痞闷有水声，头重如蒙，咯痰白沫，临床表现与小半夏茯苓汤证"卒呕吐，心下痞，膈间有水眩悸"的描述相似，故应考虑乃胃阳不振、浊阴潜踞、水饮积滞胃腑所致。法当温通胃阳，降气化痰。故投以小半夏茯苓汤化裁。方中姜半夏、生姜温化寒凝，降逆止呕；茯苓益气健脾，渗利水湿；公丁香温肾助阳以煦脾土；旋覆花、赭石降逆和胃；川厚朴、枳实行气宽中，消食化痰；姜黄连、吴茱萸寒热配对，有燥湿和胃、开郁散结之功。二诊加五苓散以祛痰湿。诸药配合，治病求本，饮去则胃脘诸症好转。

来源 韩天雄，孔令越，邢斌，等. 颜德馨运用温阳法治疗消化系统疾病的经验 [J]. 江苏中医药，2008（5）：24-26.

验案 周某，男，69 岁。患者 1977 年行胃大部切除术。平时常服健脾和胃之品及西药甲氧氯普胺等。2 个月来不思饮食，食后腹胀，头晕神疲。近半月逐渐加重，3 日来每日只饮 15g 葡萄糖，腹泻日 2～5 次以上。入院后胃镜检查示：吻合口黏膜慢性炎症、充血。经投参苓白术散不效。1985 年 9 月 21 日刻诊症见：不思饮食，纳后腹胀，得矢气而舒，时觉胸闷心悸，口淡无味，面色不华，形体消瘦，肌肤干燥，动则汗出，夜梦纷纭，大便次数不一，舌淡苔微，脉沉细无力。

诊断 西医诊断：慢性胃炎。中医诊断：胃痞，证属气阴两虚，瘀浊交阻。

治法 去积滞，调升降。

方药 炒白术 9g，炒枳壳 5g，蒲公英 9g，砂仁（后下）2.4g，生麦芽 30g，檀香 1.5g，陈皮 9g，丹参 10g，佛手 4.5g，炙鸡内金 9g，八月札 9g，娑罗子 9g。8 剂水煎服。

复诊情况 服 3 剂后，开始食稀粥，食后饱胀减轻，二便调，8 剂愈，出院。

医案分析 本例高年之残胃胃炎，缘由胃大部切除术后瘀浊交阻，脾胃升降失职，运化失司。虽具气阴两虚，总属瘀浊中阻，虚实夹杂，用药不能仅着眼于"虚"上。本案以张洁古之枳术丸固本清源为主。其中白术一味健运中土，以生麦芽、炙鸡内金、丹参、蒲公英导滞化瘀清热；八月札、娑罗子疏肝理气，以病久多郁，合生麦芽以复其春夏之令；佛手、陈皮行气化痰，合枳壳而取其苦降。积滞去，脾运健，升降复，一方而效。高年胃疾，每多虚实夹杂，气机失常。而调理气机之升降，特别是以轻去实，则为治疗关键。

来源 俞关全，章日初.颜德馨治疗老年脾胃病经验 [J]. 中国医药学报，1996（4）：38-39.

验案 王某，女，45 岁。有胃病史 8 年，胃镜诊断为慢性浅表萎缩性胃炎、十二指肠球部溃疡疤痕、充血糜烂性胃窦炎、反流性食管炎。就诊见胃脘痞胀疼痛，按之痛甚，胸骨后灼热甚，胁胀，纳少反酸，口水多，喜唾，脉沉弱，舌红。初观脉证，似属中阳不足，脾运失常。

诊断 西医诊断：慢性胃炎。中医诊断：痞满，证属湿热中阻。

治法 清热利湿，行气通腑。

方药 小柴胡汤合小陷胸汤化裁。处方：柴胡 10g，黄芩 10g，法半夏 10g，全瓜蒌 10g，黄连 10g，吴茱萸 5g，枳实 20g，炒川楝子 10g，延胡索 10g，郁金 10g，片姜黄 10g，海螵蛸 15g，广木香 10g，砂仁 10g。

复诊情况 共治 7 周，诸症消失。

医案分析 梅国强老师认为，食管炎较之胃炎或溃疡更为难治，若能在所用方中兼顾少阳，则更易取效。梅老师认为，消化系统疾病，涉及肝胆、脾胃诸脏腑，新感内伤、虚实寒热错杂。其常用方如小柴胡汤合小陷胸汤，名柴胡陷胸汤（简称柴陷汤），主治少阳经气不利、胃气不舒证；以四逆散合五苓散治肝郁气结、疏泄失常之腹泻证；半夏泻心汤合枳术汤治胃病心下痞硬而痛证。以柴陷汤为例，梅老师运用此方辨治消化系统疾病指标有四：胃痛（或剑突偏左、偏右），胃脘痞满疼痛或兼胸胁疼痛；少阳或阳明经脉所过之处酸楚疼痛；脉弦、缓、数；舌绛或红，苔薄白或厚或黄薄、黄厚，或兼见咳嗽、胸闷、胸胁痛。

来源　吕文亮，刘松林. 梅国强辨治消化系统疾病经验述要 [J]. 中国医药学报，2004（01）：43-44.

验案　李某，男，38 岁。胃脘痞胀，以夜间为甚，偶尔隐痛，饮食减少，两太阳穴胀痛，四肢酸软，大便溏稀，日行 1～2 次，小便黄，右上腹压痛，脉弦缓，苔白略厚。

诊断　西医诊断：慢性胃炎。中医诊断：痞满，证属肝木犯胃。

治法　疏肝和胃。

方药　柴胡、法半夏、太子参、桂枝、白芍各 10g，炙甘草 6g，生姜、大枣各 10g，枳实 20g，焦白术 10g，厚朴 10g。若胁下胀满不适者，去大枣，加煅牡蛎、橘叶、郁金；胃痛重者，加九香虫、片姜黄；肢体酸麻、寒痛重者，加干姜。

复诊情况　如此调治 1 个月，诸症消失。

医案分析　临床中消化疾病辨属手足少阳者，以三焦湿热者多见，梅老师认为，此证四季皆有，夏秋为多，论其本源，为湿盛之体，加之外感，邪传少阳，以致足少阳与三焦同病。其证可表现为以下几方面：寒热现象；足少阳症状，如胸胁苦满、胸满胁痛、口苦咽干目眩、默默不欲饮食、心烦喜呕等，但见一、二症即可；手少阳三焦湿热症状，如脘痞呕恶、胸痞胁胀、腹胀便溏，或腹泻，或初硬后溏，或软便而排出不爽，小便短赤、口干而饮水不多，或口中黏腻，或带甜味，舌苔黄润，黄厚腻，黄滑，或苔白舌质红（或绛）等亦不必悉具。以上两方面，宜综合分析，无论病之长短，须察是否有手足少阳之征象。治宜和解清宣，分消走泄。方以小柴胡汤合蒿芩清胆汤化裁。

来源　吕文亮，刘松林. 梅国强辨治消化系统疾病经验述要 [J]. 中国医药学报，2004（01）：43-44.

验案　张某，女，25 岁。胃脘痞塞，嗳气，反酸反胃，饮食尚可。大便日行一次，溏便。月经周期正常，经期有腰腹痛。脉缓，苔白厚。此例虽无少阳病误下之病史，而寒热错杂之中焦病证已存，故不得刻舟求剑。

其胃气上逆，则嗳气、反酸反胃；脾气不升则下利。

诊断 西医诊断：慢性胃炎。中医诊断：痞满，证属寒热错杂。

治法 寒温互用，以降逆消痞。

方药 半夏泻心汤加减。法半夏10g，干姜10g，黄连10g，黄芩10g，吴茱萸6g，海螵蛸15g，枳实25g，延胡索15g，郁金10g，炒川楝子10g，片姜黄10g，当归10g，川芎10g，杜仲20g，续断20g。每日1剂，共服1周。

复诊情况 复诊时诸症减轻，胃脘有痞塞感，脉缓，苔薄白。上方加木香10g，砂仁10g，以加强其行气消痞之功，再服1周即愈。

医案分析 半夏泻心汤出自《伤寒论》149条，此条原治小柴胡汤证因误下而成的痞证。此证亦见于《金匮要略·呕吐哕下利病脉证治》："呕而肠鸣，心下痞者，半夏泻心汤主之。"此条论述了寒热错杂之痞证。寒热互结中焦，脾胃升降失司，中焦气结则心下痞，胃失和降则呕，脾失升降故肠鸣泄泻。脾阳素虚，寒从中生；或脾阳不足，外寒内侵；或过食生冷，或寒药太过等，均可导致中焦虚寒证。寒性收引凝滞，阳气难以温通，不通则痛，故腹痛喜温；脾胃职司升降，若升降失常，则呕吐下痢；寒则气滞，更因脾不运化，故腹满不欲食等。

来源 骆霖，梅国强.梅国强经方治疗脾胃病临证撮要[J].湖北中医杂志，2012，34（09）：23-24.

验案 盛某，男，73岁。2017年9月5日因脘腹胀满不适半月余就诊。患者近半月来无明显诱因出现脘腹胀满不适，伴嗳气，咽喉似有物阻，痰多，无泛酸，纳谷不馨，大便数天一次，不干，口不渴，夜寐不安。既往有慢性萎缩性胃炎史十余年。查体，体温37℃，血压为130/90mmHg，心率90次/分，呼吸20次/分，其他：形体偏胖，心肺无殊，腹平软。舌质红、苔薄黄腻，脉弦。

诊断 西医诊断：慢性胃炎。中医诊断：痞满，证属痰湿中阻。

治法 理气宽中，祛湿化痰。

方药 旋覆代赭汤加减。旋覆花（包）、姜半夏、枳壳、淡芩、郁金各12g，陈皮6g，鲜石斛30g，川厚朴花、制苍术、佛手片各9g，赭石、蒲公英、生薏苡仁各 15g。7 剂。

复诊情况 二诊：脘腹胀满不适减而未净，痰少，但仍感咽喉有物阻，舌脉同前。仍以原法出入，酌加化痰降气利咽之品，方药：旋覆花（包）、姜半夏、枳壳、茯苓、郁金各 12g，陈皮 6g，川厚朴花、制苍术、佛手片、石菖蒲各 9g，赭石、蒲公英、炒薏苡仁各 15g。上方加减调理近 1 个月，诸症悉除。

医案分析 本例患者脘腹胀满不痛，触之无形，属痞满范畴。可由于肝气郁结，气机不畅，横逆犯脾，脾失健运，谷反为滞，水反为湿，酿生痰浊，痰气壅塞中焦，清阳不升，浊阴不降，发为脘腹胀满不适，嗳气；痰气上逆咽喉，则咽喉似有物阻，痰多。患者年逾古稀，脏器功能日衰，虚实夹杂，治疗较费时日。基本病机为虚实夹杂，脾虚痰凝气阻。以旋覆代赭汤行气降逆，平胃散化湿和胃，辛开散结，升降有度，气机枢纽得利，故而痞满得开，疾病可愈。

来源 傅丹青，沈卉，夏涛涛，等. 葛琳仪治疗脾胃病经验撷菁 [J]. 浙江中医杂志，2019，54（01）：18-19.

验案 刘某，男，63 岁。初诊日期：2019 年 10 月 11 日。患者胃脘痞满 10 余年。10 年前行腰椎管狭窄术，术后恢复期出现胃脘痞满。刻下症见：胃脘痞满，进食、饮水后明显，自述时可闻及胃内振水声；偶有泛酸烧心；大便每日 1 次，排便困难，便先干后稀，量少，矢气多；眼干、痒，牙龈肿痛，口臭；后背痛，脚心发凉；纳可，眠欠安；舌暗红、苔薄少，脉弦滑。

诊断 西医诊断：慢性胃炎。中医诊断：胃痞，证属脾虚气滞湿阻，上热下寒。

方药 半夏泻心汤加味。处方：法半夏 10g，干姜 6g，党参 10g，炙甘草 6g，大枣 15g，黄连 6g，黄芩 10g，炒白术 30g，炒枳实 10g，百合 30g，乌药 15g，焦神曲 10g，焦山楂 10g，炒麦芽 10g。14 剂。每日 1 剂，水煎服。

复诊情况 二诊 10 月 25 日：胃脘痞满明显减轻，已无胃内振水声；眼干、痒缓解；大便较初诊时通畅，但仍费力，量少，每日 1～2 次；纳可，眠一般；舌暗红、苔薄白，脉弦滑。效不更方，守上方加厚朴 10g，紫苏叶 15g。

14剂。药后患者诉诸症缓解。

医案分析 本案患者术后脾胃虚弱，脾不升清，健运失司，中焦气机壅滞，症见胃脘痞满不适、可闻及振水声；气机不畅，不通则痛，故伴见后背痛；久病脾阳受损，下失温煦，故见脚心发凉，此为下寒；胃不降浊，影响至大肠的传导功能，故见排便困难；胃为阳土，食积久蕴化火，胃火炽盛，火热上炎可见眼干、眼痒、牙龈肿痛、口臭等，此为上热。上热下寒证多见于外感内伤所致的阳盛于上、阴盛于下。对于上热下寒之寒证与热证侧重的不同，中药四气之寒凉药用以清上热，温热药以温下寒。中药五味之辛味药可散可行，苦味药能燥能泄，辛苦同用，一阴一阳，相反相成。正如方中的法半夏、干姜，其味辛性温，开结除痞，祛中焦之寒，同时助脾之升清；黄芩、黄连苦寒沉降，用以除胃中郁热，降上炎之火，此四药苦辛寒热，有辛开苦降之意。黄芩、黄连苦寒清上热，干姜辛热温下寒，寒为阴，热为阳，寒热共用可发挥调和阴阳的作用，有《素问·至真要大论》"谨察其阴阳所在而调之，以平为期"之意。

脾胃是气机升降的枢纽，中焦虚弱，升降失司，故加党参、甘草、大枣补益脾胃，恢复脾胃功能，调畅气机，平衡阴阳。李时珍曰："乌药辛温香窜，能散诸气。"百合甘润微寒，二者相配，一寒一温，寒温并用，且润而不滞，在理气的同时防止胃阴耗损。枳实、白术见于《金匮要略·水气病脉证并治》中的枳术汤，主治"心下坚，大如盘，边如旋盘，水饮所作"。二药相合，除痞消满，加焦神曲、焦山楂、炒麦芽消食导滞，使全方补而不滞。

二诊时症状明显缓解，守方加入厚朴、紫苏叶，与前方相合取半夏厚朴汤之意，厚朴下气除满，紫苏叶芳香行气，助厚朴宣通郁结，进一步宣畅气机。

来源 黄千千，刘南阳，吴陈娟，等.李振华辨治脾胃病上热下寒证经验[J].上海中医药杂志，2021，55（03）：31-34.

20　口臭

验案　关某，女，35岁。2009年10月12日首诊。自觉口臭2月余，食煎炸、辛辣之品后明显，心情不佳时也突出，口干口苦，时有咽痛，烦躁易怒，睡眠欠佳，大便偏干结，小便黄，舌质红暗、苔白黄厚腻，脉弦滑偏数，尤以左关、右关为明显。

诊断　西医诊断：口臭。中医证属邪热内蕴，气机失宣，兼夹瘀滞。

治法　清宣透热，化痰祛瘀。

方药　凉膈散合小陷胸汤加减。药用：连翘15g，生大黄（后下）10g，黄芩10g，生栀子10g，薄荷6g，生甘草6g，法半夏10g，川黄连6g，全瓜蒌20g，北柴胡10g，川楝子10g，牡丹皮10g，赤芍10g。7剂，水煎服。

复诊情况　二诊：大小便通畅，诸症好转。上方稍事增减，继服6剂而愈。

医案分析　口臭，《中医内科学》未有此病名，但临床以此为主诉来诊者不少，一般认为胃中（湿）热是本病最主要病机。现代人生活节奏快，工作压力大，加上失眠、熬夜、饮食辛辣厚味等，容易产生吲哚硫化氢等代谢产物，释放臭气。本例患者邪热内蕴征象突出，浊阴不降反升则口臭，热盛津伤则便秘溺赤，热壅于喉则咽痛，兼夹舌暗、苔厚腻、左右关脉弦滑数等痰阻血瘀之证，故治以凉膈散清泻郁热、荡涤肠胃，合用小陷胸汤清化痰热，加用北柴胡、川楝子、牡丹皮、赤芍调畅气血，方证合拍，效如桴鼓。洪广祥教授认为本方主治应为邪郁在上的实热证，其症候特征可概括以下两方面：一为郁热征象突出，如烦热口渴、得冷则舒、便结、尿黄、舌红、苔黄、脉数等；二为病位在上或病势上行，如咽痛、目赤、头昏脸红等。临证时可合用黄连温胆汤或小陷胸汤清化痰热；合用麦门冬汤以防治热甚伤阴。

来源　张元兵. 洪广祥教授运用凉膈散经验及临证验案举隅 [J]. 中医药通报，2010，9（6）：19-20.

验案　刘某，女，45岁。2011年6月17日初诊。主诉：口臭1周。1周前因暴饮暴食出现脘腹胀满，嗳气，口臭，口苦，自服"多潘立酮"后胃胀、嗳气缓解，口臭未除，食不知味，大便干结，2～3天1行，舌淡暗，剥脱苔，苔微腻，脉弦滑有力。

诊断　西医诊断：口臭。中医辨证属食积内停，胃失和降。

治法　消食和胃，清热化积。

方药　保和汤加减。处方：半夏10g，陈皮10g，茯苓10g，枳壳10g，石菖蒲10g，麦芽10g，山楂10g，连翘10g，白豆蔻10g，甘草5g。7剂，水煎分服，1天1剂。

复诊情况　2011年6月25日二诊：口臭除，仍不欲食，大便干结，2天1行，上方枳壳加至30g，槟榔10g。7剂，水煎分服，1天1剂。

医案分析　"饮食自倍，肠胃乃伤"，本案患者暴饮暴食后胃失和降，脾胃运化、腐熟功能异常，胃中秽浊之气上逆，而致口气异常。王自立投以保和汤治之，对于保和汤张秉成认为："此为食积痰滞，内瘀脾胃，正气未虚者而设也。山楂酸温性紧，善消腥膻油腻之积，行瘀破滞，为克化之药，故以为君；神曲系蒸窨而成，其常温之性，能消酒食陈腐之积。莱菔子辛甘下气，而化面积；麦芽咸温消谷，二味以之为辅。然痞坚之处，必有伏阳，故以连翘之苦寒散结而清热。积郁之凝，必多痰滞，故以陈皮、半夏化痰而行气。此方虽纯用消导，毕竟是平和之剂，故特谓之和耳。"王自立认为在保和汤中加入石菖蒲、白豆蔻加强健脾化湿之力，二诊加槟榔，枳壳加至30g意在加强消导之力。

来源　王煜，田苗. 王自立主任医师治疗口臭验案举隅 [J]. 西部中医药，

2014，27（09）：30-32.

验案 刘某，女，30岁。2012年5月16日初诊。主诉：口臭3年。患者形体消瘦，口腔异味3年，时轻时重，劳累、工作紧张、熬夜后加重，伴口干，食纳差，进食稍多，晨起即感口中黏腻不爽，手脚心热，大便干稀交替，舌淡红，少苔，脉沉细。

诊断 西医诊断：口臭。中医辨证属脾胃伏火。

治法 清泻脾胃伏火。

方药 泻黄散加减。处方：藿香10g，栀子10g，石膏15g，防风10g，黄柏10g，甘草10g。7剂，水煎分服，1天1剂。

复诊情况 2012年5月23日二诊：口腔异味减轻，仍口干、食纳差，大便干，2天1行。上方加连翘10g，葛根15g。7剂，水煎分服，1天1剂。

医案分析 本案患者形体消瘦，口腔异味时轻时重，多在体力消耗，身体虚弱之时加重，无口苦烦躁，大便秘结，舌苔厚腻，脉数等症，知非实火。舌红，少苔，脉细数为邪热伤阴之象。手足心热，当为脾胃有伏火，脾开窍于口，伏火上蒸于口，则口臭、口干。王自立以泻黄散化裁治之。方中石膏清热生津，栀子泻三焦之火，二者虽为泻火之药，但用量较轻，正如王旭高云："盖脾胃伏火，宜徐而泻却，非比实火当急泻也。"即为伏火，当发之，用防风取其发散之功，藿香醒脾化湿既可振奋脾气，又可助防风升散脾胃伏火，甘草和中，黄柏苦寒坚阴。二诊加连翘清热，葛根生津。

来源 王煜，田苗．王自立主任医师治疗口臭验案举隅[J]．西部中医药，2014，27（09）：30-32.

验案 俞某，女，35岁。2013年7月5日初诊。主诉：口臭3月余。既往有结肠炎病史多年，现已治愈。近3个月来口臭明显，伴有口干口苦，纳差，夜寐欠佳，大便调。舌淡胖苔薄白，脉沉细。

诊断 西医诊断：口臭。中医辨证属脾虚失运。

治法 健脾助运。

方药 运脾汤加减。处方：党参10g，白术15g，茯苓10g，佛手15g，枳壳20g，麦芽10g，山楂10g，甘草5g。7剂，水煎分服，1天1剂。

复诊情况　2013 年 7 月 12 日二诊：口臭除，口苦明显减轻，仍有口干，纳食增加，夜寐可，舌脉同前。上方麦芽调至 15g。7 剂，水煎分服，1天 1 剂。

2013 年 7 月 19 日三诊：晨起口苦，大便不成形，日 1 行。上方白术减至10g，枳壳减至 10g，加干姜 5g，细辛 5g。7 剂，水煎分服，1 天 1 剂。

医案分析　口中异味多由脾胃运化、腐熟功能异常所致，本案患者久病不愈，脾胃虚弱，运化失司，清气不升，浊气不降反逆，故口臭甚。脾胃运化失常，故纳差，舌淡胖苔薄白，脉沉细均为脾胃虚弱之象，王自立以运脾汤运脾、健脾、补脾。方中党参、白术健脾益气以助运；茯苓健脾化湿；佛手理气而不伤阴；枳壳理气宽中，与佛手相合以运脾调气；麦芽健脾化湿和中，兼以疏肝理气；山楂健胃消食。诸药合用，即补气以助运，调气以健运，使脾运复健，升降如常，则口臭可愈。

来源　王煜，田苗．王自立主任医师治疗口臭验案举隅 [J]．西部中医药，2014，27（09）：30-32.

21　呕吐

验案　患者，24岁。2000年12月5日初诊。每天清晨起床后呕吐清痰3年余。遇疲劳或受凉加重，甚则呕酸水，早上胃纳差，勉强可进食，有饥饿感。某医辨证为脾虚，服中药未效。

诊断　西医诊断：呕吐。中医诊断：呕吐，证属阳明寒呕。

治法　温胃止呕。

方药　拟吴茱萸汤。处方：党参、姜半夏各12g，茯苓30g，桂枝6g，白术10g，炙甘草5g，吴茱萸4g，生姜3片，大枣3枚。5剂，每天1剂，水煎服。

复诊情况　二诊12月15日：服药2剂呕吐止，胃纳稍改善。守方加陈皮5g，略作调整以资巩固，又服7剂。嘱其坚持每天早上嚼生姜2片，温胃止呕。保持精神乐观，克服紧张情绪。再服香砂六君子丸善后。

医案分析　中医认为脾主运化、胃主受纳，纳差、呕吐清痰非脾虚乃胃寒，脾虚宜升运，胃寒须温降，升降不明故疗效不显。

来源　杨利.邓铁涛教授运用经方治验4则[J].新中医，2004（6）：11-12.

验案　童某，女，72岁。初诊：2007年8月13日。年逾七旬，形体虚弱，饮食少进，情绪不遂，抑郁多虑，遇寒则胃脘不适，大便偏干，小溲时黄，近1年以来，食后往往泛出，曾作检查胃无病理性变化，今来门诊求于中医治疗，诊其脉来虚而微弦，舌淡红苔薄。

诊断 西医诊断：呕吐。中医诊断：呕吐，证属脾胃虚寒，肝气横逆。

治法 健脾温中，降逆和胃。

方药 炒潞党参12g，焦白术15g，云茯神20g，广陈皮10g，姜半夏12g，绿梅花20g，草豆蔻6g，香谷芽25g，赭石12g，煨生姜6g，炙甘草5g。

复诊情况 二诊：药进未见呕吐，二便亦转正常，其他无不适之感，故守原方再进数帖，反馈颇好，呕吐未再出现。

医案分析 呕吐一证，有客邪与内伤之别，客为猝然，内伤则有饮食、情志、脾胃虚寒等因所致。《素问·至真要大论》曰："诸痿喘呕，皆属于上。""诸逆冲上，皆属于火。""诸呕吐酸，暴注下迫，皆属于热。"《金匮要略》对呕吐脉证治疗阐发更详，不仅提出一些现在仍然行之有效的方剂，而且指出虚则应止，实不止呕。唐·王冰分析更为中的："内格呕逆，食不得入，是有火也；病呕而吐，食入反出，是无火也。"先生析之治呕需明辨虚实寒热，以"反出"为寒、"不入"为火。本例实属脾胃虚寒，肝气横逆之证，治用六君合赭石加减，以暖中和胃，镇逆止呕。因夹有肝气上逆故加赭石取效，并佐以煨生姜，以缓其苦寒之性有伤于胃而恰到好处，可谓全方合力，一举而起沉疴。

来源 陶永，卓思源，王化猛，等．徐经世教授治疗脾胃病验案举隅[J]．中医药通报，2008，7（06）：51-52.

🍃 **验案** 患者，女，43岁。2019年11月19日初诊。结婚已20年，未育，主诉：间断性恶心、呕吐20余年，月经期间尤甚。患者20余年前无明显诱因出现恶心、呕吐，月经期间尤甚，辗转多家医院久治不愈。刻下症：恶心，呕吐，干呕，胃脘部时隐隐作痛，时有胸闷、心悸、气短，急躁易怒，烦热，耳鸣，手足麻木，纳差，消瘦，寐差，夜尿2~3次，大便干，日1次，月经期间加重，小腹冷痛，痛经，月经周期正常，量少色黑。舌淡胖，尖红，边有齿痕，苔黄腻，脉弦滑。

诊断 西医诊断：神经性呕吐。中医诊断：呕吐，证属气滞血瘀痰阻。

治法 理气化痰，活血化瘀，和胃止呕。

方药 桃红四物汤合旋覆代赭汤加减。处方：生地黄 10g，当归 10g，川芎 5g，熟地黄 10g，白芍 20g，赤芍 20g，桃仁 10g，红花 10g，紫苏叶 10g，黄连 10g，生姜 5g，姜半夏 10g，青皮 10g，厚朴 10g，旋覆花（包煎）10g，赭石 15g，小茴香 10g，生甘草 5g。12 剂，水煎 120mL，日 3 次，饭后温服。

复诊情况 二诊：上方服用 12 剂，诸症减轻，已不恶心、呕吐，月经色暗红，血块减少，痛经天数减少，舌淡红苔黄，脉弦数。后宗此方随证加减，经治疗 1 个月而痊愈。

医案分析 患者中年女性，正气渐衰，脾胃为气血生化之源，患者因长期恶心、呕吐而食欲减退，饮食不进，气血化源不足，脾失健运，痰湿内生，日渐消瘦，长此以往而致中焦虚弱，痰湿内生，胃气上逆之证；加之病程较长，患者结婚 20 余年，未能得子，医治无效，致情志不遂，气机不畅，脾胃枢机不利，升降失调。舌淡胖，尖红，边有齿痕，苔黄腻，脉弦滑，均为脾胃虚弱、气滞血瘀痰阻之象。旋覆代赭汤出自《伤寒论》，为治疗"伤寒发汗，若吐、若下，解后，心下痞硬，噫气不除者"而设，具有调补胃虚、和降逆气、升清降浊的功效。配合当归、川芎、熟地黄、赤芍、桃仁、红花等药共为桃红四物汤，动静结合，有补血、和血、活血、调经之效。熟地黄和生地黄同用，清补结合，滋补之中还能清热，白芍敛阴和营，缓急止痛，治疗脘腹疼痛为佳，青皮、厚朴可治肝气郁滞胃虚胀满、食欲不振等，有《素问·六元正纪大论》"木郁达之"之意。诸药同用，胃虚得补，逆气得降，浊降清生，气滞血瘀得除，故顽疾乃解。

来源 鲍鹏杰，南红梅，刘世林，等 . 南征经方治疗顽疾验案 5 则 [J]. 中华中医药杂志，2020，35（12）：6132-6134.

22　呃逆

验案　王某，女，62 岁。2014 年 7 月 18 日初诊。主诉：阵发性呃逆伴胸胁闷痛 3 年。患者于 3 年前与他人争吵后出现呃逆，发作频繁，每遇情志不畅或他人触碰身体时发作，每日约 10～12 次，每次发作约 20min，曾在当地医院诊断为神经性呃逆，服用西药（不详）治疗效果不佳，迁延至今。刻诊：呃逆连声，声音高亢，持续不断，伴胸胁闷痛，腹胀纳减，乏力，大便排出不畅。舌苔薄，脉弦。

诊断　西医诊断：神经性呃逆。中医诊断：呃逆，证属肝胃不和。

治法　疏肝益胃，降逆止呕。

方药　四逆散合旋覆代赭汤加减。柴胡 10g，枳壳 15g，白芍 15g，旋覆花 9g（包煎），赭石 15g，半夏 10g，丁香 10g，黄芪 25g，党参 20g，白术 12g，生甘草 9g。5 剂。水煎服，每日 1 剂，分早晚服。

复诊情况　二诊 7 月 23 日：药后呃逆次数减少，每日约 2～3 次，发作时间减短，每次约 10min，音调降低，腹胀减轻，食量有所增加，大便稍畅，胸胁闷痛如故。上方加香附 10g，川楝子 9g。7 剂。

三诊 7 月 30 日：诉呃逆偶发，共发作 2 次，发作时间约 5min，音调较二诊减低，未诉胸胁闷痛及腹胀，便调，纳可。续服上方 5 剂。3 个月后随访，疗效巩固。

医案分析　郭诚杰依据患者之呃逆发生与加重均与情志不舒有关，并伴胸胁闷痛，腹胀纳差，乏力，大便不爽等肝郁胃弱之症，分析其呃逆应为肝郁气滞，横逆犯胃，胃失和降，气逆动膈而发，肝郁为致病关键。《古今医统大全·咳逆》云："凡有忍气郁结积怒之人，并不得行其志，多有咳逆之证。"治疗当以泻肝为主，和胃降逆为辅，兼补益胃气。因患者病久，胃气耗损，故应培补胃气，胃气得以充盛，肝木也将得以抑制。故郭老遣四逆散疏肝为主，合用旋覆代赭汤降逆和胃，加黄芪、党参、白术等增补中之效。二诊呃逆虽减，但仍胸胁闷痛，故加香附、川楝子以增疏肝理气之力。

来源　郭琳娟，张卫华．郭诚杰应用四逆散治疗六腑病验案 5 则 [J]. 江苏中医药，2016；48（04）：46.

验案　王某，女，43 岁，公务员。2010 年 9 月 18 日就诊。喉间呃呃连声 1 月余。1 个月前因参加婚宴，多吃荤食而引起胃脘胀满，纳食减少，喉间呃呃连声。服用健胃消食片治疗后，胃脘胀满、纳食减少症状虽有好转，但喉间呃呃连声仍不断。曾服用中药治疗，药效欠佳，故来就诊。证见喉间呃呃连声，胃脘胀满不适，纳食减少，偶反酸，大便稀，微有下坠感，小便尚可，舌暗红，苔薄黄稍腻，脉弦缓滑。

诊断　西医诊断：膈肌痉挛。中医诊断：呃逆，证属浊毒动膈，胃气上逆。

治法　化浊解毒，降逆止呃。

方药　化浊止呃方加减。处方：藿香 15g，佩兰 15g，厚朴 9g，柴胡 12g，白芍 30g，茯苓 15g，白术 15g，白花蛇舌草 15g，丁香 15g，柿蒂 9g，竹茹 15g，大腹皮 15g，炒莱菔子 20g。7 剂，水煎，分 2 次温服，每日 1 剂。

复诊情况　二诊：服药 7 剂后，患者呃逆已明显减轻，胃脘仅有时胀，大便尚可、已无下坠感。舌红，苔薄黄，脉弦缓稍滑。诊为浊毒之标症减，而脾胃不和未得调补，故治疗仍以化浊和胃，降气止呃为主。处方：白芍 30g，茯苓 15g，白术 15g，香附 15g，藿香 15g，白扁豆 15g，薏苡仁 15g，砂仁 15g，白豆蔻 15g，鸡内金 15g。7 剂，水煎，分 2 次温服，每日 1 剂。

三诊：喉间呃逆连声症状基本消失，余无明显不适，舌淡红，苔薄白，脉缓。表明患者浊毒内蕴，脾胃不和症状基本得以缓解。效不更方，守上方再服

7剂，患者诸症消失，病愈停药。

医案分析 浊毒内蕴，脾胃不和，胃气上逆为引起本案的根本原因。李佃贵教授分析，浊毒中阻，气机不畅，则胃脘胀满；脾失健运，胃气不降则出现呃逆、纳呆、反酸、便稀；舌苔薄黄稍腻，脉弦滑，亦为浊毒中阻脾胃之象。据此，李教授以化浊解毒、理气和胃、降气止呃为基本治法。方中厚朴燥湿和胃，行气除胀；藿香、佩兰芳香化湿醒脾，辅厚朴燥湿以醒脾之功；丁香、柿蒂、竹茹降逆止呃；白花蛇舌草清热解毒。呃逆虽属中焦病变，其机制亦与肝胆有关，胃本不呕，肝胃不和则呕，故在止呕、降呃方中，常配伍养血柔肝及疏肝的白芍、柴胡之类药物，以体现肝胃同治的配伍原则；白术、茯苓、大腹皮健脾利湿，使运化有权；莱菔子行气消食除胀。

来源 徐伟超，李刚，刘小发.李佃贵教授运用化浊解毒法治验撷要[J].河北中医，2011，33（04）：511-513.

验案 赵某，女，56岁。2005年7月26日初诊。呃逆3年余，按压身体任何部位皆呃，呃后则舒，伴有胸胁胀痛，手指肿胀麻木，关节僵硬，周身疼痛，腹胀，大便稀薄，每日3次，舌淡苔薄白，脉弦缓按之无力。

诊断 西医诊断：膈肌痉挛，胃肠功能紊乱。中医诊断：呃逆病，证属肝阳虚馁，厥阴寒气犯胃，胃失和降。

治法 温阳益肝，降逆通络。

方药 乌梅丸加减。处方：乌梅6g，桂枝15g，炮附子（先煎）12g，干姜5g，花椒5g，细辛5g，黄连8g，当归10g，党参12g，吴茱萸6g，黄芪12g，白芍12g，炙甘草7g，鸡血藤18g，穿山龙30g，沉香10g。3剂，每日1剂，水煎服。7剂。

复诊情况 后诸症减轻，上方加减连服21剂诸症消失。随访1年未复发。

医案分析 肝阳虚馁，厥阴寒气犯胃，胃失和降则呃逆；阳虚气机不畅，十二经脉气机壅滞，按压身体任何部位气机流窜而为呃，呃后气机暂通则舒；肝经布于胸胁，肝阳虚馁，疏泄不利则胸胁胀痛；厥寒凝滞经脉，营卫不行则手麻肿胀、关节僵硬、全身痹痛；肝寒土虚，运化失常而腹胀、大便下利。脉弦缓按之无力，舌淡、苔薄白为肝阳虚馁之征。故治宜乌梅丸加吴茱萸温阳益肝，加黄芪、炙甘草增其补益中气之力；沉香行气降逆调中；白芍酸甘敛阴柔肝；鸡血藤、穿山龙通经活络止痛。肝阳复，胃气和，诸症均除。

来源　陈金鹏．李士懋运用乌梅丸举隅 [J]．中医杂志，2007（05）：401-402.

验案　茅某，男，80岁。初诊日期：1992年12月11日。两周来，呃逆不止，曾针灸，又服西药，未见好转，特邀会诊，诊时呃逆频繁不止，胸闷胁胀，口臭口苦，脘腹满闷，便秘，舌质淡暗，苔白腻根厚，脉象沉小弦。

诊断　西医诊断：膈肌痉挛。中医诊断：呃逆，证属肝气上逆，痰阻中焦，胃失和降。

治法　理气降逆，化痰和胃。

方药　经验方及降逆安胃汤加减。旋覆花10g，赭石（用布包煎）15g，丁香5g，柿蒂5g，姜竹茹5g，清半夏10g，黄连5g，全瓜蒌20g，炒枳壳10g，佩兰10g，苦杏仁10g，生姜2片，另煎西洋参3g兑入。服3剂，水煎服。

复诊情况　复诊：服药3剂，第2剂药后呃逆大减，大便已通，脘腹胀满亦减，仍口苦纳呆，神疲乏力，原方又连服3剂，呃逆及时好转。

医案分析　用此方治疗呃逆、呕吐，属于肝郁痰阻中州，胃失和降之证，用之有效。老年人体弱胃气虚，肝气不舒，气机阻滞，中焦夹痰，肝气上逆，胃失和降致呃逆发病。老年人要用西洋参、南沙参、北沙参扶正益气养阴，丁香、柿蒂温中降逆，旋覆花、赭石、清半夏、陈皮理气降逆和胃化痰，金瓜蒌、枳壳、佩兰开胸利膈，升清化浊，少佐黄连、姜竹茹辛开苦降，疗效明显。

来源　刘毅，李世华．李辅仁治疗老年病经验 [M]．北京：中国中医药出版社，1994.

验案　袁某，女，58岁。于2007年7月17日初诊。电子胃镜示：慢性浅表性萎缩性胃炎伴糜烂。病理诊断：胃窦黏膜慢性炎症，可见淋巴滤泡，部分腺上皮不典型增生Ⅰ-Ⅱ级，肠上皮化生Ⅰ级。2007年7月30日二诊。烧心反酸，口中异味，自觉前胸后背发热，大便可，舌红苔薄黄腻，脉弦滑。

诊断 西医诊断：慢性胃炎。中医诊断：呃逆，证属浊毒瘀结，津液亏虚。

治法 化浊解毒，活血祛瘀，养阴生津。

方药 全蝎5g，黄药子3g，乌梅9g，山茱萸9g，白花蛇舌草15g，半枝莲15g，半边莲15g，薏苡仁20g，生石膏30g，黄连（打）12g，黄芩12g，瓦楞子粉（先）30g，茵陈15g，砂仁（打，后）12g，三七粉（冲）2g。

复诊情况 二诊2007年8月16日：胃脘不适，空腹为甚，烧心反酸消失，口干口苦，有异味，大便调，舌红苔薄黄微腻，脉弦细滑。药用生石膏30g，黄连（打）12g，黄芩12g，全蝎6g，黄药子3g，白花蛇舌草15g，半枝莲15g，薏苡仁15g，白英12g，丹参15g，三棱9g，砂仁（打、后）15g，山茱萸12g，乌梅9g，石斛12g，三七粉（冲）2g。

三诊2007年8月30日：胃脘部不适，空腹为甚，口干口苦，寐差，大便调，舌红苔薄黄腻，脉沉弦细。生石膏（打、先）30g，乌梅12g，山茱萸15g，石斛15g，天花粉15g，沙参15g，麦冬15g，黄连（打）12g，黄芩12g，全蝎6g，黄药子3g，白花蛇舌草15g，薏苡仁15g，丹参15g，三七粉（冲）2g。

经过1年治疗，2008年7月4日。电子胃镜示：慢性浅表性胃炎。病理示：黏膜慢性炎症伴急性炎症反应。

医案分析 方中应用化浊解毒的全蝎、黄药子、白花蛇舌草等，配合养阴的乌梅、山茱萸、石斛、天花粉、沙参等及清热的生石膏、黄连、黄芩，全方共奏化浊解毒、活血祛瘀、养阴生津之功效。全蝎在方中起到活血化瘀，解毒散结之效。因患者又有部分腺上皮不典型增生Ⅰ-Ⅱ级，肠上皮化生Ⅰ级，西医认为，此为癌前期病变。现代药理研究表明：全蝎的活性成分蝎毒又可以用于多种肿瘤的治疗，故方中加入全蝎既符合中医学的理论又符合现代药理研究。

来源 李佃贵，李金花，崔建从，等．李佃贵教授运用全蝎治疗萎缩性胃炎经验[J]．实用中医内科杂志，2009，23（08）：8-9.

验案 患者，男，64 岁。2017 年 5 月 30 日初诊。主诉：喉间呃呃连声，不能自制 4 年。患者于 4 年前因饮食不当出现喉间呃呃连声，不能自制，食管有灼热感，久治不愈。刻下症：喉间呃呃连声，不能自制，胃痛，胃胀，恶心欲吐，易出冷汗，纳可，眠差，小便频，夜尿 1 次，大便干燥、3～4 日一行。舌质暗红，苔薄白，脉沉迟。

诊断 西医诊断：顽固性呃逆。中医诊断：呃逆，证属气滞血瘀。

治法 活血化瘀，降逆止呃。

方药 血府逐瘀汤加减。处方：当归 20g，生地黄 15g，桃仁 10g，红花 10g，枳壳 15g，甘草 10g，赤芍 15g，柴胡 10g，川芎 10g，桔梗 10g，牛膝 15g，青皮 10g，厚朴 10g。6 剂，水煎 120mL，日 3 次，饭后温服。

复诊情况 2017 年 6 月 6 日二诊：患者自诉服药第 4 天呃逆消失，胃痛、胃胀、恶心欲吐均消失，夜寐可，舌质红，苔薄白，脉沉细。效不更方，再予上方 6 剂，煎服法同前。至今再未复发。

医案分析 呃逆是指胃气上逆动膈，气逆上冲，以喉间呃呃连声，声短而频，不能自制为主要临床表现的病证。一般将超过 1 个月者称为顽固性呃逆。清代王清任立血府逐瘀汤，可治包括呃逆在内的 19 种病证，一切久治不愈之呃逆，皆可用血府逐瘀汤加减治疗。患者为老年男性，呃逆 4 年，前医皆从胃论治而不愈。当知久病入络，血脉瘀阻，现应从瘀论治。于血府逐瘀汤原方中加青皮疏肝破气、消积化滞，厚朴燥湿消痰、下气除满。加此二味，一方面加强疏肝理气之功，另一方面加强下气之功，起到了降逆止呃之效。诸药合用，共奏活血化瘀、降逆止呃之功，兼可行气止痛，故呃逆止而诸症除。虽然用血府逐瘀汤治疗顽固性呃逆效果显著，但临床上不可不慎重斟酌。早在《素问·宝命全形论》就指出"病深者，其为哕"。历代医家也都认识到"久病之呃""虚脱之呃"为危重难治之证。顽固性呃逆可由胃癌、肝癌、甲状腺癌、脑血管病及其他各种疾病引起。南征指出，凡大病或久病见呃逆症状，是疾病进展或恶化的表现，应当慎重对待。

来源　鲍鹏杰，南红梅，刘世林，等.南征经方治疗顽疾验案 5 则 [J]. 中华中医药杂志，2020，35（12）：6132-6134.

23 厌食症

验案 潘某,女,四岁半。初诊日期:2000年10月。主诉:纳呆、纳差伴大便干一月余。病史:家长代诉患儿平素喜食生冷饮食,近一月余纳呆纳差,大便干,4～5天一行。现症:纳呆纳差,大便干,4～5天一行,患儿形体偏瘦,口干,舌质红,苔薄黄,脉滑数。

诊断 西医诊断:小儿厌食症。中医诊断:纳呆,证属胃热阴伤,脾失健运。

治法 清热消疳,健脾助运。

方药 除疳汤加减。方药:胡黄连6g,藿香6g,苍术6g,砂仁6g,山药10g,鸡内金10g,麦芽10g,山楂10g,陈皮10g,黄芩6g,黄连6g。6剂,水煎服,1天1剂。

复诊情况 二诊:纳食增加,大便变软,1～2天一行,舌红减轻,去黄连,继服6剂。

三诊:纳食正常,大便自调,舌淡红,苔薄白。

医案分析 纳呆、纳差当属脾胃纳运功能失调,正如《幼科发挥》中说:"儿科少食而易饱者,此胃不受、脾之不能消也。"胃为腑,属阳土;脾为脏,属阴土。胃病易实易热,脾病易虚易寒。故小儿厌食症常由胃热、胃失和降、脾虚、脾胃纳运失调引起。患儿平素胃中积热,耗伤津液,可引起腑失通降,出现大便干;平素喜食生冷饮食,损伤脾胃,脾失健运,胃纳失常,故见纳呆、纳差。故治疗本病应以清热消疳，健脾助运为治疗大法。在除疳汤基础上加陈皮以理气助脾胃运化，黄芩、黄连清肺胃之热以助通便。黄连、黄芩为苦寒之品，长期亦可损伤脾胃，小儿素体"元气未充，稚阴稚阳"，故中病即止。

来源　姜巍，王垂杰，王辉. 国医大师李玉奇"清热消疳，健脾助运"法治疗小儿厌食症的临证运用 [J]. 辽宁中医杂志，2015，42（12）：2308-2309.

🌿**验案**　岳某，女，11 个月。初诊日期：1999 年 2 月。主诉：纳呆伴大便稀溏半个月。病史：患儿母亲口述半月前因上呼吸道感染喂服清热解毒类中成药及头孢类抗生素，后患儿纳呆，进食量明显下降，并出现大便稀溏，日行 4～5 次，无脓血便。现症：纳呆，甚至拒绝进食，偶有恶心呕吐，肠鸣，大便溏，夜寐不安，面色无华，舌红，苔白腻，指纹紫。

诊断　西医诊断：小儿厌食症。中医诊断：纳呆，证属脾虚湿滞，郁而化热。

治法　清热消疳，健脾助运。

方药　除疳汤加减。方药：胡黄连 6g，藿香 6g，苍术 6g，砂仁 6g，山药 10g，茯苓 10g，麦芽 10g，陈皮 6g，白豆蔻 10g，栀子 6g。6 剂，水煎服，1 天 1 剂。

复诊情况　二诊：纳食增加，大便略成形，日行 2 次，肠鸣好转，无恶心呕吐，夜寐差略好转。舌红减轻，栀子减量为 3g，加鸡内金 10g。继服 3 剂。

三诊：纳食基本正常，大便基本成形，日行 2 次，肠鸣好转，夜寐差好转，舌淡红，苔薄白。去栀子，继服 3 剂。

四诊：纳食基本正常，大便基本成形，日行 1 次，舌淡红，苔薄白，脉平。

医案分析　患儿素体脾胃虚弱，加之服用苦寒药物后伤及脾胃，运化无权，脾虚湿滞，日久化热，出现脾虚、湿、食、热互结的虚实夹杂病证。治疗此证，应考虑小儿素体"脾胃虚弱"的体质特点，以健运脾胃为主，兼顾化湿、消食、清热。本方中加少许栀子以清三焦之热，并随着病情缓解逐渐减量以防寒凉药物伤及脾胃，故中病即止。

来源 姜巍，王垂杰，王辉．国医大师李玉奇"清热消痞，健脾助运"法治疗小儿厌食症的临证运用 [J]．辽宁中医杂志，2015，42（12）：2308-2309．

验案 患者，男，47岁。2018年2月9日初诊。半年前因饮食不慎，遂发腹泻，曾在外院经西药治疗，泄泻暂愈而渐觉饮食不香，口中无味，食欲减退，后求中医诊治，皆考虑泻后胃气失和，予以辛燥健脾、消食开胃之品，服30余剂并未明显好转，食欲锐减，不饥少食（每日进食量100～150g），五味不分，口干口黏，舌体发麻僵硬，晨起干呕，身高175cm，体重55公斤，身体质量指数（BMI）$18.00kg/cm^2$，体重较半年前减轻7公斤。查：舌尖红光而无苔，脉沉细微数。

诊断 西医诊断：厌食症。中医诊断：纳呆，证属胃阴亏虚，络脉瘀阻。

治法 益气养阴，活血通络。

方药 益胃汤加减。方药：沙参15g，麦冬15g，玉竹15g，生地黄10g，冰糖15g，石斛15g，甘草5g，砂仁6g，鸡内金10g，焦山楂15g。3剂，每日1剂，水煎，分2次服。

复诊情况 二诊2018年2月12日：食量增至200～250g，晨起干呕消失，但口中淡味，舌红，无苔，脉沉细，守方再进3剂。

三诊2018年2月15日：病情豁然有转，口黏消失，味觉转灵，每日可进食350～400g，唯口干舌麻，大便稍稀，舌红，舌上薄白苔渐生，脉沉细无力。乃胃阴渐复，中气虚象方露。上方去冰糖、生地黄，加山药30g，炒白扁豆15g，丹参15g。继服6剂善后。

医案分析 本案男性患者形体消瘦，初发因腹泻伤津液，又误用辛香燥热之品，久而耗伤胃阴，胃阴亏虚，日久及阳，胃阴阳俱虚，故不思饮食。张学文认为，益胃汤乃补益胃阴之良方，本案患者病久，胃阴亏耗严重，症状繁多，故加石斛增强滋阴作用；阴伤气必伤，故加甘草以扶助胃气；又全方纯甘滋阴，恐补而呆滞，遂加砂仁、鸡内金、焦山楂以醒胃消导，酸甘化阴，此亦叶天士通补而不守补之法。二诊时，患者症状改善，既已得法，效不更方，守方继观。三诊时，患者胃阴渐复，中气虚显露，当于滋阴中健脾益气，又恐过于滋腻，遂去冰糖、生地黄等，加山药、炒白扁豆以扶气建中；舌体麻木，乃阴亏血滞、脉络瘀阻所致，故加丹参以活血通络。诸药合用，补虚祛瘀，虚实同治。

来源　庄伟坤，赵恒侠，李惠林，等．国医大师张学文运用益胃汤治疗厌食临床经验[J]．中国中医药信息杂志，2019，26（11）：121-123.

验案　患者，25岁，2018年4月11日初诊。平素纳差，常干呕、以晨起及进食时频见，精神疲倦，身体消瘦，面部痤疮尤以两颧骨下明显，时有口干，睡眠欠佳、入睡困难，大便时干时稀，小便黄。身高171cm，体重50kg，BMI 17.10kg/cm^2，舌红，苔黄、舌中及后部苔剥脱，脉细数。

诊断　西医诊断：厌食症。中医诊断：纳呆，证属胃阴不足，阴虚火旺。

治法　滋阴降火，兼以和胃。

方药　益胃汤加减。方药：沙参15g，麦冬10g，玉竹10g，生地黄15g，冰糖10g，知母15，砂仁15g，甘草5g，鸡内金5g，焦山楂15g。3剂，水煎分2次、饭前半小时服。

复诊情况　二诊2018年4月14日：精神转佳，自诉服第1剂药与以往所服中药不同，味甜带酸，次日晨起刷牙未见干呕，食欲明显改善。尽剂后，食量较前增加1/2，无干呕，口干明显减轻，舌中长出薄白苔。仍觉易乏力困倦，大便偏稀，脉细而无力。乃阴虚渐愈，脾虚之象方显，上方去冰糖、生地黄，加太子参20g，山药15g，炒白扁豆30g，茯苓15g。继服7剂善后。半年后，患者体重增加10kg，BMI 20.52kg/cm^2，形体较前明显壮实，脸部痤疮亦较前明显好转。

医案分析　本案患者乃青年男性，为阴虚体质，形体消瘦，阴虚日久，虚火旺盛，火犯大肠，故见两颧痤疮、大便时干时稀；火及膀胱，故小便黄；虚火上炎，上扰心神，故睡眠欠佳；胃阴亏虚，故不思饮食；阴虚阳亢，阳气上逆，故见干呕。治以滋养胃阴，清虚热，和胃降逆。方中益胃汤为滋胃阴专方，加知母清热泻火；加砂仁和胃降逆行气，使补而不滞；阴能载气，阴伤气必伤，故加甘草扶助胃气；鸡内金、焦山楂醒脾消导，伍甘草酸甘化阴。补益之剂当饭前服用，效果更佳。二诊时，干呕明显改善，舌苔亦见好转，但见乏力、大便偏稀，提示胃阴渐愈，而脾虚湿胜之证显露，法当于滋阴中健脾祛湿，遂去冰糖、生地黄等滋腻之品，加太子参、山药、炒白扁豆健脾益气，茯苓健脾利湿。

来源　庄伟坤，赵恒侠，李惠林，等．国医大师张学文运用益胃汤治疗厌食临床经验 [J].中国中医药信息杂志，2019，26（11）：121-123.

24 贪食症

验案　患者，女，20 岁。于 2006 年 9 月 23 日初诊。病史：患者自觉全身肿胀约 4 个月，经期加重，因节食减肥而出现停经 1 个月，现形体消瘦，多食善饥，食后胃脘不适，呃逆，乏力，便秘，时有眼睑浮肿，浮肿时尿少而色深，心情抑郁。舌尖红质润，苔薄白，脉沉细无力。辅助检查：2006 年 9 月 18 日化验：尿液分析，肾功能，血脂，甲状腺功能（FT_3、FT_4、TSH）及肝、胆、脾、胰腺、双肾 B 超均正常。患者曾就诊于多家医院，诊断为神经性贪食症，心理治疗效果不佳，而求治于张琪教授。

诊断　西医诊断：神经性贪食症。中医诊断：食亦，证属脾胃虚弱，肝郁血滞。

治法　健脾为主，佐以行气消食活血。

方药　太子参 20g，白术 20g，茯苓 20g，甘草 15g，陈皮 15g，砂仁 15g，木香 7g，紫苏 15g，白芍 20g，柴胡 15g，鸡内金 15g，桑白皮 15g，五加皮 15g，木瓜 15g，益母草 30g，丹参 15g，桃仁 15g，赤芍 15g。

复诊情况　二诊 2006 年 10 月 13 日：多食易饥症状较前减轻，仍时有发作，食后胃脘不适，呃逆好转，周身肿胀消失，手足凉，月经未潮，体重未见增加。舌红，质润，脉沉细。诸症好转，仍以香砂六君子汤加减治疗，在上方基础上加重活血之品以兼调月经。药用：太子参 15g，白术 20g，茯苓 20g，甘草 15g，陈皮 15g，木香 10g，鸡内金 15g，枳壳 15g，香附 20g，当归 20g，白芍 20g，丹参 20g，赤芍 20g，桃仁 15g，红花 15g，益母草 30g，川芎 15g，柴胡 20g，牡丹皮 15g，砂仁 15g。

三诊 2006 年 10 月 27 日：易饥感消失，胃脘觉舒，月经未潮 2 个月，既往有痛经史。舌质红，脉沉细。患者食亦症状消失，以月经未潮为主，故以行气活血之血府逐瘀汤为主，兼以健脾之品治疗。药用：桃仁 20g，赤芍 20g，牡丹皮 15g，乌药 15g，延胡索 15g，当归 20g，川芎 15g，五灵脂 15g，红花 15g，枳壳 15g，柴胡 15g，益母草 30g，香附 15g，蒲黄 15g，鸡内金 15g，白术 15g，茯苓 15g，陈皮 15g，紫苏 15g，甘草 10g，砂仁 15g。随访患者多食易饥症状未再出现，经服药月余月经来潮。

医案分析　本病病机为过度节食，损伤脾胃，脾胃虚弱，饮食自救，而见多食善饥，食不知饱；脾失健运，气机不畅而见食后胃脘不适、呃逆；脾主四肢，脾运失司，水谷不化精微，四肢肌肉失养而见消瘦；脾虚无以化生气血加之土壅木郁，肝失疏泄而见停经；肝气不疏则情志抑郁。周身肿胀乃气机运化失常之表现。综观该患者以脾胃虚弱为核心兼有肝郁血滞之证。本案始终抓住脾胃损伤这一病机重点，以香砂六君子汤化裁健脾益气，调理脾胃，以恢复脾胃运化之功，同时配合疏肝活血之品而获得较好的疗效。

来源　徐鹏 . 张琪教授治疗神经性贪食症经验 [J]. 云南中医中药杂志，2011；32（05）：6.

25　腹痛

验案　夏某，男，32岁。2006年4月28日初诊。主诉：反复腹痛、腹泻5年余。患者既往体健，2001年患者时感右少腹隐痛，间有泛恶不适，后又饮食不慎，生食海鲜后，出现反复腹泻，常进食后自感腹痛，泄后痛减，初起一日腹泻4～5次，外院相关检查提示有肠道寄生虫（具体不详），予杀虫、灌肠等对症治疗后，效果不显。后移居加拿大，症情依旧，仍进食后有腹痛腹泻，每日腹泻3～5次，完谷不化。患者平素易感冒，自汗乏力，口干口苦，睡眠欠佳。初诊：肠澼五载，腑行不实，腹痛时作，泄之而后快，右少腹隐隐作痛，食后更甚，夜分少寐，口干、口苦喜饮，脉弦而数，舌红苔黄腻。

诊断　西医诊断：慢性腹痛。中医诊断：腹痛，证属气滞血瘀。

治法　理气活血止痛。

方药　枳实9g，生蒲黄（包）9g，五灵脂（包）9g，乌药9g，香附9g，赤芍、白芍各9g，当归9g，延胡索9g，煨葛根9g，荆芥炭9g，苦参9g，胡芦巴4.5g，胡黄连4.5g，白术9g，炙甘草4.5g。14剂，水煎，早晚温服，空腹服用。

复诊情况　二诊：膈下逐瘀汤加味，始服七贴，其病若失，大便如常。停药后饮食欠慎，旧疾复作，痛时提前，脉小弦，舌淡红苔腻。肠角瘀阻，化而未楚，当调气活血止痛。方药：柴胡9g，白芍10g，五灵脂（包）9g，生蒲黄（包）9g，当归 9g，吴茱萸 1.5g，枳壳 9g，桃仁 9g，煨葛根 9g，白术 15g，煨木香 9g，延胡索 9g，胡黄连 4.5g，高良姜 4.5g，荠菜花 9g，胡芦巴 9g，炙甘草 4.5g。14 剂，水煎，早晚温服，空腹服用。药后腹痛腹泻消除，又服上方 14 剂巩固疗效，随访 3 个月未复发。

医案分析　慢性腹痛、腹泻一般多责之脾肾两虚，国医大师颜德馨教授秉承清代名医王清任经验，擅从气血进行辨证论治。肝属木，司疏泄气机，主藏血，病初在气，久病入络，患者饮食不慎，腹痛腹泻，痛处固定，口干口苦，肝气失于条达，气血凝滞，瘀阻肠角，不通则痛矣。王清任创制膈下逐瘀汤，疗效显著。初诊方用桃红四物汤去生地黄，加五灵脂活血化瘀为君，其中当归活血养血，能益久泻之阴伤，取桃仁得春阳升发之气，味苦下泄，逐瘀而不伤新血，两药相伍，具"通因通用"之妙；臣以乌药、香附等理气止痛，以助血行；佐使以甘草调和诸药。本案因患者舌红苔黄腻，湿热之象可见，故加入苦参、胡黄连、葛根清热化湿以升清；久病乏力，完谷不化，故配伍枳术丸健脾行气，并加胡芦巴以温肾。全方逐瘀为主，药性趋下，能清肠角之瘀积，使肠腑之气血得以条达。服用数剂后果然腹痛腹泻若失，但因外出饮食不慎腹泻又作，故方随证转，拟逍遥散合失笑散加减，健脾温中理气，化瘀散结止痛，药后病即痊愈。

来源　孙春霞.颜德馨诊治慢性胃肠性腹痛验案 2 则 [J].河南中医，2016，36（3）：405-406.

验案　周某，女，52 岁。2010 年 3 月 9 日初诊。患者脘腹作痛两年余，时有腹泻，情志不遂或稍进油脂食物则作痛泻，泻后痛减，肠鸣，嗳气，食欲不佳，眠可，舌暗淡、苔薄白微腻，脉弦缓。

诊断　西医诊断：腹痛。中医诊断：腹痛，证属肝强脾弱，肝胃不和。

治法　调肝健脾，转枢止痛。

方药　柴胡 10g，杭白芍 20g，炒白术 15g，茯苓 20g，陈皮 10g，姜半夏 12g，姜竹茹 10g，绿梅花 20g，炒薏苡仁 40g，丹参 15g，檀香 6g，煨生姜 5g。常法煎服。

复诊情况　二诊：服药 10 剂后，脘腹胀疼得减，食欲改善，仍有痛泻，原方去煨生姜、茯苓，易白术为苍术，加苦杏仁、桃仁各10g，马齿苋15g。再进10剂。

三诊：经诊两次，诸症皆减，大便转常。嘱其畅情志，节饮食，停药观察。

医案分析 此证型在临床上虽不为多见，但仍时常有之，故徐经世根据临床实际，拟仿逍遥散、痛泻要方、丹参饮等，灵活组方施治。方中柴胡、杭白芍、绿梅花疏肝解郁，条达肝气；茯苓、炒白术、炒薏苡仁健脾化湿；陈皮、姜半夏、煨生姜理气和胃，健脾除湿；丹参、檀香合用名为丹参饮，用之以理气和络止痛。二诊时，患者痛泻仍作，徐老随证加用苦杏仁、桃仁、马齿苋等药，以宽肠导滞，药后痛泻即减。徐老认为："腹泻日久，经年不愈，脾虚湿滞，粪质既出现溏薄，又兼有黏液、滞下的现象。对此，其治疗不能单纯予以健脾利湿，固涩止泻，须兼以宽肠导滞，推陈出新，方可补偏纠弊，一举获胜。"

来源 郑勇飞，张国梁，徐经世.徐经世治疗胃脘痛证治五法[J].江苏中医药，2013，45（09）：27-29.

验案 张某，女，45岁。1995年9月30日就诊。上腹痛反复发作2年余，加重月余。曾在他院诊为慢性胃炎、慢性胆囊炎。服中西药物尚佳。近月来疼痛连绵，剧则恶心、呕吐黄绿色苦水，痛在饭前，呕逆在饭后，冷热食物均感不适。舌红、舌乳头增生如杨梅，苔薄黄，脉沉弦。胃镜检查：胃内黄绿色潴留液中等量，胃窦部黏膜充血水肿，黏膜表面覆盖着被胆汁污染的黄色分泌物，幽门口见大量胆汁内流。胆囊B超示：慢性胆囊炎。

诊断 西医诊断：慢性胃炎、慢性胆囊炎。中医诊断：腹痛，证属肝胃不和。

治法 治拟舒肝和胃。

方药 蠲胃饮加减。药用：黄芪40g，山药20g，党参15g，苦参15g，柴胡15g，橘核15g，川楝子15g，缩砂仁15g，葛根10g，炮姜10g，白豆蔻10g，黄连5g，小茴香5g。上方共取30剂，每剂水煎3次，混匀后分3次服完，每天早晚各 1 次。

复诊情况 二诊：45 天后，诸症皆失。胃镜复查，胃内液澄清，胃窦部黏膜呈橘红色，幽门口无胆汁反流。

医案分析 "诸呕吐酸，暴注下迫，皆属于热。"故一般多认为呕吐因热而成，且与肝郁化火关系密切，亦有寒热虚实错杂并见者。李玉奇却突破常规，提出中气大虚，胃失和降为本病病机的卓识。强调仿补中益气汤之意配合疏肝理气止痛，化湿和胃降浊的施治大法。方中重用黄芪 40g，伍党参、山药、葛根、柴胡大补脾气升阳；黄连、苦参清热和胃降逆；白豆蔻、缩砂仁化湿温中，行气止痛；小茴香、炮姜散寒止痛；柴胡、橘核、川楝子疏理肝气、行气止痛。诸药配伍，寒温并用，升降同施，健脾、和胃、疏肝、行气兼顾，体现以"和为贵"思想，终获全效。

来源　王晓戎，马继松.国医大师李玉奇治疗脾胃病临证用药经验探析[J].辽宁中医杂志，2011，38（07）：1281-1282.

26 腹胀

验案　蒋某，男，45岁。患者自觉胸脘饱闷胀痛2年，连及腹部、中脘高凸，坚硬拒按，纳食日少，精神萎靡，形体日瘦。有作肝硬化诊疗，有作胃病医治，有作胆囊炎投药，更有疑为肿瘤者，诸如此类，疗效杳然。时见舌质淡嫩，舌苔厚白而滞，苔中有淡黄色覆盖，脉弦缓而结。

诊断　西医诊断：腹胀。中医诊断：腹胀，证属痰饮结聚。

治法　化痰散结。

方药　苓桂术甘汤化裁：白茯苓15g，桂枝9g，生白术15g，甘草9g，炒枳实9g，厚朴9g，广陈皮9g，法半夏9g，黄连6g，干姜9g，生姜5片，间日1剂，水煎，分3次温服。

复诊情况　二诊：连服2月余，诸证悉除，虑其旧病复发，故又守前方10剂。后患者来告，饮食如常，精神爽朗，身心康健，体无所苦。

医案分析　《丹溪心法》云："凡痞块积聚在中则为痰饮。痰饮为患，有随气机升降，变动不居，见证复杂；亦有痰饮癖积，聚于一处，形证显然，固定不移，结而不散者，变动者，痰也，结聚者，亦痰也。"丹溪之言为本案之明鉴。李今庸老师据其中脘坚硬高凸，直作痰饮积聚论治，足见功夫之深。治变动之痰，当温化健运，畅通气机；治结聚之痰，应温化散结，消之削之也。故取苓桂术甘汤与生姜泻心汤合方，再伍炒枳实破结下气，治痰饮而致心痞硬者，尤为合拍。

来源　黄祥武. 苓桂术甘汤的临床应用——李今庸老师临床经验拾零 [J]. 湖北中医学院学报，2004（04）：84-85.

验案　患者，女，52岁。2015年8月21日就诊。主诉：腹胀反复发作2年余。患者体型偏胖，面部虚浮微肿，腹部胀满难忍，饥饱均胀，食后更剧，上午轻，下午重，傍晚后更甚，自觉有气壅滞在腹部，上下不通，胀满发作时不喜温按，四肢困重，双下肢酸软，下腹坠胀，脐部发凉，大便每日3～4次，便质黏稠，便意急。舌质略紫，舌体胖大，苔白，脉沉。前医给予枸橼酸莫沙必利分散片、双歧杆菌四联活菌片均无效，患者苦满不解，遂前来就医。辅助检查示：胃镜、腹部B超均未见明显异常。查体：一般情况良好，腹软，无压痛及反跳痛，肝脾肋下未及，肠鸣音正常。

诊断　西医诊断：功能性腹胀。中医诊断：腹胀，证属脾虚气滞，痰湿阻滞。

治法　健脾除湿，宽中消满。

方药　川厚朴15g，干姜15g，太子参15g，半夏15g，甘草15g，茯苓20g，白术20g，大腹皮15g，紫苏15g，木香10g，公丁香15g，姜黄15g，薏苡仁20g，苍术15g，丹参20g，桃仁20g，山药20g，桑螵蛸15g，益智仁20g。7剂，1天1剂，水煎250mL，早晚温服。

复诊情况　二诊2015年8月28日：服上方后，前述症状有所减轻，上午无腹胀，仍觉下午腹胀，下肢轻度浮肿，尿量略少，大便日3～4次，便意仍急，舌脉同前。上方去丹参、桃仁，加泽泻20g，猪苓20g，草果15g，陈皮15g。15剂，1天1剂，水煎250mL，早晚温服。

三诊2015年9月13日：午后腹胀症状减轻，无下肢浮肿，脐部发凉减轻，仍觉小腹下坠感，舌脉同前。上方去太子参、泽泻、猪苓，加槟榔15g，沉香10g，白豆蔻15g。20剂，1天1剂，水煎250mL，早晚温服。

四诊2015年10月3日：服上方后，腹部胀满较前明显缓解，脐部发凉亦减轻，大便日2次，便质黏稠，口略干。舌质暗红，白厚苔，少津，脉沉。上方加黄连10g，黄柏10g。15剂，1天1剂，水煎250mL，早晚温服。

五诊 2015 年 10 月 18 日：服药后症状消失。上方加天花粉 15g。15 剂，1 天 1 剂，水煎 250mL，早晚温服。

3 个月后，腹胀消失，此后半年未再诊。

医案分析 本案证属脾虚气滞之腹胀，治疗当健脾温运，宽中除满，故张琪治以厚朴生姜半夏甘草人参汤加减。原文病机为太阳病发汗后，损伤脾胃之气，脾失健运，运化无权，痰湿内生，使气机郁滞，胀满始生。张老认为，临证用本方治太阳病发汗后所致的腹胀满之脾虚气滞证较为少见。临床实践中，不必拘泥于发汗后，所谓是证则用是方，凡遇病机为脾虚气滞所致之腹胀满者皆可随症加减用之，只要细心辨证，加减得宜，往往能收到满意的效果。其辨证要点在于腹胀满多表现为上午轻，下午重，以傍晚尤重，但胀满发作时不喜温按，属虚中有实。方中川厚朴味苦性温，善于通泄脾胃之气分，行气消胀、燥湿温脾；而张老常以干姜易生姜，加强温阳化湿，宣散胃中气滞之功；半夏辛温，化湿和胃，辛开散结，化痰降逆；太子参补益脾气，滋养胃阴；佐以甘草益气和中；大腹皮、木香增强其行气消胀之功；酌加公丁香温寒化湿；茯苓、白术、山药、薏苡仁渗利湿气而健脾；苍术性燥苦温，运脾除湿。张老认为，久胀不愈，必有经脉瘀阻，在辨证论治基础上加用丹参、桃仁、姜黄等活血化瘀药物，使其祛瘀生新，血运气行。并以少量益智仁、桑螵蛸温补肾阳，意在微微生火以生肾气。张老认为脾的纳运水谷功能，必须借助肾气的温煦，后天与先天，相互资生，方能运化健旺。整个治疗过程一直遵循调理脾胃升降之气机为主线，临床应用随症加减。

二诊下肢轻度浮肿，尿量略少，酌加泽泻、猪苓以利尿渗湿；患者仍觉腹胀，酌加草果、陈皮以加强行气化湿宽中之效。三诊继加槟榔、沉香、白豆蔻以增强行气宽中，导滞除胀之效。四诊出现口干，苔白厚，有化热迹象，少佐黄连、黄柏，意寓辛热之剂中少佐苦寒药，乃温中有凉，防止辛热过剂伤阴。五诊继加天花粉以滋阴护肺，治一经保护另一经；诸药配合，寒温并用、消补兼施，使补而不壅，消而不损，三焦气机得和，脾气健运，则胀满可除。

来源 周美馨，张琪.国医大师张琪治疗顽固性腹胀验案 1 则 [J].中医药导报，2017；23（23）：127.

验案 患者，女，64岁。初诊于2011年7月18日。主诉：食后腹胀2月余，伴腹泻4天。现症见：患者近2个月食后腹胀，伴腹泻4天，夜内口苦，时有口甜，便内无黏液脓血，无腹痛。舌质红，苔黄腻两侧薄，脉沉弦。患者自述因服用含柴胡等药物汤剂处方（具体不详）不适，遂来就诊。

诊断 西医诊断：慢性胃炎。中医诊断：腹胀，证属湿热困脾。

治法 清热化湿，健脾和胃。

方药 胡黄连6g，白芍10g，黄芪10g，甘草3g，淡竹叶3g，厚朴6g，神曲10g，炒麦芽10g，砂仁（后下）6g，白豆蔻6g，鸡内金10g。6剂，2日1剂，早晚各服1次。

复诊情况 二诊：患者自述服药诸症减轻，又予前方6剂，嘱其尽剂停药。

医案分析 患者口苦，脉沉弦，苔虽黄腻，但黄而不显。故前医断其为肝郁气滞，所用为以柴胡为主之疏肝行气方药。周学文认为，该患者虽似有肝郁之象，但其口中时苦时甜，主症食后加重，可知其脾胃之气已弱，故不应用大队破气疏肝药物再损脾胃，患者自述服柴胡后不适即是占验。该患者湿热之邪较为明显，应以祛湿热、健脾胃为主。但因患者脾胃已弱，应慎用苦寒，故仅予胡黄连6g，辅以淡竹叶3g，厚朴6g，轻剂清利中焦，黄芪10g补其中焦之气，白芍、甘草柔肝止痛。但由于湿为主邪，故甘草仅3g，防其助邪。又予神曲、炒麦芽、鸡内金各10g，助胃降浊化物，砂仁、白豆蔻各6g，助阳醒脾健运。

来源 李富民，汪一晗，白光.国医大师周学文"小剂轻方"治疗脾胃疾病思想探究[J].中华中医药杂志，2020，35（11）：5542-5544.

27　腹泻

验案　患儿，男，2岁。初诊时间为2018年8月20日。主诉：大便稀溏2天。2天前无明显诱因出现大便次数增多，日4～6次，大便为水样，臭秽味明显，便中无黏液及脓血，体温不高，伴恶心、食纳差，家长自行给予益生菌口服（具体用药用量不详），病情未见好转遂就诊于我院。查体：体温36.3℃，形体发育正常，面色萎黄，眼窝无凹陷，哭时有泪，口唇干，心音有力，节律规整，心率116次/分，腹部膨隆，叩诊呈鼓音，腹部皮肤弹性尚可，肠鸣音亢进，约8次/分，舌质红、苔黄腻，指纹紫。辅助检查：粪便常规未见异常。

诊断　西医诊断：小儿腹泻病。中医诊断：小儿泄泻，证属湿热泻。

治法　和脾之阴阳，清热利湿解毒。

方药　二白饮加减。白术10g，白芍10g，黄芩10g，车前子10g，苍术5g，薏苡仁10g，加芦根10g，佛手10g。共1剂，2天1剂，水煎服，早、中、晚空腹温服。嘱适寒温，节饮食。

复诊情况　二诊2018年8月22日：腹泻痊愈，无恶心，食纳欠佳，舌质淡红、苔薄白，指纹淡紫，隐于风关。初诊方减黄芩、车前子，加山楂10g，共2剂，2天1剂，水煎服，早、中、晚空腹温服。嘱适寒温，节饮食。随访1周未见反复。

医案分析　小儿脾本虚弱，乳食不知自节，过食肥甘厚味，易于伤脾生湿，久而蕴热。患儿就诊时腹泻 2 天，日 4～6 次，大便为水样，臭秽味明显，无黏液及脓血便，查体见面色萎黄，眼窝无凹陷，哭时有泪，舌质红、苔黄腻，指纹紫，证属湿热证，治以和脾之阴阳，清热利湿毒为主，予二白饮加减。方中以白术、白芍和脾之阴阳；白术为补脾阳之要药；白芍乃敛阴之品。黄芩清脾湿热；车前子、薏苡仁淡渗利湿；苍术为点睛之笔，引药入诸经疏泄阳明之湿，全方共奏运脾、解热、利湿、解毒之功，初诊兼见恶心，加芦根生津止呕；兼见食纳差，加佛手以开胃窍、消积滞、增食欲。1 剂后复诊，腹泻痊愈，纳差，湿去热散，脾虚未恢复健运，去车前子和黄芩。全方以健运脾胃为主，兼见食纳差，故加味酸之山楂以开胃进食。

来源　王佳佳，原晓风，刘彦晶，等.国医大师王烈教授应用二白饮论治小儿湿热泻经验 [J]. 吉林中医药，2021，41（02）：141-143.

验案　贾某，男，46 岁，慢性腹泻半年。症见便软次频，日便 5～6 次，胃胀纳差，脘腹不适，疲倦乏力。

诊断　西医诊断：腹泻。中医诊断：泄泻，证属脾虚泄泻。

治法　培中健脾，升阳止泻。

方药　太子参 15g，茯苓 15g，白术 12g，木香 5g，炙甘草 6g，炒山药 15g，炒谷芽 15g，炒薏苡仁 15g，生黄芪 12g，莲子肉 10g，葛根 6g，焦神曲 10g，大枣 4 枚。服药 7 剂，便正成形，日便 1～2 次，余症缓解。

医案分析　方中太子参、茯苓、白术、炙甘草、炒山药、炒谷芽、炒薏苡仁健脾燥湿和中；生黄芪补脾气升清阳；木香理气使其补而不滞；莲子肉固涩；葛根升提，其方升中寓降，推陈出新，理脾胃升降之机，达升阳止泻的目的。遇阳虚寒盛者必用炮姜炭、伏龙肝以温中止泻；湿浊盛者须加藿香、佩兰芳化祛湿，以止腹泻。

来源　崔筱莉，方和谦.方和谦教授以培中升清法治疗疑难杂症举隅 [J]. 北京中医，1999（05）：3-4.

验案　患者，男性，38 岁。初诊时间：2001 年 3 月 20 日。主诉泄泻半年余。现病史：半年多来腹胀、腹痛时发时止，腹痛后大便泻下，泻后痛止，食欲欠佳。舌苔薄白，根苔微黄薄腻，脉濡滑。

诊断 西医诊断：腹泻。中医诊断：泄泻，证属肝气乘脾，湿热郁结。

治法 疏肝健脾，清化湿热。

方药 炒防风10g，炒白术15g，炒白芍18g，柴胡10g，炒枳壳10g，炙甘草6g，焦三仙各10g，黄连3g，木香6g，茯苓30g，生薏苡仁、炒薏苡仁各15g，干荷叶10g。7剂，水煎服。

复诊情况 二诊2001年6月27日：患者服药后，诸症缓解。舌苔薄白、根苔微黄薄腻，脉濡滑。守方加佩兰10g，砂仁5g。7剂，水煎服。

三诊2001年7月5日：腹痛渐止，食欲增，下腹仍胀，大便晨起一次，渐成形，舌淡红、根苔微黄薄腻，脉濡滑。处方：乌药10g，防风10g，炒白术15g，炒白芍18g，陈皮10g，柴10g，炒枳壳10g，炙甘草6g，焦三仙各12g，黄连3g，木香6g，茯苓30g，生薏苡仁、炒薏苡仁各15g，干荷叶10g，砂仁6g，佩兰10g。7剂。

四诊2001年7月1日：患者药后腹痛渐消，大便成形，近2日因饮食不慎兼劳累，又见腹胀，便稀，日2次。舌淡红，根苔微黄薄，上方白芍改为15g，继服15剂。服药后返回美国后嘱服香砂六君丸、补中益气丸巩固疗效，腹泻时服四神丸，泻止停服。随访1年，腹泻极少复发。

医案分析 本案患者大便溏泻兼有腹胀甚之症，舌根苔微黄薄腻，脉濡滑。证属肝气郁结，肝胃不和，脾虚湿盛。因此，治以疏肝健脾，清化湿热。方中炒防风和炒白术配伍共奏止泻之效；炒白芍与炙甘草合用柔肝缓急止痛；柴胡和炒枳壳疏肝行气；黄连与木香燥湿行气止泻；茯苓与生薏苡仁、炒薏苡仁、干荷叶配伍，利湿渗水止泻；诸药合用，补中有行，行中寓补，动静相宜。二诊时，患者湿证未退，故酌加佩兰10g，砂仁5g，以增化湿之效。三诊时，患者泻痢渐轻，但下腹仍胀，故加乌药以增行气之力。其后，以原方继服，并嘱服香砂六君丸、补中益气丸和四神丸。纵观本案，实乃肝郁、脾虚、湿阻互见之虚实错杂证候，治疗中，疏肝、祛湿与补脾法合用，奏效甚佳。

来源 吴嘉瑞，张冰.国医大师颜正华教授诊疗泄泻临床经验探析[J].国际中医中药杂志，2012，（04）：372-373.

验案 患者，男性，18岁。初诊时间为2006年7月8日。主诉为大便溏软一年余。现病史：现脘腹痞闷，偶胀痛，纳呆，面色无华，恶食寒凉，大便溏软，舌暗红、少苔，脉弦细。曾服用多种西药，效均不佳且平素体质较弱。

诊断 西医诊断：腹泻。中医诊断：泄泻，证属脾虚气滞，胃阴不足。

治法 理气补脾，养阴护胃。

方药 生白术 15g，枳实 10g，焦三仙各 12g，陈皮 10g，砂仁（后下）5g，木香 3g，麦冬 10g，南沙参、北沙参各 12g，生麦芽、生谷芽 15g，全瓜蒌 30g，佛手 6g。2 剂，水煎服。

复诊情况 二诊 2006 年 7 月 11 日：服药后大便仍不畅，但便质转干，余无不适，酌情加大益气润肠之力。方药：党参 12g，南沙参、北沙参各 12g，麦冬 10g，生白术 15g，枳实 6g，陈皮 10g，砂仁 5g，焦三仙各 12g，木香 3g，全瓜蒌 30g，生何首乌 30g，决明子 30g，生谷芽 15g，鸡内金 12g，佛手 6g，大枣 5 枚。5 剂，水煎服。

三诊 2006 年 7 月 16 日：服药后大便成形，排之通畅，一日一行。胃脘舒适，但食欲仍不振，口干，腰痛，耳鸣，遗精、无性欲，疲乏。酌病情减通便药，加党参至 15g。处方：党参 15g，枳壳 10g，全瓜蒌 20g，南沙参、北沙参各 12g，麦冬 10g，生白术 15g，陈皮 10g，砂仁（后下）5g，焦三仙各 12g，木香 3g，生何首乌 30g，决明子 30g，生谷芽 15g，鸡内金 12g，佛手 6g，大枣 5 枚。14 剂，嘱适当锻炼身体，进易消化食物。

四诊 2006 年 7 月 30 日：大便成形，排便通畅，一日一行。食欲较前好转。仍疲乏、腰痛、耳鸣。近日少腹痛，食寒凉后明显。治以健脾益肾。处方：党参 15g，生白术 15g，茯苓 20g，生甘草 5g，陈皮 10g，生麦芽、生谷芽各 12g，鸡内金 12g，制何首乌 15g，决明子 30g，黄精 15g，香附 10g，乌药 6g，炒川楝子 10g，赤芍、白芍各 12g，大枣 5 枚，丹参 15g。14 剂。服药后大便正常，脾肾不足诸症减轻。继以上方为主加减调理，随访 1 年，体质大为改善。

医案分析 本案患者脘腹痞闷，偶胀痛，纳呆，面色无华，恶食寒凉，大便溏软，舌暗红、少苔，证属脾虚气滞，胃阴不足，故治以理气补脾，养阴护胃。初诊时，考虑患者平素体质较弱，并伴有阴虚证象，较为复杂，故先予两剂投石问路。方中南沙参、北沙参与麦冬同用，以求补益胃阴之效；枳实、陈皮、砂仁、木香、佛手均有理气之力，共奏行滞消胀之功；焦三仙和生麦芽、生谷芽能够增进肠胃运化作用，可助消化食积。二诊时，加党参、大枣以图增强补益中气之功，用全瓜蒌 30g，生首乌 30g，决明子 30g，以求润肠通便。四诊时，针对患者少腹痛加香附 10g，乌药 6g，炒川楝子 10g，赤芍、白芍各 12，丹参 15g，以理气活血止痛。本案虽病情较为复杂，然方证对应，丝丝入扣，故能药到病除。

来源　吴嘉瑞，张冰．国医大师颜正华教授诊疗泄泻临床经验探析 [J]．国际中医中药杂志，2012，（04）：372-373.

验案　王娟，女，47 岁，素体尚健。2017 年 7 月 28 日，左下腹隐痛，时作时止，遇寒加重 2 年，大便常不成形，稍有饮食不慎则大便次数增多、溏泄。既往有糜烂性胃炎，盆腔炎。舌红，苔薄腻，脉沉濡。

诊断　西医诊断：腹泻。中医诊断：泄泻，证属胃肠紊乱，气机失调。

治法　扶土泻木，调节气机。

方药　生白术 15g，枳壳 15g，陈皮 10g，杭白芍 20g，防风 10g，桂枝 6g，蒲公英 20g，生薏苡仁 30g，老鹳草 15g，炒菊花 15g，车前草 12g，甘草 5g。10 剂，水煎服，每日 1 剂，每服 200mL。

医案分析　本案病属胃肠紊乱，气机失调之证，方用痛泻要方配伍健脾燥湿之味。生白术燥湿健脾，杭白芍柔肝缓急，陈皮理气醒脾，枳壳行气消积，防风祛风胜湿以止泻；桂枝助阳化气以通经脉；伍以蒲公英、生薏苡仁清中焦之热，利下焦之湿；车前草利水渗湿，使湿邪从小便得出，取利小便以实大便之意；以老鹳草合炒菊花，既能清其内热，又有收涩之性，辅以止泻，全方共奏健脾止泻，清利湿热之功。

来源　王薇，张莉，李永攀，等．国医大师徐经世临方炮制品炒菊花炮制工艺及应用举隅 [J]．中医药临床杂志，2018，30（03）：427-429.

验案　黄某，男，73 岁。2007 年 9 月 20 日初诊。患者反复发作腹泻数十年。中年时即患肠炎出现腹泻，每服生冷、油腻食物后诱发，服消炎药后可止泻，但稍不注意即复发，经中西医屡治不效，深受其苦而前来求治。诊见：腹泻伴腹痛，泻后痛减，大便未见不消化食物，无脓血，纳食尚可，惟食多则腹胀，胀甚欲泻，眠差梦多，口干喜饮，小便正常，舌暗红、苔中根部厚腻，脉弦数。既往有肺结核、胆石症病史。

诊断　西医诊断：腹泻。中医诊断：泄泻，证属脾虚胃强，运化失司。

治法　健脾益胃，调节腑气。

方药　黄连温胆汤加减。处方：北沙参、白芍各 20g，苍术、石斛各 15g，竹茹、陈皮、炒诃子、灵芝各 10g，酸枣仁、炒薏苡仁各 30g，炒黄连 3g。每天 1 剂，水煎服。

复诊情况　二诊 10 月 31 日：服 10 剂，症状缓解。原方续服 20 余剂，腹泻偶有发生，不似以往频繁，饮食及睡眠大为改善。原方稍加减制成丸剂，继服以资巩固。

医案分析　徐经世老师常说，有时根据病情变化在治方中更换一二味药或变化药物的用量，效果就迥然不同。尤其是疑难杂症缠绵难愈，或因病邪峻烈，或因正气不支，或因症情复杂，宿疾复加新病，内伤兼外感，寒热错杂，虚实互见。临证时要充分认识病因病机的复杂性，辨证抓主要矛盾，再结合不同病情灵活加减。如用黄连温胆汤加酸枣仁、远志、合欢皮、石斛、小麦、琥珀，治疗心悸、不寐、脏躁等；加天麻、葛根、菊花、五味子、柴胡、赭石，治疗高血压、颈椎病等导致眩晕；加延胡索、蒲公英、郁金、丹参、檀香等，治疗急、慢性胃炎、溃疡病属肝胃不和，痰热内扰证；加大黄、芒硝、瓜蒌，治疗温热病、急性胰腺炎、习惯性便秘，属热结肠腑，痰火内盛者；合三子养亲汤、葶苈汤治疗顽固性哮喘等。徐老师根据多年临床经验，拟黄连温胆汤加减，更名为消化复宁汤。处方：竹茹、车前草、山楂、苍术各 15g，郁金、柴胡各 10g，黄芩 9g，枳壳、延胡索各 12g，白芍、蒲公英各 20g，谷芽、麦芽各 25g。取温胆汤之意而不用原方，加减治疗心悸、胁痛、胸痹、嘈杂、吞酸、泻痢等，每每收效显著。

来源　侯浩彬，陶永，卓思源，等．徐经世主任医师应用黄连温胆汤治疗疑难杂症经验介绍 [J]．新中医，2008（03）：16-17．

  验案　张某，女，34 岁。腹泻 3 年，间或便结。诉初因寒冷饥饿致肠鸣，饱食荤腥食物后，渐觉腹中雷鸣，脘腹饱胀，随即腹泻，一日十余次，每次腹痛即泻，泻下急迫，泻后痛止，服止泻药可暂安。此后时而肠鸣、痛泻发作无时，尚有时暂愈，仍时时腹中隐痛，溏泻日4～6次，偶泻止后，大便反结。如此反复，屡治不愈。见舌红苔白，脉弦缓。

诊断 西医诊断：腹泻。中医诊断：泄泻，证属寒温失调，饥饱不均，伤及脾胃。

治法 健运中阳，佐以活血调气。

方药 苓桂术甘汤化裁：白茯苓15g，桂枝9g，白术12g，炙甘草6g，当归9g，炒白芍9g，煨葛根9g，桔梗6g，陈皮9g，防风6g，山楂炭9g。2日1剂，水煎，1日2次，温服，连服4剂。

复诊情况 二诊：服上方后，痛泻偶作，守上方去当归，加黑姜炭、小茴香各6g。

三诊：上方服5剂后，痛泻未作，饮食如常，腹中无所苦，为巩固疗效，守上方加炒黄连炭为丸，以善其后。

医案分析 痛泻日久，脾胃必伤，中阳不振，寒湿相因，运化乏力，积滞内生。湿盛则泻，积久必滞，如是则痛泻与便结交替出现，乃虚中夹实之证。若纯用补虚之品，又恐其壅塞；只投消伐之剂，必更伤脾胃。老师以苓桂术甘汤化气通阳除湿，加煨葛根升津止渴，山楂炭消积，合用陈皮理中宫之气滞；当归、炒白芍益血中之虚损，使气机畅通，血液充盈；桔梗、防风乃宣发肺气，使治节行令，大肠传导有制。本案因辨证准确，配方有度，选药恰当，故获速效。

来源 黄祥武.苓桂术甘汤的临床应用——李今庸老师临床经验拾零[J].湖北中医学院学报，2004（04）：84-85.

🍵 **验案** 患者，女，62岁。2019年11月初以间断腹泻2个月，加重3天就诊于我院门诊。患者2个月前因食凉食而引发，食后即腹部隐痛，肠鸣辘辘，如厕，质黄稠，后如水样，1天4次，自服黄连素、左氧氟沙星片效果不佳。到社区医院诊治，大便常规示：白细胞（++），隐血（+）。左氧氟沙星注射液治疗3天后，大便次数减少，每天2～3次，质偏稀，复查大便常规未见明显异常。后平素饮食中稍有不慎，则腹泻反复发作。3 天前因食西红柿，出现腹部隐痛，肠鸣有声，大便每天 4~5 次，质稀。现症见：大便每天 4 次，肠鸣即如厕，质稀，无黏液脓血，肛门灼热感，易汗出，纳可，舌暗红，苔黄腻，脉弦数。大便常规示：白细胞（+），隐血（-）。

诊断 西医诊断：腹泻。中医诊断：泄泻，证属火郁肠道。

治法 清浊化毒，洁肠止泻。

方药 升降散合葛根芩连汤加减。葛根 20g，白头翁 12g，秦皮 12g，炒白扁豆 12g，黄芩 15g，大黄 6g，黄连 12g，僵蚕 10g，蝉蜕 10g，延胡索 12g，姜黄 10g，丹参 10g，炙甘草 3g。水煎服，日 1 剂，分早晚两次温服。

复诊情况 二诊：服上方 10 剂后，腹痛已除，大便每天 2 次，质可，减大黄为 3g，加焦山楂 15g，焦神曲 15g，炒麦芽 15g。继服 10 剂后，诸症消失，停药后随访 2 个月未见复发。

医案分析 患者由于饮食不慎后脾胃受损，脾失健运，水谷不化，湿热内蕴肠道，清浊不分，湿热酿浊化毒，下而成泻，病情反复。辨为泄泻，火郁肠道证。郁火浊毒蕴结，治宜清浊化毒，洁肠止泻。方中升降散升清降浊、调理气机，延胡索理气助运，葛根芩连汤运用大剂量葛根升清止泻，炒白扁豆健脾化湿，黄芩、黄连清热燥湿，白头翁、秦皮加重其清热化毒之力，加以丹参凉血和络，炙甘草调和诸药，全方共用使郁火热清、湿热毒解，效如桴鼓。

来源 任雪童，狄紫蕊，张哲，等．李佃贵基于浊毒理论对升降散的新旨发微 [J]．世界中西医结合杂志，2020，15（08）：1426-1430.

✿**验案** 患者，女，23 岁。2018 年 9 月 20 日初诊。主诉：反复泄泻 3 年余。辰下：泻下溏便，日 4~5 行，量多色黄，无黏液、脓血、腹痛、里急后重，胃脘时胀，头晕，畏冷，口干不喜饮，知饥纳可，夜寐 7~8h，梦多易醒，溺短而赤。月经规律，量中色红，带下色黄。查体：身高 157cm，体重 36.5kg，血压 100/70mmHg。舌面散在芒刺，舌尖红绛、苔薄黄根白，脉细无力。

诊断 西医诊断：慢性腹泻。中医诊断：泄泻，证属脾虚湿困，邪热入营，气阴两伤。

治法 健脾益气，养阴止泻，佐以清营透热。

方药 太子参 15g，生黄芪 12g，炒白术 10g，炒白芍 6g，茯苓 10g，枳壳 10g，黄连 3g，连翘 6g，砂仁（后下）4.5g，萹蓄 10g，琥珀 3g，生姜 2 片，红枣 3 枚，炙甘草 3g。10 剂，每日 1 剂，水煎，早晚分服。配合中成药参苓白术散，每次 6g，每日 3 次。

复诊情况 二诊 2018 年 10 月 11 日：药后症缓，大便稀溏，日 3～4 行，夜寐 7～8h，多梦，头晕，乏力。舌面芒刺明显减少，舌尖红，苔薄黄稍腻，脉细。方药：太子参 15g，生黄芪 12g，白扁豆 12g，茵陈 10g，茯苓 15g，炒白芍 10g，葛根 10g，枳壳 10g，仙鹤草 15g，地榆炭 10g，琥珀 3g，砂仁（后下）4.5g，黄连 3g，炙甘草 3g。14 剂，每日 1 剂，水煎，早晚分服。配合中成药参苓白术散，每次 6g，每天 3 次。

三诊 2018 年 11 月 23 日：药后症减，大便成形，日 1～2 行，纳少脘闷，夜寐 5～6h，易醒多梦。舌面芒刺基本消失，舌尖红，苔薄黄干，脉细。方药：西洋参（另炖）1.5g，生黄芪 12g，山药 15g，茯苓 15g，赤芍 6g，炒白芍 6g，莲子 10g，荷叶 6g，蒲公英 15g，焦山楂 12g，首乌藤 15g，琥珀 5g，五味子 4.5g，炙甘草 3g。14 剂，水煎，早晚分服。配合中成药参苓白术散，每次 6g，每天 3 次。患者服完 14 剂后，舌面芒刺全部消失，大便成形，每日 1 行，夜寐安。

医案分析 此病家泄泻日久，阴津损耗，脾阴匮乏，累及脾阳生化不足，脾气亦不足，从而形成气阴两虚的病理基础。脾为湿土之脏，湿土之气，同类相召，加之脾气亏虚，运化失职，水湿不化，湿邪内停，郁久化热，湿热相合，邪热传营，热灼营阴，伤阴耗气，故杨师审慎病家诸症，运用温病学思想，参舌辨证，探得此案为脾虚湿困，邪热入营，气阴两伤之证。

杨春波认为脾虚湿盛则发为下利，下焦属阴，太阴所司，阴道虚故自利，化源滞则尿赤，脾不转津则口渴，总由太阴湿胜故也，大便溏泄，尿赤，口渴；湿热上蒸，蒙扰心神，清窍失养，轻则夜寐欠安，重则神昏谵语，头晕、失眠；湿为阴邪，阳为湿遏，温煦无权，故见畏冷；湿热下注胞宫，则见带下色黄；舌生芒刺，叶天士言"舌上生芒刺者，皆是上焦热极也"，但杨师言不可局限于"上焦"，此案杨师认为湿热既久，伤气入营，营阴已耗，故见舌尖红绛、舌生芒刺，其热传营，舌色必绛。热炽伤津则见苔黄；气虚则无力行血，阴血亏虚不能充盈脉道，则见脉细无力。证候既明，故杨师法拟透热转气，迫邪出营分，再固本培元，以善其后。治以健脾益气，养阴止泻，佐以清营透热。

来源　刘启鸿，柯晓，骆云丰．国医大师杨春波察舌辨湿热案经验 [J]．中华中医药杂志，2021，36（01）：194-196.

验案　患者，女，70 岁。2019 年 5 月 22 日初诊。主诉：腹泻 10 年，口干、无唾液 2 年。现病史：腹泻，夹杂有未消化食物，1 天 2～3 次，伴口干，口中有火烧灼样感觉。曾服中药（北沙参、麦冬、石斛、天花粉、玉竹、生地黄、天冬、鸡内金、炒山楂等），口干略缓解，仍腹泻口苦，入睡困难，有时会遗尿。舌质红，苔薄黄偏干燥，脉沉滞。既往有高血压病史 30 年，现口服降压药控制血压在正常范围内。

诊断　西医诊断：腹泻。中医诊断：泄泻，证属脾胃虚弱，气阴两伤。

治法　宜健脾和胃，益气养阴。

方药　党参 12g，炒白术 10g，茯苓 10g，生山药 30g，石斛 15g，黄连 3g，乌梅 10g，麦冬 15g，炙甘草 6g，粳米（包煎）1 撮为引。15 剂，1 天 1 剂，水煎服。

复诊情况　二诊：服上方 15 剂，腹泻减轻，大便次数减少，大便仍不成形，但无不消化食物，口干缓解，自觉胃胀，易烦躁，痰黏不易咳出，精神紧张，睡眠浅；舌体胖大，舌质暗红，苔黄腻，舌下络脉瘀滞，脉沉有力。给予中药汤剂口服，处方：上方加生石决明（先煎）30g，珍珠母 30g；去黄连，加黄芩 10g，牡丹皮 10g。15 剂，1 天 1 剂，水煎服。

医案分析　该患者为老年女性，脾胃升降功能失常，清阳下陷，清浊不分，发为泄泻，夹杂有未消化食物。腹泻日久，脏腑失养，脾胃气虚则更运化失常则阴津损伤不能上承，故口干，无唾液，湿郁可化热。患者服以养阴为主的药物后口干症状缓解仍不明显，腹泻症状无改善。张老师在一诊时辨证为脾胃虚弱，清阳不升，气阴两伤；治疗上以党参健脾益气，白术可燥湿健脾补气、培补中焦，茯苓甘淡而平可渗湿健脾，山药量大可补脾胃化湿邪，湿邪去、脾气健则清阳得升；合用乌梅、麦冬、石斛补养阴津，佐少量黄连可清中焦湿热，加入粳米调和营卫，养胃气为引。诸药合用则共奏健脾祛湿、益气养阴之效，中焦功能恢复正常则升降恢复，清阳得升，故腹泻症状减轻。

来源 李艳艳.国医大师张磊教授治疗老年慢性腹泻验案 4 则 [J].中医研究，2020，33（12）：29-31.

验案 患者，男，57 岁。反复腹痛，腹泻 3 年，稀水样便，1 天 10～20 次，伴腹鸣，矢气痛减，腰酸耳鸣，饮食不当加重，无发热及脓血，多次在外院查肠镜均未见异常，血常规示嗜酸细胞 19.6%，有荨麻疹病史，舌红少苔，左脉细弦，右脉沉细。

诊断 西医诊断：慢性腹泻。中医诊断：泄泻，证属脾虚生湿，肝木乘侮。

治法 健脾祛风，滋肾益肝。

方药 参苓白术散、痛泻要方及四神丸加减。党参 15g，白术 15g，山药 30g，焦白扁豆 20g，桔梗 10g，荷叶 20g，益智仁 15g，诃子 15g，蝉蜕 5g，杭白芍 20g，人中白 10g，僵蚕 15g，炒陈皮 10g，建曲 10g，五味子 5g。

医案分析 徐景藩认为久泻病位在脾胃，涉及肝肾，往往虚实兼夹，依照脾胃气虚阳衰，宜健运脾阳，肝与脾同治，治肝调中妥为兼顾；肠胃湿热内蕴，视其偏盛分别清化；脾胃阴液亏虚，甘凉甘酸佐以气药等治则。多用参苓白术散健脾祛湿止泻，痛泻要方止泻，四神丸补肾健脾止泻。

来源 齐晓霞，鲍建国.国医大师徐景藩诊治脾胃病案赏析 [J].内蒙古中医药，2013，32（03）：74-75.

验案 陈某，女，62 岁。腹泻间作一年余。1 年前无诱因下出现腹泻，每日行 4～5 次，黄色稀水样便，夹有不消化食物，伴肠鸣，肛门坠胀感，晨起腹泻明显，近 3 个月来体重下降 1.5～2.5kg。平素畏寒怕冷，口眼干涩，夜间盗汗，纳食尚可，夜寐欠佳，时有失眠，舌质红，苔薄黄，脉沉细。

诊断 西医诊断：腹泻。中医诊断：泄泻，证属脾肾亏虚。

治法 健脾温肾，化湿助运。

方药 焦白术 10g，怀山药 30g，茯苓 20g，甘草 5g，益智仁 10g，补骨脂 10g，炮姜 10g，诃子 10g，陈皮 10g，藿香 15g，鸡内金 10g，黄连 3g，焦山楂、焦神曲各 15g，荷叶蒂 30g，谷芽、麦芽各 30g。

医案分析 本例患者腹鸣泻下，有水样大便，伴有畏寒，夜寐不佳又盗汗，神疲乏力，体重减轻，口干欲饮水，食欲欠振。故病位在脾，脾虚及肾，肾阳不振则畏寒怕冷；夜寐欠佳，盗汗明显，又属阴虚之责，本案属于阴阳两虚。久下脾必虚，脾虚必生湿，故治以健脾温肾，佐以化湿助运。方中温肾药有补骨脂、诃子、益智仁，而益智仁又有健脾温肾作用。温肾药有辛温之性，加以黄连使泻止而不致敛邪，坚阴而不致过温。徐老认为，即使久泻脾肾阳虚的患者，在健脾温肾止泻的同时，应少量配用黄连。黄连配伍补骨脂，温清并用，清涩并施，清热而不损阳，温阳而不滞邪，用于治疗久泻，疗效甚佳。方中荷叶蒂升阳止泻，治腹鸣，大便有水等症状。但荷叶蒂治久泻、脱肛、肛门坠胀，需以无腹痛脓血便为前提。化湿用藿香，酌加少量黄连燥寒湿清热。

来源　陈敏．徐景藩教授从肝脾肾论治久泻经验 [J]．中医学报，2016，31（01）：47-49+53．

验案 男，婴儿。患儿始患泄泻，治无效，复来济南住某省级医院，用西法治疗，数日后，仍无效，遂求诊。患者系未满周岁之婴儿，尚在哺乳期，大便稀溏，次数较多，稀便中夹杂未消化之食物残渣及乳瓣。体质较弱，精神不振，舌红苔薄白，脉沉细。

诊断 西医诊断：腹泻。中医诊断：泄泻。

治法 温补脾胃，佐以消导之药，以化其余滞。

方药 党参 10g，炒白术 10g，茯苓 10g，白扁豆 10g，薏苡仁 10g，砂仁 6g，炒山药 10g，桔梗 6g，鸡内金 10g，甘草 3g。水煎分多次适量温服。

复诊情况 药后症减，患者遂出院，携上方回家治疗。后不久，方效甚佳，连服数剂而愈。

医案分析 此当系素体较弱，平日之乳食调节失当而损及脾胃，致胃肠消化及运化之功能不足，水食之分化机能失调，引发泄泻。以甘温平和之剂，以温补脾胃，佐以消导之药，以化其余滞。本案用参苓白术散加鸡内金，以四君子汤为主药，以白扁豆、薏苡仁、山药之甘淡，莲子之甘涩，助白术既可健脾，又可渗湿而止泻，为辅药；以砂仁芳香醒脾为佐药；桔梗载药上行，加鸡内金消积滞，健脾胃。此方补中有消、消导之中有涩，因而收到了较好的效果。

来源　李玉清.张灿玾临证经验举要[J].山东中医杂志，2012；31（07）：521.

验案　新疆一老年男性患者李某来信致先生："我于去年九月患腹泻病，排泄物为黄色稀汤，并夹有豆大未消化物，一旦感到想排泄时，来势凶猛，害得我不敢出门，排泄时，如打开水龙头忽忽倾泻，所幸从来未腹痛过，间或有腹胀感。最厉害时，日八九次，从东方欲晓时至中午，为排泄高峰期，晚上尤其半夜时不泄。患病之初，未予重视，随便买些止泻药服用，日久未愈，便在当地医院检查、化验，又做细菌培养，大便中未检出任何致病因子，先按医嘱服地衣芽孢杆菌活菌一类药物，多日无效。改服中药，先后服汤药数十剂无效。我有些灰心，便停止服药而改为食疗，每天早餐吃羊肉萝卜汤，至今年三四月才停。经食疗后，腹泻好转，但未根除，饮食稍有不慎，便复发，日四五次，一二天后好转，时好时坏，甚为烦恼，特向教授请诊。"

诊断　西医诊断：原因不明腹泻。中医诊断：泄泻，证属脾胃并虚，气津两伤，中气下陷，魄门失禁。

治法　温补脾胃，升提气液。

方药　太子参10g，炒白术10g，茯苓10g，薏苡仁15g，砂仁6g，莲子肉6g，炒山药10g，桔梗6g，鸡内金15g，炒乌梅6g，煨肉蔻6g，煨诃子6g，葛根6g，炙甘草3g。水煎温服。

复诊情况　6个月后特来电话，一则致谢，一则告知，服药数剂后，即大效，连服28剂而愈。

医案分析　此病腹泻非时急性疾病引起，亦非脏器本体病变引致。泻时为倾注滑泻，有失禁之感，病程日久，时好时坏，且伴有不消化食物，显示仓廪之官已有所失控。腹不痛，仅有时有胀感，乃腹中无滞留之水谷残渣。中、西药均用过而无效，疑系辨证不明，药不对证。此为脾胃并虚，气津两伤，中气下陷，魄门失禁。治当温补脾胃，升提气液，使以消导，佐以收敛，则仓廪之职司可守，脾胃之气化可复矣。

本方以参苓白术散为主方者，以其为温补脾胃诸方一中正平和之剂，适用于气津两伤之证。复加鸡内金者，既可助消化之功，又具收敛之力。炒乌梅、煨肉蔻、煨诃子者，借其收涩力，以制失禁之泄，别加葛根，助桔梗浮载之用。

来源　云中芹．国医大师张灿玾医案研究 [D]．山东中医药大学，2012.

验案　王某，女，54 岁。2013 年 8 月 27 日初诊。主诉：腹泻 3 年余。患者 3 年前无明显诱因出现腹泻，每日 4～5 次，便质稀薄，时轻时重，曾自行服用健脾养胃丸症状略减，但病症反复。现腹泻每日 3～4 次，发时腹痛肠鸣，泻下急迫，泻后痛减，情绪紧张、恼怒时加重，纳差，乏力，胸闷胃脘胀满，咽部有异物感，眼睛干涩，鼻内干燥，头晕，目周略青，舌质淡、苔白腻，脉弦缓。

诊断　西医诊断：腹泻。中医诊断：泄泻，证属肝郁脾虚。

治法　疏肝健脾，升阳止泻。

方药　柴胡 12g，枳壳 15g，白芍 20g，陈皮 15g，白术 10g，防风 9g，佛手 12g，台乌药 12g，焦三仙各 15g，山药 15g，黄芪 50g，党参 30g，生甘草 9g，生姜 6g，大枣 5 枚。3 剂。水煎服，日 1 剂，分早晚服。

复诊情况　二诊 8 月 30 日：药后大便日行 2 次，便质溏薄，胃胀稍减，胸闷胁胀、眼睛干涩、鼻内干燥、头晕好转，舌质略淡、苔略黄，脉弦数。上方加肉豆蔻 12g，厚朴 10g，大枣改为 10 枚。共 7 剂。

三诊 9 月 6 日：诸症悉除，续服上方 5 剂，以固疗效。随访 3 个月未复发。

医案分析　泄泻病位在肠，主责在脾。郭老分析患者腹痛即泻，泻后痛减，情志不畅则加重，伴胸闷胁胀，咽有异物感，推断其泄泻乃肝气不舒，克伐脾土，使得脾虚失运，泌别清浊功能失司所致。脾虚津液不布，清阳不升致眼、鼻干燥，头晕。郭老认为咽部之异物感乃梅核气，主因在肝，木旺克脾，使得脾虚痰湿不化，上阻于咽喉所致。故治疗重在柔肝实脾。拟四逆散疏肝理气止痛，痛泻要方抑肝补脾，枳壳、佛手、台乌药行气除满，黄芪、党参、山药、大枣补益脾气，方中郭老黄芪重用 50g 意在升补脾气。二诊时，加肉豆蔻、厚朴以增消胀止泻之效。大枣由 5 枚改为 10 枚以增补脾胃之气。

来源　郭琳娟，张卫华．郭诚杰应用四逆散治疗六腑病验案 5 则 [J]．江苏中医药，2016；48（04）：46.

验案　肖某，男，3 岁。1991 年 11 月 3 日诊。一年前患肠炎治愈后，患儿常腹泻、腹痛、肠鸣，每于饮食生冷油腻之品或腹部受凉后发作，曾多次服用健脾益气、温补燥湿药物无效。大便仍然鹜溏，每天 2～3 次，有时带有少量黏液，但无脓血，无里急后重。食欲差，脉细数，舌体胖色红，边有齿印，无苔，少津。大便常规检验正常。

诊断　西医诊断：腹泻。中医诊断：泄泻，证属脾阴不足。

治法　养脾阴，补中气。

方药　玉竹、干地黄各 6g，百合、黄精各 8g，薏苡仁 15g，太子参 10g，茯苓、山药、芡实、莲子肉各 12g，白药 10g，砂仁 5g。

复诊情况　服药 5 剂后，大便无黏液，次数减少，腹痛减轻。继服上方 5 剂，大便成形，每天 1 次，腹痛消失，纳食增加。

医案分析　脾虚泄泻常规之法为健脾益气，但本案舌红，无苔，少津，阴虚之象颇著，结合病史，症属久泻伤阴。以往曾服温补燥湿药物无效，针对脾阴不足，法当养阴和脾，并用甘淡渗湿之品，达到健脾而不伤阴。因其久泻，脾气亦伤，故在滋脾阴中，以太子参、砂仁益脾气，亦可防养阴药腻滞之弊。互相配合，其效益彰。

来源　文仲渝．段亚亭验案 4 则 [J]．四川中医，1993（10）：35.

验案　倪某，男，40 岁。2005 年 12 月 14 日初诊。患者飧泄十余载，腹痛，利下完谷，受凉即作，一年来时感乏力，食入不馨，纳入运迟，受凉即易腹泻、质溏薄，寐安，口干喜温饮，面部色素沉着，舌苔薄腻，脉濡弦。

诊断　西医诊断：腹泻。中医诊断：泄泻，脾肾两虚。

治法　刻值冬藏之候，治当脾肾双调。

方药　予以补中益气汤化裁。处方：淡附片 4.5g，党参 10g，白芍 10g，吴茱萸 2.4g，苍术、白术各 9g，葛根 9g，木香 4.5g，炒升麻 9g，醋炒柴胡 9g，防风 9g，陈皮 6g，泽泻 9g，丹参 15g，川芎 9g，檀香 1.5g，生麦芽 30g，炙甘草 4.5g。14 剂。用法：水煎服，每日 1 剂。

复诊情况　二诊：药后大便成形，胃纳转馨，乏力亦轻。又服上方 28 剂，诸症痊愈。

医案分析　患者虽主诉乏力一年，然飧泄已有十余载，可见病非浅近。颜老不为主诉所囿，从飧泄入手，着眼于脾肾，以温阳气、健中州、升清气为法，取得了较好疗效。本案之关键在于抓住隐含的辨证信息，如利下完谷、受凉即作、食入不馨，纳入运迟，同时结合乏力腰酸，显然脾肾两亏。用药以附子合补中益气汤，并参入痛泻要方升举清阳、鼓舞胃气，脾肾同治，故收效较佳。

来源　韩天雄，孔令越，邢斌，等. 颜德馨运用温阳法治疗消化系统疾病的经验 [J]. 江苏中医药，2008（5）：24-26.

验案　李某，男，32 岁。于 2008 年 9 月 29 日初诊。主要症状：患者由于长期饮食无规律，慢性腹泻 10 余年，大便稀，每日 4～5 次，量中等，呈稀糊状，大便时溏时泻，反复发作，饮食稍有不慎即大便次数增多，无黏液和脓血，多方求治无效，长期服用健脾理气的中药疗效不显，左下腹疼痛，舌红、苔薄黄腻。

诊断　西医诊断：腹泻。中医诊断：泄泻，证属湿热阻滞。

治法　清热除湿。

方药　瓜蒌皮 20g，法半夏 10g，黄连 6g，肉豆蔻 10g，槟榔片 10g，炒麦芽、炒谷芽各 6g，葛根 20g，百合 20g，薏苡仁 20g。

复诊情况　二诊：服药半月大便次数明显减少，每天 1～2 次，大便成形。

医案分析　腹泻的病机主要为脾虚湿盛，患者由于长期饮食无规律，损伤脾胃，脾胃运化功能失职，湿邪内盛而致腹泻。根据标本缓急的原则，方中用小陷胸汤清热除湿，加肉豆蔻、槟榔片温中行气，化湿除满，体现了太阴湿土得阳始运的中医理论。葛根、薏苡仁清热除湿，百合、炒麦芽、炒谷芽，养阴顾护脾胃。

来源　卫蓉，金荣，吴志秀，等．刘尚义教授经方运用的体会 [J]．贵阳中医学院学报，2011，33（2）：3-5.

验案　患者，男，40 岁，司机。1994 年 10 月 25 日初诊。腹泻 1 个月，每日 6～7 次，质稀，经服西药抗生素后，大便成形，每日 2～3 次，夹有白色黏液，受寒加重，反复发作，平素畏寒，纳可，寐安，舌淡、苔白腻，脉滑。

诊断　西医诊断：腹泻。中医诊断：泄泻，证属寒饮内伏，聚而化痰，痰浊阻滞。

治法　温阳化饮，健脾祛痰。

方药　茯苓 15g，桂枝、白术、陈皮、炒枳实、淡竹茹、柴胡、白芍、白头翁各 10g，蒲公英 20g，法半夏 8g，炙甘草 6g。5 剂，水煎服。

复诊情况　药后诸症悉除，改用玉屏风口服液以善后，加强机体的抗病能力。10 天后因出车着凉，症状如前，即来就诊，继宗原法服首方 5 剂后，症状大减，再进 5 剂，以巩固其效，并嘱患者注意保暖，后追访未见发作。

医案分析　该患者阳虚之体，内伏寒饮，久聚则为痰，痰阻则升降失司，固摄失常，故以温胆汤配苓桂术甘汤标本兼顾，温阳化痰，调理胃肠功能而获效。

来源　万文蓉．洪广祥运用温胆汤验案举隅 [J]．新中医，1996（9）：2-3.

验案　张某，男，63 岁。间断泄泻数十年，近几个月便溏，1 天 3～4 次，有时如水样，伴腹痛，平素消化功能较差，情志不畅易发作，舌淡苔黄腻，脉弦细。

诊断　西医诊断：胃肠功能紊乱。中医诊断：泄泻，证属肝郁脾虚。

治法　清热化湿，疏肝健脾。

方药　藿香正气散加减。川厚朴 15g，苍术、紫苏梗、佩兰、黄芩各 9g，蒲公英 15g，马齿苋、秦皮各 9g，黄连 3g，柴胡、郁金、香附各 9g，木香 6g，枳壳 12g，炒薏苡仁 15g，鸡内金、炒莱菔子各 9g，7 剂。同时嘱患者畅情志、节饮食、慎起居。

复诊情况 二诊：诉药后便溏好转，1 天 2 次，苔薄黄腻，脉弦细。继续清热化湿，疏肝健脾，加涩肠止泻为治则，原方去苍术，加石榴皮 12g，肉蔻 9g，五味子 6g，乌药 12g，14 剂。

三诊：诉药后大便偏软，时不成形，四肢不温，苔薄白腻，脉细。此时湿邪已去七八分，热邪已清，患者泄泻日久，加强补肾，上方去秦皮、马齿苋、川厚朴，加藿香、香薷各 9g，党参 15g，补骨脂 9g，淫羊藿 12g，14 剂。

四诊：诉大便每天 1～2 次，成形偏软，情志畅，纳寐尚可，苔稍薄腻，脉细。继续原方出入巩固 1 个月，诸症缓解。

医案分析 患者平素易情绪不畅，肝气郁滞，加之平素脾虚，肝气乘脾，则泄泻腹痛等症状易随情绪波动而变化。初诊时舌苔厚黄腻，湿热壅盛，予川厚朴、苍术、紫苏梗等化湿，黄芩、蒲公英等清热，后患者舌苔时有薄腻，故祛除湿邪仍为首要原则；患者平素脾气虚弱，脾失健运，故以炒薏苡仁、鸡内金等健脾消食，同时加石榴皮、肉蔻、五味子等涩肠止泻；患者平素急躁易怒，泄泻发作常与情绪激动有关，故柴胡、香附、木香等疏肝理气药必不可少；患者发病日久，肾阳损伤，且平时怕冷，四肢不温，体质偏阳虚，故加补骨脂、淫羊藿等温肾补阳，补先天之本，多法共同奏效，泄泻可止，诸症缓解。

来源 吴罕琦，张烁，姜宁 . 葛琳仪治疗慢性泄泻临床经验 [J]. 浙江中西医结合杂志，2017，27（10）：831-832+837.

验案 方某，男，58 岁。间断大便泄泻 30 年，加重 8 年余，发作时 1 天多达十余次，稀烂偏多，时有水样便，稍有胸闷气急，咳少量白痰，有长期吸烟饮酒史，肠镜未见明显异常，舌淡苔白厚腻，脉细。

诊断 西医诊断：胃肠功能紊乱。中医诊断：泄泻，证属脾肾两虚。

治法 祛湿健脾补肾，佐以宣肺平喘。

方药 藿香正气散加减。川厚朴、苍术、草果各 15g，紫苏梗、佩兰各 9g，炒白扁豆 15g，神曲 9g，马齿苋、葶苈子各 15g，前胡、桔梗、苦杏仁、浙贝母、麻黄各 9g，木香 6g，枳壳 15g，陈皮 9g。7 剂。同时嘱患者戒烟酒，饮食适度，避免加重湿邪的不良生活方式。

复诊情况 二诊，诉用药后大便次数减至 1 天 7～8 次，胸闷气急好转，舌红苔厚黄腻，脉滑。患者湿热之邪较前发展，胸闷气急仍有，治以清热化湿，理气健脾为主，原方去前胡、桔梗，加黄连 3g，当归、莪术、丹参各 9g。14 剂。

三诊，大便次数明显减少，1 天 3～4 次，偏稀，无腹痛，胸闷气急好转，舌淡红苔薄黄腻，脉滑。故继续清热化湿健脾，上方去草果、紫苏梗、苦杏仁、浙贝母，加北秦皮、葛花各 9g。14 剂。

四诊，自诉大便 1 天 2～3 次，成形多，量少质黏，气急明显好转，舌淡红苔仍薄黄腻，脉缓。现湿邪已去七八分，继续清热化湿健脾，加涩肠补肾。上方去前胡、桔梗、葛花、马齿苋、北秦皮，加草果 12g，石榴皮 9g，补骨脂 12g，五倍子 6g，山茱萸肉 12g，北沙参 15g。14 剂。

五诊，诉大便 1 天 2 次，基本成形，苔仍稍薄白腻，由于湿热渐退，上方去苍术、黄连，加仙茅、淫羊藿各 9g，继续巩固治疗 2 周，症状控制尚可。

医案分析 "无湿不成泻。"患者宿患慢性泄泻数十载，平素嗜食肥甘，嗜好烟酒，加之形体稍胖，故湿邪壅盛，祛除湿邪为重，方中以川厚朴、苍术、草果等化湿。二诊时患者仍嗜食肥甘厚腻，未戒烟酒，作息紊乱，舌苔发展为厚黄腻苔，则继续化湿，同时加黄连等清热，并嘱患者节饮食、戒烟酒，化湿原则始终贯穿全程。泄泻的主要病机是脾虚湿盛，健脾与化湿两大原则不可或缺，患者素体脾虚，加之生活忙碌，饮食不规律，故以炒白扁豆、神曲等健脾消食，顾护后天之本，同时加石榴皮等涩肠止泻；久病必责之肾，患者病程长达数十年，必累及肾，故补肾是不可忽视的一大原则，方用仙茅、淫羊藿等温肾补阳而止泻。标本兼治，共同奏效。

来源 吴罕琦，张烁，姜宁. 葛琳仪治疗慢性泄泻临床经验 [J]. 浙江中西医结合杂志，2017，27（10）：831-832+837.

验案 王某，女，22 岁。紧张后或腹泻或便秘。2011 年 2 月 18 日初诊：紧张后腹泻或便秘，晨起感腹胀，经他医几经诊治无效，遂慕名而来。刻下症见：疲乏无力，纳差，口臭，形肥体胖。舌淡红，苔薄白，脉沉弦。

诊断 西医诊断：腹泻。中医诊断：泄泻，证属太阴病，脾虚不运。

治法 运脾化湿。

方药 运脾汤加味。处方：党参15g，白术15g，茯苓10g，佛手15g，枳壳10g，石菖蒲15g，麦芽20g，桂枝10g，干姜5g，仙鹤草30g，薏苡仁15g，甘草10g。7剂，水煎分服，1天1剂。

复诊情况 2011年2月25日二诊：服药后大便呈香蕉便，纳食增；口臭仍存，口干，胃胀，舌淡红，苔薄白；脉沉但有力。效不更法，将党参加至20g，白术加至20g，薏苡仁加至30g，以加强健脾渗湿之功。7剂，水煎分服，1天1剂。

2011年3月1日三诊：患者自述服药后，大便一日一行，余症亦除。继服上方7剂，以巩固疗效。

医案分析 脾易受肝、肾影响。《金匮要略》云："见肝之病，知肝传脾，当先实脾。""恐伤肾，恐则气下。"紧张应为恐之程度轻者，由于紧张而致气机乘乱，脾不能升清即为泻，或脾运失常，肠道失其推动之力则便秘。看似紧张为发病之因，实为脾胃虚弱。脾胃功能正常不易为邪气侵，所谓正气内存，邪不可干；邪之所凑，其气必虚。王自立以治脾胃为大法，健脾以和胃，脾胃气血旺，不易受肝之邪，在运脾汤的基础上加桂枝、干姜以温肾阳，达到脾肾双补，脾肾同治的目的。

来源 王煜，王建强.王自立主任医师运脾思想临床应用[J].西部中医药，2018，31（03）：39-41.

验案 李某，女，54岁。2014年7月31日初诊。主诉：间断性腹痛、腹泻10年。10年前无明显诱因出现腹泻症状，曾到多家医院就诊，均诊断为慢性结肠炎。并给予中、西药物口服治疗，效果不佳，此后腹泻症状反复发作，久治不愈，遂来就诊。现症见：腹泻，后半夜频次较多，泻后腹部疼痛不适，大便每天3～4次，下肢冰凉，疲乏，舌质淡，舌体胖，舌苔白腻，脉沉细。

诊断 西医诊断：腹泻。中医诊断：慢性泄泻，证属脾肾阳虚。

治法 健脾利湿温肾。

方药　六神汤合附子理中汤加减。处方：山药 30g，薏苡仁 30g，茯苓 30g，附子（先煎半小时）10g，干姜 10g，小茴香 30g，黄芪 30g，桂枝 20g，白芍 10g，炙甘草 10g。麻黄 6g，苍术 7g。7 剂，水煎服，日 1 剂。

复诊情况　2014 年 8 月 7 日二诊：患者诉大便次数较前明显减少，舌苔薄白腻，但大便后肛门坠胀感明显，原方去白芍、薏苡仁，加木香 10g，细辛 10g，白扁豆 15g，五味子 10g，山药加至 50g。

2014 年 8 月 14 日三诊：患者大便基本成形，1 天 1 次，肛门坠胀感缓解不明显，改用运脾汤加减：黄芪 30g，党参 30g，白术 15g，茯苓 10g，石菖蒲 15g，麦芽 10g，佛手 10g，枳壳 10g，仙鹤草 15g。

2014 年 8 月 29 日四诊：大便调，1 天 1 次，肛门坠胀感消失。

医案分析　本案患者反复腹泻达 10 年之久，脾病及肾，肾阳不足，故见夜间腹泻加重、下肢冰凉等症状。王自立对该患者的治疗，初期以健脾利湿温肾为主，鉴于患者病情好转，后期以益气健脾为主。脾胃为水谷之海，脾胃纳化功能正常，泄泻何以为病。

来源　梁金磊，王煜，王自立．王自立教授治疗慢性泄泻经验 [J]．西部中医药，2016，29（01）：48-50.

🕭 **验案**　魏某，男，21 岁。2010 年 3 月 27 日初诊。主诉：腹痛、腹泻两月余。两月前酒后受凉出现腹痛、腹泻，之后腹部迎风即脐周疼痛，痛必泻，泻下如水样，大便每日 3～4 次，平素纳差，小便调，舌质淡，苔白微腻，脉沉细。

诊断　西医诊断：腹泻。中医诊断：泄泻，证属脾阳不足。

治法　温中散寒，健脾化湿。

方药　理中汤加减。处方：党参 15g，黄芪 30g，白术 15g，桂枝 10g，五味子 10g，防风 10g，香附 10g，小茴香 15g，干姜 5g，白芍 10g，椿根皮 15g，薏苡仁 15g。7 剂，1 天 1 剂，水煎分服。

复诊情况　2010 年 4 月 5 日二诊：患者服药后，迎风仍有脐周疼痛，但痛不必泻，大便每日 2～3 次，不成形，纳差，小便调，舌质淡，苔白微腻，脉沉细。上方桂枝加至 30g，小茴香加至 30g。7 剂，1 天 1 剂，水煎分服。

2010年4月12日三诊：患者偶有腹部隐痛，大便每日1～2次，粪质稀薄，小便调，舌质淡，苔薄白，脉沉。上方加茯苓30g，山药30g，凤眼草30g。1天1剂，水煎分服，7剂而愈。

医案分析　患者酒后受凉伤及脾阳，脾阳不足，不能温煦中焦，中焦寒凝湿滞，故见腹痛，寒凝则气滞，当以泻下为畅，故腹痛即泻，湿浊停滞，肠道不能泌清别浊，故泻如水样。王自立以党参、黄芪温补其气；桂枝、小茴香、干姜以散其寒；白术、薏苡仁化其湿；香附行其气；五味子、白芍酸收，使泻中有收，散中有敛；防风为理脾引经药，李东垣曰："若补脾胃，非此引用不行。"且防风有祛风胜湿之功，其性升浮，升阳可以止泻；椿根皮祛风除湿。二诊加强温中散寒之力，腹痛虽除，湿浊未化。三诊加茯苓、山药健脾以利湿，凤眼草涩肠止泻。诸药合用，温中散寒，祛风除湿，涩肠止泻。

来源　王煜，赵统秀，芦少敏．王自立主任医师治疗泄泻验案举隅[J]．西部中医药，2014，27（12）：28-30．

✿验案　陈某，男，28岁。2011年9月9日初诊。主诉：腹泻3年。2007年初，出现进食早餐后呕吐，呕吐物多为清水，胃镜检查示：浅表性胃炎。予对症治疗后呕吐止，后出现间断性腹泻，大便一日3～5次，粪质稀薄，臭秽不甚，腹泻前有腹痛，肠镜检查正常，舌淡红，苔微腻，脉沉细，尺弱。

诊断　西医诊断：腹泻。中医诊断：泄泻，证属肾阳不足。

治法　温中散寒，健脾化湿。

方药　附子理中汤加减。处方：黄芪30g，党参15g，白术15g，茯苓30g，薏苡仁30g，附子（先煎半小时）10g，干姜10g，焦麦芽10g，白豆蔻10g，仙鹤草10g。7剂，1天1剂，水煎分服。

复诊情况　2011年9月16日二诊：患者腹泻同前，一日仍3～5次。问每天第一次大便时间，患者答为早晨5～6点，复问因起床而大便，还是因大便而起床？患者答早晨5～6点必须起床解大便。手脚凉，小便调，舌质淡，苔薄白，脉沉细，尺弱。上方去白术换苍术20g，黄芪加至50g，干姜加至20g，附子（先煎2h）加至30g，加肉豆蔻30g，吴茱萸15g。7剂；水煎分服，

1天1剂。

2011 年 9 月 23 日三诊：患者述晨起解大便，无腹痛，肠鸣明显，大便每日 3～5 次，舌淡红，苔微腻，脉沉细，尺弱。上方去吴茱萸。加五味子 20g，山药 30g，赤石脂 30g，干姜加至 30g。7 剂，1 天 1 剂，水煎分服。

2011 年 9 月 30 日四诊：患者大便每日 1～2 次，晨起而解，但不急迫，嘱上方继服 7 剂，停药后服四神丸 2 周而愈。

医案分析　本案初诊时据患者自述，大便次数多，粪质稀薄，先入为主认为是理中证，但服药后疗效不显。二诊问及腹泻时间，得知第一次为早晨 5～6 点，且因解大便而起床，于方中加入肉豆蔻、吴茱萸。三诊腹泻缓而未解，又于方中加入五味子、山药、赤石脂而后获效。理中汤证为中焦有寒，正如程应旄所云："阳之动，始于温，温气得而谷精运，谷气升而中气赡，故名曰理中，实以燮理之功，予中焦之阳也。若胃阳虚即中气失宰，膻中无发宣之用，六腑无洒陈之功，犹如釜薪失焰，故下至清谷，上失滋味，五脏凌夺，诸症所由来也。参、术、炙草所以固中州，干姜辛以守中，必假之以焰釜薪而腾阳气，是以谷气入于阴，长气于阳，上输华益，下摄州都，五脏六腑，皆以受气矣，此理中之旨也。"本案患者不仅中焦有寒，且肾阳亦不足，何以见得？其因有二：一是初诊服附子理中汤疗效不显；二是患者于早晨 5～6 点因解大便而起床。黎明之前当为阳气萌发之际，患者肾阳不足，阳气当至不至，阴邪下行而为泄泻。故于理中汤中合四神丸，温补脾肾而获效。

来源　王煜，赵统秀，芦少敏 . 王自立主任医师治疗泄泻验案举隅 [J]. 西部中医药，2014，27（12）：28-30.

验案　郭某，男，45 岁。2013 年 5 月 3 日初诊。主诉：泄泻反复发作 1 年，加重 1 周。2 年前感冒饮冷后致泻下稀水样便 10 余次，之后每因饮食不当、受凉后即复发，曾几经求治，效果不佳，此次慕名而来。1 周前受凉感冒后而复发，大便稀溏，泻下急迫，势如水注，排出不畅、排后不爽、肛门灼热，每日 2～4 次，无脓血、黏液，无腹痛、里急后重等。晨起口苦、纳可、寐差、小便色黄、量可。舌淡苔黄，根厚腻，脉滑数。

诊断　西医诊断：腹泻。中医诊断：泄泻，证属肠道湿热。

治法 清利湿热。

方药 葛根芩连汤合芍药汤加减。处方：葛根 10g，黄芩 10g，黄连 5g，白芍 15g，当归 15g，木香 10g，大黄 1g，槟榔 10g，薏苡仁 30g，炙甘草 5g，仙鹤草 15g。5 剂，水煎分服，日 1 剂。

复诊情况 2013 年 5 月 10 日二诊：患者诉服上方 3 剂后，大便次数大增至日行 7 次，第 4 剂后减至 1 次。大便不成形，排出畅、肛门灼热感除，余无不适感。舌质淡、苔薄黄，脉细。患者病情大减，肠道湿热除。故更法更方，以顾护中焦脾胃为宗旨，以健脾化湿为法，换方如下：苍术 20g，厚朴 10g，陈皮 10g，半夏 10g，茯苓 10g，木香 10g，仙鹤草 30g，炙甘草 10g。水煎分服，日 1 剂。

医案分析 葛根芩连汤最早出自汉代张仲景《伤寒论》，《伤寒论·卷第三·辨太阳病脉证并治中第六》载"太阳病，桂枝证，医反下之，利遂不止，脉促者，表未解也。喘而汗出者，葛根黄芩黄连汤主之"。王自立强调方从法出，法随证立，而证的关键是病机。本案患者脾不升清，胃不降浊，气机升降失调，太阳表邪未解，邪陷阳明，大肠湿热壅滞，里热蒸肺迫肠，而成暴注下迫。法当以苦寒之品，清热燥湿，坚阴止泻；王自立强调临证时应重视脾胃功能的调理，时时处处顾护胃气，用药宜轻灵，力求攻勿伤正，慎用苦寒攻下之剂以防伤脾败胃，小剂量投入，中病即止。

来源 赵统秀，王煜，王自立. 王自立名老中医治疗慢性泄泻验案举隅[J]. 辽宁中医药大学学报，2014，16（07）：241-242.

验案 汤某，女，66 岁。2013 年 6 月 8 日初诊。主诉：腹痛、腹泻 3 年余。患者 3 年前出现腹痛、腹泻，时轻时重，反复发作。曾在北京某医院确诊为过敏性结肠炎，并服中药多剂，症状减轻，但停药后又复发。来我院做胃肠钡剂透视，诊为十二指肠球部溃疡、胃窦炎、过敏性结肠炎；B 超检查肝、胆、肾、胰、脾未见异常。患者每天早晨 5 时左右腹痛腹泻 1～2 次，呈稀便而有黏液，泻后痛减，遇凉即泻，喜得温按。面色萎黄，纳呆食少，乏力肢冷，舌质淡、苔薄白，脉细弱。

诊断 西医诊断：腹泻，过敏性结肠炎。中医诊断：五更泻，证属脾肾阳虚，温运无力。

治法 温肾健脾，渗湿止泻。

方药 参苓白术散加减。处方：党参 15g，炒白术 10g，炒山药 30g，茯苓 10g，炒白扁豆 15g，陈皮 10g，莲子肉 10g，砂仁 10g，薏苡仁 15g，桔梗 10g，补骨脂 10g，炒吴茱萸 6g，炙甘草 6g，6 剂，水煎服。

复诊情况 二诊腹痛大减，食欲好转，腹泻亦止，大便基本成形。效不更方，继服 6 剂。

三诊腹痛消失，大便正常，仅见脘腹轻度作胀。上方加厚朴 10g，炒莱菔子 10g。再服 6 剂亦巩固疗效。半年后未复发。

医案分析 五更泻，又名鸡鸣泄，肾泄。病因是由肾阳不足，命门火衰，阴寒内盛所致。病久渐虚，脾病损肾，则脾肾阳虚。肾阳不足，命门火衰，不能蒸化。黎明之前，阴气盛，阳气未复，脾肾阳虚者，胃关不固，肠鸣即泻，因而又称"五更泄""鸡鸣泄"；泻后腑气通则安；肾亏则腰膝酸冷，脘腹畏寒，形寒肢冷，四肢不温；肾阳虚衰，命门火衰，温煦无力。舌质淡，脉细弱均为脾肾阳虚之征。本方是以参苓白术散为基础方，外加补骨脂、吴茱萸而成，方中以党参、炒白术、茯苓、甘草（即四君子汤）平补脾胃之气，以补骨脂、炒吴茱萸来散寒止痛，助阳止泻，温补肾阳，以炒白扁豆、薏苡仁、炒山药之甘淡，莲子肉之甘涩，助炒白术既可健脾，又可渗湿而止泻。以砂仁芳香醒脾，促中州运化，通上下气机，吐泻可止。桔梗为太阴肺经的引经药，入方如舟车载药上行，达上焦以益肺气，后诸证皆消，仅见脘腹轻度胀满，因而以厚朴、炒莱菔子行气消积，下气除胀。

来源 邹勇，王兴臣. 王新陆教授治疗内科杂病经验举隅 [J]. 中国中医药现代远程教育，2016，14（15）：128-130.

验案 患者，女，65 岁。2010 年 5 月 14 日初诊。主诉：胃脘痛 4 年余，加重 1 个月。慢性胃炎病史 4 年伴五更泄 1 年，1 个月前稍有不慎进食了冷冻食物，症状加重，胃脘部隐隐作痛，得温疼痛稍减，胃纳差，完谷不化。诊见面色无华，盗汗，汗多，舌质淡，舌苔白腻，脉虚弦。

诊断 西医诊断：腹泻。中医诊断：泄泻，证属脾肾阳虚。

治法 温补脾阳，祛湿止痛。

方药 经验方补脾益肾汤加减。处方：补骨脂 10g，山茱萸肉 15g，炙黄芪 25g，炒白术 15g，生姜 10g，红枣 10g，党参 20g，当归 10g，炙甘草 6g，茯苓 15g，远志 5g，酸枣仁 10g，木香 6g，桂圆肉 10g，柏子仁 15g，五味子 6g，首乌藤 10g，浮小麦 30g，炒麦芽 15g，神曲 10g，莱菔子 15g。7 剂，水煎服，每日 1 剂。

复诊情况 二诊：患者连服上方一个半月后病情愈，半年随访无复发。

医案分析 脾胃喜温，若饮食失调、过食生冷、劳倦过度等原因引起脾胃内生寒邪，或寒邪直中脾胃，则会出现脾胃阳气不足，温煦功能下降，受纳运化功能减退，虚寒内生，从而出现胃隐痛，纳呆食少，便溏等表现以脾胃虚寒为主的症状，治疗宜温补脾阳，祛湿止痛，常用经验方补脾益肾汤加减治疗。方中用补骨脂补命门之火以温补脾阳之土，山茱萸肉补益肝肾，止汗，为君药；臣以大队的党参、炒白术、茯苓、炙黄芪以益气健脾，以及当归、桂圆肉、红枣加强温补脾土的功效；远志、酸枣仁、柏子仁、五味子、首乌藤交通心神，补心安神，浮小麦敛汗，木香醒脾行气，炒麦芽、神曲、莱菔子、生姜健脾开胃，为佐；炙甘草调和诸药为使；共同起到温补脾肾阳气，祛湿止泻止痛等的效果。辨证时以胃隐痛，遇寒加重，纳呆食少，便溏为重点。

来源 冯秋瑜，黄瑾明，薛丽飞，等．黄瑾明教授治疗脾胃病经验 [J]．中国实验方剂学杂志，2012，18（20）：318-320.

28　便秘

验案　患者，女，43 岁。2003 年 7 月 3 日首诊。主诉：大便秘结一年余。患者近 1 年来感情受挫，情志不遂，大便秘结，脘腹胀满，腹痛纳呆，偶有呃逆，经行乳胀，腹痛。舌淡红，苔薄白，脉缓。

诊断　西医诊断：功能性便秘。中医诊断：便秘，证属肝气郁结，肝胃不和。

治法　疏肝理气和胃。

方药　和肝汤化裁：当归 12g，白芍 9g，柴胡 9g，香附 9g，紫苏梗 9g，台乌药 10g，佛手 6g，党参 9g，茯苓 9g，白术 9g，薄荷 3g，生姜 3 片，炙甘草 6g，大枣 4 枚，陈皮 6g，麦冬 6g。7 剂，水煎服，每日 1 剂。

复诊情况　二诊 2007 年 7 月 10 日：患者诉脘腹胀满好转，大便仍干，纳差。继服前方加瓜蒌仁 12g。12 剂，水煎服，日 1 剂。

三诊 2007 年 7 月 24 日：患者诉腹胀便秘症状已消失，痛经症状也得到缓解，经色也由暗转红。方师嘱效不更方，再予前方 12 剂以巩固疗效。

医案分析　中医认为便秘的病机与肺脾肾三脏功能失调关系密切，肝脏功能失调导致的便秘往往被人忽视。此患者情志不遂，而致肝气疏泄不利，而影响脾的运化升清及胃的降浊功能，在上为呕逆嗳气，在中为腹胀腹痛，在下则为便秘。肝经循胁肋，过乳头，双乳乃肝经支络所属，经前冲气偏盛，循肝经上逆，乳络不通，故肝经郁滞，经行乳胀；经期气血下注冲任、胞宫，壅滞更甚，"不通则痛"，则发为痛经。故方和谦教授在治疗此种便秘着重从调肝入手，痼疾随之而解。方和谦教授还特意嘱咐患者定时如厕，每天多食粗粮及粗纤维食物，如芋头、红薯等，加强大肠蠕动功能，养成定时排便的良好习惯。

来源　郑金粟，权红，高剑虹，等.国医大师方和谦运用和肝汤治疗肝郁脾虚型便秘临床经验[J].中华中医药杂志，2019，34（07）：3038-3040.

验案　患者，男，56岁。2002年6月14日首诊。主诉：大便秘结半年余。既往有慢性萎缩性胃炎病史，长期食欲不振，近半年来因家庭纠纷，反复情志不遂，出现便前胁痛腹胀，大便秘结呈球状，2～3日一行，情志不畅则加重，曾服用麻仁润肠丸、通便灵等药物，当时有效，停药复发，故求治于方和谦教授。诊见患者精神倦怠，面黄少华，形体消瘦，唇干色淡，舌质淡嫩，薄白苔，脉弦滑。

诊断　西医诊断：功能性便秘。中医诊断：便秘，证属肝失疏泄，脾失健运。

治法　疏肝健脾。

方药　和肝汤化裁：党参12g，当归10g，白芍10g，北柴胡10g，紫苏梗10g，香附10g，茯苓10g，白术10g，薄荷3g，生姜3片，炙甘草6g，大枣4个，陈皮6g，炒谷芽15g，焦神曲10g。8剂，水煎服，每日1剂。

复诊情况　2周后患者复诊，诉服用上方8剂后，大便已每日1次，成条形，顺畅，食欲亦增，胁痛、腹胀减轻未彻，方和谦教授认为病情已趋于稳定，继投前方加法半夏6g，乌药10g，以增加舒畅气机之力，续服8剂，水煎服，每日1剂。并嘱患者平时注意舒畅情志，愉悦心情。

医案分析　此病例就是一个肝郁脾虚的典型病例，既往有慢性萎缩性胃炎病史，脾胃亏虚，食欲不振，近因家庭纠纷的诱因，每因情志不畅则排便间隔延长、大便干结；脾土亏虚，肝气郁滞，土虚木壅，大肠传导失司，则便秘；脾虚气血化源不足，则面黄少华、形体消瘦、精神倦怠、纳差；肝气郁滞则胁痛、腹胀、脉弦；方和谦教授拟疏肝理气，健脾和胃通滞为治，是本例患者取得满意疗效的关键所在。从方和谦教授对本例患者的成功诊治，可得出：不能见便秘就用大黄、芒硝、郁李仁之类，辨证准确是根本，本例患者未用通便药而便亦得通，即为例证。

来源 郑金粟，权红，高剑虹，等.国医大师方和谦运用和肝汤治疗肝郁脾虚型便秘临床经验[J].中华中医药杂志，2019，34（07）：3038-3040.

验案 祁某，女，60岁。2014年4月16日首次到门诊就诊。主诉：腹胀、大便不通3年。现病史：3年前，无明显诱因出现腹胀，大便不通，无便意。喝润肠茶后大便3～4日1行，稀水样便，停服后则无大便。刻诊：已3～4日未排便，平素脾气急躁，纳少，喜食凉，白天尿频，夜尿2次，色正常，舌尖红，苔少有裂纹，脉弦细。本人及家族无类似病史。2012年11月13日曾于内蒙古阿拉善中心医院经腹部结肠注水后扫描显示：乙状结肠明显增宽并转位至右侧，直肠增宽，其余未见异常。影像诊断：巨结肠（乙状结肠、直肠）。

诊断 西医诊断：功能性便秘。中医诊断：阴虚质便秘，证属脾虚气滞，燥屎内停。

治法 先以理气通肠，健脾助运以解其证，再以补气、滋阴、养血以调其体。

方药 枳壳20g，生白术60g，昆布30g，炒莱菔子30g，砂仁（后下）6g。21剂，水煎服，日1剂。

复诊情况 三诊2014年6月4日：患者服药后腹胀已消，大便2日1行，排便通畅、成形。在二诊方基础上再加当归20g，紫菀20g。30剂，水煎服，日1剂。

四诊2014年7月30日：患者服药后腹胀已消，大便1～2日1行，排便通畅。于2014年7月10日在宁夏医科大学总医院经钡灌肠大肠造影显示：插管顺利，各结肠段充盈良好，肠壁光整，结肠袋明显，未见明确狭窄、扩张现象，未见明显充盈缺损影，阑尾显影。诊断意见：结肠造影未见明确异常。效不更方，三诊方基础上加牛蒡子15g，天冬20g，桑椹20g。30剂，水煎服，日1剂。

五诊2014年9月17日：患者服药后大便1日1行，排便通畅，但停药后复3日1行，便干难解。于2014年9月4日再次在宁夏医科大学总医院经钡灌肠大肠造影显示：插管顺利，各段结肠包括回盲部及回肠末段在气钡双重对比下，充盈显影良好，各结肠走形形态正常，结肠袋完整清晰，未见充盈缺损或异常狭窄段。诊断意见：未见明显器质性病变。给予汤剂：天冬 15g，紫菀 20g，枇杷叶 15g，桃仁 10g，苦杏仁 10g，牛蒡子 15g，玄参 20g，生白术 30g，枳壳 10g，莱菔子 20g，桑椹 30g，槟榔 15g，肉苁蓉 20g。30 剂，水煎服，日 1 剂。随访无复发，疗效显著。

医案分析 王琦教授指出患者的肠道出现扩张，有各种各样的原因。中医以"肿""胀"命名的疾病，如积聚、鼓胀、水肿等，病因都是有形或无形之邪聚集、积滞。《素问·灵兰秘典论》云："水谷者，常并居于胃中，成糟粕而俱下于大肠。""大肠者，传导之官，变化出焉。"肠道扩张有可能是肠道肿瘤，但临床上更常见的是由肠道内容之糟粕积滞所致，而糟粕积滞是由大肠传导失司所致。我们的思路稍微转化一下，就能增加对这个少见病病因病机的认识。初诊中的 5 味药：枳壳、生白术、炒莱菔子、昆布、砂仁。枳壳和生白术这两味药以 1∶3 比例入方，白术重于枳壳，用的是张元素的枳术丸，攻补兼施，健脾化积，行气除痞。枳壳和白术都归脾、胃经。枳壳辛行苦降，可以下气宽肠，气行则便通，现代药理学证明枳壳可以兴奋胃肠，增加胃肠蠕动及其节律性。生白术有益气健脾之功，被称为"补气健脾第一要药"，土旺则健运，升清降浊，痞积可除，临床报道大剂量使用生白术确有通导大便之功。

来源 梁雪，张惠敏，倪诚，等.第十九讲 关于治疗成人继发性巨结肠病医案的探讨 [J]. 中医药通报，2015，14（01）：6-11.

🐚**验案** 关某，女，30 岁。大便不畅成球状 2 年。于 2011 年 5 月 18 日前来求治。患者大便不通畅，成球状两年余，大便 1～2 日一行，平素食油腻食物稍有缓解，晨起胃中泛酸。近两年来无明显原因出现下颌皮肤颜色暗沉，似片状暗斑。夜间睡眠质量不佳，多梦易醒。舌体胖大色暗红，苔薄白，脉细弦。

诊断 西医诊断：功能性便秘。中医诊断：便秘，血瘀质。

治法 理气健脾，活血化瘀。

方药 枳术丸加减。处方：枳实 20g，生白术 30g，桑椹 30g，藏红花

1g（泡水另服）。经期停药。21剂，水煎服，日1剂。

复诊情况 服上方21剂后，大便每日可解，便时通畅无球样便。2011年7月6日二诊，王教授以理气活血化瘀法主治其面部暗斑。处方：桑椹20g，苦杏仁10g，桃仁10g，玫瑰花10g，藏红花1g，生白术10g，枳壳10g，泽兰叶10g。30剂，水煎服，日1剂。后随访半年，患者又自配该方20剂，大便再无不畅之象，面部暗斑渐消。

医案分析 王琦教授倡导辨病为纲结合辨证辨体的"三维诊疗观"，贯穿主病主方专药的学术思想，强调针对病机，或移植成方或组合小方或新订方药的制方思路。临床中王教授常教导，对于名方的应用，主要学习其制方思想，临证时既能执守，又能圆通，明其理而活其法。药量的变化通过其变化幅度和由此引起的原方君臣佐使配伍的改变，而使原方功效发生改变。变化药量既可增强或减弱方剂功效的大小，又可根据病情互相转换药物君臣之地位及用量比例以达目的为准。

来源 郑璐玉，杨玲玲，王琦．王琦教授应用枳术丸治疗功能型便秘的经验探讨[J]．中医药通报，2012，11（04）：17-19.

🐚**验案** 患者，女，36岁。1年来大便秘结，脘腹胀满，腹痛纳呆，行经乳胀、痛经。舌淡红，苔薄白，脉缓。

诊断 西医诊断：习惯性便秘。中医诊断：便秘，证属肝气郁结，肝胃不和。

治法 疏肝健脾。

方药 经验方和肝汤化裁：党参9g，当归12g，白芍9g，柴胡9g，茯苓9g，白术9g，薄荷3g，生姜3片，香附9g，紫苏梗9g，炙甘草6g，大枣4枚，台乌药10g，干佛手6g，陈皮6g，麦冬6g。7剂，水煎服。

复诊情况 二诊：脘腹胀满好转，大便仍干，纳差。继服前方加瓜蒌仁12g。12剂。

三诊：患者欣喜地说"方老的药太好了！不仅把我的腹胀便秘治好了，还治了我的妇科病。痛经缓解了，经量也增多了，颜色已由暗转红"。方老嘱效不更方，再予前方12剂而病愈。

医案分析 中医认为便秘多由大肠积热、或气滞、或寒凝、或阴阳气血亏虚，使大肠的传导功能失常所致，而由肝脏功能失调导致的便秘往往被人忽视。方和谦认为该患者便秘与情志有关。因情志不遂，而致肝气疏泄不利，而影响脾的运化升清及胃的降浊功能。在上为呕逆嗳气，在中为脘腹胀满疼痛，在下则为便秘。故方老在治疗此种便秘时，着重从调肝入手，痼疾随之而解。所用的和肝汤系由逍遥散加党参、香附、紫苏梗、大枣四味药而组成，既保留了逍遥散疏肝解郁、健脾和营之功，又增加了培补疏利之特性，有两和肝胃、气血双调的功效。方老还特意嘱咐患者定时蹲厕，每天多食粗粮及粗纤维食物，如菠菜、红薯等，加强大肠的蠕动功能，养成定时排便的良好习惯。

来源 高剑虹. 方和谦治疗疑难杂症验案 4 则 [J]. 北京中医，2004（04）：206-207.

验案 李某，女，52 岁。大便困难半月余，大便干结，3～4 日一行，腹胀时作，腹痛隐隐，口干舌燥，五心烦热，夜寐不安，舌红，苔少，脉细数。排便造影示：直肠黏膜内套伴会阴下降。

诊断 西医诊断：排便困难。中医诊断：脾约，证属心阴亏虚，津液耗伤。

治法 滋阴润燥，行气通便。

方药 柏子仁 15g，郁李仁 15g，火麻仁 15g，决明子 20g，玄参 15g，生地黄 20g，白术 15g，当归 15g，青皮 12g，陈皮 12g，甘草 5g。

复诊情况 二诊：7 剂后，上述症状缓解，大便变软，量少，1～2 日一行，夜寐稍安，仍感腹胀，上方去白术加枳壳 20g，再服 7 剂。

三诊：腹胀缓解，大便质软成形，1～2 日一行，心烦减轻，舌红，苔薄，脉细，继以原方为主，巩固疗效。

医案分析 本方证由心阴亏虚，阴津耗伤所致便秘。患者平素思虑过多，情绪易激动，久之致心阴亏虚，津液耗伤。柏子仁、火麻仁、郁李仁、决明子润肠通便，且柏子仁养心安神，决明子清泻心、肝之火，生地黄、玄参、当归滋阴降火，养血生津，润肠通便，枳壳、青皮、陈皮行气导滞，通肠腑气机。诸药共用，滋阴润燥，行气通便，则诸症除。

来源 王晓戎，马继松.国医大师李玉奇治疗脾胃病临证用药经验探析[J].辽宁中医杂志，2011，38（07）：1281-1282.

验案 患者，女，26岁。初诊日期：2006年4月10日。主诉：便秘4年，加重半月。患者于4年前即反复出现便秘症状，自服芦荟胶囊症状可缓解。近半月患者上述症状加重，为求系统治疗遂来诊。现症：大便秘结，黏腻不爽，腹胀痛，食欲尚可，但食少嗳气，夜眠尚可。查：面色萎黄无华，形体瘦削。舌淡红，苔白，脉沉细。查体：全腹软，左下腹有轻度压痛，无反跳痛及肌紧张。结肠镜：全结肠黏膜未见异常。

诊断 西医诊断：功能性便秘。中医诊断：便秘，证属大肠郁滞。

治法 补肾健脾，润肠通便。

方药 麻子仁丸加减。苦参10g，黑芝麻15g，桑椹15g，决明子15g，白扁豆15g，当归20g，桃仁15g，沉香5g，火麻仁15g，郁李仁15g，莱菔子15g，紫苏子15g。6剂，水煎服，日1剂。嘱调情志，节饮食，忌冷饮及过饱。

复诊情况 二诊：患者服药后自觉大便较前通畅，但觉腹胀。查：面色萎黄，精神状态较好。舌淡红，苔白，脉沉细。患者脾气渐苏，肠道得润故便秘缓解，然郁滞未除故仍见腹胀。治疗当通腑行气，按原方加减。上方加槟榔片20g，通腑行气，利水消肿以解郁。患者服药1月余，大便基本恢复正常，仍时觉腹胀，余皆正常。

医案分析 患者由幼时饮食不节，食伤脾胃而至脾胃失调，运化失司，肾气亦相对不足，精血津液虚少，肠道失润，腑气不通所致便秘、腹胀、腹痛。此时当以调养脾胃缓其燥结为主，而不宜峻下，因峻下恐更伤脾胃使疾病更加难治而不愈。方以麻子仁丸为底方加减。加黑芝麻、桑椹、决明子以助润肠，苦参清无名虚火；白扁豆健脾化湿；当归、桃仁活血除瘀；沉香、莱菔子、紫苏子行气通腑。诸药力主通下而不燥，势缓而解急。李玉奇教授特别指出，大肠郁滞亦有因虚因实所致，实则急攻，缓则润下，切莫急功近利妄投峻下之品，虽得便通，亦有伤正之弊，临床当审慎之。

来源 汤立东，王学良，王垂杰，等.李玉奇教授治疗便秘经验[J].世界中医药，2013，8（08）：932-934.

验案 患者，女，73 岁。初诊日期：2008 年 8 月 12 日。主诉：不能自行排便 4 年，加重 1 个月。患者已有 4 年不能自行排便，每次均靠口服或外用药物以助排便，于沈阳市肛肠医院做排便造影检查报告：直肠前突 III 度，直肠黏膜脱垂。曾多方治疗未见好转，经人介绍遂来诊。症见：排便困难，腹胀，无腹痛，自觉乏力，食欲及夜眠尚可，无呕吐，发热等症状。舌淡绛，苔白腻，脉弦细。形体消瘦，面色萎黄少华。患者年老脾肾两虚，阴亏血燥，脾不能为胃行其津液，肠失濡润，故排便困难；腑气不通，清气不升，浊气不降，故见腹胀，乏力。舌脉均示脾肾两虚，阴血不足之证。

诊断 西医诊断：功能性便秘，直肠黏膜脱垂。中医诊断：便秘，属脾约证。

治法 滋肾养血，润肠通便。

方药 麻子仁丸加减。柴胡 15g，当归 25g，陈皮 15g，桑椹 20g，厚朴 15g，槟榔 20g，莱菔子 15g，决明子 20g，沉香 5g，火麻仁 15g，郁李仁（单包）10g，6 剂。水煎服，日 1 剂。嘱吃易消化食物，注意饭后运动。

复诊情况 二诊：患者服药后 3 天排便 1 次，排便略感困难，便质先干后稀，腹微胀。舌淡绛，苔薄白，脉弦细。此为津亏血燥，气虚失于濡润推动，且脾虚失于运化，感寒而食滞不化，停蓄胃肠所致。便难须缓泄之，而不可急于峻下，以使津液愈亏耗伤正气，而病愈发难治。宜加强通腑之力以行气润肠。治以行气润肠之法。方用麻子仁丸加减：槐花 10g，槟榔 20g，厚朴 15g，莱菔子 15g，当归 25g，火麻仁 15g，橘核 20g，荔枝核 20g，防风 15g，细辛 5g，桃仁 15g，酒大黄 5g。6 剂，水煎服，日 1 剂。

三诊：服药 1 月余，患者基本保持 1～2 天排便 1 次，腹胀症减，时有便不尽之感，遂又投以升阳健脾，养血润燥之补中益气汤加减：黄芪 10g，太子参 20g，白术 15g，升麻 15g，当归 25g，火麻仁 15g，橘核 20g，柴胡 20g，防风 15g，陈皮 5g，桃仁 15g，酒大黄 5g。6 剂，水煎服，日 1 剂。3 个月后电话随访患者诸症俱消，排便如常。

医案分析 该患为老年患者，肝肾阴血不足，血燥而阴亏，肠失濡润传导失常，故见便秘、腹胀等症。患者不能自主排便，大便干结，此证与排便时间延长，排黏滞稀便，便后不爽之便秘当鉴别。此为阴虚血燥，气机推动无力所致，而后者为湿热蕴脾，结于肠间，影响运化传导所致，证不同，治疗亦有所区别。后者当清热利湿，通腑泄浊；而本证当以滋肾养肝，润肠通便为主。前方治疗可清可下，而本证治疗当润当缓。方以麻子仁丸为底方加减，行气润肠。又辅以滋肾养肝之桑椹、决明子、当归三味药，润肝肾之燥兼具通便之功。至三诊，患者便已通，但略感排便不畅，血亏得补，然气虚易乏，故此时恰为调整治疗方案之时机，治以升阳健脾，养血润燥之法，换用补中益气汤加减。因此时便结虽通，然仍有余邪留滞肠间，而正气虚耗，故便难不解，故采用益气升提之法，使清气升而浊气降，清气走五脏，浊气归六腑，使正气得以扶，邪气得以除，故而脏腑安和，各得其所。

来源 汤立东，王学良，王垂杰，等.李玉奇教授治疗便秘经验[J].世界中医药，2013，8（08）：932-934.

验案 黄某，男，71岁。1999年10月8日初诊。患者4个月前不明原因开始大便干结，有时长达1周不能自解，曾在某医院灌肠等，治疗效果不佳，前来我院要求中医治疗，经用滋阴降火攻下之品（药有大黄、玄参、生地黄），服后效果仍不理想，邀邓教授会诊。诊见：面色无华，准头色黄，纳差，便秘，小便正常，唇淡，舌嫩、色暗红、苔黄浊厚，脉右虚大，左沉虚。

诊断 西医诊断：便秘。中医诊断：便秘，证属脾气虚，肠道闭阻。

治法 益气健脾，润肠通便。

方药 黄芪60g，五爪龙、白术各50g，党参、秦艽各30g，柴胡、升麻、火麻仁、苦杏仁各10g，枳实12g，肉苁蓉、瓜蒌仁各15g。3剂，每天1剂，早晚分服。同时嘱患者可轻按肾俞穴以下至尾闾，顺20次，逆20次，悬灸此部位亦可。

复诊情况 二诊：患者服上方1剂后即自行排便，胃纳好转，舌嫩、色暗红、苔薄白。自此，每天早晨都有排便，患者要求出院，嘱继服前方。

医案分析 本例因脾气虚弱，运化无权致糟粕内停，又肾主水，司二阴二便，患者年过七旬，年高体衰，肾精亏耗则肠道干涩，肾阳不足，命门火衰则阴寒凝滞，大便不通。故以补中益气汤加味，辅以肉苁蓉补肝肾，益精血，补肾阳又滋肾阴；火麻仁、瓜蒌仁等药滋润多脂，性滑利窍；大剂量白术健脾和胃，配黄芪使脾的运化功能正常；加苦杏仁开肺气，与升麻、柴胡同用，使清气上升，浊气下降，糟粕下输；枳实调气导滞散结为使，利导通便。老年人气血虚弱，阴阳失调，脏腑功能衰退，切不可滥用大黄、芒硝等峻下之品克伐之，图一时之快，而犯虚虚之戒。本例乃因虚致秘，塞因塞用，以补开塞，寓通于补之中，立足于调阴阳，补气血，保津液，润肠通便，清气得升，浊气得降，故疾病得以痊愈。

来源　邱仕君，李辉. 邓铁涛教授医案 2 则 [J]. 新中医，2002（8）：14.

验案　患者，女，34 岁，出纳员。1994 年 10 月 20 日初诊。便秘多年，近 1 年明显加重，虽有便意，但努争不出，腹胀，曾服各类清降火邪之剂不效，自服果导片，日渐加量，便出偏软，就诊时伴口干不欲饮，晨间口黏，平素畏寒，纳可，寐安，舌淡、苔黄腻，脉弦滑。

诊断　西医诊断：便秘。中医诊断：便秘，证属阳虚不运，痰湿内阻。

治法　温阳健脾，化痰通便。

方药　生黄芪 20g，熟附子、法半夏、陈皮、淡竹茹、生大黄（后下）、柴胡、白芍、桃仁各 10g，炒枳实、茯苓、全瓜蒌各 15g，桔梗、生甘草各 6g。4 剂，水煎服，日 1 剂。

复诊情况　二诊：服上方 3 剂后，即觉腹部隐痛，便意强烈，便出畅快，腹胀消失，自感轻松，但仍口干思饮，舌红、苔黄腻，脉同前，守原方加川黄连 6g。再进 7 剂。

三诊：诸症均改善，苔转白腻，原方去黄连，再进 7 剂。

四诊：诉外出公差，停药 2 天，即未解大便，伴腹胀，本月经量减少，行经时腹胀痛，原方去柴胡、白芍，加当归 20g，青皮 10g。再进 10 剂。服药后便出畅快，腹胀消失，再进 10 剂而告痊愈。

医案分析　便秘一证，临床以热结津亏多见，洪广祥教授认为本案系阳虚不运，致大便不通的虚实夹杂证，以实（痰热）为主，故以温胆汤加减为主使脾健痰热去而病愈。

来源 万文蓉.洪广祥运用温胆汤验案举隅 [J]. 新中医，1996（9）：2-3.

验案 姬某，女，年近古稀。1990 年 3 月 10 日初诊。患者患大便干结，常三五日一行，已五年余。初诊：初时经常自服泻药，药后大便虽行，药过则依然。但不久药量日渐加大，而干结如故，且有逐渐加重之势，不胜其苦。现大便已一周未行，脘腹胀满，苦不堪言。特慕名远道而来，请王教授诊治。其人舌质暗红，苔白，根部微腻，脉虚细而涩。

诊断 西医诊断：便秘。中医诊断：便秘，证属脾肾两虚，气滞血瘀，肠道失于温润。

治法 益气温肾，滋阴润肠，兼以行气活血。

方药 炙黄芪 18g，党参 18g，炒白术 12g，肉苁蓉 12g，生地黄、熟地黄各 15g，麦冬 12g，广木香 5g，炒枳实 9g，大腹皮 12g，当归 20g，生白芍 18g，桃仁 9g，红花 9g，火麻仁 12g。七剂。水煎服，1 天 1 剂。

复诊情况 二诊：后大便已通，二日一行，但不爽。仍有腹胀，少腹有热感。舌苔白而少津，脉细缓。此为腹气已通，气阴未复，守原法加减再进。处方：炙黄芪 18g，党参 18g，炒白术 12g，当归 20g，赤芍、白芍各 12g，桃仁 9g，生地黄、熟地黄各 15g，广木香 5g，炒枳实 9g，大腹皮 12g，肉苁蓉 12g，牡丹皮 9g，炒小茴香 5g。七剂。

三诊：大便 2 日一行，自觉通畅，无其他不适感；胃纳转佳，舌上少津，白苔减，根部微腻，脉细缓。再以益气滋阴，健脾助运巩固之。处方：当归 20g，生地黄、熟地黄各 12g，麦冬 12g，党参 18g，肉苁蓉 12g，炒枳实 9g，茯苓 18g，广木香 3g，怀牛膝 10g，生姜 3 片。七剂。随访一年，饮食、二便均正常。

医案分析 从中医辨证，患者有实邪内停，但王老细审脉证，虽为便秘，但脉虚细而涩，说明正气已伤，且患者年事已高，屡服泻药，必不耐攻伐，当益气温阳，活血养阴，寓下于补。药后患者大便二日一行，虽未达常人每日一行所谓指标，但患者药后并无不适，正体现了王老针对不同人群的辨证论治，谨守病机，令其条达，而致和平的具体的个体化的最高境界。王教授力主以中医中药配合饮食、养生等辅助疗法综合治疗便秘，强调辨证论治。他常在临证处方时，谆谆告诫患者饮食上要合理搭配；起居上要定时排便，规律作息；情志上力戒忧思恼怒，保持精神舒畅。

来源　杨勇，吴晓丹，张林，等．王绵之教授王道医学思想发微 [J]．现代中医药，2013，33（05）：1-2.

验案　患者，女，42岁。2007年1月初诊。患尿毒症7年余，每周血液透析2次。大便干燥、2天1次，两胁胀满，后背热，失眠、入睡困难，纳可，无小便，面色晦暗，乏力倦怠，舌暗、苔白，脉细。

诊断　西医诊断：便秘、尿毒症。中医诊断：便秘，证属湿毒久蕴，气机不畅。

治法　行气通腑，疏肝消胀，利湿排毒，兼以安神。

方药　柴胡、香附各10g，车前子（包煎）、赤芍各15g，怀牛膝、郁金各12g，青皮、陈皮各8g，枳壳、枳实、生大黄（后下）各6g，炒酸枣仁、首乌藤各30g。7剂，每天1剂，水煎服，嘱若大便每天超过4次则停用大黄。

复诊情况　二诊：大便每天1次，胁胀减轻，失眠好转，面色转佳，仍觉后背热。治以通腑疏肝排毒，佐以安神。处方：生龙骨（先煎）、生牡蛎（先煎）、炒酸枣仁、首乌藤各30g，炒栀子、柴胡、香附各10g，赤芍、车前子（包煎）各15g，怀牛膝、郁金各12g，青皮、陈皮、黄柏、枳壳、枳实、生大黄（后下）各6g。每天1剂，水煎服。药后大便每天1次，面色较前好转，余症亦减。继续予上方加减调理。

医案分析　本患者湿毒内蕴日久，故面色降暗，大便秘结；气机不畅，则两胁胀满难忍。故治以疏肝行气为主，气行则湿行，而通腑泄热功效。方中大黄通腑力专，患者久病正虚，故嘱大便超过4次则停用1天，以防攻下太过，损伤正气。药后温毒得下，气机畅通，面色转佳，失眠、倦怠等症亦随之减轻。仍以本方加减调理，酌加车前子、牛膝、黄柏、栀子使毒从小便分消；加生龙骨、生牡蛎、炒酸枣仁、首乌藤养心安神。患者大黄用量一直为6g，坚持服数月，使大便通畅，病情稳定。

来源　高新颜，张冰，杨红莲．颜正华教授应用通腑三法经验介绍 [J]．新中医，2008，40（05）：19-20.

验案 患者，女，60 岁。2019 年 11 月 1 日初诊。主诉：大便不畅、反复上腹部不适 10 余年，加重伴腹痛 3 个月余。刻诊症见：大便干结，状若羊屎，4 日一行，排出艰涩，常虚坐努责；上腹部胀痛，时有拘急感，喜按，善叹息，不知饥，纳差，寐欠，潮热，夜尿三四次。舌暗红、苔黄腻，脉沉细。

诊断 西医诊断：慢性便秘，慢性胃炎。中医诊断：便秘，胃脘痛，证属脾肾两虚，湿热内蕴。

治法 健脾益肾，升清降浊。

方药 党参 10g，白术 10g，龙骨（先煎）15g，牡蛎（先煎）15g，黄连 3g，麦芽 15g，谷芽 15g，枳壳 10g，菟丝子 10g，淫羊藿 10g，益智仁 4.5g，炙甘草 3g，瓜蒌 15g，桃仁 6g。3 剂，每日 1 剂，水煎分早晚两次口服。

复诊情况 二诊 2019 年 11 月 5 日：大便稍干结，量少，二日一行，排出较前顺畅。胃脘胀痛减轻，偶有拘急感，喜按，口舌麻木，连及上颚，吞咽不适，左颊麻木微痛，善叹息，仍不知饥，偶嗳气，口干不欲饮，偶见发热，体温 37.3～37.6℃，无汗出，腰微痛，寐差，小便基本正常。舌质淡暗、苔黄腻干，脉细。处方：茵陈 10g，白扁豆 15g，麦芽 15g，谷芽 15g，香附 10g，川芎 6g，栀子 6g，牡丹皮 10g，砂仁（后下）4.5g，神曲 15g，茯苓 10g，石菖蒲 10g，瓜蒌 15g。3 剂，煎服法同上。

三诊 2019 年 11 月 8 日：大便质地较前稍软，每日 1 次，排出较为顺畅。上腹部闷痛偶作，多食后明显，喜温喜按，知饥纳少，口唇面颊部时有麻木、疼痛，伴齿痛，入睡困难，需 40min 左右入睡，小便色黄。舌质暗红、苔薄黄腻，脉细。处方：茵陈 10g，白扁豆 15g，麦芽 15g，谷芽 15g，香附 10g，白芍 10g，栀子 6g，蜂房 6g，砂仁（后下）4.5g，石菖蒲 10g，山楂 10g，牡丹皮 10g。7 剂，煎服法同上。

四诊 2019 年 11 月 15 日：大便二三日一行，质稍干，量少，排便较三诊时艰涩。自述贪食猪肚，又出现不知饥，纳少，胃脘闷痛，小便调，寐欠安。舌质暗红、苔薄黄腻，脉细。处方：党参 10g，白术 10g，炙甘草 6g，莪术 10g，枳壳 10g，琥珀 4.5g，茯苓 15g，麦芽 15g，谷芽 15g，鸡内金 10g，瓜蒌 10g，砂仁（后下）6g，白芍 10g。7 剂，煎服法同上。

　　五诊 2019 年 11 月 26 日：上 7 剂药服后患者诸症改善，排便顺畅，质软成条状，每日 1 次。脘闷疼痛消失，知饥纳可。予香砂养胃丸口服，每次 8 丸，每日 3 次，服用 1 个月，以健脾理气，以防复发。

　　2020 年 2 月 28 日电话随访，患者诉粪质成条状，排出顺畅，两日一行，知饥纳可，入睡需 40min 左右，小便调。后另立新法、拟新方治疗不寐之症。

　　医案分析　此案为胃肠同病，便秘和胃脘痛并重，证属脾肾两虚，湿热内蕴，本虚标实。舌暗红、苔黄腻、脉沉细，为湿热夹虚之征象，可为佐证。肾总司脏腑气化，且"开窍于二阴"，大肠的气机升降出入运动与津液代谢需由肾之气化来调控；患者年过七七之数，肾气已虚，气化不利，津液凝滞，而肠失濡润，故易发便秘；且患者平素饮食不节、情志怫郁，致脾胃纳运失调、升降反常、燥湿不济，久则湿邪内生，郁而化热。六腑以通为用，以降为顺，湿热中阻，影响胃肠气机通降，加重便秘。治当虚实兼顾，宜健脾益肾，升清降浊。方中党参、白术益气健脾通便，菟丝子、淫羊藿温补肾阳，四药合用，脾肾并补，以治本虚，共为君药。枳壳疏肝理气，瓜蒌降气通便，黄连清热燥湿，三药合奏理气清热、升清降浊之功，以除标实，同为臣药。龙骨、牡蛎安神，且可抑制胃酸；麦芽、谷芽消导助运，可防君药滋腻，又防龙骨、牡蛎碍胃；益智仁温肾缩泉，桃仁质润通便，还可化瘀，均为佐药。使药炙甘草调和诸药。全方扶正祛邪并举，气机升降共调，合奏健脾益肾，升清降浊之功。

　　此案患者病机复杂，故初诊仅以 3 剂作"投石问路"之用。二诊时，便秘、脘痛已减，但觉咽颊麻痛不适，知前方虽药已中地，但此时湿热蕴郁，已有上蒸之势，急则治标，又恐前药温补助阳，故转投清热燥湿、芳化淡渗之品以求廓清三焦湿热，开达诸郁，恢复气机升降。方中白扁豆、茵陈为君，功擅健脾清利，以祛湿热蒸腾之势；臣用牡丹皮凉血散瘀，栀子泻火解毒，而消上焦毒热壅滞。四药合用，既清利湿热，厚土伏火，又气血并清，导热下行。杨春波老师认为湿热之邪所以难解，在于湿邪不化，使得热有所依，胶结难去，故佐以砂仁辛香芳化，茯苓健脾渗化，以治湿郁。香附理气郁，以防化火；川芎开血郁，且引药上行头面；重用麦芽、谷芽、神曲消食运脾和胃，以防食积酿生湿热。瓜蒌化痰降气，理气通便；石菖蒲化湿和胃，宁神益智。全方共奏清化湿热、开达诸郁之功，使湿热无所生、无所依，其势自消。三诊时，便结、脘闷、唇颊麻痛等诸症续减，故守前方，恐川芎香燥动血，故易为白芍，并加蜂房，以养阴祛风止痛；易神曲为山楂，专消肉食之积，且可散瘀。四诊时，患者复因饮食不慎而病有起伏，此属因虚致实，且见其舌苔转薄，考虑其湿热已去，此时当求病本，故谨守"脾虚"病机，以四君子汤为基础方，合用麦芽、谷芽、鸡内金消导助运，砂仁、枳壳、瓜蒌理气化湿，莪术散瘀又可消食，白芍益阴柔肝止痛，琥珀安神，标本并治，以图全功。五诊时，脘闷疼痛消失，知饥纳可，以香砂养胃丸善后。该例患者治疗上健脾、醒脾以助脾升，消食和胃以助胃降，益肾温阳以消浊阴，终得升降平，诸症消。

来源 何友成，骆云丰，杨永升，等. 杨春波治疗慢性便秘经验 [J]. 中医杂志，2021，62（13）：1113-1115+1125.

验案 患者，男，51 岁。1999 年 10 月 11 日初诊，主诉：大便难解 2 年余，加重 1 个月。刻下：大便难解，3～4 日一行，量少质干、临厕后许久方能排出，腹胀不痛，不知饥，无嗳气，无反酸烧心，傍晚时有矢气，易感冒，夜寐尚可，小便调，舌质淡红、苔薄白微腻，脉细弱。1999 年 7 月行电子肠镜未见明显异常，自服乳果糖口服液后便秘无明显缓解，来门诊求治。

诊断 西医诊断：便秘。中医诊断：便秘，证属正气虚弱。

治法 益气补虚。

方药 生白术 30g，黄芪 15g，防风 10g，桂枝 3g，炒白芍 15g，炙甘草 5g，红枣 10g，干姜 2g，焦六神曲 10g，广藿香 10g。7 剂，水煎服，日 1 剂。

复诊情况 二诊：患者药后大便隔日一行、仍干结难解，纳寐尚可，舌淡红、苔薄白，脉细。上方加乌药 10g。14 剂，水煎服，日服 1 剂。

三诊：患者药后大便一日一行，质稍偏干，纳可，寐安，舌质淡红、苔薄白，脉细。再进原方 21 剂后，诸症改善。

医案分析 患者中年男性，便秘间作 2 年余，腹胀纳呆，易感冒，苔微腻，脉细弱。四诊合参，辨证当属正气虚弱。气虚一则易感外邪，二则致脾胃升降失司，清阳不升，浊阴不降，则糟粕不下，发为便秘，且脾阳不升则湿邪内生，湿困脾阳则中焦气机更为不畅，加重便秘。徐景藩以"玉屏风散"益气补虚，重用生白术健脾生津，润肠通便，桂枝、白芍、甘草、红枣、干姜为"桂枝汤"，奏调和营卫之效，焦六神曲健脾和胃，广藿香化湿和胃，且当属风药，另"玉屏风散"中有防风一味，二药合用一方面可升脾之清阳，恢复中焦气机，另一方面脾阳升则中焦之湿得化，这两方面都进而使肠腑传导得顺。且防风为风药中润剂，无伤阴耗气之弊。此治秘方中，加用风药二味，用量适宜，使全方通便之效更显。

来源　刘婷，孙月婷，卢海霞，等．国医大师徐景藩运用风药治疗便秘的经验[J]．环球中医药，2021，14（04）：658-660.

验案　彭某，女，60岁。2007年3月27日初诊。主诉：便秘两年。两年前出现便秘，一般2～3日一行，黏滞不爽，常喝芦荟茶，保持排便每日1次，不喝则便秘加重，下午可见腹胀，头昏沉，睡眠尚可，口黏，舌体胖，质暗，边有齿痕，苔薄白腻，脉沉弦小滑。既往有胆囊炎病史3年。

诊断　西医诊断：结肠功能性不蠕动。中医诊断：便秘，证属脾虚湿浊内停，气机阻滞。

治法　健脾祛湿，理气消胀。

方药　生白术30g，炒苍术12g，西洋参（先煎）10g，生黄芪12g，炒薏苡仁20g，厚朴花12g，黄连6g，炒三仙各12g，茯苓30g，木香（后下）10g，素馨花12g，车前草15g，砂仁（后下）6g，六一散（包煎）15g，7剂，水煎服。

复诊情况　药后大便较前通畅，每日一次，腹胀亦明显好转，偶有右胁下疼痛，舌质暗红，苔薄，脉沉弦。此虽脾气渐复，湿邪渐去，但仍有肝胆疏泄不利，故于上方去苍术、车前草、六一散。加醋延胡索15g，川楝子12g，丹参15g，炒枳壳15g，以疏肝理气止痛，调畅气机。再进14剂后，便秘缓解，其余诸症亦随之消除。

医案分析　本案便秘系脾虚湿滞，肠道受阻所致，故以炒苍术、生白术、炒薏苡仁、茯苓、车前草、砂仁、生黄芪健脾益气、燥湿、渗湿；黄连、六一散清热利湿；西洋参益气养阴，一来助脾运之力，再者防燥湿过度伤阴；

厚朴花、木香健脾行气；素馨花调肝理气，协助肠胃升降。全方以燥湿、渗湿、利湿为主，兼以健脾益气，行气助运，使湿祛脾胃升降得复，肠胃气机通畅，大便自调。方中用生白术30g，盖白术炒用补益脾气，炒焦健脾止泻，生用则健脾燥湿利水之力雄，故路老治疗脾虚湿停便秘，多用大剂量生白术取效。生白术虽非通下之剂，但通过健脾助肠运，可达通下之功。

来源　苏凤哲，李福海．路志正教授从脾胃论治便秘临床经验 [J]. 世界中西医结合杂志，2009，4（11）：761-764.

验案　佟某，女，40岁，已婚。2006年6月13日初诊。主因大便秘结5年。患者平素月经量过多，身体虚弱，靠服用蜂蜜及番泻叶，多吃蔬菜，大便尚通畅，近日工作忙碌，便秘复加重，使用番泻叶即腹泻，停药即秘结，4～5日无大便，排便无力，腹胀，纳差，急躁易怒，精力不集中，形体消瘦，面色萎黄，舌质淡红，苔薄黄微腻，脉细弦。

诊断　西医诊断：便秘。中医诊断：便秘，证属气血两虚。

治法　健脾益气，养血润燥。

方药　五爪龙15g，西洋参（先煎）10g，生白术15g，炒山药15g，厚朴花12g，半夏10g，生谷芽18g，生麦芽18g，当归12g，炒白芍12g，紫菀12g，桃仁10g，炒苦杏仁10g，大腹皮10g，炒莱菔子12g，火麻仁12g，炒枳实15g，肉苁蓉10g。

复诊情况　上方进退共调理近两月，大便恢复正常。

医案分析　本案患者月经过多，加之平素脾胃虚弱，运化无力，气血生化不足，久用泻下药物，复伤气阴，致脾气虚，津亏血少舟停。方中以炒白芍、当归、桃仁、火麻仁养血润燥；西洋参、生白术、炒山药健脾益气以助运；半夏、厚朴、大腹皮、枳实和胃理气除滞，增强肠道传输之力；生谷芽、生麦芽、炒莱菔子健脾消食；炒苦杏仁、紫菀取其降肺气以通肠道之意；肾主二便，故以肉苁蓉温阳补肾、润肠通便。诸药合用，健脾养血润燥，助运化，消食滞，兼调肺肾。顽固便秘，因此收功。

来源　苏凤哲，李福海．路志正教授从脾胃论治便秘临床经验 [J]. 世界中西医结合杂志，2009，4（11）：761-764.

验案 郑某，女，17岁，学生，汉族，未婚。2007年8月4日初诊3年前开始出现便秘，平素怕冷，月经不调，2～4个月行经一次，大便干，排出困难，2～3日一行，纳食睡眠可，腹中冷痛，经前腰酸痛，畏寒肢冷，小便调，舌质淡红，苔薄白，脉沉缓。妇科检查有多囊卵巢。

诊断 西医诊断：便秘。中医诊断：便秘，证属中焦虚寒，阳虚不运，大肠传导失职。

治法 温中健脾暖宫。

方药 太子参15g，生白术18g，干姜10g，升麻10g，当归12g，桃仁9g，炒苦杏仁9g，炒白芍12g，肉苁蓉10g，川芎9g，泽兰12g，皂角刺10g，甘草8g，炒枳壳12g，生薏苡仁30g。水煎服，14剂。

复诊情况 二诊：药后便秘明显改善，以前法进退半年余，便秘告愈，又以暖宫通脉之法治疗半年，月经亦恢复正常。

医案分析 本案素体阳虚，凝胃肠，阳虚不运而致便秘，下元虚寒不能暖宫而致月经不调。方中生白术、干姜、肉苁蓉温阳健脾益肾；川芎、当归、炒白芍、桃仁养血润肠；太子参补脾益气，升麻提升中气，枳壳疏降肝胃二气；生薏苡仁、泽兰利湿以驱寒；炒苦杏仁降肺气以通大肠；皂角刺辛温通窍开闭以通便，甘草和中，全方以温阳为主，气血同调，燥润相济，升降相宜，故肠道功能恢复，便秘得除。

来源 苏凤哲，李福海.路志正教授从脾胃论治便秘临床经验[J].世界中西医结合杂志，2009，4（11）：761-764.

验案 方某，女，15岁，汉族，学生。2006年1月25日初诊。3年来大便干燥，未予治疗，近来大便干燥加重，数日一行，服用麻仁润肠胶囊不效，面部可见雀斑，双腿有硬币大小皮疹，瘙痒。平素喜食生冷，近来纳食不香，睡眠正常，小便黄，月经周期正常，量稍多，白带量多，舌淡，苔白稍黄，脉沉弦。

诊断 西医诊断：便秘。中医诊断：便秘，证属湿浊中阻。

治法 健脾和中，芳香化浊法。

方药 藿香梗（后下）10g，荷叶梗（后下）10g，炒苍术12g，生白术

20g，厚朴花 12g，薏苡仁 20g，桃仁 10g，炒苦杏仁 10g，茯苓 20g，车前子（包煎）12g，椿根皮 15g，鸡冠花 12g，皂角子 8g，晚蚕沙（包煎）12g，甘草 8g。

复诊情况　药后便秘改善，每日一行，大便干硬减轻，双下肢皮疹消失，白带稍减。乃药后脾胃和，气结之症渐除，但仍湿浊尚盛，继以疏肝健脾，祛湿固带为治，以上方稍作增减，续进 14 剂而收功。

医案分析　本案患者素嗜冷食，伤及脾胃，致脾失健运，湿浊内生，肠道不利而便秘。方中藿香梗、荷叶梗芳香化浊；炒苍术、生白术燥湿健脾；炒苦杏仁、厚朴花肃降肺胃之气；茯苓、车前子、薏苡仁渗湿，利湿；椿根皮、鸡冠花、晚蚕沙清热利湿止带；桃仁活血润肠；皂角子辛润以通便。全方标本兼治，使湿浊去，肠胃通，便秘得除。

来源　苏凤哲，李福海．路志正教授从脾胃论治便秘临床经验 [J]．世界中西医结合杂志，2009，4（11）：761-764.

🔊 验案　潘某，女，29 岁。2002 年 1 月 3 日初诊。患者半年前，因琐事与家人争吵，而后出现大便 3～4 日 1 行，伴有腹胀等症，服通便药物可缓解，停药后症状如故。近 2 个月便秘加重，遂来就诊。现症大便 1 周 1 次，不甚干结，排便不爽，脘腹胀满，右胁痛，烦躁易怒，食少，经前乳房胀痛，月经正常，苔白略腻，脉弦。

诊断　西医诊断：便秘。中医诊断：便秘，证属肝气郁滞，腑气不通。

治法　行气导滞，通便止痛。

方药　木香承气汤合柴胡疏肝散加减。木香 10g，槟榔 15g，莱菔子 15g，陈皮 15g，厚朴 15g，川芎 15g，枳壳 15g，柴胡 15g，当归 20g。水煎服。

复诊情况　二诊 1 月 8 日：服上方 5 剂，大便 2 日 1 行，排便较前明显通畅，唯右胁仍痛，苔白，脉略弦。气为血之帅，气行则血行，气滞则血行不畅，在上方中加入延胡索 15g，以行气活血止痛。

三诊 1 月 15 日：服上方 7 剂，大便每日 1 次，便质正常，偶有排便不爽，右胁痛明显好转，唯食欲无明显改善。上方加入炒麦芽 20g，以消食和中，疏肝解郁。

四诊 1 月 22 日：服上方后，诸疾皆瘥。随访 3 年未复发。

医案分析　本例为气秘。因情志不遂，木失条达，肝失疏泄，肝气郁滞，气机不畅，腑气不通所致便秘。气机郁滞，腑气不通，则便秘，大便不爽；肝气郁滞，经脉不利，则脘腹胀满，右胁痛，烦躁易怒，经前乳房胀痛；肝气犯胃，胃失和降，则食少；脉弦亦为气滞之证。选用木香承气汤合柴胡疏肝散加减。方中木香、槟榔、厚朴、莱菔子行气导滞，消食通便除胀满。川芎、陈皮、柴胡、枳壳疏肝解郁，行气止痛，助木香、槟榔、厚朴行气导滞。当归养血润肠，补肝体，防止辛散太过。

来源　胡晓阳，李冀.段富津教授治疗便秘验案举隅 [J]. 中医药信息，2010，27（04）：18-20.

验案　王某，女，31 岁。2004 年 3 月 1 日初诊。4 年前，患者行剖宫术产下一男婴，继而出现大便秘结，口服通便药物初期有效，后期无效，多方医治，效果不佳。现患者 4～5 日大便 1 次，便如羊屎，排出不畅，时头晕目眩，心悸，易疲劳，月经量少，腰酸，唇色淡，舌质淡，苔薄白，脉细弱。

诊断　西医诊断：便秘。中医诊断：便秘，证属营血亏虚，肠失濡润。

治法　养血益精，润肠通便。

方药　四物汤加减。熟地黄 25g，当归 20g，火麻仁 20g，黑芝麻 20g，黄芪 25g，枳壳 15g，肉苁蓉 30g，枸杞子 20g，川芎 10g。

复诊情况　二诊 3 月 8 日：服上方 7 剂，大便略有缓解，便质仍干，舌质淡，苔薄白，脉细弱。养血之力不足，上方肉苁蓉再加 10g，加制何首乌 20g。以养血润肠通便。

三诊 3 月 15 日：服上方后，大便 2 日 1 次，排便明显改善，唯时有眠差。阴血不足，心失所养，上方加炒酸枣仁 20g，柏子仁 20g。以养心安神，润肠通便。

四诊 3 月 22 日：上方服后，大便每日 1 次，便质略干，睡眠正常，唯仍感疲劳，舌略淡，苔薄白，脉缓而略弱。血为气之母，血衰则气少，上方黄芪再加 10g。以增益气之力。

五诊 3 月 29 日：服上方后，大便正常，其余诸症亦除，舌质正常，脉缓。上方续服 7 剂，以善其后。2 年内未复发。

医案分析 本例为因产伤血，血液亏虚，肠失濡养，而成便秘。《济生方》云："更有发汗利小便，及妇人新产亡血，徒耗津液，往往皆令人秘结。"血虚津少，肠腑失濡，则 4～5 日大便 1 次，便如羊屎，排出不畅；血虚脑髓失养，则头晕目眩；血虚心失所养，则心悸；血液不足，经血乏源，则月经量少；精血同源，血亏则精衰，肾虚则腰酸；血为气之母，血衰则气少，气虚形虚，则易疲劳；舌脉亦为血虚之象。《外科发挥》云："脉涩而秘者，属血少，宜养血。"用四物汤化裁。方中以熟地黄、当归、川芎养血和血。火麻仁、黑芝麻养血润肠通便。肉苁蓉润肠通便，温补肾阳；枸杞滋补肾阴、养血；二者合用以补肾虚。黄芪补气生血，使气旺则血生。枳壳行气宽畅，且使补而不滞。一诊效果不著，乃养血通便之力不足，故加重肉苁蓉之量及加入制何首乌以养血。

来源 胡晓阳，李冀. 段富津教授治疗便秘验案举隅 [J]. 中医药信息，2010，27（04）：18-20.

验案 赵某，男，31 岁。2004 年 8 月 2 日初诊。3 年前，患者因从事夜班工作，作息时间不定，而出现大便不规律。口服药物可缓解，但常反复发作。1 年前，便秘症状加重，虽因此调换白班工作，并服通便药物亦困效。现患者 4～5 日大便 1 次，便质干结，排出困难，眠差，心烦，时心悸，舌红少苔，脉细数。

诊断 西医诊断：便秘。中医诊断：便秘，证属阴液耗伤，肠失滋润，心失所养。

治法 滋阴润肠，养阴宁心。

方药 天王补心丹加减。生地黄 25g，玄参 20g，麦冬 20g，当归 20g，炒酸枣仁 20g，柏子仁 20g，丹参 20g，沙参 15g，知母 15g。

复诊情况 二诊 8 月 9 日：服上方 7 剂，便秘症状缓解，舌略红少苔，脉细略数。效不更方，守上方继投 7 剂。

三诊 8 月 17 日：上方服后，大便 2 日 1 次，排便明显改善，便质略干，心悸消失，眠可，唯舌尖糜烂，舌微红薄苔，脉细略数。经云："诸痛痒疮，皆属于心。"上方加疮家圣药之连翘以清心热，疗疮毒。

四诊 8 月 26 日：大便每日 1 行，排便通畅，便质时略干，口糜消，舌不红，薄白苔，脉不细。上方去连翘，玄参减少 5g，以防寒凉太过。上方服后，诸恙皆瘳。随访 1 年未复发。

医案分析 本例为夜不得寐，暗耗阴液，失于滋养，而成便秘。阴液亏虚，肠失滋养，则 4～5 日大便 1 次，便质干结，排出困难；阴液亏虚，心失所养，则失眠，心悸；阴虚生内热，则心烦；舌红少苔，脉细数亦为阴虚有热之证。《景岳全书》云："治阴虚而阴结者，但壮其水，则泾渭自通。"方中生地黄、玄参、麦冬滋阴增液，润肠清热；当归补血润肠；炒酸枣仁、柏子仁养心安神，柏子仁尚能润肠；丹参清心活血安神，且使之补而不滞；沙参、知母滋阴清热除烦。

来源 胡晓阳，李冀. 段富津教授治疗便秘验案举隅 [J]. 中医药信息，2010，27（04）：18-20.

验案 患者，女，35 岁。2018 年 7 月 17 日初诊：慢性便秘病史 10 余年，口服西药导泻，用药期间症状缓解，停药后仍便秘，口服六磨饮子、麻仁丸等中成药，未见明显好转。辅助检查：B 超、肠镜等均未见明显异常。刻下症：大便 3～4 日 1 次，便质不干，大便无力，伴胸腹胀满，舌质淡红、苔薄白，脉弦。

诊断 西医诊断：慢性便秘。中医诊断：便秘，证属肺气郁滞，传导失司。

治法 肃肺降气，通便导滞。

方药 麻黄汤去桂枝加生白术、枳实。处方：麻黄 10g，苦杏仁 10g，甘草 6g，生白术 30g，枳实 10g。14 剂，水煎，每日 1 剂，早晚服用。

复诊情况 二诊 2018 年 8 月 7 日：患者自诉服药后便秘、胸腹胀满较前好转，现 1～2 日一行，仍有腹胀及排便无力感，舌质淡红、苔薄白，脉弦。调整药物如下：麻黄 10g，苦杏仁 10g，甘草 6g，生白术 30g，枳实 15g。14 剂，煎服法同前。

三诊 2018 年 8 月 21 日：患者药后大便 1 日一行，便质正常，排便无力感、胸腹胀满消失。嘱患者停药观察，如有不适，门诊随诊。

医案分析 患者便秘日久，伴胸腹胀满明显，曾对症口服西药及中成药，疗效不佳。《灵枢·本输》云：“肺合大肠，大肠者，传道之府。”阐述了肺与大肠互为相表里的关系。肺主宣发肃降，布散津液，濡润大肠助其传导之功，同时大肠腑气通畅，可助肺气之肃降，此二者升降相成，润燥相济。

便秘一病与大肠之功能密切相关，许润三教授深究其理，以藏象学说中“肺与大肠相表里”为据遣方，从肺论治，用药思维体现了中医“治病求本”的特色。选用麻黄汤加减旨在通达肺气，方中苦杏仁有润肺下行之功效，可助降肺气、润肠通便，生白术、枳实健脾导滞，增强通便之功效。

来源 刘宝琴 . 国医大师许润三妙用麻黄汤治疗杂病经验 [J]. 中华中医药杂志，2021，36（03）：1414-1416.

验案 倪某，女，44 岁。产后便秘十余年，经常七八日不便，伴脘闷，纳呆，腹胀。曾服多种中成药治疗，服后当时有效，停药便秘如故。证见面赤，身体消瘦，脘胀纳呆，有时恶心欲呕，倦怠乏力，尿色黄，大便四日未解，舌苔白腻，脉弦。

诊断 西医诊断：便秘。中医诊断：便秘，证属枢机不畅。

治法 和解阴阳。

方药 柴胡 15g，黄芩 15g，半夏 10g，红参 15g，胡麻仁 20g，甘草 10g，生姜 10g，大枣 3 枚。

复诊情况 服药 7 剂，大便畅，每日 1 次，食纳亦增，唯胃脘稍有不适。宜上方加神曲 15g，麦芽 15g。连服十余剂，久病沉疴，乃告痊愈。

医案分析 本案便秘既非阳明燥结，又非津枯血少，故通腑润便之药治皆罔效。张老用小柴胡汤意在和解阴阳，使“上焦得通，津液得下，胃气得和”，故使诸症自解。

来源 陈惠泉 . 张琪老中医治疗疑难重症四则 [J]. 辽宁中医杂志，1986（03）：33.

验案 贾某，女，33 岁。2013 年 7 月 9 日初诊。主诉：大便困难 6 年余。患者 6 年前因工作压力大出现排便不畅，二三日一行，便质不燥，排便后仍有便意，情绪不畅则加重，曾服用麻子仁丸及疏肝解郁颗粒疗效不显，现症见便秘依旧，腹胀，矢气频频，双乳胀痛，善叹息，情志抑郁，食后胃脘胀满，纳差，乏力，腰困，睡眠欠佳，舌苔厚腻，脉弦滑。

诊断 西医诊断：便秘。中医诊断：气秘，证属肝旺胃气虚弱。

治法 疏肝解郁，畅腑通便。

方药 柴胡 10g，枳实 12g，白芍 15g，佛手 12g，白术 10g，生山药 12g，炒三仙各 15g，炒鸡内金 10g，肉苁蓉 12g，生甘草 9g。5 剂。水煎服，日 1 剂，分早晚服。

复诊情况 二诊 7 月 14 日：大便不爽、乳痛及胃脘胀满稍有改善，睡眠好转，食欲增加，但仍腹胀，脉数。上方更枳实为枳壳 20g，加炒莱菔子 15g。共 5 剂。

三诊 7 月 19 日：大便通畅，已无胃胀、腹胀、乳痛等症，睡眠、饮食均正常。续服上方 5 剂，以巩固疗效。电话随访大便不爽未再出现。

医案分析 《黄帝内经》记载"大肠者，传导之官，变化出焉"。若肠失传导，糟粕内停，便秘则生。郭诚杰据患者便质不干，有便不净感断定并非燥屎，情绪不畅则加重，双乳胀痛，腹胀，纳差，食后胃胀，认定便秘乃肝郁及胃气虚弱所致。肝气不舒，气机壅滞，肠腑失于通畅；胃气虚弱，通降乏力，不能助肠道气机下行。故治疗应疏肝畅腑，益胃调肠。郭诚杰认为睡眠欠佳系胃肠不通而为，胃腑健运，肠道通畅，睡眠自会好转。方用四逆散疏肝解郁，枳实、佛手、炒莱菔子行气畅腑消胀，助通便，白术、生山药、生甘草补益胃气，炒三仙、炒鸡内金消食化滞，肉苁蓉既润肠助通便，又补肾阳、益精血治肾虚腰困。二诊患者仍腹胀，遂将枳实改枳壳，枳壳较枳实性缓，不伤正，虚证、实证均可用，且长于宽中行气，既助柴胡疏肝理气，又可避免胃气损伤；加炒莱菔子增行气消胀之力。

来源 郭琳娟，张卫华. 郭诚杰应用四逆散治疗六腑病验案 5 则 [J]. 江苏中医药，2016；48（04）：46.

验案 蒋某，女，48 岁。2002 年 9 月 10 日初诊。有冠心病史已 10

余年，患糖尿病5年余，经常胸闷、心前区疼痛，曾因心绞痛晕倒数次，尿糖持续为（+++）～（++++），常以西药降糖类药物及扩张冠状动脉药物治疗，兼服中药活血化瘀、益气养阴之剂。近几个月来经常大便不通，服润肠药物后，尚可暂解一时之苦，停药后旋即如故。7日前因劳倦过度，使心前区疼痛加剧，大便不通，小便频数，饮食减少，心胸烦闷，先后经3次灌肠，解出坚硬大便，继则又恢复原状，秘结不通。患者拒绝再作灌肠通便，要求用中药治疗。症见形体消瘦，面色萎黄，大便不通，心中烦闷，胸痛彻背，饮食减少，自汗出，小便频数，舌质红绛，边有瘀斑，苔黄燥，脉细数，心电图提示：冠状动脉供血不足。化验：尿糖（++++）。

诊断 西医诊断：便秘。中医诊断：便秘，证属脾阴不足，燥热内结。

治法 泻热逐瘀，润肠通便。

方药 酒大黄、厚朴各15g，苦杏仁10g，枳实12g，白芍20g，火麻仁、蜂蜜（冲服）各30g。

复诊情况 服上药1剂，大便通畅，余症明显好转，继用益气养阴之剂以善后，心绞痛次数减少，尿糖（+）。于2003年6月24日又见大便干结，仍以上方治疗，服后即愈。

医案分析 大凡因脾阴不足所致之大便干燥秘结者均可用本方治疗。临床常见面色晦暗，舌质红绛，舌苔黄燥，纳食减少，胸胁痞闷，烦躁，大便秘结，小便频数，脉沉涩等症。方中麻子仁用量以15～30g为宜，可酌加玄参、麦冬以清热养阴。

来源 高桦林，彭勃，唐祖宣.唐祖宣运用麻子仁丸治疗疑难杂症举隅[J].湖南中医杂志，2010；26（04）：84.

验案 患者，女，36岁。2013年10月23日初诊。患者3年来大便干结难下、四五日一行，常需开塞露、番泻叶等取效一时，停药复旧，伴头晕头胀、胸中憋闷，时有恶心欲吐，胃中怕凉，纳少腹胀，四肢发凉，平素月经量少、有块、色鲜红，面色少华，舌尖红，苔薄黄，脉沉细。

诊断 西医诊断：功能性便秘。中医诊断：便秘，证属津血亏虚，传导失常。

治法 养血润燥，行气通腑。

方药 四逆散合升降散加减。处方：蝉蜕 4g，僵蚕 8g，酒大黄 6g，姜黄 8g，柴胡 10g，枳实 10g，白芍 15g，肉苁蓉 15g，当归 10g，苦杏仁 10g，桃仁 12g，厚朴 8g。每日 1 剂，水煎服。

复诊情况 服药 5 剂后，患者可自行排便，腹胀减轻，四肢转温。守方继服 5 剂后，大便日一行、质软，腹不胀，余症基本消失。

医案分析 本证为五脏三焦不和、冷热壅结肠胃之间而致便秘。辛宣上焦肺气，则下焦自通；同时疏理中焦气机，振奋脾气畅达四肢；兼有津血亏虚证候，故佐以当归、白芍、肉苁蓉、苦杏仁、桃仁以达润肠通腑之功。

来源 刘初生. 薛伯寿以四逆散治疗脾胃病经验总结 [J]. 中国中医药信息杂志，2015，22（03）：113-114.

验案 段某，男，68 岁。1997 年 5 月 17 日初诊。患者大便秘结 5 年，便如羊屎、色黑，常 3～5 天 1 次，甚者 7～8 天 1 次。诊见：头晕纳差，脘腹胀痛，舌淡胖、苔白厚，脉细弱。

诊断 西医诊断：便秘。中医诊断：便秘，证属脾虚不运，气机不畅。

治法 温阳。

方药 自拟运脾汤加减。处方：党参、白术各 30g，茯苓 10g，石菖蒲、麦芽、佛手、肉苁蓉、郁李仁各 15g，枳壳 30g，大黄 1g，甘草 6g。水煎服，每天 1 剂。

复诊情况 二诊：服 3 剂后，脘胀减轻，肠鸣，但大便秘结仍旧，头晕纳差仍在。上方枳壳量增至 45g 以行气导滞，白术增至 60g 以健脾润肠，继服 4 剂后大便隔天 1 行，色黑而干，头晕减轻，纳食渐增。又服 6 剂，大便正常，色黄便软。再服 6 剂而愈。

医案分析 脾以运为健、以运为补是王自立对脾胃病治疗的指导思想，以健脾先运脾，运脾必调气为治疗原则创立了运脾汤。运脾汤选药平和，方用四君子汤补脾益气，枳壳、佛手调气促运，石菖蒲芳香醒脾化浊，麦芽消食化积。诸药合用，寓理气于补益之中，寓调气于健胃之间，共奏健脾促运、调气和胃之效。方中枳壳为运脾调气之关键，王自立临床用此药最多时可达 80g，该药性味苦、微寒，入肺、脾、肝经，具有行气导滞、理气宽中之功效，既调节脾胃升降，又促进脾胃运化作用。根据脾运失健的程度，有小运、中运、大运之分，枳壳小运用量 10～15g，中运为 20～30g，大运为 35～60g。临证需灵活掌握。

来源 李文艳. 王自立老中医验案 3 则 [J]. 新中医，2003（09）：61.

验案 患者，男，33 岁。2013 年 2 月 21 日初诊。主诉：大便秘结，排出困难 2 年余。患者自诉 2 年来大便秘结不通，排除困难，大便 4～7 天一行，伴脘腹胀满，进食后明显，伴呃逆、纳差，疲乏无力，眠差，纳食减；舌淡红，舌体胖，苔根略腻，脉沉细。曾多处诊治，常服用西药（具体药物不详），服药期间效果明显，停药后复如故，遂求治我师。

诊断 西医诊断：便秘。中医诊断：便秘，证属肠道津亏证。

治法 运脾润肠通便。

方药 运肠润通汤加减。处方：党参 30g，白术 60g，枳壳 45g，郁李仁 10g，肉苁蓉 30g，炒麦芽 15g。水煎分服，日 1 剂。

复诊情况 2013 年 3 月 1 日二诊：患者诉胃纳食增，脘腹胀满除，精神好转，大便明显改善，1～2 天一行，舌脉同前。效不更方，继服前方 7 剂。水煎分服，日 1 剂。

2013 年 3 月 9 日三诊：患者自述服药后，大便畅快，一日一行，精神好，面部有光泽，余症亦除，舌淡红，苔薄白。将白术减至 15g，枳壳减至 15g，肉苁蓉减至 15g，去郁李仁。嘱继服 7 剂，以巩固疗效。

医案分析 祖国医学认为，大肠为传导之官，化物出焉。导致便秘的直接原因是大肠传导失职；王自立结合自己多年的临床经验，认为功能性便秘中以虚秘多见，并针对肠道津亏型功能性便秘患者特点，自拟运肠润通汤，使其共奏运脾润肠通便之功效。全方通补兼施，标本兼顾，以恢复大肠的传导功能。王自立强调功能性便秘的药物治疗应避免滥用峻泻药物，如大黄、番泻叶等。《丹溪心法》曰："如妄以峻利药逐之，则津液走，气血耗，虽暂通而即秘矣。"

来源 赵统秀，刘鹏飞，王自立．王自立治疗功能性便秘验案举隅 [J]．中医药临床杂志，2014，26（10）：1003-1004．

验案 郑某，女，43 岁。2012 年 8 月 20 日初诊。主诉：排便困难伴黏滞不爽，如羊屎状 3 年余。患者自述 3 年来因为工作原因，经常出差至外地，饮用不洁水后出现便意频而排便困难伴黏滞不爽，如羊屎状，大便日行 3～4 次，伴口干，疲乏无力，自服番泻叶、三黄片等泻药，开始效果明显，停药后便秘加重，几经求治于兰大一院、兰大二院等几所西医医院，便秘无明显改善，反觉精神越来越差，此次慕名就诊。舌淡胖、苔白腻，脉沉迟。

诊断 西医诊断：便秘。中医诊断：便秘，证属脾虚湿蕴。

治法 健脾和胃，渗湿利水，分清降浊。

方药 六神汤加减。处方：党参 15g，山药 15g，白术 30g，茯苓 30g，白扁豆 10g，陈皮 10g，薏苡仁 10g，干姜 5g，木香 10g。水煎分服，日 1 剂。

复诊情况 2013 年 5 月 11 日二诊：大便明显好转，日 2 次，大便形状略有改善，整体症状缓解，舌脉同前。效不更方，将党参加至 30g，白术加至 40g，茯苓加至 40g，以加强健脾渗湿之功。7 剂，水煎分服，日 1 剂。

2013 年 5 月 17 日三诊：药后诸症均减，大便日 1～2 次，现已成形。效不更方，嘱咐前方继服 3 剂，以巩固疗效。

医案分析 加减六神汤系《证治准绳》方六神散（党参、白术、茯苓、山药、白扁豆、甘草）加减而成。全方共奏健脾和胃，渗湿利水，分清降浊之功。所谓"治湿不治脾，非其治也"。王自立指出其病本在脾，治疗以扶正为主，祛邪为辅，勿妄用辛燥伤阴，苦寒伤阳的药物；用药要恰如其分，强调临证时有是证，便用是药。根据不同的情况，决定加减用药的原则，不必拘泥。患者面色不华，舌淡胖大，脉沉迟，为脾虚化源不足之征，又大便排出困难伴黏滞不爽，如羊屎状，则为湿盛之象，以六神汤化裁治之，药证相合。临床加减：兼有呕吐者加法半夏、白豆蔻以和胃降逆止呕；兼有腹胀者加厚朴、苍术以燥湿除满。

来源 赵统秀，刘鹏飞，王自立．王自立治疗功能性便秘验案举隅 [J]．中医药临床杂志，2014，26（10）：1003-1004.

验案 肖某，男，60 岁。2013 年 8 月 13 日初诊。主诉：便秘 2 月余。大便偏干，平素 3～4 天 1 行，便下艰难，努挣乏力，食后胃脘胀痛不舒，喜揉喜按，神疲乏力，食少纳呆，夜寐欠佳，舌淡胖，苔薄微腻，脉沉细。胃镜示：慢性萎缩性胃炎伴糜烂。

诊断 西医诊断：便秘，慢性萎缩性胃炎伴糜烂。中医诊断：便秘，证属脾虚不运。

治法 补脾益气，行气通便。

方药 运脾汤加减。处方：党参、炒白术、炒枳壳、仙鹤草各 30g，茯苓、石菖蒲、肉苁蓉、炙甘草各 10g，佛手、炒麦芽各 15g。7 剂，每天 1 剂，水煎，分 2 次服。

复诊情况 2013 年 8 月 20 日二诊：大便干好转，排便渐畅，但胃脘部仍胀痛不适，夜寐好转。上方加砂仁 5g 以加强温中行气之力，继服 7 剂。

2013 年 8 月 28 日三诊：大便通畅，胃脘胀痛明显缓解，疲乏减轻，纳食增加。上方继服 7 剂善后，以巩固疗效。

医案分析 《素问·六节脏象论》曰："脾胃大肠小肠三焦膀胱者，仓廪之本，营之居也，名曰器，能化糟粕，转味而入出者也。"大肠受脾统摄，职司传送糟粕，脾胃虚弱，则大肠传送无力。故临床上对便秘不可一味攻下，而要审证求因，明辨虚实。王自立遵"脾以升为健，胃以降为和"之旨，认为"脾以运为健，以运为补"，提出"健脾先运脾，运脾必调气"。所拟运脾汤，选药平和，方中党参、白术、茯苓、甘草四君子汤补脾益气；枳壳、佛手理气调气以促脾运；石菖蒲芳香醒脾化浊；炒麦芽健胃消食；肉苁蓉润肠通便；仙鹤草脾肾双补。诸药合用，寓理气于补益之中，寓调胃于健胃之间，脾胃健运，大便自通。

来源 田苗，王煜，王自立．王自立教授治疗便秘验案 4 则 [J]. 新中医，2014，46（07）：224-225.

验案 樊某，女，40 岁。2013 年 5 月 28 日初诊。患者自述近 7 年来大便秘结，初服麻仁润肠丸、番泻叶等药即可解大便，后服无效，大便

4～6天1行，便质干结如羊屎，排出困难，伴有脘腹胀满，食后尤甚，口气重，神倦乏力，纳差，严重时伴有头晕、恶心、出汗，夜寐可，小便调，舌淡胖、苔薄白少津，脉沉细。

诊断 西医诊断：便秘。中医诊断：便秘，证属虚实夹杂。

治法 健脾助运，润肠通便。

方药 运肠润通汤加减。处方：党参、槟榔各10g，炒白术、当归、生地黄、郁李仁各30g，炒枳壳45g，肉苁蓉40g，炙甘草5g。7剂，每天1剂，水煎，分2次服。

复诊情况 2013年6月4日二诊：大便干结较前已明显好转，2～3天1行，脘腹胀满有所缓解，余症同前。上方加炒白术加至45g加强健脾之功，继服7剂。

2013年6月13日三诊：大便通畅，每天1行，食纳增加，脘腹胀满明显缓解，服药期间未见头晕、恶心、出汗等症，唯觉疲乏无力。故加大党参用量至30g以补气助运，继服7剂。

2013年6月20日四诊：大便调，诸症均除。药已中病，上药继服7剂以巩固疗效。

医案分析 王自立认为，习惯性便秘，多因便秘日久，邪滞不去，日久暗耗气阴；或反复使用泻下之剂，耗伤津气，终至津亏肠腑失于濡润，气虚肠道运行无力形成，而以大便秘结不通为标，气血津液枯槁、肠道运行无力为本。故在治疗时不主张峻攻，倡补而通之，自拟运肠润通汤以补虚运肠为主，气复津回，肠腑得以润降，则便秘自愈。方中重用炒白术、枳壳，二药一补一消；合党参以健脾调气；郁李仁、肉苁蓉润燥滑肠以助通下；槟榔降气消积导滞；当归、生地黄养血滋阴，润肠通便，一则益阴增液以润肠通便，二则防诸药耗津伤血；炙甘草和中调药。诸药合用，攻补兼施，寓攻于守，使补无滞气碍脾、攻无耗气伤津之弊。

来源 田苗，王煜，王自立.王自立教授治疗便秘验案4则[J].新中医，2014，46（07）：224-225.

🔖**验案** 患者，女，47岁。2014年11月20日初诊。主诉：大便难2年余。现病史：2 年多以来大便干结难下，3～5 日 1 行，长期服用缓泻剂及外用开塞露通便治疗，用药期间效可，停药后便秘复作。2014 年 11 月 11 日结肠镜检查提示结直肠黑变病。刻下症见：大便 5 日未行，干结难下，口干，纳食可，眠可，舌红，苔黄，脉弦。

诊断 西医诊断：便秘，结直肠黑变病。中医诊断：便秘，证属肝脾不调，阴虚肠燥。

治法 调肝理脾，降气导滞，滋阴润肠。

方药 当归 10g，生白芍 30g，柴胡 10g，生白术 50g，枳实 30g，瓜蒌 30g，莱菔子 30g，火麻仁 30g，郁李仁 30g，厚朴 30g，生地黄 30g，甘草 6g。14 剂，水煎服，每日 1 剂，早晚空腹服。并嘱患者努力养成定时临厕习惯，适当运动，多食新鲜水果蔬菜。

复诊情况 2014 年 12 月 4 日二诊：服药第三天开始大便可自行排出，1～2 日 1 行，但仍干结难下，排解费力，夜间口干。舌红，苔黄，脉弦。处方：上方加槟榔 15g，木香 10g。14 剂，水煎服，每日 1 剂，早晚空腹服。守上方微调，服用 2 个月后，患者大便质软通畅，无其他不适主诉。

医案分析 肝藏血，主疏泄，调畅周身气机。肝失疏性，大肠通降失职，糟粕传运受阻内停，导致便秘发生，正如唐宗海《金匮要略浅注补正》所云"肝主疏泄大便，肝气既逆，则不疏泄，故大便难"。肝之阴血不足，可影响肝之疏泄功能，同时阴血亏虚，大肠失于濡润滋养，肠道干枯涩滞亦可导致便秘。

来源 南晓红，王晞星．王晞星教授和法论治慢性便秘经验 [J]．中国继续医学教育，2015，7（21）：190-191.

验案 傅某，男，79 岁。2012 年 8 月 20 日初诊。初诊：入院后经会诊，确诊为胃癌晚期。因患者年事已高，不能手术，亦不能进行放疗、化疗，采取保守疗法维持。症见：面色尚华，精神良好，生活起居如常态。近 3 个月来，胃脘痛频发，疼痛不分空饱，偶有泛酸，纳尚馨，但食不能多，多则心下痞，神虽爽，但体重日减，夜寐欠宁，少腹时胀，得矢气则缓，小便顺畅。大便秘结，每如厕心绪紧张，时坐便 15～20min，便不出即加用开塞露，大便隔日或 3 日一行，近 2 日未大便。舌质淡、苔薄白，脉弦有紧象。

诊断 西医诊断：便秘。中医诊断：便秘，证属脾虚气滞，肠道失运。

治法 健脾通幽。

方药 枳术丸加减。处方：生白术 15g，枳实 10g，大腹皮 15g，香附 10g，甘草 3g。1 剂，水煎服。停用开塞露。

复诊情况 翌日再诊：药后腹鸣增加，时有矢气，腹已不胀，余症如前述。舌质淡、苔薄白，脉弦有紧象。继用前法。处方：生白术 30g，枳实 10g，砂仁（后下）6g，厚朴 10g，大腹皮 15g，木香 8g，莱菔子 15g，甘草 3g。2 剂，水煎服。

第 3 日：服 2 剂后大便已下，每日一行，但质略坚，便时略难，余如常。出院带药。处方：① 生白术 50g，枳实 6g，莱菔子 25g，香附 10g，大腹皮 15g，甘草 3g。3 剂，每日晚服 1 煎。② 补中益气丸 30 袋，每次 6g，每日 2 次。

第 6 日：出院后 3 日，患者生活如常，心身宁静。胃脘痛虽较前有减，但仍时发，为隐隐作痛，时或泛酸，纳喜温热，大便日一行。舌质淡红、苔薄白，脉弱。再投方以枳术丸合补中益气汤加减，安中以祛邪。处方：生白术 50g，枳实 8g，海螵蛸 30g，大腹皮 15g，香附 10g，生黄芪 35g，当归 10g，升麻 6g，陈皮 10g，柴胡 6g，大枣 2 枚，生姜 1 片，炙甘草 5g。7 剂，每日 1 剂，水煎分 2 次服。

第 13 日：2 周后复查，胃癌病灶如故，但体重未再降。保守疗法不变，建议少食多餐，略增牛奶量，晚睡前饮酸牛奶 1 杯，以增强体质，每日继续输液。症见神爽，纳馨，但喜热畏冷，冷则胃脘痛。胃脘时有不适，大便畅。舌质淡、苔白不厚，脉弦细，按之弱。处方：生黄芪 35g，当归 10g，升麻 6g，柴胡 6g，生白术 50g，枳实 10g，陈皮 10g，人参（单煎兑服）15g，大枣 5 枚，干姜 3g，生何首乌 15g，炙甘草 5g。7 剂，每日 1 剂，水煎分 2 次服。

第 23 日：李文瑞每周根据患者病情以上方为主略有出入，继服 3 个月，病情平稳。遂停服本院中药。

3 个月后因病情恶化入院治疗。胃癌原发灶虽无明显增大，但已转移于肝脏。因不能手术，亦不能化疗，继以支持疗法。症见：面色不华，神情不爽，时发嗜睡，肢软乏力，大便时难，质偏坚，日可一行，口干而饮水不多，纳可而不馨，生活勉强能自理。舌质淡、苔白腻，脉弦有紧象。以扶正祛邪为法。处方：黄精 30g，当归 10g，人参（单煎兑服）15g，生白术 30g，生何首乌 30g，茯苓 10g，神曲 10g，砂仁（后下）6g，鸡内金 10g，甘草 3g。7 剂，每日 1 剂。以此方加减，连服数 10 剂，胃癌未见好转，但药后大便畅，无便秘之苦。半年后病逝。

医案分析 此案便秘，虽诊为胃癌，亦属于老年脾胃运化失司，脾虚气滞所致。初投枳术丸加味，之后根据病情演变投以补中益气汤、四君子汤加减，便秘之苦均得以缓解。每次换方，均有生白术一味，且量亦比其他药味量重。此重用生白术通便，得益于我院魏龙骧老先生。李文瑞曾不解其重用生白术而专门求教："白术属燥湿止泻之品，施诸于便秘，岂非背道而驰，愈燥愈秘乎？"魏先生答："叶天士有言，脾宜升则健，胃主降则和，太阴得阳则健，阳明得阴则和，以脾喜刚燥，胃喜柔润，仲景存阴治在胃，东垣升阳治在脾。便干结者，阴不足以濡之。然从事滋阴，而脾不运化，脾亦不能为胃行其津液，终属治标。重用白术，运化脾阳，实为治本之图。故余治便秘，概以生白术为主药，少则一二两，重则四五两，便干结者加重进以滋之，时或少佐升麻，乃升清降浊之意。虽遇便难下而不干结，更或稀软者，其苔多呈黑灰而质滑，脉亦多细弱，则属阴结脾约，又当增加肉桂、附子、厚朴、干姜等温化之味，不必通便而便自爽。"李文瑞遵魏先生之意，在临证治中气不足，伴有腹胀，矢气少者，枳术丸加大腹皮、香附、莱菔子之属，每获良效。生白术，其性虽亦属燥，但比土炒后尚有润性，故用生白术运化脾阳以通便而不燥。据现代药理研究证实，白术有促进胃肠分泌功能，加快胃肠蠕动，治慢传输型便秘有良效，这与生白术对脾阳虚之便秘有效是一致的。

来源 王凌，黄飞，李秋贵.李文瑞治疗便秘经验 [J].中医杂志，2007（06）：495-497.

验案 李某，女，12 岁。初诊：患儿已确诊为巨结肠症 1 年，大便秘结，3～5 日一行，时有细便，质坚硬，时现球状，便时痛苦，常

20～30min 不下，用力常有脱肛。平时腹胀，很少矢气。形体消瘦，神疲乏力，纳呆食少，纳后时或呃逆。舌质淡、苔白微厚，脉细弱。

诊断 西医诊断：便秘，巨结肠症。中医诊断：便秘，证属湿困脾胃，健运失司。

治法 燥湿健脾，理气通便。

方药 平胃散加减。处方：苍术 15g，厚朴 25g，陈皮 10g，大腹皮 15g，莱菔子 15g，甘草 5g。3 剂，水煎服。

复诊情况 第 4 日：服药后，每日或隔日排便 1 次，便质成形略硬。上方加火麻仁 10g。再进 7 剂，水煎服。

第 11 日：服药后，腹胀有缓，时或矢气，每得矢气，腹部则舒适，大便质软而通畅。舌质淡红、苔白已不厚，脉细弦。处方：苍术 15g，厚朴 25g，陈皮 10g，大腹皮 15g，莱菔子 15g，火麻仁 10g，香附 10g，甘草 5g。5 剂，共研细末，炼蜜为丸，每丸重 6g。每服 1 丸，日 2 次。连服 2 个月，大便日一行或隔日一行，病情趋于稳定。

2 个月后：以为病渐愈而停中药，大便再度秘结，且较前加重，每 3～5 日一行。用开塞露亦无效，家长常用手抠其便，腹胀日渐加重，腹已形成鼓胀，行路不便。诊之，面色苍白无华，腹大腿细，纳乏味，形体消瘦日显，力不支身，尿色偏深。舌质紫、苔少，脉细弦。证属气滞血瘀，大肠失运。治以理气活血，润肠通便，佐以益气。方拟桃红四物汤加减。处方：枳实 10g，槟榔 8g，桃仁 25g，红花 10g，当归 15g，生地黄 10g，生黄芪 25g，甘草 5g。3 剂，水煎服。

3 日后：上药服后大便日一行，质仍偏硬，精神略好，纳量略增，腹胀渐缓。舌脉同前。上方加熟大黄 10g，继以理气活血润肠通便。7 剂，水煎服。

10 日后：大便顺畅，日一行，纳馨量增，精神好转，体力有增。舌质紫、苔薄少，脉细弦。处方：枳实 10g，槟榔 8g，桃仁 25g，红花 10g，当归 15g，生地黄 10g，生黄芪 25g，熟大黄 10g，甘草 5g。5 剂，共研细末炼蜜为丸，每丸重 6g。每服 1 丸，每日 2 次。又连服 1 个月后，症状好转后自行停服中药。

医案分析 据有关文献记载，先天性巨结肠症，多发生在 2～3 岁之幼儿，除及时手术外别无他法。而继发性巨结肠症，亦以手术为首选。患儿家长一拖再拖，错失手术机会。治疗期间服中药可缓解便秘，但家长在服中药见效后即停服，未能坚持，而致病再度恶化。如坚持服中药，待症状缓解时，或可行手术治疗。

来源　王凌，黄飞，李秋贵．李文瑞治疗便秘经验 [J]．中医杂志，2007（06）：495-497.

验案　刘某，女，28 岁。初诊：婚后 5 年不孕，经前腰痛，行经时少腹痛，尤以第一二日为剧，痛如刀割针刺，经血时有紫块，少腹喜热。诊见形体瘦弱，平素若行经，能勉强工作，大便秘结，3～5 日一行，质硬成球。肢软乏力，纳如常，行经前夜寐不宁，行经时常因痛而整夜不寐，舌质微紫、苔少，脉沉细，时有弦滑之象。

诊断　西医诊断：便秘，子宫内膜异位症。中医诊断：便秘，证属瘀血内阻。

治法　活血化瘀，止痛通便。

方药　少腹逐瘀汤加减。处方：熟大黄 15g，乌梅 10g，小茴香 13g，生姜 6g，延胡索 10g，没药 6g，当归 10g，川芎 6g，肉桂 10g，赤芍 10g，生蒲黄 10g，五灵脂 6g，香附 10g，丹参 15g，火麻仁 10g。7 剂，每日 1 剂，服 1 煎。

复诊情况　第 8 日：每日 1 煎服药后，大便已顺，直至行经。此方坚持服用，经期痛势大减，血块减，经量略增，精神好转。

再诊：纳寐如常，大便略秘结，舌质微红、苔薄，脉细弦，上方改制蜜丸继服 2 个月，大便顺畅，痛经可忍，妇科检查，子宫内膜异位有好转，子宫浆膜除少许外，大部有修复之象，再投上方蜜丸 3 个月后痛经亦不显，大便日一行，质柔软。

医案分析　子宫内膜异位症，病机多属瘀血内阻。大多发生于生育年龄，每致婚后多年不孕。临证以经前经行腰腹疼痛为主，痛如刀割针刺。此症多合并有便秘之疾，2～3 日或 3～5 日一行，质坚津少，此系瘀血内阻，大肠传化功能失司所致。治则重在活血化瘀，李文瑞选用少腹逐瘀汤加味，使得子宫内膜异位症所致痛经缓解，大便亦通畅。

来源　王凌，黄飞，李秋贵．李文瑞治疗便秘经验 [J]．中医杂志，2007（06）：495-497.

29　食管癌

验案　何某，男，68岁。2008年3月因进食哽噎，查钡餐及胃镜示食管鳞状细胞癌，遂行食管中下段癌根治术，术后病理示鳞状细胞癌。2008年5月起反复出现大便次数增多，不成形，肠鸣，伴纳差，舌暗淡，苔黄，脉弦，予参苓白术散加减服用后大便日2～3次，但仍不成形。2008年9月求诊于徐经世，徐老诊其便泄日更数次，有时成形，有时不成形，纳谷不振，舌淡苔薄微滑，脉来虚弦。

诊断　西医诊断：食管癌。中医诊断：噎膈，证属脾运不良。

治法　醒脾和胃。

方药　煨葛根25g，姜竹茹10g，苍术15g，陈皮10g，山药20g，绿梅花20g，焦山楂15g，白扁豆花30g，姜半夏12g，灵芝10g，谷芽25g。

复诊情况　二诊：上方加炒薏苡仁30g，石榴皮10g。

三诊2008年11月：大便次数减少，服药期间，日1次，成形，停药后，大便复不成形，每日3～5次，徐老拟予健脾化湿，调和胃肠法为治，药用：煨葛根25g，姜竹茹10g，苍术15g，山药20g，绿梅花20g，白扁豆花30g，焦山楂15g，炒诃子15g，炒川黄连3g，炒升麻5g，无花果15g。

四诊2009年1月：患者服药时，大便成形，停药后，腹胀明显，大便次数增多，日3～4次，徐老拟予健脾化湿，调和胃肠法为治，药用：生黄芪18g，煨葛根25g，山药20g，橘络20g，绿梅花20g，白扁豆花30g，焦山楂

15g，炒诃子 15g，无花果 15g，炒薏苡仁 40g，石榴皮 10g，姜竹茹 10g。药后，大便日 1 次，成形。

五诊 2009 年 3 月：患者整体情况有见改善，唯食欲不振，脘腹饱胀，大便日 1～2 次，舌苔薄白，脉弦，徐老拟予健脾和中法为治，药用：炒潞党参 15g，白术 15g，山药 20g，陈皮 10g，绿梅花 20g，焦山楂 15g，无花果 15g，白扁豆花 30g，川厚朴花 10g，炒诃子 15g，谷芽 25g。药后，患者大便日 1～2 次，成形，食欲增，腹胀减轻。停药后，大便亦成形。

医案分析 徐经世认为大便不成形为脾虚表现，脾胃升降失职，脾气不升，脾为湿困而出现腹胀泄泻。以四君子汤、黄芪等益气健脾；崇东垣"升阳"之学，重视脾阳之生发，药用葛根、升麻等升提清阳之气而止泻；石榴皮、炒诃子收涩止泻；湿浊化则脾运达，痰饮消则胃气开，药以姜竹茹、橘络长于行气化痰，合平胃散健脾燥湿而化浊；炒薏苡仁祛湿，利小便而实大便；效叶天士以山药、白扁豆花、无花果等甘平或甘凉濡润之品养胃阴；谷芽、焦山楂消导助运，绿梅花疏肝气，生发胃气，健脾和胃以助气开胃增食；灵芝、川厚朴花气血双调，和诸药而入胃，使胃受纳。如此，湿去阳复，中气始健，清升浊降，则顽疾不难向愈。

来源 凡巧云，单红梅，宇明慧，等．徐经世从脾论治消化系统肿瘤经验[J]．辽宁中医杂志，2010，37（03）：411-412．

验案 骆某，男，58 岁。初诊：2003 年 12 月 26 日。身体素健，宿无胃疾病史，惟平时常有饮酒之好。始于 2003 年 10 月初，每进食自觉咽膈不利并渐次加重，当时在天津务工，遂即当地医院检查拟诊食管癌，于 11 月中旬接受手术治疗，术后不日出现幽门梗阻，滴水不入 20 余日，在我院予补液支持。

诊断 西医诊断：食管癌。中医诊断：噎膈，证属胃失和降，湿邪阻滞。

治法 调畅气机，引邪外出。

方药 内服剂：枳壳 15g，沉香 6g，苦杏仁 10g，桃仁 10g，麝香 0.1g。先以 10 剂为度，每天 1 剂，每剂煎量 300mL，每次服 50mL，2h 服 1 次（麝香待药煎成后溶化于中即可）。外敷剂：元明粉 30g，麝香 0.5g。拟将二药和为一体，用两层药用纱布袋装入放置脐穴，外以布袋束之加以固定，无需更换，以通气为度。

医案分析 内外结合，双管齐下，药尽嗳气减少，偶有矢气，显然腑气有见转顺之势，故嘱其内服之剂再进一周，梗阻缓解更趋明显，连治两旬，能入米汤并日渐增多，大便得通，后再以调理脾胃之剂，月余后饮食增多，身体日趋恢复。先生析之此乃胃失和降、湿邪阻滞所致，药用沉香性温味辛苦合枳壳行气、宽中、除胀，配以麝香芳香走窜，性能飞扬以通胃腑、解梗阻，外用元明粉、麝香泻下、软坚、破血，共同起到调畅气机、引邪外出的作用，一举获效。

来源 陶永，卓思源，王化猛，等.徐经世教授治疗脾胃病验案举隅 [J].中医药通报，2008，7（06）：51-52.

验案 盛某，男，54 岁，农民。2006 年 9 月 20 日初诊。患者因进食梗阻 5 个月，加重 1 个月于 2006 年 8 月 7 日行胃镜检查，病理示食管鳞状细胞癌，中低分化。胸片、腹部 B 超等检查结果（-）。求诊于徐师，情绪低落，要求中药保守治疗。先生劝抚病者，建议其手术治疗，患者中年，家境贫寒，断于拒之，免应放疗，现正放疗中，晨起食后呕血 8mL 余，神情紧张，慌求徐师。诊断：食管中段鳞状细胞癌，放疗中。

诊断 西医诊断：食管癌。中医诊断：噎膈，证属邪毒炽盛，灼伤血络。

治法 凉血解毒，止血散结。

方药 三七 5g，藕节炭 10g，白茅根 30g，仙鹤草 30g，竹茹 10g。

复诊情况 二诊：3 天血止，纳佳，大便如常，精神佳，苔薄黄腻，质暗，脉细。效不更方，仍宗原法。处药以三七 5g，白茅根 15g，黄芪 10g。服至放疗结束，未再呕血。

三诊：放疗后 1 周，脘闷，纳呆，大便稀溏，神疲乏力，口苦眠差，舌淡胖，有齿印，苔白黄腻，脉细数。诊断：食管中段鳞状细胞癌，放疗后。病机为土虚木乘，邪毒留存，运化失权。治宜扶土抑木，解毒散结。药用：炒党参 12g，炒白术 12g，茯苓 15g，陈皮 10g，半夏 9g，佛手 20g，石见穿 30g，炙蜈蚣 6g，炒谷芽 30g，酸枣仁 30g，三七 3g。

四诊：上方连服 1 月余，药后合度，精神佳，纳谷香，大便成形，寐尚安。效不更方，仍守原方，门诊随访，至今正常。

医案分析 接诊时正在放疗中，出现呕血，考虑初期，邪实而正气未虚，放疗毒邪，瘀积化热，灼伤脉络，血热妄行，故以凉血解毒、止血散结为原则，药用白茅根、藕节炭、仙鹤草凉血止血，三七止血活血而不留瘀，并以竹茹清化痰热，和诸药而入胃，使胃受纳。再诊时已为放疗后，正气始虚，邪气留存，根据舌脉证，以脾虚而木旺为主，木乘土位，兼以邪毒留滞，方用四君子汤加减，以四君子汤益气健脾，陈皮、半夏、佛手、炒谷芽健脾和胃，石见穿性味苦辛具有散结之功，配炙蜈蚣以毒攻毒，更胜一筹。三七既能扶正又能散结，酸枣仁酸敛柔肝，安神定志。全方合力，药及病位，克邪制胜。由此可见，扶正与祛邪，要注意灵活、统筹兼顾，掌握得当即可起抗瘤与起病的作用。

来源 李崇慧.徐经世老中医治疗恶性消化道肿瘤经验[J].中国中医急症，2008（06）：800+832.

验案 乔某，女，73 岁。2013 年 3 月 10 日初诊。患者确诊食管中段鳞状细胞癌半月，因年事已高，体质虚弱，拒绝手术及放化疗，特求中医药治疗。症见：吞咽困难，以半流食为主，口干，偶反酸，大便干结，自觉手心发热，消瘦，舌质红少苔，脉弦细。

诊断 西医诊断：食管癌。中医辨证属阴虚胃逆。

治法 滋阴降逆，散结解毒。

方药 一贯煎加减。处方：生地黄 10g，沙参 10g，麦冬 10g，当归 15g，川楝子 10g，柴胡 10g，白芍 15g，枳实 30g，郁金 15g，砂仁（后下）6g，急性子 30g，威灵仙 30g，冬凌草 30g，黄连 6g，吴茱萸 1g，火麻仁 30g，甘草 6g。

复诊情况 服上方 15 剂后症状改善，吞咽改善，口干减轻，大便得通。二诊效不更方，以一贯煎合四逆散加减，去左金丸、火麻仁，加蜈蚣 6g，山慈菇 15g，解毒散结。后坚持在上方基础上随症加减，服药半年余。

2013 年 10 月 11 日来诊，症见吞咽不畅明显改善，纳谷量增，体重增加 3

公斤，偶反酸，精神佳，二便调，舌淡红、舌尖少苔、根部苔薄白，脉沉细。患者阴虚之证明显改善，此时的临床表现以脾虚胃逆为主，治以健脾和胃，降逆解毒兼滋阴和胃，巩固疗效。方药：六君子汤和四逆散加减。太子参15g，白术10g，云苓10g，姜半夏10g，陈皮10g，柴胡10g，白芍12g，枳实15g，麦冬10g，五味子6g，玄参10g，急性子15g，威灵仙30g，冬凌草60g，谷芽、麦芽各15g，甘草6g。

医案分析 王晞星治疗食管癌以辨证论治为基础，整体观念为指导，治以扶正祛邪，健脾和胃，疏肝降逆，解毒散结。根据病程不同阶段的病性特点施以不同治疗方案。食管癌早期正气尚强，治以祛邪为主，兼扶正气，重用解毒化痰、散结消癥药物。如早期有手术机会先行手术，术后结合中药扶正解毒；对于无手术机会者，以中药结合放疗为主，减毒增效，扶助正气。中期正气渐虚，治以扶正祛邪并举，扶正以补气健脾，益气滋阴，健脾化痰，疏肝健脾为主，兼解毒散结，用量酌减。后期瘤毒内结，毒邪渐增，侵袭正气，正气渐虚；加之患者久病年老体弱或经过手术或放化疗后正气损伤，故当以扶正为主，治以益气、健脾、养阴。

来源 张俊利，李宜放.王晞星教授治疗食管癌经验[J].光明中医，2014，29（07）：1368-1370.

验案 王某，男，69岁。2013年9月6日初诊。患者因吞咽困难行胃镜检察提示：食管癌。病理：鳞状细胞癌。就诊时哽噎不顺，吐白涎，如进食稍快，饮食难下则呕吐，口干口苦，大便干结，2～3日一行，消瘦，神疲乏力，舌淡红苔黄厚，脉弦滑。结合症状、舌脉及病理检查，食管癌诊断明确。

诊断 西医诊断：食管癌。中医辨证属痰热内阻。
治法 化痰清热，和胃降逆，散结解毒。
方药 小陷胸汤合四逆散加减。处方：瓜蒌15g，清半夏10g，黄连10g，柴胡10g，白芍15g，枳实18g，陈皮10g，云苓15g，竹茹10g，旋覆花（包煎）10g，赭石30g，郁金15g，砂仁10g，浙贝母30g，蜈蚣6g，山慈菇30g，甘草6g。15剂，水煎服。

复诊情况 2013 年 9 月 22 日二诊：吞咽哽噎较前减轻，吐白涎明显好转，无口干口苦，二便调，舌淡红苔薄白，脉弦细。治以健脾化痰，和胃降逆。方药：六君子汤合四逆散加减。太子参 15g，白术 15g，云苓 15g，法半夏 10g，陈皮 10g，柴胡 10g，枳实 10g，白芍 10g，浙贝母 30g，急性子 30g，威灵仙 30g，蜈蚣 6g，山慈菇 30g，猫爪草 30g，甘草 6g。患者体质尚强，病属早期，建议其结合放疗，中医药可配合放疗增效减毒，提高生活质量，延长生存期。

医案分析 痰热中阻型多见于疾病的早、中期。表现为吞咽不顺，呕吐白涎，胸膈不畅，口干口苦，周身困重，寐差或嗜睡，舌红苔黄厚腻，脉弦滑。治法：化痰清热，和胃降逆。方药：小陷胸汤合四逆散加减。湿热重者加白花蛇舌草 30g；兼瘀血者加三棱 10g，莪术 30g。

来源 张俊利，李宜放．王晞星教授治疗食管癌经验 [J]．光明中医，2014，29（07）：1368-1370.

30 胃癌

验案 陶某，男，71岁。2007年5月18日初诊。患者于2007年2月行贲门癌切除及胃食管吻合术，病理诊断为腺癌，淋巴结见癌转移。1999年曾行右髌骨巨细胞瘤手术。此次术后化疗2个疗程。发病前情绪悲伤忧郁，诱致呕血，至医院检查发现贲门病变。目前饮食有时梗塞不下，吞咽不畅，进食面条、米饭、馒头有噎塞感，口干不显，苔黄薄腻，质偏红，脉小弦滑。

诊断 西医诊断：胃癌。中医诊断：胃积，证属痰气瘀阻，胃热津伤，通降失司。

治法 行气化痰，消瘀攻毒。

方药 南沙参、北沙参各10g，麦冬10g，太子参10g，法半夏10g，煅瓦楞子20g，泽漆12g，山慈菇12g，八月札12g，公丁香5g，丹参12g，失笑散（包）10g，肿节风20g，石打穿20g，急性子10g，仙鹤草15g，炙刺猬皮15g，独角蜣螂2只，壁虎5g。14剂，水煎服，每日1剂。患者自行连用40剂。

复诊情况 二诊2007年6月29日：药后咽喉窒塞感减轻，饮食梗塞感好转，脘痞气逆，胃胀，气窜，大便正常，苔中部薄黄，质暗红，脉小弦滑。守方加减，上方加藿香、紫苏叶、桔梗各10g，制香附10g，黄连3g，鸡血藤15g，威灵仙12g。煎服法同上。

三诊2007年8月24日：饮食吞咽顺利，无梗塞感，胃胀，气逆，夜半咽痒不舒，化疗已 5 疗程，白细胞低下，大便正常。苔中黄腻，质暗有紫气，脉小滑。初诊方加黄连 3g，吴茱萸 3g，藿香 10g，紫苏叶 10g，威灵仙 15g，鸡血藤 20g，赭石 20g，炙女贞子 10g，生地黄榆 10g。煎服法同上。

医案分析　此案在攻邪方面，融行气、化痰、消瘀、攻毒于一炉。如方中八月札、公丁香行气，法半夏、煅瓦楞子、山慈菇、泽漆化痰。其中法半夏、煅瓦楞子为常用化痰药，《四川中药志》载泽漆"治一切恶毒、梅疮"，《本草正义》言山慈菇"散坚消结，化痰解毒，其力颇峻"，为周仲瑛教授所常用。胃癌从形成到发展，一般病程较长，往往引起人体脏腑经络气血的瘀滞，即"久病入血"，故周仲瑛教授在方中先后用丹参、失笑散、鸡血藤活血化瘀，石打穿、急性子、威灵仙祛瘀解毒，其中石打穿"味苦辛平入肺脏，穿肠穿胃能攻坚，噎嗝饮之痰立化，津咽平复功最先"（《药镜·拾遗赋》），急性子"其性急数，故能透骨软坚"（《本草纲目》），威灵仙"宣通五脏，去腹内冷气，心膈痰水之积，痃癖癥气块"（《开宝本草》），并酌加炙刺猬皮、独角蜣螂、壁虎等虫类药，该 3 味药均为血肉有情之品，走串善行，无处不到，属祛瘀之重剂，性猛效捷。周仲瑛教授认为独角蜣螂有较强的通关散结、行滞通便作用，对消化道恶性肿瘤有梗阻不通症状者有较好疗效。由于正气不足是恶性肿瘤病变过程中的一个重要方面，所以扶正治疗也是复法大方的重要组成部分。肿瘤患者正气不足最多见者为气阴两伤，盖因为癌毒耗损正气自养，首伤气阴，气滞痰瘀等郁结日久亦每易化热伤阴，另外西医之化疗也是一种以毒攻毒之法，伤阴尤速，因而周仲瑛教授在扶正法中以益气养阴法最为常用。该患者表现为气阴不足，故以补护气阴为主，药选沙参麦冬汤之君药养阴和胃，又加太子参、仙鹤草健脾补气，太子参与法半夏相合尚有大半夏汤之意。患者 3 诊时胃胀气逆明显，故加藿香、紫苏叶理气和胃，左金丸调理肝脾，赭石重镇降逆。患者因化疗白细胞低下，故加炙女贞子、生地黄榆养阴生血，减轻化疗毒副作用，为周仲瑛教授常用药对。由于辨证准确，祛邪与扶正并举，复法施治，故取效甚速，3 诊时已有明显好转。

来源　王小坤，朱垚，顾勤，等．周仲瑛教授应用复法辨治胃癌 1 则 [J]．吉林中医药，2011，31（11）：1104-1105.

验案 付某，男，54岁，某部门经理。2004年5月14日由随行秘书陪伴来诊。来诊时患者症见胃脘胀痛伴嗳气，食后加重，食纳尚可，无其他不良反应，唯脉来弦实有力。师翁当即告知随行秘书，傅某脉来与症不符，应立即检查防患于未然。半月后，付某因病情加重来复诊，此时才得知其本人未遵医嘱，轻视病情。诊得其脉，惶惶然，如循刀刃。师翁再三嘱托，付某才在秘书的陪伴下到省肿瘤医院检查胃镜。胃镜提示：① 进展期胃贲门癌（隆起样病变）；② 慢性浅表萎缩性胃炎；③ 十二指肠球炎。活检病理贲门腺癌。患者立即到北京某权威医院行手术治疗。腹腔打开后，该院手术人员惊诧万分，因为此例为该院建院来胃癌手术发现最早最及时的一例。出院回沈后，患者脉象由弦实有力转为沉细无力，此为邪去正安之象，为脉之顺证，提示暂无生命危险。为缓解放化疗之副反应就诊。

诊断 西医诊断：进展期胃贲门癌（隆起样病变），慢性浅表萎缩性胃炎，十二指肠球炎。中医诊断：胃脘痛，证属痰瘀阻络，血败成痈。

治法 健脾和胃，化瘀消痈。

方药 救胃延龄汤加减。苦参20g，槐花10g，甘草15g，藏红花5g，茯苓20g，海螵蛸25g，红豆蔻15g，败酱草20g，白蔹25g，麦芽15g，白扁豆15g，瓦楞子20g，蓼实15g。7剂，水煎服，日1剂。

复诊情况 上方加减共服药半年余，病情比较稳定，患者食欲可，偶有胃脘胀闷不适感。师翁嘱其定期复查胃镜，病情变化随时就诊。至今，该患者身体状况一直保持良好。

医案分析 李玉奇教授凭借临床四诊总结出发现胃癌癌前期病变的三大指征：① 脉来弦实有力，② 望诊可见肿瘤面容，舌面萎缩无神无根，③ 体重急剧下降，胃脘胀满，全无食欲。

来源 张会永. 从《脾胃论》发挥到萎缩性胃炎以痈论治学说——解读李玉奇教授脾胃病临床经验 [J]. 中华中医药学刊，2007（02）：208-212.

验案 沈某，女，68岁。2018年10月29日因胃癌术后3个月就诊。患者3个月前行腹腔镜胃癌根治术，术后体质虚弱，胃纳减，食后腹胀，偶感乏力，夜寐欠佳，二便调，舌淡苔薄腻，脉细。

诊断　西医诊断：癌病术后。中医诊断：虚劳，证属脾胃虚弱，脾胃气机失调。

治法　健脾和中为主。

方药　六君子汤加减。太子参 15g，炒白术 12g，茯苓 12g，陈皮 9g，生白芍 12g，佛手 9g，娑罗子 12g，柴胡 9g，木香 6g，枳壳 15g，黄芩 9g，蒲公英 15g，当归 12g，炒酸枣仁 15g，首乌藤 15g，珍珠母 30g，龙齿 30g。共 14 剂，日 1 剂，水煎服。

复诊情况　二诊 2018 年 11 月 26 日：前方续进 28 剂后，患者自觉胃纳改善，乏力好转，夜寐尚安，大便偏烂，日 1 次，舌淡苔薄白，脉细。继续以健脾和中为主，予原方加减：太子参 15g，炒白术 12g，茯苓 12g，陈皮 9g，生白芍 12g，佛手 9g，娑罗子 12g，柴胡 9g，枳壳 15g，黄芩 9g，蒲公英 15g，炒酸枣仁 15g，首乌藤 15g，珍珠母 30g，龙齿 30g，甘草 5g，炙黄芪 12g，升麻 9g。共 14 剂，日 1 剂，水煎服。

三诊 2018 年 12 月 24 日：前方续进 28 剂后，患者胃纳可，夜寐安，二便调，诸症向善，再予原方 7 剂后，告知患者若无不适，无需再诊。

医案分析　患者高龄，精气虚衰，癌病耗伤正气，经手术竣攻之法后正气愈亏，脾胃虚弱，气机失调，运化失和，故症见胃纳减少、食后腹胀、乏力等。脾胃为后天之本，故拟健脾和中、理气和胃，方选六君子汤加减。方中太子参、茯苓、炒白术健脾益气，调补后天之本；生白芍、佛手、娑罗子、陈皮理气和胃，柴胡、木香、枳壳疏肝理气，以助脾胃运化；当归活血化瘀；炒酸枣仁、首乌藤、珍珠母、龙齿安神助眠。诸药合用，健脾气、调气机，使正气来复。二诊诸症好转，继以健脾和中为主，大便偏烂，故于原方基础上加炙黄芪、甘草、升麻顾护脾气，升阳止泻。

来源　张涵，吴山，袁晓，等.葛琳仪教授治疗消化系统肿瘤术后胃肠功能紊乱的特色经验[J].浙江中医药大学学报，2020，44（03）：252-254.

验案　林某，男，69 岁。2018 年因胃癌行全胃切除术，术后行化疗 6 程前来就诊，刻诊：体倦乏力，腰背酸痛，稍劳则前胸易汗出，气促少神，胃脘时有胀满，伴反酸，大便尚调，夜眠多梦，舌质淡胖，苔中白腻，脉来弦滑。既往有高血压、冠心病、脑供血不足。

诊断 西医诊断：胃癌，全胃切除术后。中医诊断：胃痞，证属下元不足，阳浮于上。

治法 降逆和胃，扶正安中。

方药 北沙参 20g，石斛 15g，竹茹 10g，仙鹤草 15g，绿梅花 20g，橘络 20g，炒川黄连 3g，姜半夏 10g，酸枣仁 25g，陈枳壳 15g，谷芽 25g。分二次早晚饭后温服。

复诊情况 二诊：前方尽服自觉诸症稍有缓解，刻下：食后胀气明显，矢气多，偶伴反酸，体倦乏力，腰背酸痛，纳食可，小便调，大便黏腻，夜寐多梦，舌红，苔黄略腻，脉弦滑，夜间口干，双下肢瘙痒。考之乃为术后气阴两伤，胃失和降之证，前以和胃安中之剂，症情有见缓解，但以舌脉相参，仍当从中调治以射四旁，乃为图治本病的基本原则，拟方如下：北沙参 20g，竹茹 10g，枳壳 15g，石斛 15g，绿梅花 20g，橘络 20g，赭石（布包）12g，酸枣仁 25g，杜仲 20g，炒诃子 10g，仙鹤草 15g，炒川黄连 3g，干荷叶 10g，谷芽 25g。分二次早晚饭后温服。

三诊：服前药症情尚稳，唯觉体力偏差，腰背酸胀疼痛不舒明显缓解，胃脘隐胀不适，时见嗳气，食纳可，二便尚调，夜寐多梦，舌质暗胖，边有齿痕，苔薄白腻，脉来弦滑。考之乃为胃失和降，心肾失交之证，予以和胃安中，交通心肾以资调节。方药：北沙参 20g，陈枳壳 15g，姜竹茹 10g，橘络 20g，姜半夏 12g，炒川黄连 3g，绿梅花 20g，石斛 15g，仙鹤草 20g，酸枣仁 25g，杜仲 20g，干荷叶 10g，灯心草 2g，谷芽 25g。患者目前病情稳定，仍在中药治疗中。

医案分析 宿有高血压病史，从中医学诊断此为下元不足，阳浮于上，呈本虚标实，而用药尚属稳定，惜之去岁胃见癌变，手术后又行化疗，病灶得以控制，但木乘土位之象又较明显，见脘胀吞酸等症状较为突出，兹诊脉来虚弦，舌红苔滑腻，按其治当降逆和胃，扶正安中为先策，待症情缓解再作斟酌以善其后。

近年来，对肿瘤病因病机的研究趋于深入，中医界普遍认同肿瘤的病机本质为"正虚邪实"。扶正安中法是中医药防治胃癌的重要法则之一，具有一定的理论依据和循证医学基础。因此，对扶正安中法的理论探索也应日益深入，扩大行业共识，提高中医临床疗效，这将对胃癌的防治大有益处。

来源　桑伟，李崇慧.扶正安中法治疗胃癌术后经验体会[J].世界最新医学信息文摘，2019，19（98）：305+307.

验案　徐某，男，74岁。2003年3月10日初诊。患者于2002年10月在某省医院行胃癌手术治疗，术后仅化学治疗1个疗程，因不良反应严重而中止转而求治中医。

诊断　西医诊断：胃癌术后。中医辨证：气机阻滞，气血瘀结。

治法　降逆和胃，扶正安中。

方药　黄芪、谷芽各25g，蒲公英、绿梅花各20g，苍术、白术、无花果各15g，枳壳12g，竹茹、灵芝、沉香各10g，三七5g。

复诊情况　二诊：药后旬余，饮食有增，二便为常，临床无不适之感。故遵守原方，拟去沉香，加炒薏苡仁30g以健脾利湿。

守方治之年余，患者恢复为常，胃镜复查未见异常，今已9年。

医案分析　肿瘤属于疑难杂症，多缠绵难愈，或因病邪峻厉，或因正气不支，或因病情复杂，宿疾而兼新病，内伤而兼外感，寒热错杂，虚实互见，多种因素，凑合而成。肿瘤的中医治疗，应从两个角度去考虑，即非手术者当用逐邪扶正以安中，术后者则以扶正固本以祛邪。临证时更当辨明病位，但顾护脾胃尤为不可忽视，因药效之发挥，全赖于胃之受纳，脾之吸收。人体之五脏六腑是一个有机整体，而其中尤以脾胃为重中之重。盖坤土为万物之母、四运之轴、五脏之中心，为后天之本。其之健旺，则可权衡五脏，灌溉四旁，生心营，养肺气，柔肝血，填肾精。所以病之于胃，尤当调中。本例用药平和，并采用双向调节方法，使脾胃升降平衡，则五脏随之而安。

来源　李艳，张国梁，李崇慧，等.徐经世治疗肿瘤术后诸证经验[J].安徽中医学院学报，2012，31（05）：29-30.

验案　患者，男，65岁。2017年5月14日初诊。患者主因胃脘胀满4个月，加重3天就诊。2017年4月10日北京某医院胃镜示：胃癌。病理示：（胃角）中分化腺癌。刻诊：胃脘胀满，食后胀满明显，嗳气，口干，口黏，烧心反酸，纳少，寐欠安，大便日 1 次，黏滞不爽，小便短赤，舌质暗红，苔黄腻，脉滑数。

诊断 西医诊断：胃恶性肿瘤。中医诊断：胃痞病，证属浊毒内蕴。

治法 化浊解毒，健脾和胃。

方药 白花蛇舌草 15g，半枝莲 15g，半边莲 15g，茵陈 15g，黄芩 12g，黄连 12g，苦参 12g，百合 12g，乌药 12g，当归 9g，川芎 9g，白芍 30g，白术 6g，鸡内金 15g，白豆蔻 12g，三七粉 2g，藿香 12g，佩兰 12g，白芷 15g，清半夏 9g，厚朴 15g，全蝎 9g，蜈蚣 2 条。日 1 剂，水煎 2 次取汁 300mL，分早、晚 2 次温服。服 7 剂。嘱患者忌食生冷、辛辣、油腻之品，清淡饮食，少量多餐，调畅情志。

复诊情况 二诊 2017 年 5 月 21 日：患者诉胃脘胀满、烧心症状减轻，仍有口干口黏，时伴嗳气，纳可，夜寐尚安，大便稍黏，舌暗红苔黄腻，脉滑数。于初诊方基础上加香附 15g，枳实 15g，青皮 9g。服 7 剂。

三诊 2017 年 5 月 29 日：患者仍感饭后嗳气，余症减轻，舌暗红苔薄黄，脉滑数。二诊方去佩兰、藿香，加山药 15g，茯苓 12g，桂枝 12g，干姜 6g。随访该患者，一直口服中药，症状控制尚可。

医案分析 本例患者胃脘胀满为主要症状，故中医诊断为胃痞病。患者饮食不节，脾胃受损，水谷运化失司，日久酿生浊毒，浊毒内蕴，发为癌病。舌暗红苔黄腻，脉滑数均为浊毒内蕴之象。李教授在辨证与辨病的基础上遣方用药，认为患者初诊时辨证为浊毒内蕴以标实为主，故治以化浊解毒为主方，后湿热浊毒已去，故予山药、茯苓、桂枝、干姜等中药以温中健脾顾护人体正气。李教授善用虫类药，认为酌加全蝎、蜈蚣等虫类之品破血逐瘀、解毒散结，取得满意疗效。对于胃癌患者，中医药显示出强大的优势，既能够通过化浊解毒对瘤本身有抑制作用，还可提高患者自身免疫力，所谓"正气存内，邪不可干"，不但延长了患者的生命，更重要的是提高了患者的生存质量，为肿瘤治疗提供新的思路。

来源 王杰，赵润元，杜艳茹.李佃贵教授治疗胃癌经验 [J]. 时珍国医国药，2018，29（10）：2505-2506.

验案 患者，女，76 岁。2011 年 4 月 9 日初诊。主诉：胃癌术后 2 年余。患者 2009 年 4 月因胃脘部疼痛反复发作查胃镜示：胃角隆起（4cm×2cm×1cm）。病理：（胃角）低分化腺癌，浸润型（浸润胃壁全层）。遂在当地医院行剖腹探查术，术中见肿瘤浸润及胰腺，伴腹膜后淋巴结肿大，无法切除，行胃空肠吻合术，术后未行放化疗。刻下：左上腹时有隐痛，食欲欠佳，时有恶心，乏力，大小便少，尿黄，夜寐欠佳。舌质偏红，少苔，脉细。

诊断 西医诊断：胃癌术后。中医诊断：虚劳病，证属脾胃失健，气阴两虚。

治法 益气养阴，健脾和胃。

方药 太子参 15g，炒白术 10g，炙黄芪 10g，炒白芍 15g，法半夏 10g，白花蛇舌草 15g，淮山药 30g，炒薏苡仁 30g，石斛 10g，酒炒当归 30g，佩兰 10g，益智仁 15g，石菖蒲 15g，冬瓜子 30g，炒谷芽 30g，炒麦芽 30g，焦神曲 15g，茯苓 15g，茯神 10g，首乌藤 20g。14 剂，每日 1 剂，水煎 2 次，朝夕各服药 1 次，使药力昼夜相继，则效自见矣。

复诊情况 二诊 2011 年 4 月 23 日：患者服药 2 周后症状减轻，左上腹隐痛好转，胃纳增加，但仍有恶心，大便日行 2～3 次，夜寐安和。舌淡红，少苔，脉细。方取原意，一诊方去茯苓、茯神、首乌藤，加半枝莲 15g。14 剂，煎服法同上，另嘱患者少食多餐，调畅情志，随诊。

医案分析 该患者已处于胃癌晚期，徐景藩认为此时病理特征主要在"气阴亏虚"和"癌毒"两方面。主张立法用药始终贯穿顾护脾胃之气阴，抗癌解毒的基本原则。故用太子参、炙黄芪清养胃气；炒白术可健脾之阳，淮山药可滋胃之阴，胃液充足，自能纳食，二药相伍，脾胃阴阳自调也；炒白芍、石斛滋养胃阴；白花蛇舌草、半枝莲清热消肿，抗癌解毒；炒薏苡仁、冬瓜子祛毒降浊；法半夏、佩兰、石菖蒲燥湿化痰开胃；当归补血活血；益智仁温脾固肾；茯苓味淡以养脾阴，茯神为其抱根而生者，合首乌藤可养心安神，二诊时夜寐尚安，故去之；佐以炒谷芽、炒麦芽、焦神曲健脾开胃。诸药合用，以达益气养阴、抗癌解毒之效。应忌用大量苦寒之品，以免更伤脾胃之气。

来源 屈芸，朱磊，左武琪，等．国医大师徐景藩治疗消化道肿瘤经验探

要 [J]. 中华中医药杂志，2021，36（02）：834-836.

验案 患者，男，71 岁。2011 年 3 月 4 日初诊。主诉：胃脘胀痛不适 3 个月余。现病史：患者 3 个月前出现胃脘胀痛不适，纳食后加重，伴反酸烧心明显，进行性消瘦，大便溏泄，日 2 次，于 2010 年 12 月 9 日查胃镜示：浅表性胃炎，贲门入口炎症改变。病理示：（贲门）腺上皮高级别上皮内瘤变，灶区癌变（送检组织癌变区限于黏膜层内）。于 2010 年 12 月 16 日至苏北人民医院行根治性近端胃切除术。术后病理示：（贲门胃体）腺上皮高级别上皮内瘤变，灶区癌变，腺癌 1～2 级，大部分局限于黏膜固有层内，小灶区侵犯黏膜肌层，未见脉管内癌栓，小弯淋巴结未见癌转移，大网膜未见癌浸润。术后到门诊寻求中医药治疗，刻下：患者仍感胃脘胀满不适，口干口苦，不欲饮食，恶心嗳气，气短乏力，二便尚可，舌苔薄黄，舌淡边有齿痕，脉细。

诊断 西医诊断：胃癌术后。中医诊断：胃积，证属气阴两虚。

治法 益气养阴。

方药 炙黄芪 10g，玉竹 15g，法半夏 6g，麦冬 15g，灵芝 15g，仙鹤草 15g，炒薏苡仁 15g，白花蛇舌草 15g，莪术 6g。嘱其 1 剂药煎煮 4 次，温润以后分次口服，少食多餐，调畅情绪。

复诊情况 续服 14 剂，诸症好转。随访至今，未再复发。

医案分析 本例查胃镜示胃高级别上皮内瘤变，已行近端胃切除术，术后病理示未见明显转移。就诊时已距术后近 3 个月，整体恢复尚可，但其口干明显，纳差不欲饮食，实为气阴两虚之证。方中黄芪、玉竹为君，益气养阴，补虚扶正；灵芝"疗虚劳"助君药扶正固本。《中药亲试记》认为莪术配合黄芪同用，可速化瘀血，认为"通活气血，其补破之力皆可相敌，气血不受伤损"。莪术、仙鹤草、白花蛇舌草活血化瘀、清热解毒。纵观全方，可谓标本兼治，补虚扶正，是提高健康水平、抗肿瘤复发的重要手段。

来源 谭唱，赵宇栋，陈新，等 . 国医大师徐景藩论治胃癌术后经验浅析 [J]. 中华中医药杂志，2020，35（06）：2882-2884.

验案 井某，女，55 岁。2011 年 4 月 7 日初诊。患者于 2008 年 7 月 11 日因胃脘反复疼痛查胃镜示胃角近胃窦隆起 3cm×2cm×1cm，病理示（胃角）低分化腺癌、部分印戒细胞癌、浸润型（浸润胃壁全层）。后于 2008 年 7 月 26 日行手术治疗，术后共化疗 8 周期。患者近日因不适而寻求中医治疗。刻下：患者胃脘感痞满不适，口干，耳鸣，大便偏干，双下肢未见水肿，苔薄黄边有齿印，脉细。

诊断 西医诊断：胃癌术后。中医诊断：虚劳病，证属气阴两虚。

治法 益气养阴。

方药 炒白术 15g，玉竹 15g，麦冬 15g，石斛 15g，灵芝 10g，白花蛇舌草 15g，莪术 10g，通草 5g，合欢皮 15g，合欢花 15g。1 剂药煎煮 4 次，温润以后分次口服。

复诊情况 连服 14 剂，诸症好转。

医案分析 徐景藩认为消化道肿瘤患者病程日久，邪气始终踞之未除，又经历手术攻伐，正气更衰，临证时颇为棘手。在本案中，结合患者精神尚可，徐老选用石斛、玉竹、麦冬加强养阴益气之功，白花蛇舌草清热解毒、消痛散结，莪术破血行气，消积止痛，灵芝滋补强壮、扶正固本，通草通胃，全方共奏扶正祛邪、抗癌复发之功。

来源 屈芸，朱磊，左武琪，等．国医大师徐景藩治疗消化道肿瘤经验探要 [J]．中华中医药杂志，2021，36（02）：834-836.

验案 患者，男，62 岁。因右上腹隐痛 4 个月，加重 1 个月而入院，曾服奥美拉唑治疗未效，胃镜示 6cm×8cm，5cm×4cm 巨大溃疡，遂行胃大部分切除术。术中发现腹腔淋巴结转移，术后上腹隐痛，食欲不振，神倦乏力，口渴不欲饮，贫血，低热，37.5～38.5℃，舌光红无苔，脉沉细。

诊断 西医诊断：胃癌术后。中医诊断：胃积，证属脾阴亏虚。

治法 宜益气养阴，开胃助食。

方药 太子参 12g，山药 15g，炒当归 12g，阿胶珠 10g，杭白芍 10g，佩兰 12g，炙鸡内金 10g，冬瓜子 10g，益智仁 10g，石菖蒲 10g，谷芽、麦芽各 15g，石斛 15g，焦神曲 15g，炙甘草 6g，白花蛇舌草 10g。

医案分析 中气不足是本病的基本病机。本方中太子参、山药益气，清养胃气，补脾胃之气；当归、阿胶珠养血补血；神曲助消化；杭白芍、炙甘草缓急止痛；佩兰醒脾祛湿开胃；白花蛇舌草抗癌；冬瓜子、益智仁、石菖蒲及谷芽、麦芽等开胃助食；石斛、杭白芍养胃阴；阿胶珠可溶于水，养血滋阴。

来源 齐晓霞，鲍建国.国医大师徐景藩诊治脾胃病案赏析 [J]. 内蒙古中医药，2013，32（03）：74-75.

验案 患者，男性，62 岁。于 2011 年 7 月 11 日初诊。患者 4 个月前无明显诱因出现进食后右上腹隐痛间作，自行口服奥美拉唑后未缓解，至市中医院查胃镜显示尾部溃疡，2011 年 4 月在消化肿瘤外科全麻下剖腹探查及大网膜结节活检术，术中见溃疡约 8cm×6cm，在胃体小弯部，幽门也见一个 5cm×4cm 溃疡，肠腔狭窄。刻下：右上腹仍有隐痛乏力，偶有抽痛，食欲不振，恶心欲吐，神倦乏力，自诉低热感，大便日行，色黄，舌质光红，无苔，但饮水不多，脉象沉细，平素不嗜烟酒，素有高温作业。

诊断 西医诊断：胃癌术后。中医诊断：胃积，证属气血两虚。

治法 益气养胃，滋阴养血。

方药 太子参 15g，黄芪 15g，薏苡仁 30g，炒白术 10g，山药 30g，炒当归 30g，石斛 15g，杭白芍 15g，佩兰 10g，半夏 10g，鸡内金 15g，冬瓜子 30g，益智仁 15g，石菖蒲 15g，谷芽、麦芽各 30g，焦神曲 15g，阿胶珠 15g，白花蛇舌草 15g，青蒿 15g。

复诊情况 二诊：患者服药后未诉明显不适，恶心感仍存，胃口改善，低热感较前好转，治守原意。方药：太子参 15g，黄芪 15g，薏苡仁 30g，炒白术 10g，山药 30g，炒当归 30g，石斛 15g，杭白芍 15g，佩兰 10g，半夏 10g，鸡内金 15g，冬瓜子 30g，益智仁 15g，石菖蒲 15g，谷芽、麦芽各 30g，焦神曲 15g，粟米 15g，阿胶珠 15g，白花蛇舌草 15g，半枝莲 15g，青蒿 15g，蜀羊泉 15g。嘱其少食多餐，提高膳食质量，随诊。

医案分析 徐景藩认为胃癌术后放化疗毒邪克伐以及中药攻邪耗伤气阴，患者失血伤气，因此胃癌术后的病机特点始终为正虚邪实。治则当以扶正祛邪，健脾益气，提升免疫功能为主。另徐老认为脏腑功能失调、气血阴阳紊乱，又能继续损害脏腑功能，酿生痰浊瘀血等病理产物。针对胃癌术后脾气亏虚，痰浊瘀毒残留的病机特点，选用太子参清养胃气；山药补脾胃之气，养脾胃之阴；石斛、杭白芍滋养胃阴，阿胶珠滋阴补血。白花蛇舌草、半枝莲清热利湿解毒，解毒抗癌；佩兰醒脾去湿开胃，石菖蒲芳香化痰开窍；冬瓜子、薏苡仁祛毒降浊开胃；佐以谷芽、麦芽、粟米开胃。全方扶正与祛邪相伍，共奏益气养阴，去浊解毒之功。

来源 谭唱，赵宇栋，陆为民.国医大师徐景藩教授辨治胃癌放化疗术后调治经验[J].中医药学报，2017，45（06）：68-70.

验案 徐某，男，80岁。2011年10月12日初诊。患者2002年体检查胃镜提示贲门癌，于同年行贲门癌根治手术，术后患者一般情况可。2011年7月患者出现进食后梗塞不适，时有呕吐胃内容物，复查胃镜提示胃吻合口炎及残胃炎。刻下：胃癌术后九年，心下痞加隐痛，时有嗳气泛酸，3个月来，常呕吐，食难下，大便少而干，下肢无力，情绪忧恐，舌质偏红，苔薄腻，黄白相间，胃脉弦。

诊断 西医诊断：胃癌术后。中医诊断：噎膈，证属胃阴不足。

治法 养阴益胃，清化湿热。

方药 石斛 20g，麦冬 20g，太子参 10g，茯苓 20g，黄连 3g，姜半夏 10g，通草 5g，藿香 10g，佩兰 10g，王不留行 5g，急性子 5g，蛀螂 6g，谷芽 30g。另三七粉每次 2g，无糖藕粉调和，一天 2 次。少食多餐。

复诊情况 续服 14 剂，半月过后，诸症皆除。

医案分析 本案患者噎膈症状已显，舌质偏红，阴液已亏，但其苔薄腻，黄白相间，胃脉弦，提示痰湿内阻，拟法苦辛通降，清热化湿。患者贲门癌术后，查胃镜提示胃吻合口炎及残胃炎，食物刺激炎症反射性引起疼痛，且吻合口本身就小，水肿后管腔口径更小，阻塞不通向上引起噎膈诸证。本案患者年事已高，根据"虚者润之"的原则，在石斛、太子参养阴生津的基础上，黄连、姜半夏、茯苓、麦冬、通草同用，取"黄连茯苓汤"之意以苦辛通降、温中化饮、和胃降逆；藿香、佩兰芳香化湿，寓意刚柔相济，行气醒脾和胃。此患者虽已年高，但痰瘀之毒，壅阻中焦，详辨病机，加用虫类药物，王不留行、急性子宣通通窍，蛞蝓通下攻积，药证相合，症状明显减轻。另徐景藩首创"藕粉糊剂方"，提出三七粉和无糖藕粉合用治疗食管病，临床疗效显著，三七粉活血化瘀，藕粉甘凉清热凉血，两者合用具有"护膜"作用，既具有治疗作用，又为营养赋形之品。

来源　谭唱，徐丹华，陆为民，等.国医大师徐景藩教授治疗噎膈经验浅谈[J].四川中医，2018，36（01）：1-3.

验案　张某，女，62岁。于2011年6月初诊。患者两年前出现胃脘疼痛，以餐前疼痛为主，查胃镜示：高位胃体巨大溃疡。病理示：中度慢性萎缩性胃炎伴肠上皮化生，局部腺体增生活跃，腺体高位腺癌。于2009年3月3日行胃癌根治术，术后一般情况尚可。患者于2011年5月30日情绪激动，进食后出现剑突下疼痛，伴胸骨阻塞感，呕吐胃内容物夹有白色棉花样黏液，查胃镜示：吻合口炎。胃全切除术后，病理示黏膜重度慢性炎症。刻下：胃癌术后两年半，胃大部切除，吻合口炎症，胸骨后有阻塞感，进食后呕吐白色黏痰，背痛腹中空，自觉有冰冷感，饮食难下，精神尚可，二便正常，舌光红无苔，脉沉细。

诊断　西医诊断：胃癌术后。中医诊断：噎膈，证属胃阴亏虚。

治法　养阴护胃。

方药　石斛20g，玉竹20g，麦冬20g，大生地黄15g，桃仁10g，金银花5g，当归10g，甘草3g，王不留行10g，通草5g，半夏10g，茯苓20g，泽泻20g，薏苡仁30g，冬瓜子30g，谷芽30g。嘱其一日四次分服。

复诊情况 续服 14 剂，半月过后，诸症皆除。

医案分析 本案患者为胃癌根治术后，胃存枯槁，饮食难下，食后呕吐，是为噎膈之证。方取自李东垣《通幽汤》，用于治疗阴虚噎膈。在本案中，徐景藩选用石斛、玉竹、麦冬加强滋阴之功，而弃用熟地黄以防碍胃；桃仁、当归活血化瘀；通草、王不留行通幽通胃。结合患者呕吐仍存，但精神尚可，另取《金匮要略》茯苓泽泻汤：半夏、茯苓、泽泻降逆行水，以减轻梗阻部位充血水肿。与王不留行、通草合用以降逆通管；薏苡仁、冬瓜子护胆清胃散结；谷芽健运开胃。徐老认为吞咽不利给患者生理和心理上造成巨大压力，需注意服药时应多次分服，以期改善患者症状，提高患者生存质量。

来源 谭唱，徐丹华，陆为民，等．国医大师徐景藩教授治疗噎膈经验浅谈 [J]．四川中医，2018，36（01）：1-3.

验案 患者，女，57 岁。2011 年 3 月 30 日初诊。主诉：胃癌术后半年余。患者于 2010 年 7 月行胃癌根治术，术后化疗 5 次。刻下：偶吐痰涎及食液，进半流质，二便尚可。舌质微红，苔薄黄，脉细小数。

诊断 西医诊断：胃癌术后。中医诊断：胃积，证属气阴两虚，阴虚郁热，痰气交阻。

治法 益气养阴，化痰理气，和胃降逆。

方药 徐氏参芪苡术汤加减。太子参 15g，黄芪 5g，薏苡仁 15g，炒白术 10g，法半夏 6g，麦冬 15g，玉竹 10g，石斛 15g，黄连 3g，竹茹 10g，通草 5g，急性子 5g，生甘草 3g。14 剂，嘱其 1 日 4 次口服中药，少量频服，少食多餐，调畅情绪。

复诊情况 随访半年，未再复发。

医案分析 患者至门诊就诊时为胃部手术切除后半年余，已行化疗 5 个疗程，但呕吐仍存，进食不佳。费伯雄所云："在义理之得当，不在药味之新奇。"徐氏参芪苡术汤，为徐景藩自拟方，方中太子参、炒白术固无形元气；薏苡仁健脾补中；黄芪补气固表，托毒排脓；对于阴虚患者，需与玉竹、石斛配伍使用，补而不腻，久服不伤脾胃。法半夏、麦冬为徐老常用药对，取麦冬汤之意；黄连、竹茹取黄连温胆之意，旨在理气化痰，益气和胃。通草、急性子宣通食管。诸药共起益气养阴、理气化痰之功，临床效佳。另对于胃癌术后患者，平素也可代茶饮，自拟代茶方，由西洋参、石斛、麦冬、枸杞子组成，沸水冲泡饮用，药专效宏。

来源　谭唱，赵宇栋，陈新，等．国医大师徐景藩论治胃癌术后经验浅析[J].中华中医药杂志，2020，35（06）：2882-2884.

🕮 **验案**　吕某，女，62岁。初诊日期：2018年4月25日。患者2013年1月17日于外院行胃癌全切术，术后病理提示：浸润溃疡型，2cm×2cm×8cm，印戒细胞癌及腺癌，低分化，浸润浆膜下层，神经侵犯（+），脉管（−），R（−），癌结节（−），LN4/32（+）。术后接受化疗、中药（外院）等综合治疗5年余。2018年1月16日查PET-CT提示：胃癌治疗后，未见明显氟脱氧葡萄糖（FDG）代谢异常。为求中医药治疗至刘教授门诊就诊。刻下：纳后胃脘作胀，无疼痛；易汗出，寐安，二便调；舌质暗红，舌体胖，舌苔净，脉细。

诊断　西医诊断：胃癌。中医诊断：胃癌，证属气阴两虚，脾虚气滞。

治法　健脾行气，益气养阴。

方药　太子参9g，生白术9g，茯苓15g，北沙参15g，麦冬9g，白芍12g，八月札15g，枳实9g，莱菔子9g，生薏苡仁30g，怀山药15g，大血藤15g，野葡萄藤30g，山慈菇15g，黄连6g，紫苏叶9g，菝葜30g，半枝莲30g，薜荔果15g，生山楂12g，鸡内金15g，壁虎6g，甘草6g。28剂。每日1剂，水煎，早晚分服。

复诊情况　患者其后于外院配药治疗，间断复查肿瘤指标、胃镜等未见明显复发转移。2018年11月7日再次就诊：主诉腰膝酸软、背痛，无腹胀、腹痛，纳可，寐安，二便调；舌质红，舌体胖，舌苔净，脉细。中医辨证：气阴两虚，肾精亏虚。治法：益气养阴，健脾补肾。4月25日方加桑寄生15g，狗脊 15g。28 剂。患者其后规律随访于门诊，未见复发转移，生活质量良好。

医案分析 结合患者病史、症状、舌脉，四诊合参，辨为气阴两虚、脾虚气滞之证，治以益气养阴、健脾行气，选方四君子汤合益胃汤加减。全方以益气滋阴健脾药为主，补气、理气药为伍，佐以野葡萄藤、山慈菇、菝葜、半枝莲、壁虎、黄连等清热解毒、抗肿瘤之品，共奏益气养阴、祛邪治癌之效。患者年老肾精亏虚，渐现腰膝酸软等症状，辨证施治，酌情加入桑寄生、狗脊补肾壮腰膝。

来源 许婉，孙明瑜.国医大师刘嘉湘以益气养阴法治疗胃癌术后经验[J].上海中医药杂志，2020，54（12）：28-30.

验案 周某，男，50 岁。初诊日期：2012 年 6 月 13 日。患者胃癌腹腔多发淋巴结转移，于 2010 年行手术治疗，术后化疗 10 余次（具体不详）。为求中医药治疗，至刘嘉湘教授门诊就诊。刻诊：胃纳差，腹胀；舌质淡红，舌体胖，舌苔净，脉弦滑。

诊断 西医诊断：胃癌。中医诊断：胃癌，证属脾虚气滞。

治法 益气健脾。

方药 太子参 9g，生白术 9g，茯苓 15g，生薏苡仁 30g，怀山药 15g，川石斛 12g，八月札 12g，大血藤 15g，野葡萄藤 30g，菝葜 30g，鸡内金 9g，鸡血藤 30g，大枣 9g，半枝莲 30g。14 剂。每日 1 剂，水煎，早晚分服。

复诊情况 患者其后间断至当地医院配药治疗，均以此方为基础辨证加减。2013 年 11 月 27 日二诊：主诉皮肤干燥，无腹痛腹泻、无潮热盗汗；舌质红，舌苔净，脉细。中医辨证：阴虚内热。治法：滋阴清热。处方：北沙参 15g，麦冬 15g，生地黄 15g，川石斛 12g，八月札 12g，白芍 12g，大血藤 15g，野葡萄藤 30g，藤梨根 30g，黄连 6g，山慈菇 15g，半枝莲 30g，鸡内金 12g。14 剂。药后定期复诊，并以此方为基加减治疗。2015 年 4 月 8 日在外院复查 CT 提示：胃癌术后改变，未见明显复发迹象。

2018 年 8 月 8 日再次就诊：患者胃癌术后 8 年，药后合度，无明显不适症状；舌质淡红，舌体胖，舌苔薄，脉细。中医辨证：气阴两伤。治法：益胃生津，健脾消积。处方：太子参9g，生白术9g，川石斛15g，北沙参15g，麦冬9g，白芍15g，八月札15g，大血藤15g，野葡萄藤30g，藤梨根30g，黄连6g，山慈菇15g，半枝莲30g，鸡内金15g，生山楂9g，大枣15g。14剂。患者其后规律随访于门诊，无明显不适，未见复发转移，生活质量良好。

医案分析 本案患者年老、术后，不可峻补峻泄。患者气虚为主证时四君子汤主之，以太子参为君药平补气阴；生白术、茯苓、怀山药、生薏苡仁健脾益气，石斛生津，鸡血藤养血，鸡内金等健脾消食，共为臣药；佐以八月札、菝葜、半枝莲、野葡萄藤、大血藤行气降逆、清热解毒抗肿瘤。患者阴虚为主证时益胃汤主之，以北沙参、麦冬、川石斛益胃生津，生地黄、白芍滋阴养血，山楂、鸡内金健脾消积；考虑患者腹腔多发淋巴结转移，需预防复发及进一步转移故在扶正健脾消积的基础上佐以清热解毒抗肿瘤之品，如野葡萄藤、藤梨根、半枝莲和山慈菇等。

来源 许婉，孙明瑜.国医大师刘嘉湘以益气养阴法治疗胃癌术后经验[J].上海中医药杂志，2020，54（12）：28-30.

验案 患者，男，68岁。2019年9月24日初诊。患者胃癌术后2年，2019年8月复查提示：残胃，少许腺上皮高级别上皮内瘤变。遂口服替吉奥化疗。患者近日自觉胃脘饱胀，食欲不振，消瘦乏力，精神差。为求进一步治疗，遂至王晞星门诊寻求中医药治疗。现症见：胃脘部胀闷不适，胃灼热，干呕，纳差，眠一般，小便短少，大便溏，每日2～3次。舌淡白，苔黄腻，脉沉细。

诊断 西医诊断：胃癌术后。中医辨证属脾胃不和，寒热错杂。

治法 调和脾胃，平调寒热。

方药 半夏泻心汤加减。处方：清半夏10g，干姜6g，黄芩片10g，黄连片10g，党参片15g，海螵蛸10g，煅瓦楞子（先煎）10g，浙贝母30g，白花蛇舌草10g，蒲公英20g，厚朴10g，枳实10g，炒麦芽15g，炒谷芽15g，甘草片 6g。30 剂，每日 1 剂，水煎，早晚分服。

复诊情况 2019 年 10 月 24 日二诊：患者胃脘胀闷、干呕、胃灼热减轻，精神较前好转，纳可，眠差，易惊醒，大便稀，每日 2～3 次，小便可。舌淡白，苔薄黄，脉弦细。中医辨证：脾胃不和，寒热错杂。治法：调和脾胃，平调寒热。处方：首诊方加炒酸枣仁 30g，百合 10g。30 剂，每日 1 剂，水煎，早晚分服。

2019 年 11 月 23 日三诊：患者胃脘胀闷明显好转，胃灼热消失，精神可，纳眠可，小便可，大便稀，每日 1～2 次。舌淡白，苔薄黄，脉弦。中医辨证：脾胃不和，寒热错杂。治法：调和脾胃，平调寒热。处方：二诊方去海螵蛸、煅瓦楞子，加冬凌草、石见穿、猫爪草各 30g。30 剂，每日 1 剂，水煎，早晚分服。

2019 年 12 月 24 日四诊：胃脘不适症状基本消失，精神可，食欲较前明显好转，予四君子汤加冬凌草、猫爪草、石见穿、浙贝母各 30g，以健脾和胃，抗癌散结。30 剂，每日 1 剂，水煎，早晚分服。复查胃镜提示：残胃，少许腺上皮高级别上皮内瘤变，较前无显著改变。肿瘤标志物水平在正常范围内。随诊 1 年余，未见疾病进展。

医案分析 本案患者为胃癌术后化疗后，其平素脾胃虚弱，且化疗后正虚邪阻、升降失常，导致胃脘胀闷不适、嘈杂、干呕、胃灼热、食欲不振等症状，故选用半夏泻心汤加减治疗，以调和寒热，健脾和胃。方中党参、甘草、大枣益中气，补其虚；清半夏、干姜开结散寒，与党参、甘草、大枣配伍以升补脾胃清阳；黄连片、黄芩片苦寒清热，以降泄浊阴；海螵蛸、煅瓦楞子制酸止痛；浙贝母开郁散结；白花蛇舌草、蒲公英清热解毒；厚朴、枳实理气消痞；炒麦芽、炒谷芽健脾消食开胃。诸药合用，使邪祛正复，脾胃健运，升降有常，气血生化有源，故胃胀、嘈杂、干呕、胃灼热症状得以控制，诸症减轻。二诊时患者诉眠差，易惊醒，首诊方加炒酸枣仁 30g，百合 10g。酸枣仁养心安神，百合清心安神和胃。诸药合用，调和脾胃，平调寒热，养心安神。三诊时患者胃脘胀闷不适、嘈杂、干呕、胃灼热症状好转明显，睡眠可。患者反酸消失，寐安，故减去制酸止痛、养心安神之品；脾胃已和，气血生化有源，耐受攻伐，故加入中药抗肿瘤之品冬凌草、石见穿、猫爪草各30g。王晞星认为冬凌草、石见穿、猫爪草具有软坚散结、减毒消癥之功，能有效抑制瘤体生长。四诊时予四君子汤加冬凌草、猫爪草、石见穿、浙贝母，以健脾和胃，抗癌散结。患者随诊1年余，病情未见进展，可见中医药能改善症状，提高生活质量，延长带瘤生存期。

来源　张晓男，赵妮妮，汪欣文．王晞星运用半夏泻心汤治疗胃癌经验[J]．中国民间疗法，2021，29（16）：20-22.

验案　黄某，女，54岁。患者因上腹部饱胀不适至某医院就诊，行CT检查示胃体部肿块，考虑胃癌可能性大，2014年11月在该院全麻下行胃癌根治术，胃大部分切除标本：（胃体）低分化腺癌，部分为印戒细胞癌，溃疡型，肿块大小约1.5cm×1.3cm×0.6cm，浸润胃壁肌层，胃壁神经束支可见癌侵犯，标本两切缘及大网膜未见癌浸及，胃小弯侧淋巴结（0/10）-胃大弯侧淋巴结（0/2）未见癌转移，（胃底）间质瘤伴平滑肌分化，极低危度，肿瘤直径约0.8cm，细胞核无明显异型，未见分裂象。术后病理检查示：（胃体）低分化腺癌，灶区伴神经内分泌肿瘤Ⅰ级分化及印戒细胞样癌改变，（胃底）黏膜满血浅表活动性炎。免疫组化：细胞角蛋白7（CK7）（+）、细胞角蛋白20（CK20）（++）、绒毛蛋白（Villin）（+++）、癌胚抗原（CEA）（+）、嗜铬粒蛋白A（CgA）（+）、Ki67（+）、糖原染色（PAS）（+）。在该院行6周期化疗，末次化疗时间为2015年3月22日，化疗结束后患者感神疲乏力、精神差，于4月22日求潘敏求行中医治疗。症见：进餐后胃脘胀痛不适，双下肢乏力，纳差，夜寐欠安，小便调，夜晚大便频，每晚2～3次，质软成形，色黄，舌淡红，苔薄白，脉细。

诊断　西医诊断：胃癌术后。中医辨证属脾气亏虚，胃失和降。

治法 健脾益气，和胃降逆。

方药 六君子汤加减。处方：明党参 10g，黄芪 20g，白术 10g，茯苓 10g，陈皮 10g，法半夏 9g，灵芝 10g，枸杞子 10g，菟丝子 10g，女贞子 10g，鸡内金 5g，麦芽 15g，吴茱萸 3g，黄连 3g，姜黄 5g，白花蛇舌草 20g，甘草 5g。每天 1 剂，水煎服，共 30 剂。

复诊情况 2015 年 5 月 20 日二诊：患者服药 1 个月后，胃脘部胀痛较前好转，进食半流质饮食后无胃脘部不适，现症见四肢末端麻木不适，寐欠安，小便调，夜晚便频，每晚 1～2 次，质软成形，色黄。舌淡红，苔白，脉细。以扶正消瘤汤加减治疗。药物组成：明党参 10g，黄芪 20g，白术 10g，茯苓 10g，灵芝 10g，枸杞子 10g，女贞子 10g，菟丝子 10g，重楼 9g，全蝎（超微、兑服）3g，半枝莲 30g，白花蛇舌草 30g，甘草 5g。之后每 1～2 个月门诊随访，原方随症稍作加减，多次复查 CT 及胃镜未见明显复发及转移征象。末诊时间为 2016 年 11 月 23 日，患者诉偶觉手掌麻木，但较前明显好转，纳可，夜寐可，二便调，舌淡红，苔薄白，脉细。继续守方治疗，生活质量良好。

医案分析 本例患者以进餐后胃脘胀痛不适为主症，胃癌术后行 6 周期化疗。中医理论认为化疗对机体的毒副作用可以看成是外邪侵犯，使人体气血运行受阻，脏腑功能障碍。潘敏求认为此患者病情有以下两个特点：① 患者胃癌术后、化疗后，正气尚未复原；② 化疗药物存在毒副作用。脾胃一阴一阳，一升一降，相互为用，转化输送水谷之物之精微化生营血，滋养全身四肢百骸，共为人体后天之本；由于以上两因素致患者纳差，营血不生，气血亏虚，脾阳不化，故见神疲乏力，胃脘胀痛不适，根据"脾喜燥恶湿，胃喜润恶燥"的生理特点，故潘敏求选用健脾益气、补土生金之代表方六君子汤方加减治疗。方中六君子健脾益气、燥湿化痰；味甘性平之明党参补中健脾益气；甘温之黄芪补益中土、温养脾胃；白术燥湿健脾，健运中州，增进纳食，化生营血；甘淡平之茯苓，既可祛邪，又可扶正，与黄芪相须为用，加强其健脾益气渗湿之功；温燥辛散之法半夏，入脾胃二经，燥湿而化痰浊，和胃降逆，与陈皮配伍，加强和胃降逆、化痰除湿之功；甘平之灵芝补气安神；枸杞子、女贞子、菟丝子滋补肝肾之阴；吴茱萸、黄连合用，取左金丸辛开苦降之意，肝胃同治；姜黄破血行气，通经止痛，直击胃癌原发病灶；白花蛇舌草解毒散结，以控制肿瘤进展；配伍健脾养胃之鸡内金、麦芽健胃消食，既能解毒抗癌，又无伤胃之弊；炙甘草补脾益气，调和诸药。全方使得脾胃之气得以顾护、中州得健，扶正固本，益气则气血充，消化功能强健，解毒则邪毒无所稽留，化瘀则经络畅通，使得正气通达，邪有出路。谨守病机，可使患者生活质量提高，生存时间延长。患者二诊时，症状较前缓解，以四肢末端麻木不适为主，考虑系胃癌用化疗药物常见的毒副作用。

来源 刘佳琴，杜小艳，潘敏求. 潘敏求治疗胃癌经验 [J]. 湖南中医杂志，2017，33（04）：22-24.

31　肠癌

验案　周某，女，68岁。2019年5月10日就诊。患者于今年3月份诊断为十二指肠癌，未行手术治疗，予化疗1个疗程。刻诊：进食稀饭、面条等半流质，稍进硬食则觉胃脘痞满，神疲乏力，眠可，大便日一行，成形，诊脉弦缓，舌淡红，苔薄白微腻。

诊断　西医诊断：十二指肠癌。中医诊断：痞满，证属本虚标实，中州失健。

治法　扶正安中，健运脾胃。

方药　太子参25g，姜半夏10g，炒川黄连3g，橘络20g，绿梅花20g，姜竹茹10g，枳壳15g，煨生姜3g，仙鹤草20g，石见穿15g，谷芽25g。15剂，水煎服，每日1剂，每服200mL。

医案分析　老年患者肠癌术后又做化疗，致肠胃受损，脾运失健，气津两伤，中气虚馁，疲象纷呈，治宜扶正安中为先，健运脾胃，以复生化之源，但用药又不可温补过速，更伤脾胃，当选清轻灵动之品，益脾阴养胃津。方仿半夏泻心汤和黄连温胆汤之意，但选药更加平和，生姜煨用，更是取"去性存用"之意，其性仍温而不辛燥，疏动而不峻烈，使药入胃中更为熨帖而不伤，缓缓图之，以复生机。

来源　李娟，张莉，李永攀，等.生姜炮制历史沿革及国医大师徐经世煨生姜应用医案举隅[J].中医药临床杂志，2021，33（04）：620-623.

验案 林某，男性，67岁，住院患者。入院前4个月，因反复排稀便就诊我院门诊，行肠镜检查提示结肠癌，并手术治疗，术后病理提示：大肠溃疡型乳头管状腺癌Ⅱ级，侵犯浆膜层，脉管见癌栓，侵犯神经组织，肠周围脂肪组织中见转移性癌结节。化疗方案是：氟尿嘧啶、奥沙利铂、亚叶酸钙1次，卡培他滨、奥沙利铂3次，5-氟尿嘧啶，奥沙利铂，亚叶酸钙2次，第7次化疗住院时，出现皮肤瘙痒，遂请杨老师会诊。症见：大腿内侧及小腿瘙痒、白天为甚，无皮疹、水疱，食欲欠佳，夜间口干欲温饮，小便色黄，夜尿3～4次，大便调；舌暗红，苔根黄腻，脉弦缓。

诊断 西医诊断：结肠癌术后。中医诊断：风瘙痒，证属湿热积滞，毒瘀生风。

治法 清化解毒，凉血祛风。

方药 清化饮加减：茵陈、生白扁豆各12g，马鞭草、薏苡仁、麦芽、谷芽各15g，鸡内金、凌霄花、生白芍、赤芍、生蒲黄各9g，厚朴、苦参各6g，白豆蔻4.5g，蝉蜕、甘草各3g。3剂，水煎服，日1剂。

复诊情况 二诊：双腿内侧瘙痒感明显减轻，但自觉双脚臭味难闻，口干苦，前日伤食后便溏2次，无肠鸣，夜尿2～3次；舌质暗淡、苔薄白，脉细弦缓。湿热渐化，脾虚以漏，且有下注之象，治当内服外治同用，分而击之，故拟健脾益肾，升津化瘀为法，煎药口服，另以三妙煎药外洗，以除下注之邪。处方：党参15g，漂白术10g，生黄芪12g，葛根9g，菟丝子10g，骨碎补15g，炙甘草4.5g，红枣3g，益智仁4.5g，仙鹤草15g，凌霄花9g，赤芍9g，焦山楂9g，地榆炭10g，煨诃子6g。5剂，水煎服。加补脾益肠丸6g，日3次，口服；另外，以黄柏9g，薏苡仁30g，牛膝12g，煎水洗脚。

三诊：皮肤无瘙痒，脚已无臭，大便日一次、成形，通畅，时有矢气，夜间偏多，排气后舒服，知饥纳可，下半夜口苦较甚，夜尿2～3次，舌形偏大，苔根部薄黄腻干，脉细弦数，重按无力。药见大效，仍续前法，前方去骨碎补、红枣、凌霄花，加黄连3g，茵陈6g，覆盆子9g。续用5剂。药后患者诸症皆除，顺利完成第7次化疗后出院。

医案分析 在消化道肿瘤化疗过程中，由于肿瘤患者本属本虚标实，气血亏虚，又痰瘀互结，加之使用化疗药物，而使病机繁杂。中医学认为化疗药物皆虎狼之剂，每于应用多戕伐后天脾胃，滋生湿热，郁表化风而痒。另外，化疗药物之副作用，中医称之为"毒"，毒蕴体内可化热生风。故而在消化道肿瘤化疗过程中出现的皮肤瘙痒，当以湿热内蕴为主，兼见脾胃气血亏虚，亦可见药毒内炽化热生风，或治疗末期，营血亏少，肌肤不润而血燥生风，临证当详辨细审，随证转方。初起当以清热化湿为主。湿热并重者，用自拟方清化饮（茵陈、生白扁豆、佩兰、黄连、赤芍、白豆蔻、薏苡仁等），或甘露消毒丹、二妙丸加减；湿偏重者，表现为舌淡、苔白腻披黄，脉缓，口苦而淡，小便清，大便稀或溏或白冻样，用三仁汤、藿朴夏苓汤、藿香正气散、黄连平胃散、达原饮等加减；热偏重者，表现为舌红、苔黄腻干，脉数，口渴喜凉饮，小便黄，大便干或黏液脓血样，用连朴饮、白虎加苍术汤等加减；有表证者，可选用《伤寒论》中的麻黄连翘赤小豆汤。化湿药有芳化、温化和渗化之别：湿邪蒸上焦，宜芳香化湿，如藿香、佩兰等；湿邪阻中焦，当温燥化湿，如白豆蔻、草果等；湿邪注下焦，当淡渗化湿，如薏苡仁、通草等。清热有苦寒、甘寒和咸寒之分。因苦寒可清热又燥湿，如黄芩、黄连、苦参等，是首选药；若化热见燥伤阴，当用甘寒，如金银花、蒲公英、知母或咸寒石膏、寒水石等。清热化湿的同时，还当配息风之品。息风具有镇静、脱敏、止痒的作用，常用的药蝉蜕、凌霄花、防风、地肤子等。药毒内炽化热生风者，当清热解毒，凉血息风，可用清营汤、犀角地黄汤之类加减。至于营血亏少，肌肤不润而血燥生风者，则当养血、润燥、息风，可用当归饮子加减。肿瘤化疗患者属本虚标实，祛邪之时，莫忘顾本扶正。湿热稍除，即当佐以健脾益肾。

来源 胡光宏，骆云丰.杨春波论治胃肠道肿瘤化疗后皮肤瘙痒经验[J].中医药通报，2012，11（02）：24-25.

验案 张某，女，53岁。2005年5月10日初诊。患者因腹痛一年余于2005年3月11日查CT示：升结肠扩张，黏膜增厚占位。后查肠镜诊断为：结肠癌（升结肠）。病理显示：绒毛状管状腺癌，DUKE'SB期。于3月28日行结肠癌手术，4月25日行介入灌注治疗。就诊时症见右侧腹部隐痛，全身乏力，自觉气喘，纳食不佳，大便易便溏，舌暗红，苔薄黄根腻，左脉细弦，右脉细。

诊断 西医诊断：大肠癌。中医诊断：肠蕈，证属正气戕伤，气血两亏。

治法 补气化瘀，健脾和胃。

方药 香附 10g，五灵脂 10g，牵牛子 6g，延胡索 10g，当归 10g，白芍 15g，甘草 3g，鸡内金 10g，佩兰 10g，谷芽 30g，麦芽 30g，石菖蒲 5g，黄精 15g，鸡血藤 15g，枳实 10g，合欢皮 30g，黄芪 10g，川黄连 2g。

复诊情况 二诊：患者腹部疼痛减轻，精神好转，大便日行 1 次，舌暗红，苔薄腻，黄多白少，脉细小数。证属湿热蕴结，拟法补气化瘀，清利湿热，佐以扶正。处方：厚朴 10g，五灵脂 10g，香附 10g，牵牛子 5g，败酱草 20g，薏苡仁 30g，谷芽 30g，鸡内金 10g，黄精 15g，鸡血藤 15g，枳实 10g，丹参 10g，黄芪 10g，石斛 15g。

三诊：患者自觉上腹手术瘢痕处时有刺痛麻木，怕冷，饮食尚可，大便日行 2 次，饮食不慎易便溏，舌暗红，苔薄腻，脉细。拟法养血理气行瘀。处方：当归 10g，白芍 15g，生地黄 10g，鸡血藤 15g，枸杞子 10g，香附 10g，五灵脂 10g，青皮、陈皮各 10g，六一散 10g，神曲 15g，川百合 30g，谷芽 30g，麦芽 30g。每天 1 剂。患者乏力，怕冷均较前有明显好转，食欲增加。后原方略事加减，服药 60 余剂。2006 年 7 月患者因感冒前来诊治，告知症状均较前有明显好转，复查 CT 亦未发现他处转移灶。

医案分析 徐景藩在治疗大肠癌患者时，处处体现以脾胃为先，调理阴阳为重，并且重视"治未病"，即未病先防，既病防变，愈后防复。目前大肠癌的发病率日趋增加，在中国恶性肿瘤发病率中的地位已迅速升至第 3 位。但大肠癌的早期临床特征不明显，且我国肠镜的普及率远低于发达国家。有研究表明，通过电子肠镜的筛查能早期发现并治疗大肠肿瘤，可以降低 15% 的病死率。徐老深谙中西医学，认为普及肠镜检查以做到"治未病"，且积极采取中西医结合治疗，即使肿瘤不能采取外科手术切除，也可"带瘤延年"，大大改善患者的生活质量。

来源 郑浩，陆为民．国医大师徐景藩治疗大肠癌经验 [J]．湖南中医杂志，2015，31（02）：20-21.

🐾 **验案** 李某，男，67 岁。2011 年 6 月 6 日初诊。2006 年患者无明显诱因下出现上腹部作痛，大便次数及性状改变，同年查肠镜确诊结肠癌后行肠道切除术，行化疗 6 个周期，症状缓解出院。后因脘部胀满不适于 2009 年查胃镜示慢性胃炎，2010 年复查胃镜示胆汁反流性胃炎。刻下：上脘及右胁下胀满，偶及背部，食欲不振，口干欲饮水，食后尤甚，大便时干时溏，舌质暗红，苔薄白，脉细弦，经检查有慢性胃食管炎症及胆汁反流性胃炎，小便正常，无腰部酸痛。

诊断 西医诊断：结肠癌术后。中医诊断：痞满，证属胃气不振。

治法 养胃醒胃，行气醒郁。

方药 麦冬 20g，石斛 15g，芍药 15g，甘草 5g，陈皮 10g，佩兰 15g，鸡内金 15g，冬瓜子 30g，薏苡仁 30g，石菖蒲 10g，益智仁 10g，炒当归 10g，山药 15g，五灵脂 15g，香附 30g。嘱其 1 剂药煎煮 4 次，温润以后分次口服。少食多餐，调畅情绪。

复诊情况 续服 14 剂，诸症皆除。

医案分析 患者年过六旬，结肠癌术后病史，痞满不适，结合苔脉，考虑其体质尚可，气阴不足，口干欲饮，故全方化浊消痞和益气养阴共作。《灵枢·胀论》云："胃有五窍者，闾里门户也。"胃有五窍，吸门，贲门，幽门，阑门及魄门。方中选用芳香苦辛温石菖蒲，以化痰开窍为主，消除痞满。冬瓜子、薏苡仁同用取薏苡附子败酱散之意，化痰祛湿排脓，祛毒降浊开胃；益智仁健脾温肾。五香丸消积化痞，香附、陈皮行气，当归、五灵脂醒郁，但患者大便时干时溏，避用牵牛子。鸡内金消食散积助运，对胃液的分泌有双向作用。全方共起醒胃醒脾，开胃进食，消痞除满之功。

来源 谭唱，徐丹华，陆为民，等.国医大师徐景藩论治痞满经验浅析 [J].四川中医，2018，36（07）：10-12.

验案 王某，女，31 岁。因反复便血 2 个月余，在外院肠镜诊为降结肠癌后，行手术根治术。病理示腺癌术后化疗 6 个疗程，2 年后复查发现双肺转移，因患者体质较差，惧怕化疗，前来我院来诊。症见：神疲消瘦，咳嗽及右胸掣痛，痰稠难咳，口干口苦，胃纳呆，大便干结，月经不调，经来胸腹胀痛，舌苔白厚，舌中黄腻，脉弦略数，细缓，查体：右颈部锁骨上窝触及结节约 1cm×1.5cm 及 2cm×2cm，余无特殊。

诊断 西医诊断：降结肠癌。中医诊断：积证，证属痰热瘀结。

治法 清热除痰，祛瘀消癥。

方药 土鳖虫 6g，大黄 12g，桃仁 15g，麦冬 15g，半夏 15g，柴胡 15g，白芍 15g，党参 20g，白花蛇舌草 30g，甘草 6g。水煎服，日 1 剂。

复诊情况 服药 30 剂后，精神体力转佳，咳嗽基本消失，大便通畅，胃纳增，证治合拍效不更法，共经历 10 个月治疗后外院例行复查颈部肿块已失，随访 13 年至今生活如常。

医案分析 周岱翰老师在 40 余年的临床探索中，积累了丰富和独特的用药经验，临证遣药，独具匠心。老师对方中大黄尤为推崇，《神农本草经》下品收载大黄谓"味苦寒，生山谷，下瘀血血闭，寒热，破癥瘕积聚，留饮宿食，荡涤肠胃，推陈致新，通利水谷，调中化食，安和五脏"。这段话极其精辟地把大黄的功效归纳为"下、破、通、调、安"5 个字，而这 5 个字又灵活辨证应用到消化道肿瘤的临床治疗中。凡见热、瘀、痰、毒、闭（不通）均可选用大黄，六腑以通降为顺，大黄可有效荡涤人体脏腑中各种病变所产生的痰、瘀、毒、热等有形或无形有害物质，通过二便排出体外，因势利导，引邪外出，使邪有出路。即使晚期癌症见"至虚有盛候"也可酌加大黄，只要正确运用，就能攻其毒而不中毒，破其瘀而不伤正，达到邪去而正复目的。老师不但推崇大黄的应用，而且对大黄用法剂量上颇有讲究，一般大黄用量 6～20g，治胃肠腑实不宜久煎，而治血证祛瘀生新则用大黄炭，体实、胃厚、清醒者汤剂内服，体弱、肠薄、昏迷者直肠内灌注。老师创建的以大黄为主方的解毒得生煎（直肠内灌注方）缓解肝癌腹胀，疗效显著。

来源 周蓓，梁艳菊. 周岱翰运用下瘀血汤辨治消化道肿瘤 [J]. 辽宁中医杂志，2011，38（12）：2338-2339.

验案 宋某，女，73 岁，新疆人。2010 年 6 月 11 日初诊，以反复腹痛 2 年，阑尾腺癌术后化疗后 1 年 9 个月余就诊。初诊时症见患者精神疲倦，乏力，腹胀，纳眠差，大便日解 5～6 次，量少，不成形，小便调。舌质淡红，苔黄厚，脉沉细。患者于 2008 年 9 月因腹痛，曾于新疆医科大学附属肿瘤医院行结肠镜检查，结果提示结肠近回盲部息肉样黏膜隆起，病理检查结果提示管状腺癌。在新疆医科大学附属肿瘤医院行剖腹探查术，行阑尾切除＋部分大网膜切除术，术后病理检查结果提示：黏液性囊腺癌，肿瘤浸透浆膜，部分网膜组织未见特殊，未见癌组织。术后行5个疗程的FOLFOX4（奥沙利铂＋亚叶酸钙＋氟尿嘧啶）化疗方案，5个疗程的化疗后复查发现肿瘤指标上升，第6个疗程改用卡培他滨口服化疗。2009年2月因癌胚样抗原（CEA）升高，考虑为阑尾腺癌术后腹壁切口转移，行手术切除，术后病理示中间淋巴结（1个）见腺癌转移，术后口服卡培他滨8个疗程，末次化疗于2009年6月结束。期间一直反复腹痛发作，患者为求进一步诊治来门诊求诊于周岱翰教授。

诊断 西医诊断：阑尾腺癌术后化疗后（T4N1M0，Ⅲa期）。中医诊断：肠蕈，证属脾肾亏虚，痰瘀互结。

治法 健脾化湿，祛瘀散结。

方药 四君子汤加减治疗。处方：党参30g，苍术15g，砂仁12g，茯苓15g，葛根30g，桂枝10g，肿节风30g，苦参10g，白头翁20g，白英20g，厚朴15g，白芍15g。共20剂，每天1剂，水煎服。

复诊情况 二诊2010年6月30日：症见精神疲倦乏力、腹胀减轻，头晕，术口位置疼痛，右腹时有疼痛，手脚发麻，每日大便5～6次，无黏液脓血便，纳眠偏差。舌质红，苔黄腻，脉细滑。余无明显不适，辨证同前，治则同前。处方：党参30g，土鳖虫6g，桃仁15g，莪术15g，白花蛇舌草30g，白头翁15g，肿节风30g，白英20g，蒲公英30g，金银花15g，石菖蒲15g，白芍15g。共20剂，每日1剂，水煎服。

三诊2010年7月17日：上述症状进一步减轻，精神体力可，右腹时有疼痛，手脚发麻，大便时肛门疼痛，每日5～6次，无黏液脓血便，纳眠可，无头晕乏力等不适。舌质淡暗，苔薄黄，脉细滑。其他无明显不适，辨证同前，治则同前。处方：党参30g，土鳖虫6g，桃仁15g，莪术15g，白花蛇舌草30g，白头翁15g，肿节风30g，白英20g，柴胡15g，黄芩15g，女贞子15g，白芍15g。共20剂，每日1剂，水煎服。服药后患者右腹疼痛完全缓解，无明显不适。之后用中医辨证治疗，患者体重增加，生活质量较好，复查病灶稳定，肿瘤标志物大致正常，随访 4 年仍存活。

医案分析　本病属肠蕈病范畴，证属脾肾亏虚，痰瘀互结。患者由于平素饮食不节，损伤脾胃，运化失司，痰浊内生，化生湿热，湿热互结，蕴热生毒，痰瘀毒胶结而成本病。瘀毒胶结于肠道，而见腹痛，大便夹杂黏液。舌红，苔黄腻，脉细滑为脾胃亏虚、痰瘀互结之象。初诊时患者精神疲倦，乏力，腹胀，纳眠差，大便每日解 5~6 次，量少，不成形，处方以健脾化湿、祛瘀散结为法，以四君子汤健脾化湿为君；以葛根、肿节风、白头翁、白英等解毒祛瘀为臣；厚朴、砂仁行气通腑为佐使。二诊时患者头晕，术口位置疼痛，右腹时有疼痛，手脚发麻，大便仍每日解 5~6 次，无黏液脓血便，纳眠偏差。仍用前法，减苍术、茯苓、桂枝，加金银花清热解毒；石菖蒲醒脑止眩；桃仁、莪术活血祛瘀。三诊时患者右腹时有疼痛，手脚发麻，大便时肛门疼痛，大便仍每日解 5~6 次，无黏液脓血便，纳眠可，无头晕乏力等不适，继续以健脾化湿、解毒祛瘀为法加减治疗，取得较好的疗效。整个治疗过程体现了周岱翰教授"六腑以通为用，以降为和"的用药特点。

来源　邬晓东，管艳.周岱翰治疗大肠癌的中医临证思路 [J]. 广州中医药大学学报，2015，32（02）：366-368.

验案　唐某，男，47 岁。2015 年 4 月 10 日初诊。患者一年余前无明显诱因下出现大便带血，多为血丝，大便日行 3~4 次 / 天，后患者腹泻渐频，多为不成形黑便，每天 8~9 次，于当地医院查肠镜，病理示：直肠 - 乙状结肠交界处中低分化腺癌。2015 年 3 月 13 日行直肠癌根治术，术后病理：直肠上段切除标本示腺癌，Ⅱ级，部分为黏液腺癌，溃疡型，肿块大小 6.5cm×5.5cm×3cm，肿瘤浸润肠壁全层达浆膜外纤维脂肪结缔组织，肠系膜内见癌结节一枚，直径 1.5cm，TNM 分期为 T4bN1cM0。2015 年 3 月 25 日始予 FOLFOX4 方案化疗 1 周期。刻下：胃胀，大便偏干，脉细，舌苔淡黄腻，边尖暗红有齿印，舌体胖大。

诊断　西医诊断：直肠癌术后。中医诊断：肠积，证属脾虚胃弱，肠腑湿热浊瘀互结。

治法　健脾升清化浊，抗癌解毒散结。

方药 生黄芪 20g，党参 12g，白术 10g，茯苓 10g，炙甘草 3g，生薏苡仁 15g，桔梗 6g，枳壳 10g，法半夏 10g，土茯苓 30g，仙鹤草 15g，白花蛇舌草 20g，半枝莲 20g，刺猬皮 10g，泽漆 15g，鱼腥草 20g，冬凌草 20g。

复诊情况 二诊 2015 年 5 月 22 日：直肠癌术后化疗 2 疗程，恶心胃胀，便溏，日 3～4 次，易汗，食纳开始复苏，脉细，舌苔薄黄质暗，舌体胖大。辨证属脾虚胃弱，肠腑湿热浊瘀互结。拟方：首诊方加淮山药 12g，鸡血藤 20g，肿节风 20g，木香 5g，椿根皮 15g，焦楂曲 10g。患者 2015 年 6 月 11 日行术后第 6 周期 FOLFOX4 方案辅助化疗，2015 年 6 月 24 日复查 CT 示病情稳定，2015 年 6 月 25 日行术后第 7 周期 FOLFOX4 方案辅助化疗。

三诊 2015 年 8 月 14 日：直肠癌术后化疗后，有腹泻反应，服用黄连素可见大便日行 3～4 次，大便如糊，食纳尚好，查肝功能谷丙异转氨酶常升高，易汗。拟方：二诊方去枳壳、泽漆、冬凌草、刺猬皮，加乌梅肉 6g，炒白芍 10g，黄连 3g，败酱草 15g，生地黄榆 15g，诃子肉 10g，石榴皮 10g。患者于 2015 年 10 月 8 日行 FOLFOX4 方案第 12 次化疗。

四诊 2015 年 10 月 23 日：直肠癌术后化疗 12 个疗程结束，大便日 3～4 次，成形，脉细滑，舌苔黄薄腻，质暗红，舌体胖大。辨证属脾虚胃弱，肠腑湿热浊瘀互结。拟方：三诊方淮山药改用 15g，加凤尾草 15g。

五诊 2015 年 11 月 20 日：自觉康复良好，食纳知味，大便日 2～3 次，基本成条。脉细，舌苔黄薄腻，质暗红，舌体胖大，有齿印。辨证属脾虚胃弱，肠腑湿热浊瘀互结。拟方：四诊方加冬瓜子 15g。2016 年 2 月 22 日查 CT 示病情稳定。

六诊 2016 年 2 月 26 日：夜晚燥热不舒，口干，食纳良好，大便质黏欠实，每日 2～3 次，肩膝关节有痛感，手足麻，脉细，舌苔黄薄腻，质暗红，舌体胖大，有齿印。辨证属脾虚胃弱，肠腑湿热浊瘀互结。拟方：五诊方加桑寄生 15g，片姜黄 10g。

医案分析 本案为结直肠腺癌根治术后辅助化疗配合中药综合治疗案，于周教授处治疗 10 月余，前后六诊始终辨为脾虚胃弱，肠腑湿热浊瘀互结之证。首诊拟生黄芪、党参、炙甘草、白术、茯苓健脾升清，法半夏降胃燥湿，生薏苡仁、土茯苓、鱼腥草清热化浊，仙鹤草、白花蛇舌草、冬凌草、半枝莲、刺猬皮抗癌解毒，桔梗、枳壳宣气畅气，泽漆消痰散结。复诊时患者食纳见苏，遂守方守法击鼓再进，加淮山药补益脾胃，椿根皮清热化浊，焦楂曲消食助运，肿节风抗癌解毒，木香理气解郁，鸡血藤活血化瘀，配合同期化疗6个疗程，既减毒增效，又极大地改善了患者的生活质量，复查 CT 示病情稳定。后患者再次行化疗，因腹泻反应明显，三诊、四诊时遂去下气之枳壳，伤阴之泽漆，加乌梅肉、炒白芍、黄连酸苦泻热、养阴燥湿，诃子肉、石榴皮涩肠止泻，生地黄榆凉血清肠，击鼓再进加败酱草、凤尾草清热化浊，配合同期第7到12周期化疗。五诊时患者转入化疗后的中药巩固治疗，大便较化疗期间成形，依然守方守法，更加冬瓜子助清热化浊之功。六诊前查 CT 示病情稳定，因肩膝有关节痛感，遂守方加桑寄生、片姜黄随症治之。整个中药辅助治疗过程，无论化疗期间的综合治疗，还是化疗结束后的巩固治疗，周教授始终谨守脾虚胃弱、湿热浊瘀的基本病机，立足复法大方，尤为注重清热化浊法，主次分明，攻补兼施，对有效控制肿瘤地侵袭、转移是极其重要的。

来源 张锡磊，霍介格.国医大师周仲瑛从脾虚胃弱、湿热浊瘀论治大肠癌的经验 [J].江苏中医药，2018，50（01）：16-17.

验案 胡某，女，56岁。住长沙市左家塘湘粮机械厂宿舍。1996年9月1日初诊：患者于1个月前发现大便带血，大便不畅，疑为痔疮。于1996年8月27日在湖南医科大学附二医院行病理切片检查报告为：直肠乳头状腺瘤，灶性癌变。现诉乏力，头晕。大便次数基本正常，大便带血，色鲜红，偶见色黑，背胀。舌质淡，苔白，脉细涩。

诊断 西医诊断：直肠癌。中医诊断：便血，证属气阴两虚，热毒阻肠。

治法 益气养阴，清热解毒，凉血化瘀止血。

方药 西洋参（蒸兑）10g，生北黄芪12g，制何首乌15g，槐花炭15g，大蓟10g，仙鹤草12g，蒲黄炭15g，地榆炭12g，菝葜15g，白花蛇舌草15g，半枝莲15g，蒲公英15g，嫩龙葵12g，桑寄生12g，淮山药15g，生甘草5g。7剂，每日1剂，水煎两次分服。外用蛞蝓液保留灌肠，每日1次。

复诊情况 二诊1996年9月8日：头已不晕，大便未带血，稍稀，自觉无特殊不适，舌脉如前。仍以原方去地榆炭，7剂。仍用蛞蝓液保留灌肠，每日 1 次。

三诊 1996 年 9 月 29 日：于 1996 年 9 月 26 日在湖南省肿瘤医院行肠镜检查，报告为：进镜顺利（18cm），结肠直肠黏膜光滑，未见肿块。患者无特殊不适，要求服药巩固疗效。处方：西洋参（蒸兑）10g，生北黄芪 12g，嫩龙葵 15g，槐花炭 15g，菝葜 15g，淮山药 15g，制鳖甲 15g，川杜仲 12g，蒲公英 12g，谷精珠 2g，仙鹤草 12g，大蓟 12g，生薏苡仁 20g，生甘草 5g。又服 7 剂。不再用灌肠法。病情稳定，后再遵上方略施加减 14 剂后，患者自觉无不适而自行停药，随访至今未复发。

医案分析 直肠癌属祖国医学"肠覃""肠风""脏毒"范畴，乃临床常见消化道恶性肿瘤之一，该病早期多无明显症状，一般到晚期方被发现。其主要症状多表现为大便改变，有泄泻，便中带黏液及血，常有一种虚无便意感，往往被误诊为痔疮及菌痢。孙光荣研究员认为，对该病之诊治，早期发现、早期确诊乃取得良效之关键。然一旦确诊，即需治本与治标相结合，对于年老体弱，接受手术、化疗均困难者，孙师力主单纯中药治疗，以内外合治、攻补兼施为基本原则。无论病初、病中或晚期，总不离正气内虚，故用药除驱邪外，必扶正固本，切忌妄用攻邪，滥伐虚体，以免正气更伤，邪实更甚，毒邪内陷，加速病情恶化。在内服攻补兼施中药之期，需用蛞蝓液保留灌肠，使药物直接作用于病所，如此则起效迅速，疗效巩固。此外，并强调患者应注意饮食、生活环境之调摄，保持心情舒畅，适当参加体育活动，促进气血流畅，防止气滞血瘀，方有利于改善症状，增强体质，促进康复。

来源 蔡铁如，佘建文. 孙光荣研究员内外兼治直肠癌经验简析 [J]. 湖南中医药导报，2000（06）：9-10.

🔖 **验案** 陈某，男，69 岁。2017 年 9 月 5 日初诊于安徽中医药大学第一附属医院肿瘤科门诊。患者于 2017 年 8 月 9 日行腹腔镜下直肠癌根治术及末端回肠造瘘术。术后病理提示（直）肠管状腺癌（中分化），癌组织伤及肌层，腺管内见癌柱，淋巴结送检 10 枚，有 6 枚发现转移。术后瘘口出血量多，现动则汗出，乏力明显，思睡纳少，食欲欠佳，大便质稀如水，小便每日 7～8 次，时有灼痛不舒。患者因周身无力，卧床在家，已到术后放射治疗、化学治疗时间，然患者身体未能恢复，家属代诉病情，舌脉未详。

诊断 西医诊断：直肠癌术后。中医诊断：肠覃，证属正气亏虚，中州失和。

治法 扶正安中。

方药 扶正安中汤加减。生黄芪30g，炒谷芽25g，太子参18g，仙鹤草、炒白术、绿梅花、白茅根、凤尾草、白花蛇舌草各15g，茯苓、陈皮各10g，白通草6g。5剂，水煎服，每日1剂。

复诊情况 二诊2017年9月11日：患者食欲明显好转，纳食大增，乏力症状改善，大便呈糊状，小便调畅，睡眠欠安。患者自行到诊室就诊，舌质红偏瘦，苔薄白，脉弦细。治守前方，稍事增删。处方：生黄芪30g，炒谷芽、炒酸枣仁各25g，仙鹤草、炒白术、女贞子、白花蛇舌草、生薏苡仁各15g，绞股蓝、姜竹茹、陈皮、茯苓、茯神各10g。7剂，水煎服，每日1剂。

三诊2017年9月18日：患者处于直肠癌放射治疗、化学治疗同步治疗中，再感纳食欠佳，动则汗出，睡眠改善，大便呈糊状，每日1～2次，小便欠畅，尿道口疼痛，舌偏红，苔薄白，脉虚弦。再守初诊方加竹茹10g。7剂，水煎服，每日1剂。

四诊2017年12月14日：放射治疗、化学治疗结束，治疗期间每周或旬余患者即来诊室针对放射治疗、化学治疗产生的不良反应，不间断服用中药调整，目前患者纳食尚可，二便调畅，睡眠尚安，无明显乏力，舌偏红，苔薄白，脉弦细。继予扶正安中汤原方加车前草。随访3个月，患者生活正常，无复发转移征象。

医案分析 目前，结直肠癌最有效的治疗手段是手术切除。本案患者处于结直肠癌晚期，有神经、血管浸润，淋巴结转移。手术后元气大伤，中州失调，故给予扶正安中汤化裁，5剂则使患者状态改善，进食量增加，10余剂后即能接受放射治疗、化学治疗，持续采用中医药治疗，患者顺利完成放射治疗和化学治疗。

来源 李崇慧，师悦，李永攀，等．运用徐经世扶正安中汤调治肿瘤术后体会[J]．安徽中医药大学学报，2019，38（04）：48-50.

验案 患者，男，68 岁。2018 年 1 月初诊。2016 年 6 月行直肠癌手术，术后病理示：直肠腺癌 2 级，溃疡型，部分为黏液腺癌，浸润肠壁全层达浆膜外，脉管内可见癌栓，未见明确神经侵犯，分期 T4aN2aM0（T4a 代表肿瘤侵犯浆膜，N2a 代表 2～3 个临床隐匿淋巴结转移，M0 代表无远处转移）。术后进行奥沙利铂＋卡培他滨辅助化疗 6 个周期，末次化疗时间 2016 年 12 月。2017 年 10 月复查腹部 CT 发现肝右叶 3.0cm×2.5cm 转移病灶，环周强化，左叶 0.8cm 结节，不排除外转移。转诊多家三甲医院均建议局部手术或全身化疗后评估手术或射频消融治疗，患者拒绝。2018 年 1 月于我院就诊，复查腹部 CT 肝脏病灶无明显变化。症见：神疲乏力，纳差，大小便正常，舌淡胖，苔薄白，脉弦细。

诊断 西医诊断：直肠腺癌。中医诊断：肠蕈，证属肝脾两虚。

治法 肝脾同治。

方药 补中益气汤加减。处方：黄芪 60g，党参片、白术各 15g，柴胡、当归、陈皮各 10g，浙贝母、石见穿、夏枯草、蛇六谷、百合、龙葵各 30g，蜈蚣 2 条，升麻、甘草片 6g。14 剂，水煎，每日 1 剂，早晚分服。

复诊情况 2018 年 2 月 6 日二诊：疲乏感明显缓解，偶有右胁肋不适，眠可，纳食好，夜尿频，每晚 3～4 次，大便正常，舌淡胖，苔薄白，脉细。继以肝脾同治，原方去蜈蚣，加五味子 10g，白芍、山慈菇、淫羊藿各 30g。14 剂，每日 1 剂，早晚分服。

2018 年 3 月 6 日三诊：精神好，纳食好，大小便正常，舌淡胖，苔薄白，脉弦细。方药调整：黄芪 30g，党参片、白术、柴胡、当归、陈皮、三棱各 10g，升麻、甘草片各 6g，蜈蚣 2 条，石见穿、山慈菇、浙贝母、夏枯草、莪术、白花蛇舌草各 30g。14 剂，水煎，每日 1 剂，早晚分服。

患者前后坚持服药 3 个月，复查腹部 CT 仍提示，肝脏病灶稳定，未见进展，考虑目前患者体力活动状态（PS）评分为 0 分，能耐受手术及射频消融治疗，建议中西医结合治疗。患者 2018 年 5 月行局部射频消融手术，术后仍以补中益气汤化裁治疗，随访至 2019 年 12 月 21 日，患者病情稳定，生活质量提高。

医案分析 患者直肠癌术后、化疗后，合并肝转移，病位在直肠、肝。初诊考虑肿瘤发病虽为局部，但累及全身气血，脾虚生化无源，加之手术、化疗损伤中焦脾气，脾虚更甚，土虚侮木，致木萎，累及肝，肝脾同病，应用补中益气汤肝脾同治，首剂加黄芪至60g，迅速恢复肝、脾之气，使"正气存内"；石见穿、蜈蚣、龙葵、蛇六谷、夏枯草软坚散结，抗肿瘤。二诊后疲乏明显缓解，加用白芍、五味子、淫羊藿，三药皆入肝经，酸甘收涩，养阴敛肝，继以浙贝母、石见穿、蜈蚣、山慈菇、夏枯草等软坚散结，清热解毒，防止肝脏肿瘤进展。三诊时，患者乏力消失，原方减黄芪至30g，加三棱、莪术破血逐瘀、行气消积、消癌毒，加白花蛇舌草清热解毒、消肿止痛。

来源 郝淑兰，张福鹏，钱雅玉，等．王晞星应用补中益气汤化裁论治大肠癌肝转移经验[J]．中国民间疗法，2022，30（02）：36-38．

验案 患者，男，78岁。2019年1月8日初诊。主诉：直肠癌术后两月余，淋巴结转移。现病史：2018年11月29日于山西省某三甲医院行直肠癌手术切除术，术后病理：结合免疫组化诊为直肠低分化腺癌，淋巴结可见转移癌（5/16）。刻下：精神萎靡，情绪低落，身软乏力，头晕眼花，口干欲饮，腹部不适，不欲食，入睡困难，排便无力或伴下坠感。舌淡苔薄，左脉沉细。

诊断 西医诊断：直肠低分化腺癌术后，淋巴结转移。中医诊断：大肠癌，证属脾虚气陷，运化无力。

治法 益气养阴，健脾助运。

方药 补中益气汤合生脉散加减。处方：黄芪30g，党参10g，炒白术15g，升麻6g，柴胡10g，当归10g，陈皮10g，半夏10g，麦冬15g，五味子10g，砂仁（后下）10g，焦三仙各15g，浙贝母30g，炒酸枣仁30g，远志20g，甘草6g。14剂，水煎服，每日1剂，早晚分服。

复诊情况 二诊、三诊患者诸症较前均有好转，但仍排便无力时伴下坠感，便质不成形，详细辨证后认为仍属脾虚气陷，运化无力证，均继续守方治疗。

2019年4月2日四诊：头晕、乏力明显好转，情绪、食纳、睡眠均佳。

刻下：略感疲乏，偶有口干，食欲、睡眠可，二便调。舌淡红，苔白，脉弦细。辨证：脾气亏虚。处方：黄芪 30g，炒白术 15g，升麻 6g，柴胡 10g，当归 10g，陈皮 10g，半夏 10g，黄连 10g，麦冬 15g，五味子 10g，砂仁（后下）10g，焦三仙各 15g，浙贝母 30g，山慈菇 30g，甘草 6g。30 剂，煎服法同上。

2019 年 5 月 10 日电话随诊，患者自述服药期间精力充沛，食眠便均可，一如常人，期间复查时未见复发及转移。

医案分析　王晞星紧抓术后正气亏损、脾胃虚弱的主线，故此案以补中益气汤合生脉散为基础。首诊中，处方用药以恢复脾胃运化功能为主，在补中益气汤的基础上加砂仁、焦三仙等健脾助运化。诊至四诊时，患者诸症悉平，继续立足脾胃，扶正抗邪，标本同治以善后。

来源　宁博彪，刘佳佳，刘泽静，等 . 王晞星治疗大肠癌临证经验 [J]. 中华中医药杂志，2020，35（11）：5579-5581.

验案　乔某，男，61 岁。2018 年 4 月 3 日初诊。患者 1 年前因乙状结肠腺癌行手术治疗，术后常规化疗。1 个月前乏力明显，伴胁肋部胀痛，遂至外院就诊。查 CT 提示：肝内多发低密度结节灶，考虑转移；肝穿刺病理：转移性不典型类癌。为求进一步诊治，至王晞星门诊就诊。刻下：乏力气短，胁肋胀痛，恶心纳差；腹部胀满，肛门坠胀，里急后重，大便日行 4～6 次，量少质软，小便不利；舌淡胖、有齿痕，舌苔白腻，脉弦滑。查体：腹部膨隆，叩诊呈浊音。查腹部彩超：中量腹水。肿瘤标志物：CEA134μg/L，CA19997U/mL。

诊断　西医诊断：乙状结肠腺癌术后，肝转移。中医辨证属肝脾两虚，湿毒内停。

治法　调和肝脾，解毒利湿。

方药　补中调肝汤加减。处方：生黄芪 30g，党参 15g，炒白术 15g，升麻 6g，柴胡 10g，当归 10g，陈皮 10g，白芍 15g，郁金 30g，砂仁 10g，女贞子 15g，五味子 10g，百合 30g，龙葵 30g，车前子 30g，蜈蚣 2 条，浙贝母 30g，山慈菇 30g，石见穿 30g，夏枯草 30g，八月札 30g，甘草 6g。30 剂。每日 1 剂，水煎服。

复诊情况 2018年5月7日二诊：精神好转，乏力、胁肋部胀痛、肛门坠胀均较前减轻；不耐劳作，眠浅易醒；大便日行3～4次，小便可；舌淡胖、苔白，脉弦细滑。查体：腹围较前减小，腹部叩诊浊音界较前缩小。腹部彩超示：少量腹水。肿瘤标志物：CEA112μg/L，CA19986U/mL。中医辨证：肝脾两虚，湿毒内停。治法：调和肝脾，解毒利湿。首诊方生黄芪增至90g，党参增至30g，另加茯苓30g。30剂。

2018年6月4日三诊：乏力气短明显缓解，纳眠可；大便日行3次，质软，肛门坠胀明显缓解，小便调；舌淡、苔白，脉细。腹部彩超示：微量腹水。肿瘤标志物：CEA87μg/L，CA19977U/mL。中医辨证：肝脾两虚，痰瘀毒结。治法：调和肝脾，减毒消癥。5月7日方去百合、龙葵、车前子。继服30剂。

2018年10月复查CT提示：肝内多发低密度结节灶，较前（2018年3月16日）无显著变化。肿瘤标志物：CEA11μg/L，CA19953U/mL。患者精神佳，可适当从事家务劳动，纳眠可。继续以补中调肝汤加减巩固治疗，随诊一年余未见疾病进展。

医案分析 本案为乙状结肠腺癌术后、化疗后继发肝转移病例，患者肿瘤标志物水平异常升高，首诊时乏力纳差、腹满胁痛，结合舌脉，王晞星辨证为肝脾两虚、湿毒内停，以补中调肝汤加减治疗，补脾调肝、解毒利湿。患者癌病日久，气血耗伤，症见中气不足之乏力气短、脾虚下陷之肛门坠胀、里急后重、大便次频，首诊投生黄芪30g、党参15g后患者乏力稍减，但不耐劳作，且无补益太过之象，故二诊加大黄芪用量至90g，党参至30g，联合升麻、柴胡升提之性缓解中气下陷诸症，疗效每诊皆增。脾虚水泛，湿毒内停，故见腹大胀满，方于健脾益气之余以百合、龙葵、车前子利水渗湿，解毒消肿，使正气得养，湿毒之邪得散；服药30剂后复查腹部彩超提示腹水由中量减为少量，继而加用茯苓30g，一取其渗湿利水之功，加强攻逐腹水之力，二取其健脾宁心之效，以解患者眠浅易醒之症，体现了王晞星"扶正不留邪，祛邪不伤正"的用药理念。肝生积聚，疏泄失司，气血瘀滞，患者上有胁肋胀痛，下见小便不利，故于首诊方中加八月札，取其理气活血、通利小便之功，配以柴胡、白芍、郁金疏肝解郁、缓急止痛，二诊验效。癌毒壅滞不散，表现为肿瘤标志物水平居高不下，王晞星经验组药山慈菇、夏枯草、石见穿、浙贝母具有软坚散结、减毒消癥之效，在降低肿瘤标志物水平、稳定肝转移病灶方面疗效显著。三诊时患者湿邪已去，辨为肝脾两虚、痰瘀毒结之证，故减去治疗癌性腹水常用组药百合、龙葵、车前子。患者服药 7 个月时复查肿瘤标志物水平已接近正常范围，CT 提示肝转移灶稳定，随后以补中调肝汤加减维持治疗一年余，不适症状逐步缓解，未见疾病进展。

来源　王利民，高宇，张福鹏，等 . 王晞星辨治大肠癌肝转移经验 [J]. 上海中医药杂志，2020，54（06）：79-81.

🐌 **验案**　李某，男，54 岁。患者 2015 年 6 月因大便习惯改变及便血至湘雅医院住院，CT 示乙状结肠癌，于 2015 年 7 月行腹腔镜下乙状结肠癌根治术，术后病理示中分化腺癌，于 2015 年 6 月～2016 年 4 月共行 FOLFOX6 方案化疗 12 周期。于 2016 年 8 月求治于潘敏求。症见：大便日行 10 次，质稀，便时腹痛，便后缓解，食后腹胀，纳差，夜寐安，小便调。舌质淡，苔黄，脉弦细。

诊断　西医诊断：乙状结肠癌术后。中医辨证属脾肾亏虚，瘀毒内结。

治法　健脾和胃，益气补肾。

方药　益气调腑汤加减。处方：党参 10g，黄芪 20g，白术 10g，茯苓 10g，灵芝 10g，枸杞子 10g，女贞子 10g，菟丝子 10g，紫苏梗 10g，谷芽 15g，麦芽 15g，吴茱萸 3g，黄连 3g，苦参 15g，全蝎 3g，莪术 9g，菝葜 30g，石见穿 30g，白花蛇舌草 30g，甘草 5g。

复诊情况　2016 年 11 月二诊：患者腹痛、腹胀缓解，纳寐可，大便 2 日一次，质干。舌质淡，苔黄，脉弦细。原方去吴茱萸、黄连、苦参，加熟大黄 3g。

2017 年 2 月三诊：患者大便次数不规律，质干，腹胀，偶腹痛，后颈处有数个疖，纳寐可，小便调。舌红，苔黄，脉弦细数。原方加枳壳 6g，肉苁蓉 20g，生牡蛎 30g，夏枯草 15g，野菊花 10g，蒲公英 15g，重楼 9g。

2017 年 5 月四诊：患者偶腹胀，纳寐可，二便调。舌淡红，苔薄黄，脉弦细。原方去野菊花、蒲公英，加半枝莲 30g。以后患者每三个月复诊一次，自觉无特殊不适。

医案分析 该患者为结肠癌术后化疗后，一直中医治疗。初诊时脾肾亏虚明显。潘敏求取益气调腑汤加减治疗，健脾和胃、益气补肾。方中党参、黄芪、白术、茯苓补脾益气，枳壳、紫苏梗行气宽中，谷芽、麦芽、鸡内金消食健脾，熟大黄、肉苁蓉通便，助通腑气，生牡蛎、全蝎化瘀软坚，吴茱萸、黄连、苦参清热燥湿止泻，菝葜、石见穿、半枝莲、白花蛇舌草清热解毒，甘草调和诸药。六腑以通为用，以降为顺，潘敏求在健脾补肾益气同时注意理气，使补而不滞，随着患者正气恢复，逐渐加强清热解毒散结之品抑制肿瘤。现患者生存期已超过3年，且生活质量好。

来源 董丹丹，潘博．潘敏求治疗大肠癌经验 [J].临床医药文献电子杂志，2019，6（17）：76.